中国医院药师核心能力现状调研和分析

Status Survey and Analysis
on Chinese Hospital Pharmacists' Core Competence

主　编　胡晋红　孙　艳　朱　珠

中国药学会医院药学专业委员会　组织编写

U0233582

北京大学医学出版社

ZHONGGUO YIYUAN YAOSHI HEXINNENGLIXIANZHUANG DIAOYAN HE FENXI

图书在版编目（CIP）数据

中国医院药师核心能力现状调研和分析／胡晋红，孙艳，
朱珠主编. —北京：北京大学医学出版社，2019.8
ISBN 978-7-5659-2011-0

Ⅰ. ①中… Ⅱ. ①胡… ②孙… ③朱… Ⅲ. ①药剂师–
能力培养–中国–文集 Ⅳ. ①R192.8-53

中国版本图书馆 CIP 数据核字（2019）第 147737 号

中国医院药师核心能力现状调研和分析

主　　编：胡晋红　孙　艳　朱　珠
出版发行：北京大学医学出版社
地　　址：（100191）北京市海淀区学院路 38 号　北京大学医学部院内
电　　话：发行部 010-82802230；图书邮购 010-82802495
网　　址：http://www.pumpress.com.cn
E - mail：booksale@ bjmu.edu.cn
印　　刷：中煤（北京）印务有限公司
经　　销：新华书店
责任编辑：袁帅军　　责任校对：靳新强　　责任印制：李　啸
开　　本：787 mm × 1092 mm　1/16　印张：27.75　字数：692 千字
版　　次：2019 年 8 月第 1 版　　2019 年 8 月第 1 次印刷
书　　号：ISBN 978-7-5659-2011-0
定　　价：185.00 元

编委名单

主　　编　胡晋红　孙　艳　朱　珠

副 主 编　丁庆明　师少军　阮君山　王永庆　赵青威　李晓宇
　　　　　李　娟　李　健

编　　者　(按姓名汉语拼音排序):

卜书红　上海交通大学医学院附属新华医院

蔡雪峰　华中科技大学同济医学院附属协和医院

陈红梅　杭州市中医院

陈　杰　中山大学附属第一医院

丁庆明　北京大学人民医院

方平飞　中南大学湘雅二医院

方晴霞　浙江省人民医院

封卫毅　西安交通大学医学院第一附属医院

符旭东　中国人民解放军中部战区总医院

胡晋红　上海长海医院

黄　欣　山东第一医科大学第一附属医院/山东省千佛山医院

黄旭慧　福建省立金山医院

金　丽　上海市东方医院

劳海燕　广东省人民医院/广东省医学科学院

李　健　中国人民解放军南部战区总医院

李　静　青岛大学附属医院

李晋奇　四川省人民医院

李　娟　华中科技大学同济医学院附属同济医院

李　俐　南京鼓楼医院

李艳芳　中山大学附属第三医院

李中东	复旦大学附属华山医院
梁 卉	大连医科大学附属第一医院
刘世坤	中南大学湘雅三医院
刘 韬	中山大学附属肿瘤医院
卢来春	重庆大学生物工程学院中心实验室
卢 智	南方医科大学南方医院
罗 璨	南京医科大学第一附属医院/江苏省人民医院
钱 妍	重庆医科大学附属第二医院
邱凯锋	中山大学孙逸仙纪念医院
阮君山	福建省立医院
沈承武	山东省立医院
师少军	华中科技大学同济医学院附属协和医院
孙洪胜	山东中医药大学附属医院
孙 艳	中国人民解放军总医院
王大果	深圳市人民医院
王永庆	南京医科大学第一附属医院/江苏省人民医院
王建华	新疆医科大学第一附属医院
闻 莉	首都医科大学附属北京同仁医院
徐颖颖	浙江省中西医结合医院
许 青	复旦大学附属中山医院
杨 丽	北京大学第三医院
曾大勇	福建医科大学附属第一医院
张 冰	乌鲁木齐市第四人民医院
张 波	中国医学科学院北京协和医院
张国兵	浙江大学医学院附属第一医院
张海英	北京大学人民医院
张华峰	空军特色医学中心
张 弋	天津市第一中心医院
张剑萍	上海交通大学附属第六人民医院
张 黎	上海长海医院
张文周	河南省肿瘤医院/郑州大学附属肿瘤医院

赵红卫　河南省人民医院
赵青威　浙江大学医学院附属第一医院
周伯庭　中南大学湘雅医院药学部
朱　珠　北京协和医院
邹　顺　昆明医科大学第二附属医院

本书由　中国药学会医院药学专业委员会　组织编写

序

中国药学会与清华大学继续教育学院联合创办的"清华大学国际创新管理（医院药事管理）研究生课程进修项目"（以下简称"药学清华班"）的第一期始于 2003 年，2013 年更名为"清华大学医院药事创新管理高级研修班"，第十期学员于 2018 年 9 月答辩结业。该项目定位于培养 21 世纪医院药学事业的引领者和药学服务模式转型的推动者，培养具有行业/组织层面领导力的药学管理骨干。依托清华大学的治学理念、人才优势和六个模块的讲座与培训，项目的培养目标是提高战略性系统性思维、强化行业领导者的担当意识、提升推动合理用药的主动意识、系统提高管理技能与职业素养。十七年来已有约六百人因此而有幸走进清华，聆听医疗、医改、医保、管理与质控的变革管理与顶层战略，认知医改与药学服务模式转型中医院药学发展的新使命、新角色和新机遇，激发责任感、使命感与情怀。时至今日，依然有许多人心心念念走进"药学清华班"，渴望提升管理理念和思维格局。

"厚德精诚，推动创新——2011 年医院药学改革与发展专家研讨会"于 2011 年 6 月 16 日在西安召开，是由中国药学会医院药学专业委员会的策划和推动，清华大学继续教育学院和西安杨森制药有限公司共同参与的研讨会，移植了"药学清华班"项目的热门讲座，是"药学清华班"项目首次尝试的课外延伸，使更多的人得到理念启迪、药学发展最新研究成果及科室管理新经验分享，顺应转型发展、推动创新的大趋势。

这是第三次以著作形式使"药学清华班"的创新实践与班级课题固化并面世。"药学清华班"第八期全体学员在中国药学会医院药学专业委员会的组织和清华大学继续教育学院的指导下，向全国 18 个省市的 65 所医疗机构下发药师用、医护人员用及患者用的《医院药学技术人员核心能力书面调查表》，对调查数据进行分类采集和汇总，从医院药学技术人员服务能力、科研能力、合作能力三方面进行初步调研与分析。限于调研设计、覆盖地域与样本量等，该课题存在这样那样的不足，但依然瑕不掩瑜：

1. 凝聚了"药学清华班"第八期全体学员的集体智慧和行动力。

2. 真实展现了 2014 年前后我国医院药学发展环境、医院药学专业人员的能力与不足。

3. 分享了部分学员所在医疗机构的探索实践与成效，及其对行业发展困境的剖析和建议。

4. 符合汤光教授、李大魁教授等医院药学前辈们对有幸参加"药学清华班"项目的学子们的嘱托和期待。

此书得以出版，离不开"药学清华班"第八期班委会的执着追求与使命担当，离不开北京大学医学出版社对药学项目的支持，离不开"药学清华班"的历史烙印，离不开中国药学会各级领导的支持。它从一个侧面真实记录了药师队伍的蜕变与成长历程。"健康中国"建设，需要构建药师胜任力体系、培训-评估体系与实践体系，需要调研、思考、探索与持续改进。

朱 珠 教授

主任委员

中国药学会医院药学专业委员会

2019 年 6 月

前　言

2011 年原国家卫生部等颁布的《医疗机构药事管理规定》赋予了药师更加贴近临床、贴近患者的工作职责，其中强调了药师要负责指导病房（区）护士请领、使用与管理药品；参与临床药物治疗，进行个体化药物治疗方案的设计与实施，开展药学查房，为患者提供药学专业技术服务；参加查房，会诊，病例讨论和疑难、危重患者的医疗救治，协同医师做好药物使用遴选，对临床药物治疗提出意见或调整建议，与医师共同对药物治疗结果负责。可见，随着医药卫生体制改革的深入，国家和公众都对医疗机构药学服务的范围与质量寄予了更高的期望值，不但要求药师具备娴熟的专业技能，还要求药师具备沟通交流、外文查新、专业检索、分析判断及团队协作能力，并能运用以上技能，有效参与临床查房、会诊、抢救和病例讨论，及时发现和剖析药物治疗中的问题，综合分析并提出合理的干预意见，设计个体化给药方案，且灵活而独立解决药物治疗问题。随着医学科技进步、社会快速发展及公众对健康保障需求的增高，医疗机构药学工作模式已由原来的"以药品为中心"的供应保障型转向"以患者为中心"的技术服务型，医疗机构药师经过不断的强化学习及不懈的努力，职业素质及专业技能均有所提高，工作经验也随着时间的累积而不断丰富。许多药师参与临床药物治疗方案制订时提出的意见被医师采纳并获得良好的治疗效果，药师已逐渐成为临床医疗团队的重要成员。但面临飞速发展的社会、高标准的医疗环境及高需求的公众群体，药师是否具有承担高风险、高难度临床工作的胜任力，是否具有公众信任的社会地位，是否具有排除目前确实存在的困难并砥砺前行的素质，是应该关注和解决的重要问题。因此，清华大学医院药事创新管理高级研修班（第八期）全体学员在2014—2015 年学习期间组成课题组，就我国医院药学技术人员的核心能力及工作现状进行全国调研，组织设计了患者用、药师用、医护人员用《医院药学技术人员核心能力书面调查表》，向全国 18 个省市的 65 所医疗机构下发了 3840 份调查表，共收回书面调查表 3045 份，涉及 15 个省市、63 所医疗机构，调查完成率达 79.3%。根据此项调查结果，课题组成员以论著的形式分别从医院药学技术人员的服务能力、合作能力、科研能力、人才培养及绩效管理等方面进行了分析和论述，此书应运而生。

全书共分为六章，第一章是总体分析和概述近阶段我国医院药师的核心能力及工作现状；第二章从用药交代和用药咨询能力、药品调剂能力、处方（医嘱）审核能力、药品不良反应监测及临床药学服务能力五个方面分析我国医院药师的服务能力；第三和第四章则重点分析我国医院药师的合作及科研能力；第五章对我国医院药学人才培养、绩效管理的情况分析及论述。药师是提供药学服务的重要医务人员，是参与临床药物治疗、实现合理用药目标不可替代的专业队伍。药师为公众提供高质量的药学服务，是卫生健康系统健康服务的组成部分，也是全面建立优质高效医疗卫生服务体系的必然要求。该书的出版旨在通过全面分析我国医院药师的岗位胜任力、工作现状及面临的困难，让医院的药师认识到在当前环境和改革要求中自身能力的优势及不足，让医疗机构的管理人员及医药院校的教学人员了解到目前药学技术人员的培养与管理中还需强化的环节和知识面。该书的出版也希望通过信息的传播，引起社会、政府及医疗机构管理部门对药师执业能力及药师队伍建设的关注，进一步增强药师开展技术服务的能力，促进新时期药学服务高质量发展，在保证患者用药安全、促进合理用药、维护人民群众健康中发挥重要作用。

该书在中国药学会医院药学专业委员会及清华大学继续教育学院的具体部署及指导下进行，凝聚了清华大学医院药事创新管理高级研修班（第八期）班主任张敏及全体学员的心血，此书调查内容的设计得到了清华大学沈群红教授的诸多指导，全书的数据统计分析是由西安杨森制药有限公司协助完成；在本书的编辑出版过程中，有许多专家、同行给予了无私的帮助和关心，在此表示最诚挚的感谢！该书由56名作者参与编写，前期周颖玉、李娟、陈慧、李国辉、崔苏颖、初晓参与了调查研究工作，历经五年时间完成，但由于水平有限，经验不足，难免会有不妥和疏漏之处，敬请广大读者批评指正。

胡晋红

2019 年 5 月

目　　录

第 1 章　概　　述

医院药学技术人员核心能力调查与分析

清华大学医院药事创新管理高级研修班第八期全体学员
执笔人：胡晋红

摘　要　目的：了解医院药学技术人员核心能力的提升情况，找出薄弱环节以利改进，促进医院药学整体水平提高。方法：向全国18个省市的65所医疗机构下发药师用、医护人员用及患者用的《医院药学技术人员核心能力书面调查表》，对调查数据进行分类采集和汇总，从医院药学技术人员服务能力、科研能力和合作能力三个方面进行分析。结果：共下发书面调查表3840份，收回3045份。调查数据显示医院药学技术人员在药品供应和保障、处方（医嘱）审方与药品调剂、药品不良反应/药品不良事件评价、药品信息处理和临床药学服务方面均具有较强的工作能力。特别是在药品保障、药品供应流程协调、用药咨询与用药交代、合理用药知识宣教方面，不仅具有较强的服务意识和出色完成任务的能力，得到了医护人员和患者的认可，在参与调查的医护人员、患者人群中显示了较大的影响力。药学技术人员获得的科研成果数量基本上和医护人员相当，药师与医护人员均认为在大内科及ICU应广泛开展临床药师工作并应加强相互合作。药师优先合作的行业是计算机信息技术行业及行业协会，直接与政府对话及学术交流是药学技术人员最能取得支持的活动方式，参与医药政策、药事管理、新药研发相关课题研究、学术交流、药物治疗安全性、有效性评价及特殊患者用药指导等均是药学技术人员与院外社会团体、企业、社会公众常用的合作方式。但调查数据也显示医院药学技术人员在药品不良反应/药品不良事件评价的参与度和普及率、处方适宜性审查处理能力及问题处理中与医护人员的沟通、自动化调剂的宣教和药学信息的传递更新、取得患者的信任度及药学信息网建设等方面还有许多不足之处，药学技术人员申请科研立项并获取资金资助、专利授权的能力需进一步加强。药师从政策或法律的角度更需要得到政府的支持。

关键词　医院药学；核心能力；药学服务；科学研究、合作

医院药学核心能力是医疗机构整体服务能力的重要组成部分，也是医院药学学科建设重点关注的问题。为了摸清目前在医疗卫生多方改革的新形势下医院药学核心能力的提升状况，找出薄弱环节加强建设，进一步提高医院药学整体水平，为打造健康中国提供高质量的服务。清华大学医院药事创新管理高级研修班第八期的全体学员在张敏班主任的带领和参与下，在西安杨森医药有限公司赵芳芳等同志的技术支持下，设定目标、分解能力元素、精心策划商榷制定《医院药学技术人员核心能力书面调查表》。此书面调查表由三部分组成：患者用《医院药学技术人员核心能力书面调查表》、药师用《医院药学技术人员核心能力书面调查表》、医护人员用《医院药学技术人员核心能力书面调查表》。向全国18个省市的65所医疗机构（其中部队医院8所）下发3 840份调查表，这些医疗机构地区分布为：北京市10所，上海市7所，天津市2所，重庆市3所，浙江省5所，福建省3所，江苏省7

所，山东省 6 所，陕西省 1 所，河南省 2 所，广东省 8 所，四川省 1 所，湖南省 3 所，湖北省 1 所，新疆维吾尔自治区 2 所，云南省 1 所，辽宁省 2 所，黑龙江省 1 所。56 位接受任务者应答（蔡雪峰、陈红梅、陈惠、陈杰、崔苏镇、丁庆明、方平飞、方晴霞、封卫毅、符旭东、胡晋红、黄欣、黄旭慧、金丽、劳海燕、李俐、李娟、李娟、李静、李健、李晋奇、李晓宇、李艳芳、李中东、梁卉、刘世坤、刘韬、罗璨、卢智、卢来春、阮君山、闻莉、卜书红、钱妍、邱凯锋、孙艳、孙洪胜、师少军、沈承武、王永庆、王建华、徐颖颖、许青、赵青威、赵红卫、张冰、张国兵、张弋、张华峰、张海英、张剑萍、张黎、张文周、曾大勇、周伯庭、邹顺），共收回书面调查表 3 045 份，其中患者用《医院药学技术人员核心能力书面调查表》1 031 份（涉及 15 个省市的 60 所医疗机构）、药师用《医院药学技术人员核心能力书面调查表》1 013 份（涉及 17 个省市的 63 所医疗机构）、医护人员用《医院药学技术人员核心能力书面调查表》1 001 份（涉及 15 个省市的 53 所医疗机构），调查完成率达 79.3%。清华大学医院药事创新管理高级研修班第 8 期的全体学员将所得到的调查数据分三部分（药学服务能力、药学科研能力和合作能力）进行汇总并加以分析，其结果展示了我国医院药学技术人员的核心能力得到了医护人员及患者的认可，但同时发现尚存在的薄弱环节。这些数据将为新形势要求下的医院药学学科建设、药学技术人员能力提高和药学人才队伍培养提供依据。

1 《医院药学技术人员核心能力书面调查表》基本信息

回收的调查表主要来自 63 所医疗机构，其中三级甲等医院 62 所（综合性医院 58 所，专科医院 4 所）；三级乙等医院 1 所（专科医院）。

接受本项调查的患者主要为各医疗机构的住院（占 47%）及门诊就诊（占 52%）的患者，其中具有大专以上学历者占 58%，65 岁以下者占 92%，企业职员占 42%，教师占 12%，公务员占 9%，其他人员及退休人员占 37%。接受本项调查的患者的年龄、学历、工龄等情况详见表 1。

表 1 接受本项调查患者的年龄、学历、职称及工龄

项目	人数（构成比,%）
年龄	
<18 岁	21（2）
18~45 岁	546（53）
46~65 岁	402（39）
>65 岁	41（4）
不明	21（2）
学历	
初中及以上	175（17）
高中（中专）	258（25）
大专及本科	526（51）

续表

项目	人数（构成比,%）
研究生	72（7）
职称	
初级	433（42）
中级	186（18）
高级	412（40）
工龄	
无工龄	185（18）
<10 年	361（35）
10~20 年	155（15）
21~30 年	165（16）
31~40 年	134（13）
41~50 年	31（3）

接受本项调查的药师主要为各医疗机构的药学技术人员，其岗位、学历、职称、工龄详见表2。其中，本科以上学历占84%，男女药师比例为0.43∶1。

表2　接受本项调查药师的岗位、学历、职称及工龄

项目	人数（构成比,%）
岗位	
调剂人员	436（43）
研究人员	172（17）
临床药师	304（30）
管理人员	101（10）
学历/学位	
专科	162（16）
本科	689（68）
研究生/硕士	132（13）
研究生/博士	30（3）
职称	
无职称	10（1）
初级	385（38）
中级	415（41）
副高级	162（16）
正高级	41（4）

项目	人数（构成比,%）
工龄	
<10 年	608（60）
10～20 年	284（28）
21～30 年	101（10）
31～40 年	20（2）

接受本项调查的医护人员主要为各医疗机构的医师和护士，涉及心内科、外科、神经科、呼吸科、消化科等40多个科室，所在科室配备临床药师的占45%，没有配备临床药师的为52%。本科以上学历占85%；男女药师比例为0.46∶1。接受本项调查的医护人员岗位、学历、职称、工龄见表3。

表3　接受本项调查医护人员的岗位、学历/学位、职称及工龄

项目	构成比（%）
岗位	
医师	52
护士（工龄3～10年）	21
护士（工龄>10年）	17
护士长	10
学历/学位	
专科	10
本科	41
研究生/硕士	26
研究生/博士	18
医师职称	
初级	16
中级	17
副高级	19
工龄	
<10 年	47
10～20 年	28
21～30 年	13
31～40 年	3

2　医院药学技术人员服务能力现状调查要素及结果

《医院药学技术人员核心能力书面调查表》关于医院药学技术人员服务能力调查，按照

医院药学服务开展的情况和一般服务要求选取，由五大方面 37 个要素组成，分别对药师、医护人员及患者进行调研，有些要素由于被调查对象的工作性质不涉及，故未填结果，具体要素及调查结果详见表 4。

表 4 医院药学技术人员服务能力调研要素及结果

要素		评价（比例%）		
		药师	医护人员	患者
药品供应和保障能力				
药品保障	药品满足临床需求	做到满足临床（78.9%） 做到及时供应（88.54%）	可满足（20.40%） 基本满足（31.06%）	可满足（48.07%） 基本满足（49.51%）
	突发情况下的供应	能很及时处理（40.10%） 能及时处理（43.96%）	药品准备充分（71.13%） 特殊药品 24h 供应（64.94%） 有取药绿色通道（52.65%）	药品短缺时积极联系（37.95%） 找医师更换同类药品（36.01%） 帮助退药（11.70%） 留电话处理（12.41%）
	药师的作用	遇到问题提出建议并主动沟通（54.95%）	得到很多药品储存方式帮助（36.58%） 得到较多药品储存方式帮助（45.53%）	交代用药方法（70.13%） 交代药品使用注意事项（58.87%） 介绍药品不良反应（30.46%）
供应流程	供应流程协调能力	及时协调（49.15%） 基本做到协调（35.56%）	很满意（32.50%） 满意（45.84%） 一般（19.76%）	很满意（31.43%） 满意（41.27%） 一般（24.60%）
	便利程度	需要改进（62.18%）	非常清晰便利（24.90%） 清晰便利（41.16%） 尚可（28.01%）	很明确（32.52%） 明确（36.43%） 一般（22.95%）
保障模式	自动化	完全掌握（28.03%） 一般掌握（62.13%）	有必要（41.81%） 有帮助（37.29%）	赞同现代化的自动发药机服务模式（37.54%）
	规范化	药师重视药品质量规范化管理（98.20%）	/	/
处方/医嘱审方与药品调剂能力				
处方审核	对处方四查十对	完成得很好（64.97%） 工作忙时省略部分（34.01%）	赞同按原则和规定发药（92.98%）	/
	处方适宜性	完全胜任（21.28%） 基本胜任（65.27%）	对医师帮助很大（51.12%） 对医师有帮助（27.96%） 对医师有帮助，但缺乏沟通（16.53%） 药师缺乏临床知识（3.78%）	/
	超说明书用药	药师提出修改意见（82.94%）	很需要干预（42.50%） 需要干预（36.30%）	/

要素		评价（比例%）		
		药师	医护人员	患者
药品调剂	审方遇到的困难	相关规定与实际工作矛盾 不能做出科学判断或误判	✓	✓
	自动摆药机	愿意使用（88.98%）	很满意（44.23%） 满意（34.00%）	认为应有更多时间提供用药交代（58.87%） 药包标示应清楚易懂（51.99%） 应减少等候取药时间（50.82%）
	差错处理	能主动处理（80.60%）	认为能及时处理（62.23%）	✓
	西药师对中药调剂的把握度	完全可以（9.25%） 一般可以（60.90%） 把握不住（15.62%）	✓	✓
	疑问处方的处理	核对无误后调配（77.70%）	核对有益于避免医疗纠纷（91.55%）	对核对修正认同（53.37%）
用药指导	使用方法	完全能够（46.27%） 视情况而定（46.47%）	主动指导（61.24%） 视情况提供（38.56%）	主动指导（57.56%） 视情况提供（40.88%）
	用药咨询与用药交代	完全胜任（26.08%） 可以胜任（35.77%） 基本胜任（33.81%）	药师承担（68.70%） 医师承担（25.51%）	经常经历（33.40%） 一般（31.02%） 偶尔经历（26.26%）
	合理用药知识	完全能够（24.13%） 基本能够（67.80%）	很需要（48.90%） 需要（39.88%）	✓
药品不良反应/药品不良事件评价能力				
重视程度	熟悉程度	非常熟悉（16.11%） 完全不熟悉（19.96%）	药师高度重视（39.02%） 药师比较重视（43.63%）	✓
	报告数量	20例以上（15.54%） 5例以上（28.09%） 完全没有（29.38%）	20例以上（2.51%） 5例以上（18.89%） 完全没有（26.13%）	✓
	汇总分析	非常愿意承担（24.27%） 愿意承担（48.53%） 一般（21.13%）	每年看到（39.11%） 不定期看到（23.99%） 偶尔看到（18.65%）	✓
处理方式	关联性评价	发生时间与用药时间的关联（85.88%） 说明书已告知（83.51%） 排除同时服用药物的不良反应（74.53%） 排除医疗失误（60%）	✓	✓

要素		评价（比例%）		
		药师	医护人员	患者
	结果干预	逐级上报（75.12%） 做好患者教育（71.77%） 协助医师救治（70.68%）	/	/
药品信息处理能力				
用药咨询	关注点	药物相互作用（75.02%） 药品储存时间和条件（72.75%） 药物用法用量（69.50%） 药物不良反应（64.56%）	药物相互作用（80.92%） 药物用法用量（77.82%） 药物不良反应（74.73%） 使用注意事项（72.03%） 药品储存时间和条件（61.31%）	药品的正确用法（88.46%） 药物不良反应（73.33%） 药物相互作用（71.39%） 药品保存方法（59.55%） 药品价格（30.94%）
	咨询频率	/	经常（32.39%） 偶尔（61.57%）	咨询药师（18.93%）
药品信息提供	频度	经常提供（24.01%） 定期提供（17.60%） 按要求提供（32.45%）	药师经常提供（26.15%） 定期提供（24.72%） 偶尔提供（27.27%） 有要求时提供（17.06%）	/
	药品知识更新的关注度	经常关注（25.97%） 定期关注（39.70%） 偶尔关注（32.99%）	经常关注（7.89%） 定期关注（33.81%） 偶尔关注（46.36%）	经常关注（20.88%） 定期关注（10.05%） 偶尔关注（58.83%）
	药学信息网的建设	/	非常好（20.90%） 很好（30.28%） 不好和没启动（13.15%）	/
临床药学服务能力				
临床药师	职责	协助医师合理用药（85.88%） 指导患者用药（84.11%） 提供信息（77.20%） 药物不良反应监测（72.85%）	非常了解（11.59%） 比较了解（40.75%） 不太了解（39.43%） 不了解（7.62%） 不知道（0.61%）	/
	临床工作时间	临床药师70%以上（20.14%） 临床药师50%以上（35.55%） 临床药师30%以上（23.46%）	/	/
临床药学工作	开展药学服务的方式	医嘱审核（71.77%） 用药咨询（59.92%） 用药教育（59.62%） 药品调剂（55.68%） 药学监护（55.08%）	参与医疗活动（77.32%） 介绍药物新进展（74.83%） 治疗药物监测（69.23%） 医嘱审核（67.83%）	促进合理用药（72.55%） 指导药物治疗（62.08%） 改善药物治疗效果（57.61%） 提高医疗质量（49.37%） 降低药物治疗费用（39.57%）

要素		评价（比例%）		
		药师	医护人员	患者
能力		很强（6.46%） 较强（52.55%） 一般（34.73%）	基本胜任，可解决简单用药问题（64.54%） 技能扎实，能解决临床问题（52.55%） 不能胜任（41.76%）	信赖药师提供的药品信息服务（19.78%）
影响力		患者非常关注（21.57%） 患者关注（51.33%）	很愿意合作（51.77%） 愿意合作（45.89%）	很愿意接受指导（87.9%） 愿意接受指导（51.22%）

由表4可见医院药学技术人员在药品供应和保障、处方（医嘱）审方与药品调剂、药品不良反应/药品不良事件评价、药品信息处理和临床药学服务方面均具有较强的工作能力。特别是在药品保障、药品供应流程协调、用药咨询与用药交代、合理用药知识宣教方面，药学技术人员不仅具有较强的服务意识和出色地完成任务的能力，还得到了医护人员和患者的认可，在参与调查的医护人员、患者人群中显示了较大的影响力。但调查数据也显示医院药学技术人员在药品不良反应/药品不良事件评价的参与度和普及率、处方适宜性审查问题处理中与医护人员的沟通、自动化调剂的宣教、药学信息的传递更新、取得患者的信任度、药学信息网建设等方面还有许多不足之处，有待进一步改进。

3 医院药学技术人员科研能力现状

《医院药学技术人员核心能力书面调查表》关于医院药学技术人员科研能力调查，按照医院药学科研开展情况和一般对科研要求，选取科研态度、科研成果、科研方向、科研基础和科研合作五个方面要素，分别对药师和医护人员进行调研。

3.1 科研态度

分别从对科研的重视程度、参与程度及进行科研的主要困难三个方面进行调查。调查结果显示，76.29%的药师和83.05%的医护人员认为医院药师需要进行科研。44.51%的药师认为身边有药师承担科研项目，22.77%的医护人员认为身边有很多药师承担科研项目，25.58%医护人员认为药师承担科研项目为数不多。29.45%的药师不熟悉科研立项资助申请，仅有6.67%的药师曾多次实践过。药师和医护人员认为药师开展科学研究最大的困难，依次是实验条件达不到（51.44%和69.53%）、没有研究方向（24.95%和48.15%）、自身能力欠缺（16.53%和30.87%）、领导没有给机会（4.72%和18.68%）和自身不感兴趣（2.36%和15.48%）。

3.2 科研基础

分别从文献查阅、循证文献/实验解读、基础实验和实验技术方法四个方面进行调查。调查结果显示，药师认为自己应依次加强循证文献/实验解读能力、文献查阅能力、外语阅读能力、基础实验能力和实验技术方法的掌握（认同率依次为76.80%、76.21%、

68.51%、50.35% 和 49.06%）。而医护人员认为药师需要提高的科研工作能力的顺序是循证文献/实验解读能力、文献查阅能力、基础实验能力、外语阅读能力和实验技术方法的掌握（认同率依次为 72.83%、60.34%、53.85%、45.75%、39.56%）。

综上可见，药学技术人员申请科研立项并获取资金资助的能力需加强，尤其要提高循证文献/实验解读能力、文献查阅、外语阅读、基础实验能力和实验技术方法的掌握。

3.3　科研成果

分别调查 2010—2014 年药师与医护人员申请获得批准的各种院内、外基金项目及专利数量，刊登在国内、外期刊上的论文数量，发表 SCI 论文的影响因子累计数，调查结果分别见表 5 和表 6。总体上药学技术人员获得的科研成果数量和医护人员的相当，但没有院外基金、没有专利的药师数量略高于医护人员。

表 5　2010—2014 年获不同数量院内、院外基金和专利的药师和医护人员比例（%）

	院内基金数					院外基金数					获授权的专利数				
	0	1	2	3	>3	0	1	2	3	>3	0	1	2	3	>3
药师	70.78	14.21	8.55	4.98	2.49	81.89	11.14	4.58	1.59	0.80	87.19	8.14	2.78	0.99	0.89
医护人员	66.80	16.80	7.75	4.93	3.72	71.30	16.01	6.14	3.83	2.72	83.90	8.35	4.93	1.81	1.01

表 6　2010—2014 年在国内、外期刊发表不同数量论文和不同影响因子 SCI 论文的药师和医护人员比例（%）

	国内期刊论文数					国外期刊论文数					SCI 论文的影响因子				
	0	1~3	4~6	7~10	>10	0	1~2	3~4	5	>5	0	1~3	4~6	7~10	>10
药师	29.75	44.88	16.02	5.77	3.58	73.16	19.09	4.57	1.79	1.39	73.76	12.82	7.26	3.38	2.78
医护人员	35.69	45.77	12.70	3.73	2.12	70.00	22.02	4.24	2.73	1.01	69.81	17.43	7.29	4.26	1.22

3.4　科研方向

分别从医院制剂开发、临床合理用药、药学基础研究和药物经济学研究四个方面进行调查。药师及医护人员均认为药学技术人员在医院开展科研的主要方向为临床合理用药（84.90% 和 83.32%），其次是药学基础研究（50.44% 和 56.04%）、医院制剂开发（43.34% 和 49.55%）和药物经济学研究（37.81% 和 41.26%），且认同率非常相近。

3.5　科研合作

分别以重视程度和科研合作为切入点进行调查。89.54% 的药师认为在科研方面需要和医师合作，83.32% 的医护人员认为药师对医师进行科学研究有帮助。31.19% 的药师认为应主动找医师建立合作，14.24% 的医护人员认为最好药师主动找医护人员合作。54.32% 药师和 58.79% 医护人员认为共同进行科研的主要方式为积极加强沟通、寻找切入点。认同共同进行科研的最佳切入点是"临床研究"的药师和医护人员的具体比例分别为 72.17% 和 69.95%，是"转化医学"的分别为 10.31% 和 7.11%，是"基础研究"的分别为 8.41% 和 10.05%，是"开发新药"的分别为 3.80% 和 3.45%。由此可见，药师与医护人员相互合作的愿望很高，且合作的切入点主要是临床研究。

4 医院药学技术人员合作能力现状

《医院药学技术人员核心能力书面调查表》关于医院药学技术人员合作能力调研要素分两大方面，包括在院外合作方面的能力和在院内合作方面的能力。参加调研的药师和医护人员根据书面调查表中有关合作能力的调研要素，分别按合作能力大小从低到高各自给出分数（1、2、3、4、5分），取平均值作为此项得分并作为评价根据。

4.1 院外合作方面的能力

分别从合作部门、合作行业、获得支持的来源及合作方式四个要素进行调查。

4.1.1 合作的部门

药师认为在医院药学发展中，政府部门起着主导作用，其次为社会公众及患者、药品生产企业和媒体；而医护人员认为社会公众及患者在医院药学发展中起主导作用，其次为政府部门（详见表7）。可见，药师更需要从政策或法律的角度得到政府的支持。

表7 对药学技术人员与院外合作的部门药师及医护人员的赞同度（分）

	与院外合作的部门							
	政府部门	社会团体	药品生产企业	药品零售企业	药品经销企业	社会公众及患者	媒体	其他行业
药师	3.56	2.89	2.90	2.33	2.82	3.46	2.77	2.04
医护人员	3.28	2.80	3.11	2.62	2.94	3.32	2.66	2.28

4.1.2 合作的行业

药师认为对自身发展最有帮助的行业是计算机信息技术行业（3.78分），以下依次为行业协会（3.5分）、联盟（3.06分）、律师行业（2.71分）、物流行业（2.64分）。医护人员认为对药师发展最有帮助的行业依次为行业协会（3.32分）、计算机信息技术行业（3.19分）、联盟（3.04分）、律师行业（2.79分）、物流行业（2.64分）。由此可见，计算机信息技术行业和行业协会是药师优先合作的行业。

4.1.3 获得支持的来源

在调查中，药师认为与政府部门，特别是主管部门沟通最能获取支持的方式是学术交流等会议、论坛（3.49分），直接对话（3.42分）及政府部门召开征求意见会（3.37分），其次为逐级汇报（2.89分）。医护人员认为药师与政府部门，特别是主管部门最能获取支持的沟通方式为直接对话（3.55分），其次为学术交流等会议、论坛（3.47分），政府部门召开征求意见会（3.26分）；逐级汇报（2.99分）。由调查结果可见，直接与政府对话及学术交流是药学技术人员最能取得政府部门，特别是主管部门支持的活动方式。

药师认为需要政府部门（主管部门）提供的支持，依次为促进药师立法（4.33分），加大人才培养力度（4.21分）、制定或完善国家药物政策（4.19分）、支持学科建设（4.19分），加大财政投入（4.13分），开展临床药师在职培训（4.11分）等。医护人员认为医院药学发展需要政府部门（主管部门）提供的支持，依次为加大人才培养力度（4.08分）、促进药师立法（4.01分），加大财政投入（3.98分），支持学科建设（3.97分），开展临床药师在职培训（3.93分），制定或完善国家药物政策（3.92分），建立相关管理制度（3.87分），推进药物信息化建设（3.85分），建立药学教育、临床药师培养制度（3.83分），制定药师服务考核标准（3.80分），增加医院药学工作设施（3.77分），建立或扩大科研平台（3.76分），支持药物信息与咨询服务（3.75分），增加医院药学技术人员数量占比（3.61分）。由此可见，在立法和人才培养方面药学技术人员最需要政府部门提供支持。

4.1.4 合作的方式

药师和医护人员对药学技术人员与院外各方合作方式的赞同度见表8。由调查数据可知参与医药政策、药事管理、新药研发相关课题研究、学术交流、药物治疗安全性、有效性评价及特殊患者用药指导等均是药学技术人员与院外社会团体、企业、社会公众常用的合作方式。

表8 药师及医护人员对药学技术人员与院外合作方式的赞同度（分）

	与社会团体合作					
	医药政策、药事管理、新药研发相关研究	参与药学科普宣传	开展药学国内外学术交流	编辑出版药学学术、科普书籍	参与继续教育培训	推广科研成果转化
药师	3.63	3.74	3.75	3.37	3.86	3.53
医护人员	3.35	3.69	3.67	3.38	3.76	3.56
	与其他医院合作					
	药学学术交流	药学监护经验交流	医院药学管理交流	参观学习	科研项目合作	组成联合工作团队
药师	3.95	3.84	3.82	3.73	3.64	3.47
医护人员	3.89	3.64	3.72	3.72	3.64	3.51
	与制药企业合作							
	药物治疗安全性、有效性评价	药物上市后再评价	新药评价工作	药物配伍研究	各类药物的用药动态和最新进展获取	药学服务延伸	新药知识培训交流	药品购销合作
药师	3.85	3.80	3.79	3.78	3.77	3.63	3.62	2.93
医护人员	3.75	3.52	3.68	3.74	3.58	3.56	3.64	3.22
	与社会公众合作							
	特殊患者用药进行指导	宣传合理用药知识	帮助公众理解药目的和重点	通过用药窗口开展药学服务	开展用药咨询、讲座等社区药学服务	开发合理用药宣传材料	开展社会健康调查	开展问卷调查，了解公众服务需求
药师	4.60	3.86	3.79	3.78	3.70	3.70	3.64	3.44
医护人员	3.97	3.80	3.50	3.63	3.58	3.74	3.61	3.46

4.2 院内合作方面的能力

分别从对院内合作的认识程度、临床药师合作的科室数量、临床药师与临床合作的方式及与其他技术人员合作情况四个要素进行调查。

4.2.1 对院内合作认识程度

为药学技术人员与医院领导，特别是主管院长沟通，以获取支持的重要性打 5 分的药师和医护人员比例分别为 56.66% 和 47.65%，4 分的为 16.09% 和 23.38%，3 分的为 9.67% 和 13.79%。可见大多数药师和医护人员认为此方面非常重要。

4.2.2 临床药师合作的科室

药师认为需要临床药师参与临床药学服务的科室（排前十位室）依次为呼吸科、心血管科、感染科、肿瘤科、内分泌科、肾科、儿科、ICU、血液科、神经内科。医护人员认为需要临床药师参与临床药学服务的科室排前十位依次为呼吸科、感染科、心血管科、肾科、肿瘤科、儿科、血液科、ICU、内分泌科、神经内科。本调查结果显示药师与医护人员均认为在大内科及 ICU 应广泛开展临床药师工作并加强相互合作。

4.2.3 临床药师与院内各类人员合作的方式

药师和医护人员认为临床药师与临床医师、护理人员合作及药师之间的合作方式主要为参与医师查房、经验交流、举办药学知识讲座等（表9）。

表9 药师及医护人员对临床药师与院内各类人员合作方式的赞同度（分）

	与临床医师合作									
	参与医师查房	药师医嘱点评分析	开展用药教育和咨询服务	患者合并用药及药物相互作用分析	向医师和患者解释TDM检测结果	疑难杂症病例分析	参与药物治疗方案制定	参与死亡病例讨论	药物不良反应收集及分析	临床药师借助药物基因组检测结果
药师	4.17	4.13	4.13	4.11	4.09	4.08	4.08	4.07	4.07	4.02
医护人员	3.94	3.92	3.89	3.82	3.89	3.84	3.84	3.86	3.96	3.75

	药师之间合作							
	经常经验交流	配置中心处方审核、讨论	住院药房处方审核、讨论	小组合作，持续改进工作	科研工作合作，开展联合研究	兴趣小组	开展月工作分析，总结发展	举办晨读会
药师	3.92	3.86	3.78	3.77	3.73	3.60	3.51	3.28
医护人员	3.83	3.73	3.71	3.64	3.68	3.64	3.48	3.36

	与护士合作				与院内其他人员合作				
	举行药学知识讲座	共同承担药物不良反应监测	编写用药教育手册	经常性座谈交流	参与护理查房	信息技术人员	医院管理人员	工程技术人员	后勤服务人员
药师	3.79	3.72	3.63	3.48	3.14	3.97	3.80	3.24	2.84
医护人员	3.74	3.65	3.67	3.63	3.49	3.70	3.67	3.34	3.09

5　建议

通过以上调研分析，可看出随着医药卫生体制改革的不断推进，通过"以患者为中心"的全程化药学服务的循序开展，医院药学技术人员服务、科研和院内外合作三大核心能力明显提高、整体水平不断提升，尤其是在科研成果、获得资助基金方面均有显著进步，获得的科研成果数量基本上和医护人员相当。医院药学技术人员在参与调查的医护人员、患者人群中已显示出较大影响力。但调研分析也发现目前医院药学技术人员在以下几个方面还需加强：①药品不良反应/药品不良事件评价的参与度和普及率；②处方适宜性审查问题处理中与医护人员的沟通；③自动化调剂的宣教、药学信息的传递更新；④药学信息网建设；⑤申请科研立项并获取资金资助、专利授权的能力；⑥获取患者的信任度等。

核心能力是组织长期竞争优势之源，核心能力对个人而言就是能否胜任组织所赋予的角色任务，即胜任力[1]。医院药学技术人员核心能力的提升是其适应新时代发展的基础，是满足社会及公众药学服务需求的根本，是所在行业发展和取得公众信赖的依据。随着企业不断发展壮大的过程，既是核心能力进一步发展的过程，也是核心能力刚性得以强化的过程[2]。因此，在此调查的基础上建议药学技术人员：①以科学发展观为统领，与时俱进，积极思考，通过与政府、主管领导沟通，参与医药政策、药事管理、新药研发相关课题研究，开展学术交流、药物治疗安全性、有效性评价及特殊患者用药指导等方式与院外社会团体、企业、社会公众积极合作，加强药学知识、药学技术功能的宣教，提升医院药学技术人员的影响力，更好地为公众健康服务。②进一步提高循证文献/实验解读能力、文献查阅、外语阅读、基础实验能力，争取多种资源优化组合，促进药学科研课题群形成，让更多的优秀人才脱颖而出，提升医院药学学科整体水平。③在立法和人才培养方面继续寻求政府部门提供支持，积极献计献策，不断提高药品安全保障能力水平，提升医院药学综合实力。④增强信息化、自动化技术的运用能力，促进医院药学各项工作高效运行，建立精细化管理信息平台，达到为患者、公众精准服务。

参考文献

[1] 唐小细,宋小花,杨满元.护士核心能力与其职业价值观关系的研究.护理学杂志,2011,26(15):22-24.
[2] 朱泽锋,孙川平,潘沛,等.企业核心能力刚性的发展路径浅析.价值工程,2011,30(1):120.
来源:清华大学医院药事创新管理高级研修班第8期全体学员,执笔人:胡晋红.医院药学技术人员核心能力调查与分析.药学服务与研究,2015,15(5):321-328.

第 2 章　医院药师服务能力调查与分析

第 1 节　总　　述

关于提高医院药师药学服务能力的调研和探讨

（孙　艳　中国人民解放军总医院）

摘　要　目的：探索提高医院药师药学服务能力的有效举措和管理模式。方法：采用问卷调研方式，在全国范围内对 63 家三级以上医院医师、护士、药房药师和临床药师进行随机抽样调研，调研内容主要包括药师药学服务综合能力及医护人员对药师认知度等方面，并对采集的数据进行汇总与分析。结果：调研结果表明，药师在医院从事的药学服务工作主要包括医嘱审核（71.77%）、门诊患者用药咨询（59.92%）、用药教育（59.62%）、药品调剂（55.68%）等，制约临床药师发展的因素较多，临床医护人员对药师药学服务能力提出了较高的要求，药师应全面提升自身素养以满足临床需要。结论：医院药学部门应立足当下，克服困难，不断提升药师的专业素养，建立适合我国国情的药学服务平台，实现以患者为中心、以合理用药为核心的药学服务模式，切实提高药学服务能力。

关键词　药学服务；核心竞争力；问卷调研；临床药学

随着我国医药卫生体制的改革、发展和先进医疗实践经验的引进，医院药学人员面临的需求和工作任务也在逐渐发生改变。多年来，我国医院药师的主要任务多围绕医院药品的供应保障展开，即"以药品为中心"。而目前，医院药师的工作模式正逐渐转变为"以患者为中心"，要求药师从幕后走到前台，更多地参与到对患者的药物治疗、药学服务中[1-2]。清华大学医院药事创新管理高级研修班（第八期）课题组在全国范围内就我国医院药学技术人员的核心能力及工作现状进行调研，通过对全国多家三级甲等医院的医师、护士、药房药师和临床药师进行问卷调研，以探索提高医院药师药学服务能力的有效举措和管理模式。

1　调研对象、范围与方法

调研对象、范围与方法参见第 1 章中的"医院药学技术人员核心能力调查与分析"基本内容。

2　结果

2.1　药师药学服务综合能力

2.1.1　对处方的适宜性审核

对处方进行适宜性审核，调研结果显示，65.27% 的药师基本胜任，21.28% 的药师完全胜任，11.30%的药师由于医学知识的缺乏而较难胜任，2.14%的药师由于医学知识和药学知识均欠缺而较难胜任。本调研未收到完全不能胜任该工作的答卷。

2.1.2 用药交代与信息咨询

对患者或医护人员能否提供必要的用药交代与用咨询的调研结果显示，35.77%的药师认为可以胜任，33.81%的药师认为基本可以胜任，26.08%的药师完全能够胜任，3.92%的药师基本不能胜任，0.41%的药师完全不能胜任。对此情况进行深入调研，分析药师认为用药交代及信息咨询的难点有以下5个方面，详见表1。

表1 用药交代及信息咨询的难点

项目	构成比（%）
调剂药品太过忙碌，无暇用药交代和提供信息	69.40%
没有专职人员培训，或专职人员未在临床一线，工作经验不足	52.22%
医院没有重视，没有形成规范流程，没有奖惩制度	33.07%
患者提问不专业，无法表达所需要的信息要求	18.36%
医护人员已做介绍，无需再介绍	15.00%

2.1.3 制约临床药学工作开展的主要因素

调研结果显示，临床药师制度在我国医院并未完全建立的主要原因有：①国家卫生政策导向缺乏，现有的医保制度不支持临床药学工作（78.08%）；②药师审核医师处方行为尚缺乏完善的制度和技术手段（63.57%）；③高校临床药学专业设置少或课程设定不完善，导致临床药师缺乏（59.92%）；④医师、患者临床需求不大（24.38%）；⑤其他（2.86%）。

药师认为目前制约临床药学工作开展的主要因素为6个方面，详见表2。此外，临床药师缺乏相应学科的知识储备，主要表现为：①临床医学与治疗学知识缺乏（92.50%）；②交流沟通能力缺乏（47.19%）；③药学专业知识缺乏（46.10%）；④药物经济学知识缺乏（39.98%）；⑤其他（1.09%）。

表2 制约临床药学工作开展的主要因素

项目	构成比（%）
国内临床药师的地位与待遇	76.70%
医院领导重视程度	75.12%
临床药师队伍建设、人员素质的提高	73.54%
科室及医护人员接受程度	64.07%
现行的医疗服务定价原则和支付模式不体现合理用药的价值和对医院及医师的贡献	56.86%
临床药学服务费用	51.92%

2.1.4 提升药师职业素养，促进临床合理用药

调研结果表明，药师在医院从事的药学服务工作主要包括：医嘱审核（71.77%）、门

诊患者用药咨询（59.92%）、用药教育（59.62%）、药品调剂（55.68%）、药学监护（55.68%）、不良反应上报（55.08%）、血药浓度监测（39.98%）、治疗药物剂量调整（38.89%）、药物经济学评价（29.91%）等。为了更好地促进临床合理用药工作，提升药师职业素养的途径包括 7 个方面，详见表 3。临床药师在协助医师做好合理用药工作中，采取的方式主要为做好医嘱审核工作（85.19%）、相关药物最新进展在科室的宣讲工作（78.38%）及对不合理处方的积极干预（60.52%）。

表 3　提升药师职业素养的途径

项目	构成比（%）
与临床医师、护士和患者沟通交流	78.58%
参加医院之间的学术交流	75.81%
科室内部的有针对性的定期常态化培训	74.04%
国内进修	76.78%
自学	75.24%
国外进修	66.24%
其他	1.68%

对医院药师围绕临床药物治疗开展技术服务的自身能力调研结果显示：52.20% 的药师能较好地开展工作，34.73% 的药师能完成常规工作，6.49% 的药师有很强的能力完成相关工作，5.59% 的药师信心不足，0.70% 的药师不能开展相关工作。在此过程中，良好的沟通发挥着重要的作用，对临床药师与医师交流情况结果进行统计，结果显示：43.98% 的药师认为与医师能够较好地沟通，19.00% 的药师认为与医师能够很好地沟通，30.25% 的药师认为可以与医师沟通，5.67% 的药师认为与医师沟通有一定困难，1.09% 的药师认为很难与医师交流。与此同时，对临床药师与患者交流情况结果进行统计，结果显示：41.69% 的药师认为与患者或家属的交流情况"较好"，17.51% 的药师认为"很好"，29.45% 的药师认为"可以"，10.25% 的药师认为"有一定困难"，1.09% 的药师认为"很难交流"。

2.2　医务人员对药师的认知度

2.2.1　临床药师的配备

调研结果显示，对于科室是否需要配备临床药师这一问题，42.35% 医务人员认为非常需要，46.10% 医务人员认为需要，7.19% 医务人员认为偶尔需要，3.34% 医务人员认为基本不需要，1.01% 医务人员认为完全没必要。

2.2.2　与临床药师互动

调研结果显示，医务人员最习惯获得药品信息的途径是阅读药品说明书（81.02%），其次为阅读医院处方集或药剂师推荐的药品信息（48.85%）、阅读医学文献（45.95%）、参加医学学术会议（41.56%）、阅读医药企业提供的药品宣传册（31.97%）、其他（2.60%）。医护人员认为最可靠的药品信息来源是药品说明书提供的药品信息（85.91%），其次为医院处方集或药剂师提供的药品信息（54.35%）、医院文献提供的药品信息（44.66%）、学术会议提供的药品信息（32.97%）、医药代表提供的药品信息（10.59%）。

在向医务人员问及是否愿意和临床药师进行与药物相关问题的探讨时，结果显示：51.77%非常愿意并主动进行探讨；27.86%比较愿意；18.03%愿意；2.33%不太愿意。向医务人员提及向药师咨询药物信息的频率时，6.04%从不咨询，61.57%偶尔咨询，30.48%经常咨询，1.91%总是咨询。在问及如何看待门诊药房药师审核处方后拒绝调剂让患者找医师修改处方的情况时，结果显示：81.20%医务人员认为药师有合理理由可以拒绝，处方经修改后方可调剂；6.43%医务人员认为药师不应该拒绝，按处方发药即可；7.03%医务人员认为有些特殊用法无需修改，药师不应该拒绝调剂；4.62%医务人员认为让患者返回修改易引起矛盾，药师不应该拒绝调剂；0.90%医务人员认为让患者签字可以调剂发放药品。

3 讨论

3.1 阻碍药师队伍增强核心竞争力和药学服务水平的因素

3.1.1 药学教育发展滞后

大学药学教育以及毕业后的继续教育整体发展比较滞后[3]，不能使药师获得必备的药学服务能力，这是限制药师提升核心竞争力，阻碍药学服务水平发展的最主要的问题。目前教育主管部门尚未认可临床药学和药学服务，且长期以来我国现有的药学高等教育课程以化学和实验室药学研究为主，包括有机化学、物理化学、药物化学、合成化学等；医学课程方面仅有生物化学、解剖学、生理学、药理学等课程，而且是药学系专用的简化教材。对于诊断学、内科学、外科学等课程，多数院校都未开设[4]。因此从国内大学毕业的药学系学生，并不具备较高的临床知识和技能，也不能迅速在医疗机构提供较好的药学服务。与国内的大学药学教育相比，美国的药师培养则更贴近药学服务，所有学生须经过6年左右的大学教育，课程设置全面，贴近临床，毕业后继续接受1~2年的临床实践培训，主要是在医院各科室轮转，实践内容包括内科、外科、急诊、儿科医学等。在获得药学博士学位后，须经过住院药师培训，通过北美执业药师资格考试，获取所在州的药师执照，才能成为合格的药师[5]。此外，由于国内医院药学的工作职责主要是药材供应，很多医院对于临床药学和药学服务重视程度也不够，没有对药师进行制度化的培训和完善的继续教育来提高他们的药学服务技能。例如，目前全国范围内，绝大部分医疗机构都未开展药师毕业后的规范化培训，药师的继续教育也没有被纳入住院药师毕业后规范化教育系列中。

3.1.2 药师定位存在偏差

目前医疗机构对药师的定位不利于药师发展药学服务技能。我国大部分医疗机构药品的销售收入比重较大，药师的工作往往被限定在药品流通领域，工作繁重、单一，其他药学服务技能无法得到发展。近些年来，国内逐渐重视临床药学服务工作，开始大力提倡和宣传设立临床药师的必要性。然而，很多医院依然没有药学服务的工作制度，临床医师对于药师的临床服务工作也存在疑虑，认为是对医师工作的不信任，是医院试图削弱自己的权利。与之相反，临床药学发展最快的美国并没有刻意强调"临床药师"这个称呼，因为几乎所有的药师都是临床药师。美国的卫生保健体系规定：医师开具处方后，药师签字方可生效，慢性病患者可直接找药师重新开处方，不用再看病。目前，在美国，药师已成为医疗团队不可或缺的成员，其职责包括：影响医师的处方习惯，改变患者的用药习惯，社区药学服务，以及多种公共卫生服务等。

3.1.3　药师工作繁重难以保证继续教育时间

由于我国大学药学教育不能使药师获得必备的药学服务能力，因此对医院药师的继续教育显得尤为重要。但是目前我国大部分医院的药师工作较为繁重，难以保证继续教育的时间和精力。按照《医疗机构药事管理规定》，医疗机构药师配备数量原则上不得少于本机构卫生专业技术人员的 8%。但目前我国绝大部分医院未能按此标准配备医院药师。而我国的医疗制度导致目前三甲医院多数存在床位过多、门诊量过高、处方量过大的问题，这使得医院药师的日常调剂发药工作量巨大。此外日益突出的医患矛盾对一线药师与患者的沟通发药过程提出了更高的要求，窗口药师需要花费更多的时间对患者进行用药交代和用药教育。这些都使得医院药剂科很难分流调剂岗位药师到临床科室成为临床药师，或者临床药师不得不承担相当一部分的调剂发药工作。医院药师的繁重工作使得其很难抽出时间参加培训和继续教育以提高自己的药学服务能力。

3.1.4　缺乏差异化的分层管理

我国医疗机构对药学从业人员的分层管理不够精细。美国的药学人员分层管理体系较为完善：直接为患者进行药学服务的药师，须获得药学博士学位，医师开具的处方经过他们的审核之后方可调配，而且这些药师可通过"合作实践协议"（collaborative practice agreement）管理所有患有特定疾病的患者的药物治疗[6]。而其他辅助药学人员，教育和培训经历较为简单，具备高中学历并培训 3 个月即可上岗。这样就可以有效的配置人力资源，减轻药师的物流管理责任，将更多的精力投入药学服务，并不断提高服务技能。我国药师在医学专业知识和临床经验上本身就存在较大的知识短板，如：工作中职责定位存在偏差，无法有效接触临床药学服务工作，上升渠道也存在一定的不合理现象，与医护人员在临床服务范围内的有效沟通有待加强，尚未形成知识更新的需求和压力。上述这些因素更加限制了药师服务能力的提升[7]。

3.2　中国人民解放军总医院在提高药学服务水平方面的探索

中国人民解放军总医院药品保障中心（简称药品保障中心）是原卫生部确定的 50 家临床药师培训试点基地之一，临床药学工作起步早，有能力较强的临床药师和医师作为带教老师，进行临床药师的培训和继续教育。多年来，药品保障中心针对阻碍药学服务发展所存在的问题一直在职责和权限范围内努力探索、整合资源、克服困难，不断提升药学服务水平。具体措施如下：

3.2.1　将药师教育纳入医师规范化培训

作为医院的一个保障性部门，药品保障中心可支配的教育和培训资源是有限的，如何借助和整合医疗资源，来提高药师的核心能力及服务水平，始终是药品保障中心关注的重要问题。在多年努力下，中国人民解放军总医院已经将药师的毕业后培训工作纳入住院医师培训计划中。我院住院医师培训实行五年一贯制，前 3 年住院医师规范化培训，之后 2 年进行专科培训。此类培训，将系统地对医师进行临床决策能力、手术技能、体格检查、病史采集等方面的培训。药师通过参加住院医师规范化培训和有针对性地自学，可有效弥补医学知识的短板。在缺乏专门的临床药师培训计划的前提下，借助住院医师培训计划，是一种短期内迅速提高药学服务水平的有效途径。

3.2.2 开展药学服务相关的检测和监测项目，逐步推进医院循证药学的发展

以最新研究进展作为切入口，提高药学服务质量。药物基因组学是功能基因组学和药理学的交叉学科，在 DNA 水平研究药物的体内处置过程和效应与个体遗传特征的关联性，并利用关键遗传因素的差异，可以帮助患者个体化用药方案的制订。中心于 2013 年正式开展了药物代谢酶基因检测项目，可针对 *CYP2C19*、*CYP2C9*、*VKORC1*、*MTHFR*、*ALDH2* 等多种等位基因进行基因型鉴定，并根据美国食品药品监督管理局（FDA）和国家药品监督管理局（CFDA）的指导原则向相关科室提供调整用药方案的建议，大大推进了氯吡格雷、质子泵抑制剂（PPI）、华法林、硝酸甘油和叶酸等相关药物的个体化用药水平，提高了疗效，减少了药物的不良反应。此外，大力开展治疗药物监测（therapeutic drug monitoring, TDM），目前我中心检测的药物种类有抗癫痫药物、免疫抑制剂、抗微生物药、氨茶碱及地高辛等，以更好地指导个体化给药方案设计，为患者的个体化药物治疗提供依据，提高临床药学服务水平。推进医院循证药学的发展，临床实践结果表明循证药学是弥补医院药师临床经验欠缺的重要方式之一。药师将个人的临床经验与外部所能获得的最佳证据相结合，可以有理有据地指出药物应用不合理的原因，并提出最佳治疗方案。

3.2.3 实施标准化运行模式，集成信息化和自动化

药品保障中心大力推进标准化建设，对药品保障中心下属各个药房均实施了从标准运行、标准信息化管理到标准落实考核全方位的标准化管理。基于业务、岗位建立标准，通过标准运行提升服务质量和效率，依据标准运行反馈发现的问题，利用质量改进方法分析根本原因、寻求对策，根据对策证实结果修订完善标准。利用绩效杠杆促进标准落实。标准化管理对于药师的审方、调配等工作均提出了明确的要求，在科室内部统一思想，规范操作，明确流程节点，提高了药师们的工作效率，使药师有更多的时间进行专业培训和学习，不断提高专业素养，增强药学服务能力。我院所有住院药房引进了多型片剂和针剂摆药机，在门诊药房引进整盒自动化发药系统。通过与医院信息系统（hospital information system, HIS）对接，实现了处方无纸化的审核和调配，提高了药品发放和配送的效率。药房自动化系统的建立，改变了药房现有药品手工调剂分发模式，提高了摆药速度和质量，充分发挥了 HIS 的功能，实现了医院药品调剂工作的信息化和自动化。新的工作模式减轻了药师们物流保障的工作量，能够将更多的药师从物流保障工作中解放出来进行处方和医嘱审核工作，促进临床合理用药工作的展开。

3.2.4 分层精细管理，设定合理的药师晋升和培训方案

根据药师的能力和培训阶段，将其划分为三个等级：药师、责任药师和临床药师。普通药师的职责主要偏重药品物流管理和保障工作。在有组织、有计划、大范围、持久地进行全科药师的业务学习基础上，从受过大学和研究生系统药学教育并完成规范化培训的优秀中青年药师中，通过考核、答辩等途径，分批次选拔出优秀者，成为责任药师[8-9]。责任药师在物流保障工作的基础上，需要更加注重全面学习，担负起处方点评、医嘱审核及与临床医护人员的沟通职责。而临床药师则是从责任药师中培训选拔，利用

医院现有的药学和临床人才资源，进行 2 年以上的个性化培训和带教，按照国家卫生健康委员会规定的标准和流程培训合格后方可获得临床药师资质[10]。临床药师承担较少药品物流保障工作，其主要职责是与医师一道进行查房、制订药物治疗方案，提供直接的临床药学服务。这种分层管理和晋升渠道的设定，使药品保障中心能够储备足够数量的优秀药学人才，同时使药师的责、权、利得到统一，能激励药师们的斗志，以实现自身更大的价值。

　　综上，目前我国医院药师的药学服务水平与发达国家相比还有一定的距离，在药师的培养模式及药学服务工作模式等方面都受到较多的限制，这需要我们调整好心态，立足当下，克服困难，建立适合我国国情的药学服务平台，让药学优秀人才得到成长，发挥才能，最终真正实现"以患者为中心、以合理用药为核心"的药学服务模式，切实达到药学服务水平和能力的双提升。这是新时代中国大健康所需，是国卫医发［2018］45 号《关于加快发展药学服务高质量发展的意见》[11]要求的内涵所在，更是药学人职责使命的担当。

参考文献

［1］吴满平,叶德泳.改革药学教育发展我国临床药学事业.中国临床药学杂志,2004,13(1):53-55.

［2］甄健存,王育琴,孙路路,等.关于加速构建临床药学服务体系的思考.中华医院管理杂志,2013,29(11):849-852.

［3］侯雪莲,武志昂.我国高等临床药学教育发展述评及对策研究.医学与哲学,2015,36(522):64-67.

［4］陈旭,周乃彤,胡明.我国临床药学本科教育现状及对其教育体系改革的建议.中国药房,2015,26(6):858-861.

［5］李琴,李晓宇,刘皋林.美国伊利诺伊州大学芝加哥分校医学中心门诊临床药师的工作模式.药学服务与研究,2014,14(2):148-150.

［6］Kiel PJ, McCord AD. Collaborative practice agreement for diabetes management. Am J Health Syst Pharm,2006, 63(3): 209-210.

［7］吴永佩,颜青.我国临床药学发展的回顾与思考.中国临床药学杂志,2014,23(1):1-8.

［8］郭代红,孙艳,徐元杰,等.融合职教高教资源,构建医院药学一体化培训模式.中国药物应用与监测,2015,12(1):43-46.

［9］朱曼,郭代红,孙艳,等.临床药师培训基地带教模式和方法的探索与思考.中国药物应用与监测,2015,12(1):53-56.

［10］陆建锋,金燕.分析不同的管理方法在医院药学管理中应用的可行性.中医药管理杂志,2015,23(10):17-18,44.

［11］国家卫生健康委,国家中医药管理局.关于加快药学服务高质量发展的意见:国卫医发[2018]45 号[A/OL].(2018-11-21)[2018-11-26].http://www.nhc.gov.cn/yzygj/s7659/201811/ac342952cc114bd094fec1be086d2245.shtml

我国临床药学服务的现状调查及发展

(罗　璨　南京医科大学第一附属医院/江苏省人民医院)

摘　要　为了满足来自患者、医护人员等各方面的药学需求，特色化的临床药学工作正在推进，专业化的临床药师队伍正在形成，这需要进一步扩大临床药师队伍、调整知识结构、提高专业水平、加强临床药学教育、强化临床药师培训和规范临床药师管理等。本项调查旨在深入了解国内临床药学发展的现状、调查各类人群对药学服务的认知、分析各类人群对临床药学服务的需求、评价现阶段临床药学服务的总体水平等，为临床药学发展指引方向，供药师、医疗机构及医疗政策的决策者参考。

关键词　临床药学；药学服务；现状；调查

1　对象与方法

调研对象、范围与方法参见第 1 章中的"医院药学技术人员核心能力调查与分析"基本内容。

2　结果与讨论

通过问卷信息整理，影响临床药师制度在我国建立的原因分析见图 1，制约临床药学工作开展的因素分析见图 2，医护人员对临床药学工作了解程度调查结果见图 3，患者对临床药学服务接受度的调查结果见图 4，药师对临床药学服务了解程度调查结果见图 5，医护人员对临床药师为患者提供用药教育的必要性调查结果见图 6，医护人员关注的用药问题调查结果见图 7，医护人员希望临床药师提供的药学服务调查结果见图 8，药师在医院从事的药学服务工作见图 9，医护人员与临床药师进行与药物相关问题探讨意愿调查结果见图 10，医护人员和临床药师用药意见不一致时如何处理调查结果见图 11，临床药师与患者或家属的交流情况分析见图 12，患者对临床药师提供的用药指导意愿调查结果见图 13，医护人员对临床药师工作认可度调查结果见图 14，药师自己对未来的发展前景调查结果见图 15，提升临床药师职业素养的途径调查结果见图 16，临床药师知识结构缺陷调查结果见图 17，患者认为药学服务应该收费的调查结果见图 18。

2.1　临床药学发展的制约因素和现状

目前临床药师制度在国家层面上并未得到正式认可，《中华人民共和国药师法》尚未颁布。调查中药师认为制约临床药学发展的主要原因依次是国家卫生政策导向缺乏、药师审核医师处方行为尚缺乏完善的制度和技术手段、高校临床药师专业设置少及课程设定不完善、医师和患者临床需求程度不高等（图 1 和图 2）。

第一，国家现有的政策和制度未能足够支持临床药师制度的建立，如临床药学科的独立建制及归属，临床药师的定位、编制和职称，临床药师的科室配备标准等都未建立。经过 10 年的探索，我国临床药师工作模式虽已初步建立，但所有与临床药师工作相关的政策

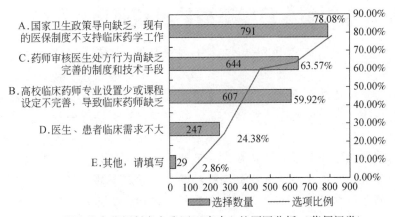

图1　影响临床药师制度在我国医院建立的原因分析（药师问卷）

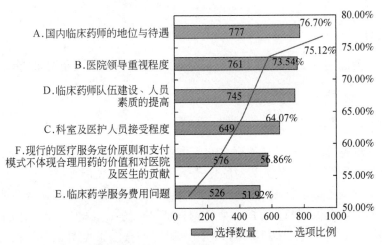

图2　制约临床药学工作开展的因素分析（药师问卷）

性要求仅散见于各个不同部门颁布的药事管理文件中，而针对临床药师的专门性规范却迟迟未出，造成工作定位不明确、规范性不强[1]。此外，现有的医疗定价体系无临床药学服务收费路径，某些医院自行开展的药学服务项目没有统一收费标准，也未得到明确认可。美国医院临床药师大多数具有处方修改权，如果临床药师发现医嘱中存在合理性问题，或违反相关规定时，可修改处方或另行开具药师处方[2]。临床药师有权对处方进行修改，如停药、调整剂量、换药等。临床药师也可以开具相应的检验申请，如抗菌药物或抗癫痫药物的血药浓度监测[3]。国内临床药学工作起步较晚，相关制度不够完善，使临床药学工作的开展面临很多具体的问题。

第二，现行的院校药学教育模式是制约后期临床药学发展的根本因素。我国药学教育仍沿用药学及化学课程为主的教育模式，忽略了医学基础学科、临床药物治疗、合理用药等相关知识和技能的培养。薄弱的医学基础和临床药学基础给医院临床药师人才培养增加了阻力。各高校应实行课程改革，增加医学基础、药物治疗的课程比例，并开设临床药学实践和药学信息等实用课程[4]。

　　第三，临床药师日常工作的量化管理尚缺乏统一、有效的评价体系，无法落实绩效评估。临床药师看不到量化的成绩，收入与付出不成比例，不仅遏制了工作的积极性，也助长了消极怠工的惰性。美国临床药师绩效评估体系不仅可用于临床药师个人绩效纵向对比以及下一年度工作计划的制订和实施，而且还可用于在临床药师团队中的横向比较[3]。美国临床药师绩效评估体系是基于高度成熟的临床药师服务体系和模式，不完全适用于我国的临床药学现状，但可以借鉴并继续摸索[5]。

　　第四，开展临床药学工作能否给医院带来效益是影响医院决策者支持力度的主要因素。临床药学给医院带来的收益往往是隐性的，因此国内很多医院意识不到临床药学的价值，医院层面和临床层面尚有许多并不认可临床药学的存在。国外有研究表明，单纯的医师组和有临床药师参加的治疗组，在相同情况下，后者不仅使平均住院日和费用都有所下降，而且使药物不良反应的发生率下降，给医院带来的效益是逐渐显现的[6]。对于行政管理部门不够重视的医院，临床药学工作者应在院内外扩大宣传力度，结合实践需求开展工作、取得成效，使行政管理部门、医院领导充分认识临床药学的必要性和重要性[7]。

　　最后，我国临床药师个人素养和专业技能与美国同行相比还存在着较大的差距。不同于美国 Pharm. D 所接受的 4 年正规临床药学教育，以及 1~2 年的住院临床药师的实习经历，国内临床药师教育培训制度尚未完善，院校培养的临床药师缺乏临床知识和技能，无法与医院临床药学工作对接；同时很多医院的临床药师又是半路出家，未接受过院校教育，可能只接受过短期的临床药师培训或师资培训等岗位技能培训，因此不仅急迫地需要系统的专业知识的教育，在专业素养方面还需要在临床实践中积累[8]。

2.2　不同对象对临床药学服务的认知和认可程度

　　临床药学工作不是临床药师一个人的工作，它需要医师、护士的支持，需要患者的理解，再通过药师自身的努力，才能提供安全、合理、有效的药学服务。调查中有 11.59% 医护人员非常了解临床药学工作内容和职责，有 40.75% 比较了解，有 39.43% 不太了解，有 7.62% 不了解，有 0.61% 医护人员回答完全不知道临床药师（图3）。随着临床药师工作的逐渐推进，临床医师和护士对临床药学服务的态度总体上是积极的，但对临床药学工作在一定程度上还缺乏了解。医院应在开展临床药学工作的同时，加强临床药学在医护群体中的宣传，引导临床药师积极与医护人员沟通合作。

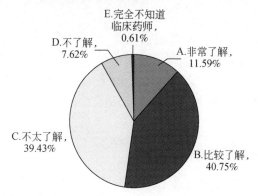

图 3　医护人员对临床药学工作了解程度调查结果

与此相反，高达 87.90% 的患者愿意得到临床药师提供的用药指导，8.49% 的患者基本愿意，仅有 2.63% 的患者态度一般，0.98% 的患者觉得无所谓（图4）。

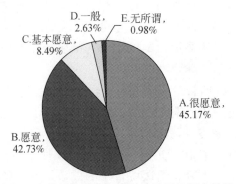

图4　患者对临床药学服务接受度的调查结果

患者存在对临床药师的需求，大部分患者认为可兼听临床药师和医师的意见，不过由于目前临床药师的知识和解决临床用药问题的能力尚待提高，因此，要得到广大患者的欢迎和提高职业知晓度还需一段时间。仍有小部分患者对临床药师态度消极，说明目前临床药师地位较尴尬，这与医疗模式是一种以医师为主体的运作模式有关，在患者眼中诊疗的权威还是医师[6]。

药师中有 59.78% 对药学服务的定义和内涵比较了解，20.56% 的药师一般了解，17.17% 的药师非常了解，2.20% 的药师不太了解，0.30% 的药师不了解（图5）。

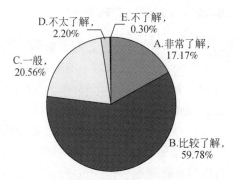

图5　药师对临床药学服务了解度调查结果

在取得医护人员的患者广大认知度的前提是，药师自身需要提升认知度。临床药学事业的发展不仅要靠临床药师作用的发挥，药学部也应在日常工作中加大宣传和培训力度。以药品调配为基础，开展全程、全方位的临床药学工作，如处方医嘱审核、处方点评、用药咨询，发现医嘱问题及时与医师交流等。在实际工作中促进更多药学人员不断学习，提高临床药学的认知度，从而提高社会认知度。

2.3　不同对象对临床药学服务内容的需求

医嘱审核仍然是临床药师的基本工作，但是在临床药学快速发展的今天，临床药师工作侧重不只在用药干预，而是作为医疗团队的一员，在病房完成药物治疗等固定的工作。

可以借鉴英国模式，制定临床药师在病房的固定工作内容，使低年资临床药师工作侧重于病房的日常医嘱审核和用药教育等，高年资临床药师可发展成专科顾问药师，负责全院药品使用监管和带教管理等工作[9]。

图6所示，有57.13%医护人员认为非常需要临床药师为患者提供用药教育，有35.94%认为需要，有5.92%认为偶尔需要，有1%认为基本不需要，无医护人员认为完全没必要。医师管床患者多、工作繁忙，重点关注的是疾病诊断及药物治疗的效果，可能会忽略患者的用药史、过敏史、药品的相互作用和药动学、药效学相关的影响。而临床药师可以深入、全面地理解药物相关信息，从患者住院起就跟踪其建立药历，对患者适时开展用药教育和用药监护，不仅节省了医护人员的时间，还提高了患者的依从性和药物疗效[2]，最终保障了患者的用药安全。

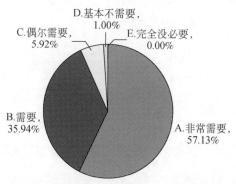

图6　对临床药师为患者提供用药教育的必要性调查结果（医护人员问卷）

从对医护人员常遇见与用药有关的问题调查发现（图7），医护人员主要关注的是药物产生的不良反应，其次是用法用量、配伍禁忌、药物适应证、溶媒选择，而药品供应问题、治疗药物监测相关事宜以及医保相关政策所占比例较小。

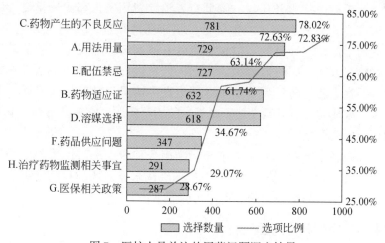

图7　医护人员关注的用药问题调查结果

医师比较重视治疗药物不良反应和监测，需要临床药师协助完成不良反应的上报和处理。对于药品基本信息，临床药师首先是整理常用药物的说明书提供给医师，但此材料只能供医师查阅，医师不会时刻清楚记得每种药品的信息，需要临床药师烂熟于心，在查房或协助医师工作中，医师询问能够及时回答。临床药师还应根据国内外知名数据库，对药物治疗新信息和重大的不良反应要及时记录、讨论与更新[10]。查房时，临床经常会遇到跨专业用药，由于临床的专科性，医师常不熟悉其他专科的药品，药师的药学知识面广、药物信息量大，适时提出用药建议可取得良好效果。

医护人员认为临床药师在日常诊疗工作中不应仅局限于提供药学信息，还应积极参与临床查房、患者管理、疑难病例讨论、会诊等工作（图8），这说明临床药师通过努力在一定程度上已融入了医师的日常工作。临床药师的参与需要熟悉诊疗知识，通过学习临床药物治疗学、诊疗指南及专家共识等，了解疾病的常用治疗方案、了解病理生理学知识、掌握各种检查及检验指标的临床意义，建立临床药物治疗思维，才能正确分析案例，真正保证用药的合理性。临床药师还应开展单独查房，针对用药有疑问、用药复杂等患者，详细为其解决用药问题，观察用药依从性及药物治疗效果[11]。

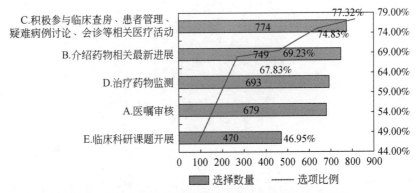

图8 医护人员希望临床药师提供的药学服务调查结果

患者认为临床药师发挥的作用，如促进临床合理用药、对临床药物治疗提供指导、改善药物治疗效果、提高医疗服务质量、降低患者治疗费用等，都比较重要，说明临床药师工作的积极开展已经让患者看到了其重要性，临床药师须进一步努力来满足患者的需求。药师对患者实施药学监护，其目的是根据患者的具体病情选择安全有效的药物、适当的剂型、给药途径和给药方法。同时监测患者用药的依从性，并根据测定结果随时调整用药剂量或用药间隔，观察患者用药后药效及不良反应发生情况。对于特殊人群（如妊娠、哺乳期妇女、老年人、未成年人、肝肾功能不全者）的用药问题，临床药师会对其所用药物严格把关，以确保用药的安全性[12]。

从医护人员和患者角度希望开展的临床药学服务项目，来对比目前已经开展的临床药学服务项目（图9），二者基本内容相似。但从深层次来看，药师目前能提供的临床药学服务还远远不能满足医生对药物治疗和合理用药的需求。

2.4 不同对象与临床药师的沟通交流

在调查医护人员是否愿意和临床药师进行与药物相关问题的探讨时，51.77%表示非常愿意并主动进行探讨，27.86%表示比较愿意，18.03%表示愿意，2.33%表示不太愿意，无人表示一点都不愿意（图10）。近年来，医患关系的紧张日益明显，在对患者的诊疗过程

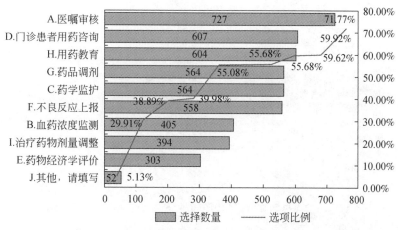

图9　药师在医院从事的药学服务工作

中，药物治疗方案的确定与调整也都具有一定的临床治疗风险，临床药师的参与可以系统地对特殊药物治疗方案的利弊、药品不良反应、联合用药影响等情况进行评估和建议，尽量避免医疗隐患，这在一定程度上为临床医护人员分担医疗责任风险[13]。

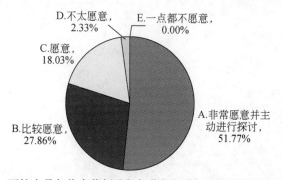

图10　医护人员与临床药师进行与药物相关问题探讨意愿调查结果

　　医护人员与临床药师在用药意见问题上不一致时，虽然大部分认为可以和临床药师探讨，但小部分医护人员的坚持给交流带来了阻力（图11）。目前我国尚无法律法规明确指出临床药师在治疗团队中的责任义务，临床药师在治疗团队中只有建议权，医师仍是具有最终的决定权并承担责任。因此药师在遇到抵触或意见不一致时，更需要去主动解决好临床实际问题[14]。对不合理用药进行干预，既要达到安全用药的目的，又不能与医师对立起来，因此当发现医师用药有不妥之处应该采取请教的方式、探讨的态度与其沟通。有亲和力、善于沟通、保持良好心态的药师，能够更好地融入治疗团队。

　　药师自身也认为能够与医师、护士较好地交流，药师参与临床实践的交流方式是灵活多样的，要善于点与面、零散与集中相结合。沟通的时机也非常关键，寻找恰当的时机与医师沟通，效果可能更好[2]。例如寻找医师相对空闲的时间，或将建议记录本交给医师，医师在相对空闲时段（如下午、夜班时）查阅，这实现了"错时对接"，为交流提供了一条新的途径。根据护士在治疗过程中的实际需求来提供相应的帮助，如协作整理相关资料、详细备注药物使用方法和注意事项，包括不同静脉输液的溶媒浓度和输液速度、输液先后顺序，不同

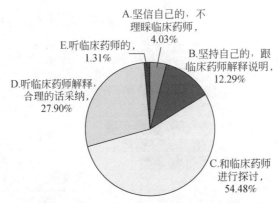

图11　医护人员和临床药师用药意见不一致时如何处理调查结果

药物使用的间隔时间，血药浓度检测的采血时间等，从而便于与护士进行良好的交流。

　　问卷结果显示，17.51%的药师认为临床药师与患者或家属的交流情况很好，41.69%的药师认为较好，29.45%的药师认为还可以，10.25%的药师认为有一定困难，1.09%的药师认为很难交流（图12）。仍有较大比例的临床药师存在临床沟通困难，一方面是对自己专业能力不足的顾虑，一方面是缺乏有效的沟通方法。这也是医学院校在药学教学中所欠缺的方面。

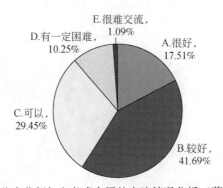

图12　临床药师与患者或家属的交流情况分析（药师问卷）

　　尽管如此，有高达87.90%的患者愿意听取临床药师提供的用药指导，并且专注度较高（图13）。患者刚入院时，临床药师首先要了解患者的用药史、过敏史，以便解答患者提出的一些关于药物使用的问题，并对患者给予适当的人文关怀。此阶段的目的，一方面是通过交流让患者了解临床药师在治疗过程中所能提供的帮助，赢得患者的信任；另一方面是对患者的疾病及药物治疗的认知水平、接受能力、服药依从性等进行评估[15]。采用通俗易懂的话语向患者交代药物的用法用量、保存方法、合适的疗程，以及可能出现的不良反应与注意事项等，提高依从性必然提高药物疗效，减少不良反应[16]。为保护患者的隐私权，查房时应注意提问和回答问题的场合及方式、方法。多方面为患者考虑，才能提高患者的信任度，增进医患交流，体现临床药师以患者为中心的服务宗旨。

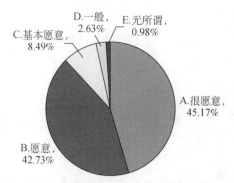

图 13　患者对临床药师提供的用药指导意愿调查结果

2.5　医护人员对临床药师的评价及临床药师自身的发展

调查医护人员对临床药师工作的评价时，有 48.58% 认为临床药师工作非常重要，有 44.32% 认为比较重要，有 5.07% 认为不太重要，有 1.42% 认为不重要，有 0.61% 认为完全没关系。数据显示高达 92.90% 的医护人员对临床药师的工作予以肯定（图 14）。医师始终是医疗过程的主体，护士是药物使用的执行者和患者的直接接触者，医护人员的支持使得临床药师能顺利融入到以医师为主导的包括药师、护师、技师等在内的医疗协作团队中[17]。

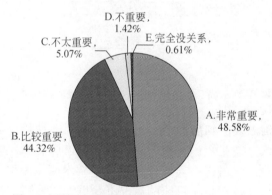

图 14　医护人员对临床药师工作认可度调查结果

关于医院药师工作未来的发展前景，药师意见不一。有 32.95% 的药师认为一般，有 28.41% 认为好，有 21.49% 认为很好，有 4.25% 认为不好，有 12.91% 认为难说（图 15）。从自身出发，医院药师对于一些更加详细的、深层次的药品信息了解程度不高，再加上对临床医学知识的匮乏，很多药师对临床药学的发展信心不足；从外界因素考虑，制度政策的不完善、医护人员的不理解和社会较低的关注度，层层压力都使药师对发展前景迷茫。此时需要目光长远、积极向上的那部分药学人员不断开拓临床药学的新思路，引领整个药学团队前进。

在临床药学稳步前进中若要不断提升药师自身的职业素养，就要制定系统的培养计划和方法。提升药师职业素养的途径依次为：多与临床医师、护士和患者沟通交流，参加医院之间的学术交流，科室内部有针对性的定期常态的培训，国内进修，自学，国外进修等（图 16）。

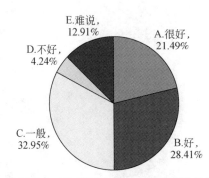

图 15　药师眼中医院药师工作未来的发展前景调查结果

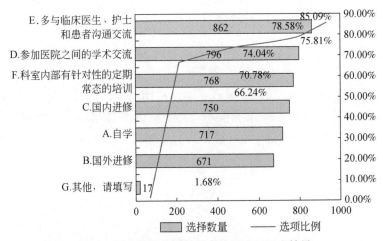

图 16　提升临床药师职业素养的途径调查结果

目前活跃在医疗机构一线的临床药师多由普通药师经短期培训后转型而来，他们多数年纪轻、资历浅、职称低，专业知识和临床知识缺乏，迫切需要与医护和患者多交流，成为团队中不可缺少的一员。学科带头人需要创造更多学术交流和培训、进修的机会，不断充实药师的临床实践知识。特别是在目前的情况下，更加需要药学技术和知识能力全面的临床药师，而且由于临床需要药学服务包括很多方面，需要不同专业领域的药学人员完成。因此今后的临床药师培养应该在全面提升综合素质和能力的同时，更要针对性强化专业知识，提升药师素质和能力，体现药师价值，达到药师可持续发展[18]。

药师认为临床药师在知识结构方面存在以下问题：临床医学与治疗学知识缺乏、交流沟通能力不足、药学专业知识缺乏、药物经济学知识缺乏等（图 17）。首先要从改变我国现有的药学高等教育模式开始，侧重药物的合理使用，增加医学基础学科、药物相互作用、禁忌以及特殊人群用药方面的内容，让药学生在学校完成学业时为后期的进一步临床培训打下坚实的基础。药师应通过临床工作中的学习实践来不断提升自我，通过对所工作医院的药物目录进行良好的记忆，对具体使用的每种药物要知道其药理作用、适应证、常规的用法用量、疗程、不良反应和禁忌、药物间的相互作用并进行药物重整等，以期达到合理用药的最终目的[5]。医院是药品流通的终端，有获取药物经济学研究第一手资料的优势，而且通过药物的费用-效果分析，可以为药物在使用上达到高效、安全、经济、适当以及达到最佳治疗效果和最小毒副反应等提供科学和客观的依据[19]。但临床药师要做到精通所有药物在疾病状态下的合理应用却比较困难。应找准医师的薄弱环节并以此为切入点，充分发挥药学特长，做好临床医师的助手[20]。

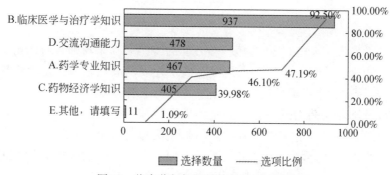

图17 临床药师知识结构缺陷调查结果

2.6 临床药学服务收费问题

临床药学是高度专业化、技能化的工作岗位，在培养临床药师和开展临床药学工作的过程中不论是医院、科室还是药师本人都需要投入大量的物质成本和精神成本。然而目前我国绝大多数临床药师的工作项目没有能够进行服务性收费，劳动力价值没有得到经济形式的体现，不利于临床药师的发展和进步[13]。

对于将来药师提供药学服务是否收费的问题在患者中做了调查，高达41.66%的患者认为医院药师提供药学服务不应该收费，仅有30.05%的患者认为应该，18.54%的患者认为无所谓，9.76%的患者不发表意见（图18）。虽然现行的临床药学服务如门诊用药咨询、病房用药教育等普遍受到了患者的认可，但都基于免费服务。在临床药学探索发展的今天，工作模式尚未成熟，医保制度不支持临床药学，如实行药学服务收费，必然使患者认为会增加经济负担。因国内缺乏对工作效果的评价，无法让患者相信花费小额的药学服务费，能够提高疾病治疗效果、减少治疗成本。美国有一项报道，药师与医师合作对高风险患者实施监护，可减少处方药使用量，每位患者每年因此而节省的平均费用达586美元；1000家医院中的药师提供药学服务，可挽救400例患者的生命，每年节约费用约51亿美元。医院由于提供药学服务的药师数量增多，使用药错误率降低了65%[21-23]。

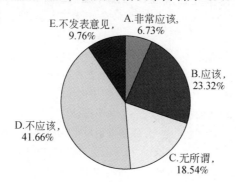

图18 患者认可药学服务应该收费的调查结果

建议国家在一些发达地区的三级医院，选取一些重点科室和用药较复杂的患者，对临床药师查房进行试点收费，由高年资优秀的临床药师进行全程药学监护，为患者提供完善合理的用药服务[24]。

3 结语

我国临床药学发展至今已有 30 多年，多方面的支持和临床药师自身的努力使总体目标和发展趋势已经明确，即临床药学工作是医院药学发展的必然趋势，是药物治疗过程中不可或缺的一部分。《中共中央国务院关于深化医药卫生体制改革的意见》出来以后，医院药学面临新的挑战，随着新药的发展、用药品种的增多和处方配伍的复杂化，再加上患者文化水平的提高以及日益突出的医患矛盾等，使临床医师对药物的使用也倍加重视。如何协助医师合理用药，即提高药物疗效、避免不合理用药和滥用药物所造成的危害、减少药源性疾病，是目前每个临床药师应该思考和亟须解决的主要问题[25]。

目前，我国临床药学工作的开展处在大好的形势下，国家卫生健康委员会的大力推动，临床药师培训的顺利进行，临床药师制的试点启动等都彰显了社会各界努力发展我国临床药学事业的决心和信心[26]。我们不缺乏发现问题的眼睛，而是缺乏解决问题的办法和探索。美国的模式不一定能套用，但是能有所启发，我们应结合国情、病情、人情，开拓自己的一条路，做有中国特色的临床药学。

参考文献

[1] 常萍.医疗机构临床药师的现状、机遇和挑战.药学服务与研究,2012,12(5):342-373.

[2] 李莉霞.参观美国临床药师工作的感受与体会.中国药师,2011,14(1):140-141.

[3] 朱曼,郭代红.美国临床药师绩效评估体系介绍.中国药房,2013,24(41):3855-3857.

[4] Hu M, Yee G, Zhou N, et al. Development and Current Status of Clinical Pharmacy Education in China. A-merican Journal of Pharmaceutical Education,2014,78（8）:157.

[5] 左金梁,颜久兴,张秀谣,等.临床药师的工作内容与素质能力的调查.沈阳药科大学学报,2014,31(11):917-921.

[6] 汤静,潘慧,徐松,等.临床药师的认知度和需求情况调研.中国临床药学杂志,2009,18(2):101-104.

[7] 李娟,付伟,杜光.湖北省医疗机构临床药学工作现状调查.中国药师,2013,16(9):1403-1405.

[8] 李菡,张幸国.美国临床药师服务模式的探讨.药学服务与研究,2014,14(2):94-96.

[9] 沈珠,张全英,施爱明,等,游一中.英国临床药师培养及工作模式的借鉴.医药导报,2014,33(4):552-554.

[10] 闫旭,李璐,甄宇红,等.我国临床药学发展之我见.医学与哲学,2012,33(4B):71-73.

[11] 孙志丹,刘高峰.临床药师的药学治疗思维.药品评价,2012,9(11):44-46.

[12] 孟菊英,高玲.临床药师在临床合理用药中的作用.中国现代药物应用,2014,8(8):227.

[13] 熊世娟.我院临床药师工作模式的探索与实践.中国药房,2014,25(34):3262-3264.

[14] 王宝江.关于我国临床药学工作现状的思考.医学理论与实践,2012,25(6):715-716.

[15] 李菡,张幸国.美国临床药师服务模式的探讨.药学服务与研究,2014,14(2):94-96.

[16] 刘尚军,陈宜鸿.临床药师工作中应把握的几个问题.中国药物应用与监测,2011,8(5):295-296.

[17] 张淑慧,张咏梅,孙颖光.医护患不同群体对医院药学服务认知程度的调查分析.中国医院药学杂志,

2010,30(19):1690-1692.

[18] 黎艳东. 我国临床药师的现状与未来探讨. 中国医药指南,2012,10(1):58-59.

[19] 吴非. 临床药学工作在综合医院的开展与实施. 上海医药,2011,32(11):564-565.

[20] 王奎鹏,郭晓娟,李付玻. 我院临床药学工作现状与展望. 中国当代医药,2012,19(2):163-164.

[21] Bond C,Raehl C. Clinical pharmacy services,hospital pharmacy staffing,and medication error in the United States hospitals. Pharmacotherapy,2002,22(2):134.

[22] Bond CA,Raehl CL,Pitterle ME,et al. Health care professional staffing,hospital characteristics,and hospital mortality rates. Pharmacotherapy,1999,19(2):130.

[23] Kopp BJ,Mrsan M,Erstad BL,et al. Cost implications of and potential adverse events prevented by interventions of a critical care pharmacist. Am J Health-Syst Pharm,2007,64(23):2483.

[24] 国家卫生部,中央编办,国家发展改革委,等. 关于公立医院改革试点的指导意见. 北京:中国法制出版社,2010.

[25] 袁拥华,谷容,刘恩梅,等. 我院临床医师对药学服务工作认知度的调查. 中国药房,2010,21(45):4302-4304.

[26] 曹大永. 我国临床药学服务现状及发展策略. 首都医药,2012,10(下):11-14.

"新医改"形势下临床药学服务的 SWOT 分析及发展策略

（黄旭慧　福建省立金山医院）

摘　要　本文采用问卷调查的方式，在临床医师和护士中就临床药学的服务能力进行调研，并根据调查结果结合 SWOT 分析法对临床药师所具有的优势（strength）、劣势（weakness）、机遇（opportunity）和挑战（threat）进行全面分析，以期在"新医改"形势下为临床药学服务能力的提高提供参考。

关键词　临床药学服务；SWOT 分析；发展策略

临床药学服务（pharmaceutical care，PC）是以患者为中心，以合理用药为核心的临床药学工作，是临床药师运用药学专业知识向医师、护士、患者提供个体化的合理用药指导，从而最大限度地提高药物疗效，减少不良反应的发生[1]，其确保"患者利益第一"的药学服务理念与解决"看病难、看病贵，促进合理用药"的医药卫生体制改革正相契合。因此，在"新医改"的形势下，临床药学的工作显得尤为重要，对临床药师也有更新、更高的要求。临床药师如何正视自身的作用和地位，把握好时代的转变，加速推动我国临床药学事业的发展，正是我们所需要进一步思考的问题。因此，清华大学医院药事创新管理高级研修班（第八期）课题组在全国范围内就我国医院药学技术人员的核心能力及工作现状进行调研，调研对象、范围与方法参见第 1 章中的"医院药学技术人员核心能力调查与分析"基本内容。通过调查分析，深入了解目前临床医师、护士对我国临床药学服务的认知情况、持有的态度以及对药学服务的需求等，并根据调查的结果结合 SWOT 分析法对临床药师职业所具有的优势、劣势、面临的发展机遇和挑战四个方面进行全面的分析，探索临床药师在"新医改"下相应的生存与发展策略，从而为改进临床药学服务提供建议。

1　临床药学服务的优势分析（Strength）

1.1　临床药师具备专业的药学知识技能

通过本次调研，发现临床医护人员对药学知识的需求度很高。临床医护人员关注的用药问题主要集中在药物的不良反应（78.02%）、用法用量（72.83%）、配伍禁忌（72.63%）、药物适应证（63.14%）和溶媒选择（61.74%）等知识层面（图 1），而这些本身也是临床药师应该熟练掌握的基础知识。临床药师可协助医师根据患者的生理和病理条件，结合药品的基本知识及药动学、药效学、药物经济学等特征，选择最适合患者使用的药物，以优化药物治疗效果，减少不良反应的发生，确保用药安全、有效和经济。

1.2　临床药师具备快速获取药学信息优势

在医疗技术和药品研发飞速发展的今天，新药层出不穷，老药新用屡见不鲜，医护人员在专注于诊疗时，常常无暇顾及也（或者）不能及时获知最新的药品资讯。本次调研发现，有 74.83% 的医护人员希望临床药师能为其介绍药物相关最新进展（图 2），这说明医

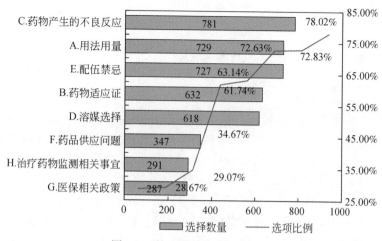

图 1　医护人员关注的用药问题

护人员对药学信息的需求度高，而临床药师可以在第一时间接触到药品的创新和使用的突破，可以在尽可能短的时间里熟悉和了解情况，并反馈给医护人员。同时临床药师熟悉查询药品信息的工具和方法，可以及时、准确地将药品的最新信息提供给医师、护士和患者，尽量满足他们对用药信息的需求，从而更好地提升临床安全用药水平。

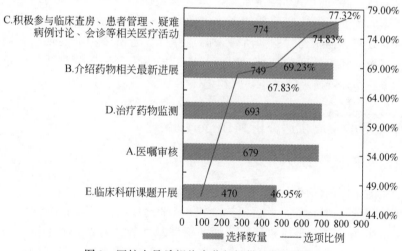

图 2　医护人员希望临床药师提供的药学服务

1.3　临床药学服务能产生重要的社会意义

　　临床药学服务较临床医护工作更注重患者的安全用药和合理用药，临床药师对药学专业知识的掌握程度高，且有一定的临床基础知识支撑，参与患者的药物治疗管理，可降低患者用药风险，推进治疗用药的合理，提高患者的健康水平等；另一方面，临床药师参与药品质量的管理，可为国家和社会减少治疗药物不良反应事件的医疗成本，降低不合理用药或治疗过度引起的卫生资源浪费，大大节省医院和患者的药费开支等；同时，临床药师还能为医师和患者提供及时、准确的用药咨询服务，提高了患者的依从性，更好地保证了药物治疗的效果[2]。

2　临床药学服务的劣势分析（Weakness）

2.1　药师的临床技能不足，缺乏临床经验

为了培养临床药师人才，我国部分院校已相继开办了临床药学专业，但是教学模式和实际需求仍存在差距[3]。大部分药师缺乏临床药学服务的实践，实际的临床用药经验少，虽然通过学习掌握了一定的临床知识技能，但仍难以将医学知识和药学知识有机地结合起来[4]，而且很多高校的任教老师自身的临床经验严重缺乏，对临床药师的培养有很大的影响，使得临床药师发挥的作用受到了局限，加之很多部门对临床药师以及临床药学的规定形同虚设，很大程度上制约了临床药学服务的发展，以致难以被广大临床医务工作者所认同。

2.2　临床药学服务难以创造直接的经济效益

根据我国现有的医疗制度，医疗机构作为医疗服务的提供者只能获得运营的经费，因此经济效益的问题始终是医院发展的核心问题，而临床药学服务难以直接产生效益，反而可能因参与临床的合理用药，减少患者的药费开支，从而影响了医院的药品收入[2]。虽然药学服务也能创造较强的社会和经济效益，如减少药物不良反应、提高治愈率、缩短住院时间、加快病床周转等，但这些效益的产生多数是间接的和滞后的，并不能给医院的经济效益带来直接的改变。临床药学服务所带来的这些社会经济效益的显现具有周期长、弹性大等特点，有很强的间接性和隐蔽性，因而长期以来得不到医院管理部门的重视，这也是现阶段我国临床药学发展所面临的主要问题之一。

3　临床药学服务的发展机遇分析（Opportunity）

3.1　政策及相关主管部门的大力支持

近年来，在国家层面，相关主管部门认识到临床药学及临床药师工作可产生重要的社会价值，因而从政策上给予了大力的扶持[5-6]。越来越多的院校经批准开设了临床药学专业，不少医院也建立了临床药师和带教药师的培训基地等，另外，卫生行政部门在针对医院管理考核中，临床药学工作的比重越来越高，也使更多的医护人员开始认识到临床药学服务的重要性，同时，社会机构也加大了对临床药师职能的宣传。本次调研发现，通过医疗机构的宣传，国内其他医院同行介绍、电视、报纸、学术期刊的宣传等，已有半数以上的医护人员认识到临床药师的工作内容和职责（图 3），说明近几年，我国临床药学的发展在各级卫生主管部门和医院领导的重视及支持下取得了一定的成绩。

3.2　医护人员对临床药学服务的需求度高

随着医疗体制改革的深化，人们对个体生命质量和高质量医疗服务的需求也越来越高。如何更加合理地使用药品，成为医疗机构关注的重要问题。通过本次调研发现，有 86.45% 医护人员表示需要为科室配备专科临床药师，说明医护人员对专科临床药师的需求很大，

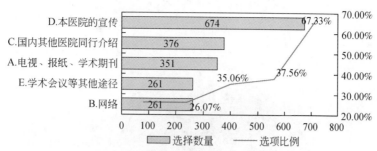

图3 医护人员对临床药学服务工作与职责的了解途径

期望很高（图4）。同时，医护人员表示需要临床药师参与临床查房、患者管理、疑难病例讨论、会诊（77.32%），介绍药物相关最新进展（74.83%），治疗药物监测（69.23%），医嘱审核（67.83%）等（见图2）。可见，目前医护人员对专科临床药师在药学方面所具有的专业优势有较大的需求，也不再过多地担心临床药师的介入影响他们治疗的权威性等，反而更多的医护人员认为临床药师的药学服务工作有助于弥补他们在药学专业知识方面的不足，同时能减轻他们的工作负担。

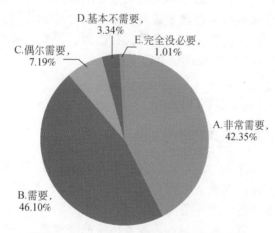

图4 医护人员对临床药学服务的需求情况

3.3 临床药师是构建和谐社会的重要一员

现今，由于医疗资源和服务水平的不平衡，无论是否为疑难杂症，患者都习惯到大型医院治疗，医师每日诊疗的患者有增无减，因此大大缩短了医师与每位患者交流的时间，而随着近几年医闹事件的愈演愈烈，医患关系更显紧张。而临床药师恰好扮演着与医师及患者沟通桥梁的角色，能与患者展开较长时间的交流，向患者介绍病情、进行用药指导、监护药品的不良反应等，从而解除患者对疾病的担忧，提高药物治疗的依从性，减轻医护人员的工作负担，缓解紧张的医患关系等。在本次调研中，就有93.07%医护人员表示需要或非常需要专科临床药师对患者进行用药教育（图5），说明大多数医护人员认识到了临床药学服务的必要性，药师的行为不仅影响药师与患者之间的关系，也会影响到医师、护士与患者的关系，因此，药师走进临床向患者展开药学服务是和谐医患关系构建的重要环节。

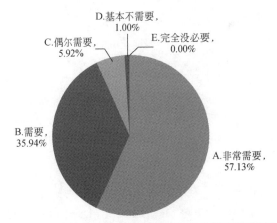

图 5　医护人员是否需要临床药师为患者提供用药教育

3.4 "新医改"形势下，发展临床药学成必然趋势

随着"新医改"医药分开、药品零加成的政策逐渐推进，发展临床药学也将成为医院药学工作的必然趋势[7]。临床药师将进一步通过参与医疗质量管理实践，为患者、医护人员提供必要的药品知识、药物使用培训服务等，与医师、护士一起共同为患者提供和保障高质量的医疗服务，实现自身、医院及社会的多赢[8]。

4 临床药学服务面临的挑战（Threat）

4.1 法律制度不健全，阻碍临床药学的发展

目前，我国未正式出台有关临床药师制度的相关法律规定，虽然现行的《医疗机构药事管理规定》及《药品管理法实施条例》有对医院临床药师的编制、培养等方面提出要求，但都比较概念化，在法规中药学服务的内容没有得到充分的体现，无法从根本上确立临床药师参与临床的地位[9]。没有法律的制约，加上传统的医疗观念，医师在患者的整个治疗过程中占主导和权威地位，药师处于辅助地位，因而，临床药师与医师通常不能展开平等的对话，也使临床药师难获得医护人员和患者的普遍认可与合作；而这种不明确的职能地位，也可能会使得临床药师在发展的过程中偏离真正的、为患者提供药学服务的本质，最终成为一句空洞的口号。

4.2 传统医疗模式的制约与既得利益集团的排斥

目前我国的医疗机构实行的是以医师为主体的运作模式，诊疗过程都是由医师负责，很少有药师参与，加上传统的医疗观念的影响，部分医院的管理者、医师、护士、患者甚至是药师自身的观念中，认为药师主要的工作就是供应药品。本次调研中，就有 4.03% 的医护人员表示不太愿意和药师进行与药物相关问题的探讨（图 6），且在用药意见问题上不一致时，有 16.32% 的医护人员表示坚持自己的观点（图 7），说明仍有很多医护人员不愿意药师参与他们的诊疗，这对临床药师在医院发挥的作用造成了极大阻碍，更有甚者，由于经济利益或不正之风的影响，少部分医师排斥临床药师的合理干预措施，置患者的安全

和利益于不顾[2]，加之在我国现行的医疗体制下合理用药得不到足够的重视，这大大降低了药师深入临床的热情和动力。

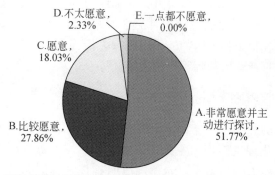

图6 医护人员与临床药师进行与药物相关问题探讨意愿调查结果

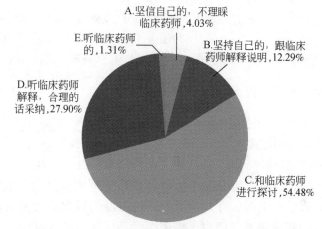

图7 医护人员和临床药师用药意见不一致时如何处理

5 临床药学服务的发展策略

5.1 建立健全药师管理制度体系，明确临床药师的职能与地位

由于目前我国关于临床药师的相关制度还只是停留在部门规章等方面，并未上升到行政法律法规等层次，其执行效力有限，因此我们呼吁国家应尽快完善立法，从法律上保障临床药师的地位，同时还要注意加强法律的可操作性[10]。卫生部门应给予临床药师相应的社会地位和认可，制定符合我国国情的行业工作规范，具体制定临床药师的编制、职责等内容，进一步明确和突出临床药师在临床用药过程中的指导作用。

5.2 提高专业素质，打造临床药师的自身优势

"新医改"促进了医院药学工作由传统的药品供应型向知识和技术服务型转变，面对来自医师、护士（师）、患者的各方面需求，临床药学工作者任重道远。临床药师要与时俱进，顺应时代的发展潮流，狠抓业务素质，不断提升个人能力，学习专业知识，积极主动

地融入到临床实践中；参与医院的医疗质量检查、合理用药专项检查、医疗质量培训等活动中去；正视临床药师的职能与地位，认可自身的工作和作用，充分发挥药学专业技术技能，积极与患者进行沟通，与医师进行交流，为临床合理用药提供建议，纠正不合理用药，努力提高患者的治愈率；还要加强继续教育的学习，建立和完善医院的上岗证制度，做好医院不良反应监测工作，审核临床医师的用药医嘱，指导患者用药，制作医院的药讯信息，开展临床科研课题等，打造临床药师不可替代的优势。

5.3　优化教学模式，培养临床型的药学人才

临床药师人才队伍的强弱也源于高校药学教育能力的高低。因此，要优化现有的教学模式，改变传统的以药化理论知识为主的培养方式，广泛开展临床药学教育工作，为将来的临床药学工作提供有能力的后备军。希望国家明确规定临床药学专业学生与临床医学专业学生一样到临床实习，从而保证临床药学专业学生有足够的临床实习经验。建议有条件的医院也可对刚毕业的临床药师实行和临床医师一样的实习制度，由资深医师带教，逐步将临床药师的工作专职化，让毕业后的临床药师逐步具备良好的临床应用能力。我国临床药学或者可借鉴美国 Doctor of Pharmacy（Pharm. D）的专业教育模式，加强临床药学研究生教育，建立药学专业学位，高标准、严要求，培养出"科班"的临床药师[11]。

5.4　加强宣传，深化改革，提升临床药师的社会地位

社会医疗机构应进一步加强对临床药师职能的宣传，深化医疗体制和管理机制改革，全面推进和深化医疗保险制度改革，彻底改变医院"以药养医"的情况，转变"重医轻药"的思想观念，充分发挥临床药师在药学监护、用药指导、处方审核、疑难疾病诊治中的参与决策作用，提升医师对临床药师的认可度[12]。临床药师应该充满自信地对患者介绍自己的身份，帮助患者合理正确用药。有条件的医院可以专门设置药物使用咨询区，让临床药师对患者进行一对一的药学服务。同时，临床药师还应深入社区基层，多做宣传，帮助老百姓改变传统观念。相信通过努力，临床药师一定可以在百姓中树立值得信赖的形象，成为医院里另一群受人尊敬的专家。

参考文献

［1］吴永佩．我国临床药学发展的回顾与思考．中国临床药学杂志,2014,23(01):1-8.

［2］程晟．临床药师的 SWOT 分析与发展策略．中国药师,2009,04:495-497.

［3］蒋君好．我国高等临床药学教育现状及人才培养模式研究．重庆:重庆医科大学,2011.

［4］蒋学华．我国临床药学学校教育的现状调查与分析．中国新药杂志, 2013,22(20):2453-2460.

［5］中华人民共和国国家卫生和计划生育委员会．关于加强药事管理转变药学服务模式的通知[EB/OL]. (2017-07-12)［2018-01-20］. http://www. nhfpc. gov. cn /yzygj /s7659 /201707 /b44339ebef924f038003e1b7dca492f2. shtml.

［6］中华人民共和国国家卫生和计划生育委员会．关于印发 2017 年深入落实进一步改善医疗服务行动计划重点工作方案的通知[EB/OL]. (2017-02-24)［2018-01-20］. http:/ /www. nhfpc. gov. cn /yzygj /s3594q /201702 /32e855b8b7564f7cb84d628cea5e5aca. shtml.

［7］冯书云．新医改形势下药学服务与药师价值的探索（英文）. Journal of Chinese Pharmaceutical Sciences,

2018,27(09):630-636.

[8] 肖伟. 公立医院设立药事服务费的探索. 药学服务与研究,2018,18(06):470-472.

[9] 许彩玲. 制约临床药学工作开展存在的问题. 医药论坛杂志,2012,07:126-127.

[10] 杨玉林. 我国医院临床药师制度的探讨. 中国医药指南,2014,3:247-248.

[11] 梁海珊. 美国临床药学教育体系对我国药学教育的启示. 中国社会医学杂志,2012,03:162-163.

[12] 冒小璟. 新"医改"背景下我国临床药学的发展策略探讨. 中国药房,2010,21(18):1633-1655.

第 2 节　用药交代和用药咨询能力

我国医院药师核心能力现状调查
——门诊药师用药交代和用药咨询能力分析

（李艳芳　中山大学附属第三医院）

摘　要　目的：探讨药师在用药交代和用药咨询方面的能力及社会对其的需求，为提升医院药师核心竞争力提供数据参考。方法：通过对我国 18 个省市的大型三甲医院的药师、医护人员、患者进行调研，就医院药师核心竞争力的相关方面进行问卷调查，药师的用药交代和用药咨询能力是其中调查的一个分项。结果：医院药师的自我要求和评价高于社会的认同度，需要加强用药交代和用药咨询方面的培训和宣教。结论：我国医院药师需要不断加强专业素养和服务意识，从而提高核心竞争力。

关键词　医院药师核心竞争力；用药交代；用药咨询

随着医药事业的发展，人民生活水平的提高，人们的保健意识也不断提高。患者对医疗服务质量提出了更高要求[1]。门诊药房是药学技术人员直接面对患者及家属的部门，是患者能获得药学咨询最直接的部门，因此做好门诊药房的药学服务显得极为重要。清华大学医院药事创新管理高级研修班（第八期）课题组在全国范围内就我国医院药学技术人员的核心能力及工作现状进行调研，调研对象、范围与方法参见第 1 章中的"医院药学技术人员核心能力调查与分析"基本内容。本文将针对调研对象中的药师，特别是门诊药师在用药交代和用药咨询的能力现状进行数据分析并报告。

1　方法

1.1　问卷设计

问卷围绕药师的用药交代和用药咨询能力针对药师、医护人员和患者分别设计了 5 个问题。

针对药师的问题是：①您认为自己能否胜任为患者或医护人员提供必要的用药交代与咨询信息工作？②您平时会关注患者或医护人员需要哪些用药交代和用药咨询信息吗？③您认为平时工作时向患者或医护人员做用药交代和用药咨询服务有哪些难点？④您认为平时工作时向患者或医护人员做用药交代和用药咨询服务有哪些重点？⑤您认为向患者做用药交代和用药咨询服务时，药师与医护人员相比较，最重要的优势是哪些？

针对医护人员的问题是：①您认为应该由谁来对患者做用药交代和用药咨询服务？②您向药师咨询药物信息的频率高吗？③您向药师咨询药物信息主要涉及哪些方面？④您希望药师给您提供哪方面的用药宣教信息？⑤您认为门诊药师在调剂药品后该如何给患者

交代用法用量？

针对患者的问题是：①您在就诊过程中曾经有过用药交代和用药咨询服务的经历吗？②您认为以下哪些人员对您进行用药交代和用药咨询最合适？③您认为用药交代及用药咨询可以从哪些方面开展？④您觉得用药交代和用药咨询应该涉及哪些方面？⑤您认为目前用药交代和用药咨询存在哪些不足？

1.2　问卷调查实施

由全国 18 个省市的 65 所医疗机构药剂科负责人监督执行调查，每家医院收集 20 份药师问卷、20 份医护人员问卷和 20 份患者问卷，合计 60 份。构成比例如下：①药师 20 名，包括管理岗位 2 名、主要从事科研的药师 4 名、获得证书的临床药师 6 名和调剂岗位药师（含静配岗位）8 名。②医护人员（在本岗位工作 3 年以上）20 名。其中，医师 10 名，高级职称 4 名、中级职称 3 名、初级职称 3 名；护士 10 名，护士长 2 名、10 年以上年资护士 4 名和3～10 年年资护士 4 名。③患者 20 名。其中门诊患者 10 名；病区患者 10 名，包括有临床药师科室的 5 名和无临床药师科室的 5 名。

2　结果与分析

2.1　由谁来向患者做用药交代和用药咨询

由图 1 可知，26.08% 的药师自认为完全能胜任对患者或医护人员提供必要的用药交代和用药咨询服务工作，35.77% 的药师认为自己应该可以胜任，33.81% 的药师认为基本可以，合计超过90% 的药师认为自己可以承担用药交代和用药咨询的工作。但自认为完全胜任的药师比例仍偏低，药师的自信心有待加强。由图 2 可知，有 68.70% 的医护人员认为药师最适合向患者做用药交代和用药咨询，但有 25.51% 的医护人员回答是医师。由图 3 可知，患者认为医师（占 52.45%）和药师（占 42.56%）最适合进行用药交代和用药咨询。

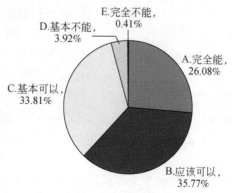

图 1　药师自认为是否胜任用药交代和用药咨询工作

患者对医师的认同度高是有历史原因的。我国从古到今，医师同时充当了部分药师的职责，直到近二三十年来，国家大力推行临床药师模式，药师的学历也越来越高，药师不仅得到医护人员和患者的认同，也越来越受到社会的重视。

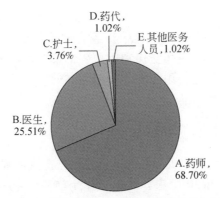

图 2　医护人员认为谁最适合对患者进行用药交代和用药咨询服务

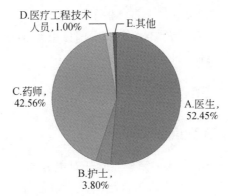

图 3　患者认为对自身进行用药交代和用药咨询服务最适合的人群

2.2　用药交代和用药咨询应涉及哪些方面

　　药师们认为平时工作时向患者或医护人员做用药交代和用药咨询服务的重点依次为：该药物与其他药物的相互作用，配伍禁忌；参考说明书所标注的储存时间或储存条件；参考说明书所标注的用法用量；参考说明书上已有不良反应等（图 4）。而医护人员认为门诊药师在调剂药品后给患者交代用法用量的方式为：药师可以跟患者详细说明具体使用的方法，包括使用时间、使用方法、使用后注意事项和使用期间需要忌讳的事项；其次是处方上的用法用量如有问题可要求患者回医师处询问；再次是按照处方上的用法用量给患者交代（图 5）。患者则认为，药师用药交代应主要涉及药物的用法用量、药物的不良反应、药物的作用及适应证、特殊人群用药、药物相互作用等。而对于药物价格、供应等方面患者选择的比例较少（图 6）。

　　以上结果说明药师掌握的专业知识并未得到医护人员和患者的充分了解，医护人员和患者倾向于要求最基本的药品使用方法，并不知道深层次的知识可以从药师那里获取。例如有些医院的临床药师已经开始了抗凝药物的用药指导[2]，这些信息对于大部分患者来说都是陌生的，因此药师的宣教责任任重道远。

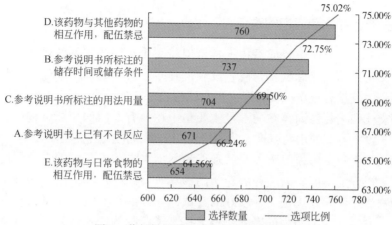

图4　药师做用药交代和用药咨询的重点

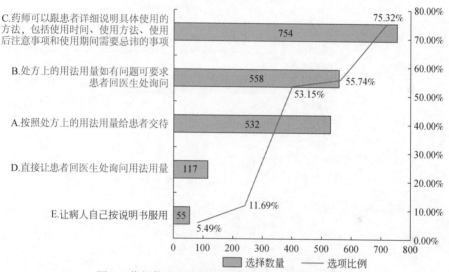

图5　药师信息咨询涉及的方面（医护人员问卷）

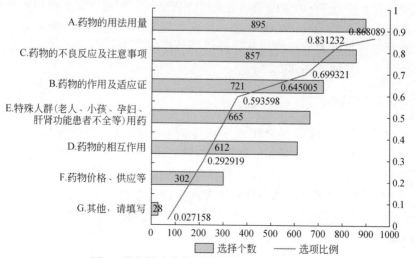

图6　药师信息咨询涉及的方面（患者问卷）

2.3　目前用药交代和用药咨询的难点与不足

　　药师认为平时工作时向患者或医护人员做用药交代和用药咨询的难点主要是：调剂药品太过忙碌，无暇用药交代和提供信息；没有得到专职人员培训，或门诊药师在临床一线工作经验不足；医院没有重视，没有形成规范流程，没有奖惩制度等（图7）。患者则认为目前药师用药交代和用药咨询存在的不足主要集中在没有专门的用药咨询处、医院对药咨询的不重视、没有专业的用药咨询人员或提供用药咨询的人员资质不足等（图8）。可见药师和患者都认为用药交代和用药咨询的难点和不足主要在于人员的专业程度较低和医院对该项工作的重视程度不够。因此开展药学门诊具有广阔的市场需求，这种由临床药师出门诊的新型药物治疗咨询方式是一种很好的尝试，一方面有专门的诊室为患者解答用药方面的问题，另一方也体现了药师的专业价值，提高了药师的职业认知度，逐渐形成用药问题找药师的观念。

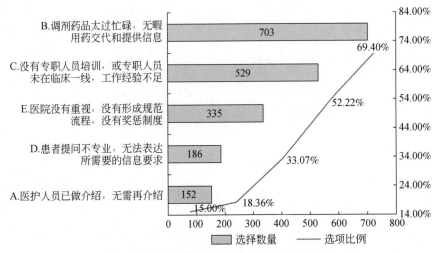

图7　药师认为用药交代和用药咨询时的难点

　　调查结果还显示，有77.17%的药师会关注用药交代和用药咨询；医护人员和患者经常咨询药师的比例分别占32.39%和33.40%。这些数据显示药师很乐意向医护人员和患者提供帮助，但医护人员和患者主动向药师寻求帮助的比例还不高，这跟药师的专业水平和专业形象不高有关[3]，需要药师共同努力。

2.4　获得用药交代和用药咨询的途径

　　由图9可知，患者获得用药交代和用药咨询的途径主要集中在用药咨询窗口（占36.52%），药房发药处（占21.40%）和门诊诊室（占26.85%），其次为电话咨询、网络、手机等多种平台（占9.88%）；而从社区服务等定期、定点宣教获得相关信息的比例较低，只占5.35%。由此可见，医院药师仍然是患者获得用药信息的主要途径，特别是门诊药师的帮助是他们的获得用药咨询的主要来源。而药师认为用药交代和用药咨询的工作存在难度，因而相关部门应对他们的诉求给予重视，并针对他们的困难重点解决。

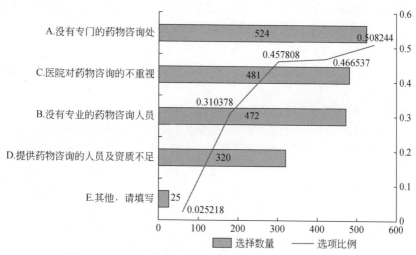

图8 患者认为药师用药交代和用药咨询存在哪些不足

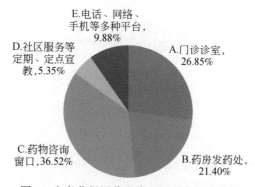

图9 患者获得用药交代和用药咨询的途径

3 讨论

从以上的结果和分析可以看出，药师对自我的认知和评价较高，也较有热情展现自己，但是社会对药师的认同度还有待提高。药师既要长期不断地提高自身素质，通过宣教加深医护人员和患者对药师的认识，也要不断地在更多的领域展示自己的作用，开展更多例如抗凝门诊等专科用药咨询；同时药剂科的管理人员要提供更好、更大的平台让药师有更多的时间和空间接触患者，如开设药学门诊等，主动为患者提供用药指导。

门诊药师直接接触患者且工作繁忙，他们虽然多数是年轻药师，知识面不够广，这些都是制约药师做用药交代和用药咨询的因素，但同时也应看到年轻药师更有热情学习，更具可塑性，所以作为药剂科的管理者应该有针对性地对门诊药师进行培训，如对专科药物做专项学习、考核；让门诊药师根据自己的喜好选择自己的专科病种，每月业务学习时提供机会让他们上台讲课，把自己熟悉的领域向同事展示，互相交流学习。同时，药师更要开展沟通技巧、礼仪服务等方面的培训，让药师更有自信、更有效地加入到主动向医护人员和患者宣教的行列。只有让门诊药师都能胜任做用药交代和用药咨询的工作，社会对药师的认同度才会日渐提高，医护人员和患者才会明白药师的重要性，从而更愿意、主动向药师寻求帮助。在可见的未来，药师会成为像医师一样受人尊敬和信赖的职业。

参考文献

[1] 魏新彤. 加强门诊用药咨询并促进合理用药. 临床合理用药,2010,3(8):113-114.

[2] 李菌,张幸国. 美国临床药师服务模式的探讨. 药学服务与研究,2014,14(2):94-96.

[3] 张恩娟,张结. 专科临床药师参与门诊用药咨询的实践和体会. 药学服务与研究,2012,12(2):152-153.

用三角理论分析医院药师开展用药交代和用药咨询服务的现状和发展

（张国兵　浙江大学医学院附属第一医院）

摘　要　目的：运用组织能力的三角理论分析医院药师开展用药交代和用药咨询服务的现状和发展，为药师核心能力的构建提供管理学的思路。方法：围绕用药交代和用药咨询服务，面向患者、医护人员和药师三个群体分别开展全国范围的调研，结合三角理论进行管理学角度的分析。结果：根据调研的数据，运用三角理论分析得出，将开展用药交代和用药咨询服务作为医院药师的核心能力是医院药学的战略发展方向之一。调研结果发现，目前围绕用药交代和用药咨询服务，三角理论三大支柱建设即员工思维模式（愿不愿意）、员工能力（会不会）以及员工治理（允不允许）还存在一些不足，目前已存在的一些实践和创新为医院药学行业这一核心能力的构建提供了参考和借鉴。结论：站在药学行业整体的高度，宏观运用三角理论可构建有利于医院药师用药交代和用药咨询服务战略实施的组织能力。

关键词　三角理论；组织能力；用药交代；用药咨询

随着"药品零加成"等新政策的陆续推行和医保支付改革的深入推进，进一步加强临床合理用药已成为时代发展的大趋势[1-3]。在推进"新医改"关键时期，医院药学也面临着前所未有的挑战和机遇。以药品供应为核心的传统工作模式正向以药学专业技术服务为核心的模式过渡。鉴于此，受中国药学会委托，清华大学医院药事创新管理高级研修班（第八期）课题组在全国范围内就我国医院药学技术人员的核心能力及工作现状进行调研，旨在进一步明确我国医院药师的定位和医院药师核心能力，推动医院药学的整体发展。

医院药学的发展需要站在行业整体的高度，运用科学的管理方法，进行宏观的思考和微观的落实！一个组织的成功要素包括战略和组织能力，三角理论强调组织能力与战略的协调一致性[4-5]。本文将运用三角理论，重点围绕"医院药师用药交代和用药咨询服务"，从战略需求、员工思维模式（药师主观意愿，即愿不愿意）、员工能力（药师自身能力，即会不会）、员工治理（客观环境，即允不允许）等三个方面进行分析（图1），结合目前行业内的实践经验和创新思维，为提升我国医院药师用药交代和用药咨询服务能力提供借鉴和参考。

1　资料与方法

调研对象、范围与方法参见第1章中的"医院药学技术人员核心能力调查与分析"基本内容。其中，医院药师的服务能力部分涵盖了用药交代和用药咨询服务能力等6个内容，而"用药交代和用药咨询服务能力"分别对医护人员、药师和患者各设计了5个问题。我们将原始调研数据进科学的统计分析并绘制成图表。

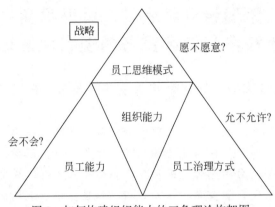

图 1　如何构建组织能力的三角理论构架图

运用三角理论，围绕医院药师用药交代和用药咨询服务的大数据调研结果从宏观和行业整体的角度进行系统地分析和讨论。

2　调研结果及分析

共收集了针对医院药师用药交代和用药咨询服务的医护人员调查问卷 1001 份，药师调查问卷 1013 份，患者调查问卷 1031 份。按照三角理论层次，从战略以及员工思维模式、员工能力、员工治理方式三大支柱来分析目前医院药师用药交代和用药咨询服务的现状。

2.1　医院药师用药交代和用药咨询服务是医院药师的核心能力，符合医院药师的发展战略

患者和医护人员是药师提供用药交代和用药咨询等药学服务的对象，但调研结果显示用药交代和用药咨询目前存在服务缺口，同时，药师作为用药交代和用药咨询服务的主体地位未被充分认可。因此，从市场需求和职业内在要求角度，用药交代和用药咨询服务应该是医院药师的核心能力之一。当前，医院药师正在进行向专业技术为核心的工作模式转型，因此，将用药交代和用药咨询服务作为医院药师的核心能力完全符合医院药师的发展战略。

2.1.1　用药交代和用药咨询服务存在需求缺口

用药交代和用药咨询是提升患者用药依从性和促进临床合理用药的重要举措，然而各种因素导致当前用药交代和用药咨询尚存在较大的服务缺口。调研数据显示，虽然 33.40% 的患者经常遇到用药交代和用药咨询服务的经历，但仍然有 31.02% 的患者只是有时可遇到，26.26% 的患者偶尔遇到，而 8.92% 的患者没有遇到过（图 2）。在问及向药师咨询药物信息的频率时，有 6.04% 医护人员回答从不咨询，有 61.57% 医护人员回答偶尔咨询，只有 30.48% 医护人员回答经常咨询，而回答总是向药师咨询的医护人员只有 1.91%（图 3）。

2.1.2　药师作为用药交代和用药咨询服务的主体还未被充分认可

谁是用药交代和用药咨询服务的最佳提供者？只有 42.56% 的患者和 68.70% 的医护人员选择了药师，而 52.45% 的患者和 25.51% 的医护人员选择医师，甚至还有 3.76% 的医护

人员选择护士，有1.02%医护人员选择医药代表（图4和图5）。上述调研结果表明，用药交代和用药咨询服务作为一项药师基本的职业技能还未被其服务对象（患者和医护人员）广泛认可，还有进一步提升其服务质量的职业内在驱动力。

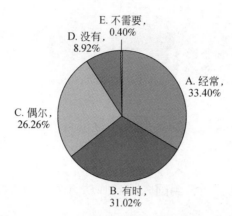

图2　患者在就诊过程中曾经接受过用药交代与用药咨询服务的经历分析

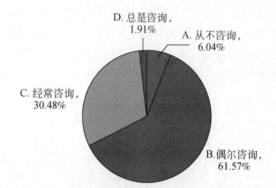

图3　医护人员向药师咨询药物信息的频率分析

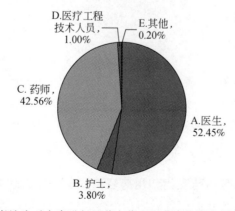

图4　患者认为对自身进行用药交代和用药咨询服务最合适的人群

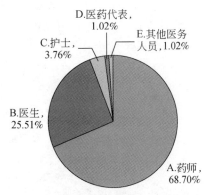

图 5　医护人员认为谁最适合对患者做用药交代与用药咨询服务的调查结果分析

2.2　从员工思维模式层面分析，当前医院药师从事用药交代和用药咨询服务方面还欠缺主动性

由于医院药师长期以来主要从事以药品调剂为重心的日常工作，各种内外因素导致多数医院药师职业价值观未调整，尚没有主动地或者不愿意关注用药交代和用药咨询服务。从图 6 的调研结果可以看出，44.28% 的药师会经常关注患者或医护人员需要哪些用药交代和用药咨询信息，但 22.04% 的药师只是偶尔关注，20.19% 的药师在患者询问后关注，12.77% 的药师在同事提醒或培训后关注，另外，0.72% 的药师从不关注。

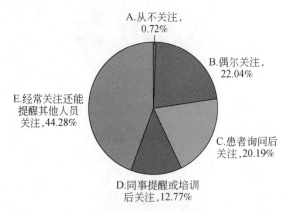

图 6　药师主动关注患者或医护人员用药交代和用药咨询服务的调研分析

2.3　从员工能力层面分析，许多医院药师还不会有效进行用药交代和用药咨询服务，主观上心理缺乏能力自信，客观上缺少找到服务有效切入点等能力

2.3.1　医院药师虽具有用药交代和用药咨询服务的职业优势但尚缺乏能力自信

调研数据表明，药师认为在向患者做用药交代和用药咨询服务时，与医护人员相比较，具有以下职业优势：药师对药物信息了解多；药师调剂是医疗环节中的最后一步，用药交代和用药咨询可以结合前面的环节，更加准确；医护人员多为专科人员，不如药师的药学知识全面；药师用药交代和用药咨询可以减少临床医护人员繁忙的工作负担；药师能提供

最新的信息（图7）。然而，只有26.08%的药师认为自己完全能胜任为患者或医护人员提供必要的用药交代与用药咨询服务，而0.41%的药师认为自己完全不能胜任（图8）。药师虽然肯定自身的职业优势，但缺乏能力自信是目前药学服务中普遍存在的问题，原因可能是多方面的，这与药师开展用药交代和用药咨询服务时各种实际所需能力的培养和知识的储备有关。

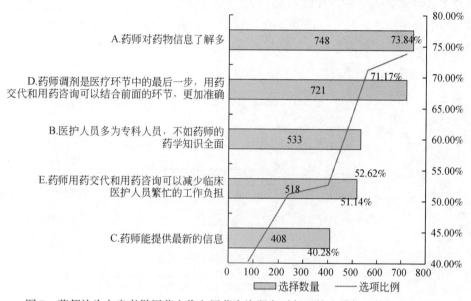

图7　药师认为向患者做用药交代和用药咨询服务时与医护人员相比较的优势分析

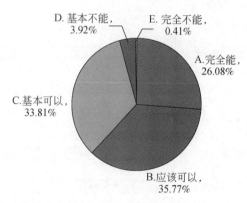

图8　药师认为自己能否胜任对患者或医护人员提供必要的用药交代和用药咨询服务的比例

2.3.2　针对服务的有效切入点供需双方存在客观的差异，是许多药师不会做用药交代和用药咨询服务的重要原因之一

药师认为平时工作时向患者或医护人员做用药交代和用药咨询服务主要涉及的前三项内容为：该药物与其他药物的相互作用、配伍禁忌（75.02%），参考说明书所标注的储存时间或储存条件（72.75%），参考说明书所标注的用法用量（69.50%）。而医护人员向药师咨询药物信息主要涉及的前三项内容则是：药物的用法用量（尤其是特殊患者）（71.53%），药物的相互作用、配伍禁忌（70.43%），药物的不良反应（66.13%）。患者认

为用药交代和用药咨询应主要涉及药物的用法用量（86.81%），药物的不良反应及注意事项（83.12%），药物的作用及适应证（69.93%）（图9~11）。调研数据表明，药师和服务对象（患者和医护人员）针对药学服务的有效切入点（如排在前三项服务内容）供需双方存在客观的差异。药师多认为应提供药物的相互作用、配伍禁忌以及药物储存时间和条件等促进有效用药的信息，而无论是医护人员还是患者，药物的用法用量是他们最关心的内容，医护人员可能更关注肝肾功能不全、老年人、孕妇和儿童等特殊患者的用量，患者可能比较关心个体的用法。另外，药物不良反应等用药安全的信息也是患者和医护人员特别关注的内容。药师还须更多地关注和同步服务需求者的实际需求，调整服务的切入点。

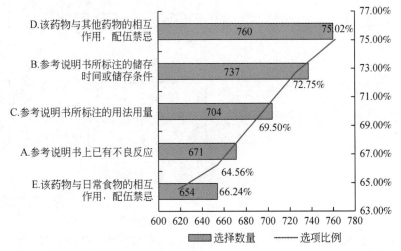

图9　药师认为向患者或医护人员做用药交代和提供咨询信息的重点内容

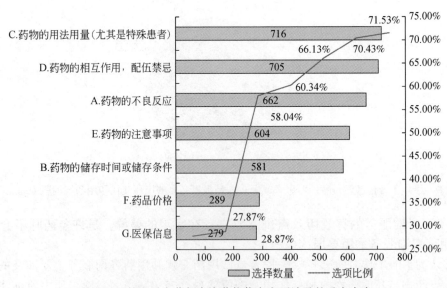

图10　医护人员向药师咨询药物信息主要涉及的重点内容

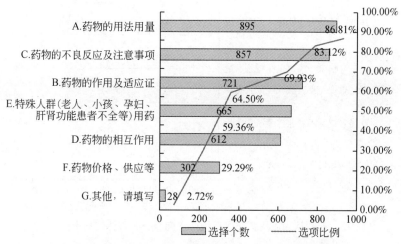

图11　患者认为用药交代和用药咨询应该涉及的重点内容

2.4　从员工治理方式层面分析，药学行业或者医院整体上尚缺少对药师从事用药交代和用药咨询服务的支持

目前，医院药师工作模式尚处于转型过渡期，药学行业和医疗机构还缺乏整体政策的支持，岗位设置、绩效管理等客观环境尚不允许药师有效地开展用药交代和用药咨询服务。患者认为目前用药交代和用药咨询存在整体层面上的不足，主要集中在没有专门的用药咨询处（50.82%）、医院对用药咨询的不重视（46.65%）、没有专业的用药咨询人员（45.78%）、提供用药咨询的人员及资质不足（31.04%）（图12）。药师认为做用药交代和用药咨询服务时整体层面上的难点主要为：①调剂药品太过忙碌，无暇用药交代和提供信息（69.40%）；②没有专职人员培训，或专职人员未在临床一线，工作经验不足（52.22%）；③医院没有重视，没有形成规范流程，没有奖惩制度（33.07%）等（图13）。

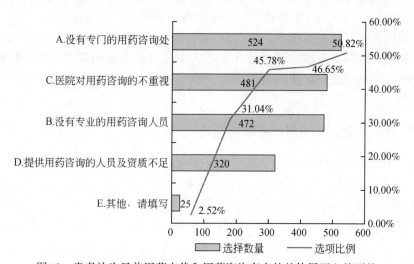

图12　患者认为目前用药交代和用药咨询存在的整体层面上的不足

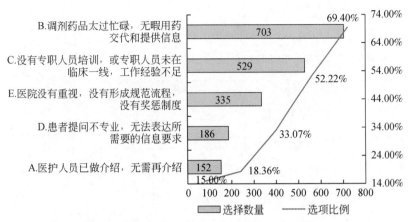

图 13　药师认为做用药交代和用药咨询服务时整体层面上的难点

3　讨论

三角理论是杨国安等人近年来在组织能力方面学术研究的独到见解，已被广泛应用于全球性企业管理[4]。三角理论强调组织能力与战略的协调一致性，提出组织持续成功＝战略×组织能力。该理论将多元复杂的组织执行力相关学说，用最简明的"员工思维模式""员工能力""员工治理方式"三角形架构进行阐述[5]，亦即三大支柱共同建立有利于战略实施的组织能力。

随着医药卫生体制改革的不断深入，医院药学正面临严峻的挑战和革新的机遇。从以药品调剂为中心的传统工作模式向以药学专业技术为核心的模式转变是医院药学发展的必然趋势和方向。然而，在这个艰巨的过渡和转变过程中，许多药师会经受焦虑、困惑等各种心态，亟须形成行业合力及运用科学的管理方法进行行业宏观思考。鉴于此，笔者创新性地将企业组织力的三角理论引入到医院药学专业领域中来，围绕医院药师用药交代和咨询服务能力的构建进行分析，以期提供一种新的视觉和思路。

本调研数据表明，医院药师用药交代和用药咨询服务是医院药师的核心能力，符合医院药师的发展战略。结合上述调研结果和笔者所关注到的目前用药交代和用药咨询服务方面的一些实践和创新经验，运用三角理论针对如何发展用药交代和用药咨询服务进行一些讨论。

3.1　从员工需求角度入手塑造药师思维模式

组织能力的三角理论认为员工思维模式是支撑战略的三大支柱之一，即员工"愿不愿意"的问题。有效塑造员工的思维模式即让员工被动地工作转变为自己每天关心的事情，让其追求和重视的事情与单位需要的组织能力匹配。

本次调研结果发现，当前医院药师愿不愿意从事用药交代和用药咨询服务方面还欠缺主动性。这可能与从事该服务的员工自身的一些需求未能获得满足有关，因此，可以从员工需求角度入手来改变药师的价值观，重新塑造与战略一致的药师思维模式。

3.1.1　组织需求

组织需求，即药师从事用药交代和用药咨询服务应该获得工作属性的认可。浙江大学医学院附属第一医院（以下简称"我院"）自 2003 年起就开始设立用药咨询窗口，2005 年竞聘上岗由专职药师负责，该咨询药师虽在门诊药房上班，但隶属于临床药师小组管理，药师的组织需求获得了较大的满足，自我认可度高，主观能动性强。2012 年，我院开展药师职业生涯规划项目，药剂科部门重新调整，为配合药师转型发展的需要，在组织架构上，成立了科室合理用药组[6]，其中包括临床药师、审方药师、咨询药师、专科门诊药师等，尤其是该合理用药组是一个开放的组织，日常工作也包括了门诊和病区调剂药师提供用药交代、用药宣教等内容，如目前正在开展的在临床药师牵头下的调剂药师负责的口服药物用药交代信息库的构建。这样就避免了调剂药师被脱离出专业技术服务的情况，调剂药师在提供用药交代等服务时也获得了较好的组织需求感。

3.1.2　薪酬需求

我院药剂科近 2 年还积极尝试了薪酬体制的改革。为了促进医院药师用药交代和用药咨询服务的开展，我院在薪酬考核中也做了相关的调整，咨询药师等合理用药组的奖金系数比调剂药师高，而调剂药师的奖金分配也会考虑用药交代和用药咨询服务的工作质量，结合绩效导向，一些提供优质服务的调剂药师也会有外出学习交流的机会。实践证明，薪酬需求的满足有效地促进了药师转型的顺利进行，药师更加主动地提升专业技能，自发地向合理用药方向努力。

3.1.3　价值需求

持续的服务既体现价值，也需要劳务收费来支撑。"药品零加成"政策的实施，使医院药房从效益部门变为成本部门，然而药事服务费却并未得到落实和实现，药师从事用药交代和用药咨询等专业技术服务的价值未能得到充分的体现，这也在一定程度上导致了该类服务尚未能在"药品零加成"等改革背景下达成良好的发展态势。当然，药学门诊的开设已经在尝试解决药师专业服务收费的问题。我院糖尿病药师门诊向每位患者收费 5 元，虽然收费项目还未直接体现为药事服务费，但药师的服务价值需求还是获得了一定意义的体现，糖尿病药师门诊呈上升发展态势。另外，普通的药师咨询服务很少有收费项目，这也导致了一些医院咨询服务流于形式，恶性循环，甚至以服务问路者居多。目前，已有个别私立医院提出了用药咨询服务收费的新设想，即根据用药咨询的服务时间收费，或者服务后根据患者满意度决定收费，既实现了咨询过程中药师与患者的良好互动，又满足了药师的价值需求。

3.1.4　科研需求

目前，许多医院的科研压力较大，我院合理用药组倡导从一线合理用药工作中寻找科研素材，鼓励医学转化研究和实践中创新，例如用药咨询案例（尤其是药物不良反应等）就是重要的科研思路源泉。近 2 年来，我院多名咨询药师能够发现不同切入点并撰写高水平的论文，其中被 SCI 收录 2 篇，达到了科研源于咨询，科研用于咨询的良性循环[7-8]。正向的引导机制让从事用药交代和用药咨询服务的药师们的科研需求得到较好的满足。

3.2　以顾客导向和技术创新为核心提升药师服务能力

三角理论认为，支撑组织能力的第一个支柱是员工能力，必须具备能够实施企业战略的组织能力（如创新、低成本、服务等）所需的知识、专业和沟通协调技能、概念管理技能等，并共同制定员工能力胜任模型，同时根据胜任模型进行能力审查和规划，寻找和筛选符合要求的员工。此次调研结果表明，许多医院药师还不会有效进行用药交代和用药咨询服务，主观心理上缺乏能力自信，客观上缺少找到服务有效切入点等能力。那么要提供优质的用药交代和用药咨询服务需要药师具备哪些能力呢？如专业知识能力、沟通能力、学习能力、信息能力等。笔者认为，当前要提升药师的服务能力，最核心的应该是做好顾客导向和技术创新，例如调研结果中的药师和患者以及临床医护人员之间关于药学服务切入点存在供需双方的差异，这就是药师未能良好地秉承顾客导向原则的反映。

3.2.1　顾客导向

3.2.1.1　基于患者理解能力的口服用药指导单
发放口服用药指导单是患者获取治疗药物信息及合理用药知识的重要环节，也是最为关键的环节。随着国内药师针对患者的用药指导和用药宣教的深入开展，开发一套有效的用药指导单已成为当前药学服务的迫切需求。基于患者理解能力的用药指导单的开发与应用是目前药师真正能做、广大患者能够切实获益的临床药学服务，也是今后深入开展药师主导的用药教育的最基础性工作之一。

有研究表明，药师规范的用药指导，应用尽量简洁、通俗的语言或文字讲解各类药物的使用方法、用量、注意事项、不良反应等，可以有效消除患者用药心理障碍[9]。综合运用文字、图片、卡通漫画和口语，可以提高患者的理解程度和依从性[10]。

美国处方药品说明书的第 18 条特别设置了"患者咨询信息说明"，这是有别于国内处方药品说明书的一个突出特点。它列出了 FDA 批准的专供患者阅读的说明书。翟所迪等人亦认为，每种药品最好配有 2 份说明书，一份针对医师，一份针对患者[11]。针对患者的说明书应尽量使用通俗易懂的语言和图形化的、简单的表达方式，在内容上重点突出药品的作用用途、用法用量、禁忌、不良反应和注意事项，而对药理与毒理、药物动力学、化学结构、试验数据等专业性强的信息适当删减。宫曙光等认为药师有责任关注老年患者用药的特殊性，探讨老年患者药品说明书格式，以体现药学服务人文关爱[12]。中国台湾医疗机构在药师用药指导方面有许多值得借鉴的经验，用药指导单上用通俗易懂的语句进行解释，并且配有专门的图案和符号进行有效的用药说明，如用有具体时间的时钟图案来说明具体的服药时间，表达简洁、直观、实用。另外，中国台湾各医疗机构均开辟安全用药网络，其中就有基于患者理解能力的用药指导服务，如提供药品辨识系统，同时利用此系统可以对所用药品成分、用途有进一步的了解。

目前，我院药剂科组成了以临床药师为核心，广大调剂药师积极参与的药师团队，正着手开发一套基于患者理解能力的，简洁、直观、实用的用药指导单[13]。

3.2.1.2　基于患者需求的药学门诊的设计
目前，医院药学在大力推进临床药师临床服务的同时，也在积极探讨基于患者需求的各类药学门诊的开设，较常见的有抗凝药师门诊、吸入制剂门诊、糖尿病药师门诊、高血压药物门诊、移植药物门诊、疼痛药学门诊等，另外，近两年药师参与的慢性病管理模式[14]以及用药整合门诊也比较受患者的欢迎，是提高用药交代和用药咨询服务质量良好的切入点。其中，用药整合有助于用药安全的提升。

3.2.1.3 基于临床需求的多学科协作治疗模式（multiple disciplinary team，MDT）

平台的共建是目前医疗模式的热点，其实质是基于临床需求的药师咨询及会诊等服务的延伸，这也是医院药师从用药咨询到临床药师等服务的专业创新。我院抗感染临床药师参与共建了抗感染 MDT 团队，并取得了良好的成效，如通过 MDT 成功治疗了 ICU 多重耐药菌腹腔感染患者以及泛耐药肺炎克雷伯菌感染患者[15]。

3.2.2 技术创新

信息自动化技术是医院药学持续发展的重要保障。利用并创新信息技术，是医院药师提供用药交代和咨询服务所需要依赖的重要能力。

3.2.2.1 药物信息快速有效的收集与提供
如 2014 年中国台湾健保署推出了一个云端药历查询系统，可以提供即时查询患者近 3 个月的用药明细记录，非常利于用药整合工作的开展。

3.2.2.2 用药交代和用药咨询服务提供多元化的渠道
如我院目前正在开发基于患者理解的口服用药指导单，其具体应用之一就是将标准化的口服用药指导信息维护到医院信息系统中，之后药品发放时，系统会自动打印相关指导单或标签，可以非常方便和准确地进行用药交代服务。另外，由于通讯技术的飞速发展，越来越多的患者，尤其是年轻人群，会更多地依赖微信技术、专业寻医问诊等 APP（如"问药师"等）获取用药的信息咨询[16-17]，这也是今后开展用药交代和用药咨询服务需要关注的渠道动向。

3.2.2.3 标准化的用药咨询信息登记平台的研发应用
当前，绝大多数医院开展用药咨询服务主要还是停留于手工模式，填写纸质表格，这样效率低下，不利于大数据的统计与分析。上海交通大学附属新华医院药学部研发的临床药师管理与移动药师信息系统，将规范的咨询表单纳入到系统中，让药师对患者和医师均有电子化的、互动的用药咨询办公平台，非常值得借鉴和推广。

3.3 以聘岗绩效和流程建设为手段有效实施药师治理

三角理论的第三支柱是员工治理方式，即允不允许员工这么做？或者应提供怎样的环境让员工做事？员工有能力和热情，积极投身工作中，但是能否达到目标，还受制于企业的组织层级和构架以及是否有改善内外流程为相关工作创造有利条件等。从此次调研的数据中可以发现，药学行业或者医院整体上还尚缺少对药师从事用药交代和用药咨询服务的支持，客观环境如一些医院还没有咨询窗口或者没有专职的咨询药师等，这在一定程度上制约了药师优质服务的提供。

3.3.1 聘岗绩效

为了促进医院药师专业技术服务的开展，我院药剂科自 2003 年起，已开展 7 届岗位竞聘活动，公开、公平、公正，同时实行竞聘后的充分授权以及量化指标绩效考核。这种聘岗和绩效相结合的机制创新，直接向药师表达了哪些工作允许药师开展，哪些岗位鼓励药师探索和创新。其中针对用药咨询窗口服务，2005 年起专职药师竞聘上岗，保障了用药咨询服务的有效开展，用药咨询窗口不再只是为了应对各种检查的形式化设置或者照顾性质的岗位设置。近两年，糖尿病药师门诊也通过竞聘开设、开展，目前正在稳步推进中。当然，用药交代和用药咨询涉及的药师不单单只有咨询药师，还有许多一线的调剂岗药师，因此，一些岗位只能采取兼职的方式，如病区药房调剂药师同时也兼任某一病区的责任药师，药师主动留个人信息给临床，日常病房服务也有一定的绩效导向，今后还将探讨各病区药师挂牌服务，其主要的设岗目的就是为了更好地满足临床各种用药咨询等服务。

3.3.2 流程优化

调查数据显示，药师认为平时工作时向患者或医护人员做用药交代和用药咨询服务的难点最主要的原因就是调剂药品太过忙碌，无暇顾及。我院门诊药房日均处方6000～7000张，高峰时前台发药药师甚至抬头看患者的时间都非常有限，多数时间会花费在找药篮上（放置患者单份处方的药物）。然而，由于用药交代不到位，门诊也不可避免地发生了用药错误、患者纠纷等情况。为了根本解决门诊用药交代不到位的困境，近期门诊药房在场地非常有限的情况下也大胆开展了老门诊药房流程全盘改造，主要是依托智能药篮和传送带技术，前台药师刷卡，药篮自动亮灯提示，这一动作大大减少了药师找药时间，通过流程优化，解放了药师，让药师能够重新拥有向患者做用药交代的宝贵时间。另外，近年来，浙江省人民医院基于一站式服务理念的出院带药窗口的流程优化也通过了智能药篮等技术将药师从频繁找药的环节中解放出来，让药师有更多的时间提供优质的用药指导等服务，深受患者欢迎[18]。

3.3.3 行业合力

组织能力指的不是个人能力，而是一个团队所发挥的整体战斗力。总体而言，医院药学行业还缺乏整体的合力，各个医院的药师普遍都在重复地做许多尝试和探索，对于整个行业而言，成本和效益并未达到最优化。正如基于患者理解能力的口服用药指导单，许多医院的药学部都在积极地开发设计，结果会各有不同，因此，为何不能整个行业或至少局部区域内统筹规划，共同制定全国性的、标准的、系统的用药指导单，这个问题值得深思。行业合力是为个体药师创造良好药学服务环境的推动力。目前，我院由抗感染临床药师牵头，浙江省内绝大多数的抗感染临床药师都自发抱团成非官方的组织，旨在共同进行一些临床问题的解决，服务标准的制定，科研项目的研究等，今后还有可能成立药师集团，为患者提供更为先进和优质的药学服务。

4 结语

为促进医院药师核心服务能力的建设，本文以企业管理的三角理论为抓手，结合大规模的数据调研，探讨了医院药师用药交代和用药咨询服务的现状和发展。虽然目前用药交代和用药咨询服务这一药师的核心能力还尚处于不够完善的阶段，但站在药学行业整体的高度，宏观运用三角理论，充分交流现实经验，一定会有利于医院药师用药交代和用药咨询服务战略实施的组织能力构建。

参考文献

[1] 张建琴，卢丽娟，张幸国，等. 浙江省县级医疗机构药品零差率对其经济运营的影响. 中国卫生经济，2015，34(3)：71-73.

[2] 沈荣生. 公立医院改革药品零差率后对药品使用的影响. 中国医院，2013(1)：62-63.

［3］国家发展改革委经济研究所课题组, 刘树杰. 应建立"医保支付价管理"为核心的我国药价新体制. 宏观经济研究,2014,(4):3-9,40.

［4］刘望, 唐时达. 战略联盟与企业竞争优势的构建——基于创建优势的战略三角理论. 湘潭大学学报(哲学社会科学版),2009,33(6):68-70.

［5］程小杰. 如何建立战略驱动向下的组织能力提升——组织能力的杨三角理论在某集团的成功应用. 市场周刊(理论研究),2013,(13):25-26.

［6］张幸国,饶跃峰. 药剂科组织文化建设的实践与思考. 药品评价,2010,7(14):15-18.

［7］Hu Y, Yuan M, Lu X. Thrombocytopenia induced by both aspirin and clopidogrel in the same patient. Int J Clin Pharmacol Ther, 2013,51(3):228-231.

［8］Rao Y, Zheng F. Thrombocytopenia associated with 5-aminosalicylate prodrug, olsalazine: is the devil still there? Int J Clin Pharm, 2013,35(4):529-531

［9］丁有奕,黄渚,柯景雄. 规范用药指导,提高患者用药依从性. 现代医院,2007,7(5):76-77.

［10］Katz MG, Kripalani S, Weiss BD. Use of pictorial aids inmedication in structions: a review of the literature. Am J Health Syst Pharm, 2006, 63(23): 2391.

［11］毛璐,翟所迪. 药品说明书存在的不足及其改进建议. 中国医院用药评价与分析,2009,9(4):244-245.

［12］宫曙光. 探讨药品说明书格式体现药学服务人文关爱. 中国老年保健医学,2007, 5(4): 99-100.

［13］黄春兰, 张国兵. 探讨基于患者理解能力的用药指导单的现状与意义. 药品评价, 2012,09(2):18-20.

［14］施楠楠, 甄健存, 谢颖, 等. 临床药师慢性病管理工作模式的探讨. 临床药物治疗杂志, 2015,1: 83-86.

［15］姜赛平, 肖永红, 卢晓阳. 临床药师参与1例泛耐药肺炎克雷伯菌感染的治疗分析. 中国执业药师, 2011, 08(6):39-41.

［16］冀连梅. 有"氨甲环酸"的牙膏还能用吗? 大众健康,2018,12:60-61.

［17］肖小丹. 药师的新"疆土"——网络问药方兴未艾. 首都食品与医药, 2017,24(21):40-41.

［18］张国兵, 邵燕飞, 杨秀丽, 等. 基于一站式服务模式的出院带药新流程的设计与实现. 中国现代应用药学, 2017,34(6):899-902.

提高"用药交代和用药咨询"服务质量，提升医院药师核心服务能力

（梁　卉　大连医科大学附属第一医院）

摘　要　目的：改进医院药师工作理念、模式和流程，从而为发掘并提高医院药师的核心服务能力提供参考意见。方法：采用向全国18个省市的65所医疗机构（其中部队医院8所）下发3840份调查表，回收到门诊和住院患者、医护人员及药师的问卷调查表3045份，统计分析调查结果并总结对比。结果：42.56%的患者和68.7%的医师认为药师应该承担用药交代和用药咨询服务；患者认为目前服务存在的不足主要为没有专门的用药咨询处（50.82%）、医院对用药咨询不重视（46.65%）、没有专业的用药咨询人员（45.78%）、提供用药咨询的人员资质不足（31.04%），以及咨询内容集中在药物的用法用量、药物的不良反应、药物的作用及适应证、特殊人群用药、药物相互作用等方面。结论："用药交代与用药咨询"是药师核心服务能力，药师应在服务意识、服务专业能力等方向加强培训，医院应改善工作流程、完善服务标准以改进工作效果。

关键词　用药交代；用药咨询；药师核心服务能力；服务质量

在破除"以药养医"、医院药品销售实施"药品零加成"的医改背景下，医院药房（尤其是门诊药房）药师的生存问题已迫在眉睫。但无论如何，"以患者为中心、服务于临床一线、保障患者用药安全、有效、经济"始终是医院药学及药师的工作宗旨。因此，围绕如何进一步提高医院药师的专业素质、发现患者及临床医护人员对药师的工作需求，从而为患者提供更有效、专业的药学服务这一主题，组织设计了患者用、药师用、医护人员用《医院药学技术人员核心能力书面调查表》，调研对象、范围与方法参见第1章中的"医院药学技术人员核心能力调查与分析"基本内容。统计分析调查结果，以期改进医院药师工作理念、模式、流程等，为提高服务质量、提升医院药师的核心服务能力提供参考意见。

《医疗机构药事管理规定》"药品调剂"部分，"用药交代"被作为调剂标准操作规程中的一个步骤，要求药师必须做到。毋庸置疑，规定是为保证患者能够掌握正确的药品用法用量和注意事项，从而保证用药依从性、安全性及治疗效果。"用药咨询"在患者层面是"用药交代"工作的延续和补充[1]："交代"仅对当前就诊患者开具的处方医嘱进行说明，"咨询"则是对患者提出的所有用药相关问题的解答。同时用药咨询的对象也包含医护人员。本文即以"用药交代和用药咨询"为主题探讨医院药师的核心服务能力。

1　资料与方法

1.1　数据来源

采用问卷调查的方式，问卷规定问题及答案选项（单选、多选及开放性答案），分别针对药师、患者及医护人员设计问卷，问题主题之一为"药师药学服务能力"，分为六个问卷

模块："药品供应和保障能力""处方（医嘱）审方与药品调剂能力""药品ADR/ADE（药品不良反应和药品不良事件）评价能力""用药交代与用药咨询能力""药学信息提供及使用能力""专科临床药学服务能力"。

因"用药交代与用药咨询能力"所涵盖的内容与其他问题模块有交叉，因此数据分析涉及全部六项问卷数据，其中药师问卷1013份、涉及医院63家，医护人员问卷1001份、涉及医院53家，患者问卷1031份、涉及医院60家。

1.2　调查对象分布

问卷分别针对门诊患者及住院患者、临床医护人员（医师高、中、初级职称均衡，护师高、中、低年资均衡）、药师（分为管理岗、调剂岗、临床药师、科研岗，职称均衡分配在高、中、初级）；住院患者及医护人员均衡分配于有无专职临床药师的病房。每家医院调查对象为患者20人、医师及护师各10人共20人及药师20人。

1.3　数据分析方法

（1）单选题：采用饼形图，占比=选择数量/总答题数目。

（2）多选题：采用双坐标轴，主坐标轴为选择数量，次坐标轴为选择比例，选择比例=选择数量/总答题数目。

（3）开放性答案：归类答案、统计出现频次，并列举。

2　结果

2.1　药师提供给患者的咨询服务现状

2.1.1　患者对用药交代和用药咨询服务的需求和对药师的信任程度及评价

由图1可见，患者认为医生（52.45%）和药师（42.56%）最适合进行用药交代和用药咨询。在使用药品时，患者主要从医生获得药品相关信息（71.05%），其次为药师（18.93%），少数为各种媒体等（图2）。患者获得药品不良反应的渠道，主要来源于医生（61.45%），其次为药师（16.91%）、各种媒体（10.71%）、家人和朋友（6.20%）以及护士（4.73%）（图3）。

由图4可见，33.40%的患者经常遇到用药交代和用药咨询服务的经历，31.02%的患者有时可遇到，26.26%的患者偶尔遇到，8.92%的患者没有遇到过，0.40%的患者认为不需要。出院带药时，主要由医生提供药品使用服务，占比45.40%，其次为护士（25.99%）、药师（25.88%）和其他（1.11%）；有1.62%的患者未接受过出院带药服务（图5）。

对于目前用药交代和用药咨询存在的不足，患者认为主要集中在没有专门的用药咨询处（50.82%）、医院对用药咨询不重视（46.65%）、没有专业的用药咨询人员（45.78%）、提供用药咨询的人员及资质不足（31.04%）。其他答案分别是："用纸条、在医院记不住"（1人）、"只信任医生"（1人）、"完全不了解"（2人）、"不方便"（1人）、"没有电话咨询"（2人）、"宣传力度，专业语言"（1人）、"电话难打"（1人）、"没有习惯"（1人）、

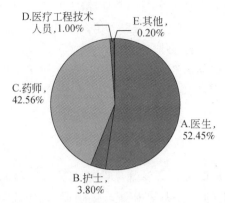

图 1　患者认为对自身进行用药交代和用药咨询服务最合适的人群

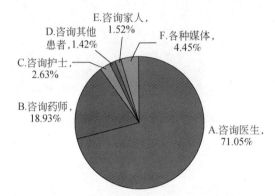

图 2　患者获得药品相关信息的途径分布

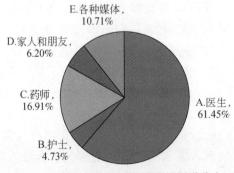

图 3　患者获得药物不良反应的渠道分布

"窗口少"（1 人）、"不知道可以去咨询"（1 人）、"找不到地方"（1 人）（图 6）。

　　患者希望在取药和用药过程中的个性化服务有：设立门诊咨询窗口，有用药问题可咨询药师（67.02%），应设立独立的用药咨询室（64.11%），希望发放一些用药指导宣传页或手册（52.57%），希望获得药师的服务电话以便有用药问题时可随时与药师联系（45.97%）等（图 7）。

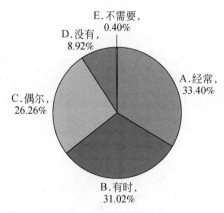

图 4　患者就诊是否遇到过用药交代和用药咨询服务经历的调查结果

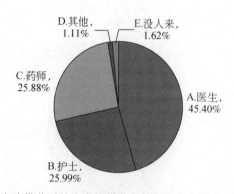

图 5　出院带药时给患者提供药品使用服务主体的调查结果

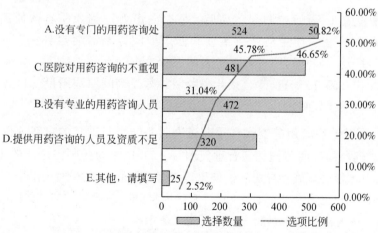

图 6　患者认为目前用药交代及用药咨询存在的不足

2.1.2　医护人员对提供给患者的用药交代和用药咨询服务的观点

医护人员认为给患者做用药交代和用药咨询的主要人员应为药师（68.70%），其次是医生（25.51%）、护士（3.76%）、医药代表（1.02%）和其他医务人员（1.02%）（图8）。

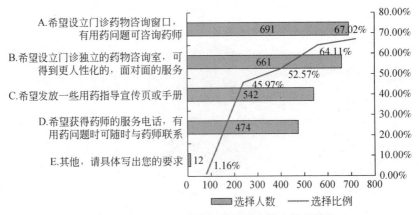

图 7 患者希望在取药和用药过程中的个性化服务

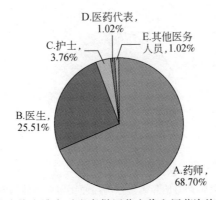

图 8 医护人员认为应该由谁来对患者做用药交代和用药咨询服务的调查结果分析

医护人员认为门诊药师在调剂药品后，可以向患者详细说明具体使用的方法包括：①使用时间、使用方法、使用后注意事项和使用期间以及需要忌讳的事项（75.32%）；②处方上的用法用量，如有问题可要求患者回医师处询问（55.74%）；③按照处方上的用法用量给患者交代（53.15%）；④直接让患者回医师处询问用法用量（11.69%）；⑤让患者自己按说明书服用（5.49%）（图9）。

2.1.3 药师对给患者用药交代和用药咨询服务能力及现状的自我评价

当门诊患者向药师咨询药物如何合理使用时，24.13%的药师完全能够正确指导患者，67.80%的药师基本能够正确指导患者。向患者或医护人员提供必要的用药交代与用药咨询，26.08%的药师认为自己完全能胜任、35.77%认为自己应该可以，33.81%认为自己基本可以，仅有4.33%认为自己基本不能或完全不能（图10）。

患者对某药品提出咨询时，大部分药师会解答并记录相关内容（51.00%），41.93%的药师会马上解答，4.38%的药师提供说明书让患者自己阅读，偶尔解答和拒绝解答的仅占2.39%和0.30%。在发药时，11.75%的药师每次都会对所发药品的常见不良反应做用药交代，34.96%的药师经常会，33.37%不忙的时候会，18.13%几乎不会，仅1.79%完全不会（图11）。

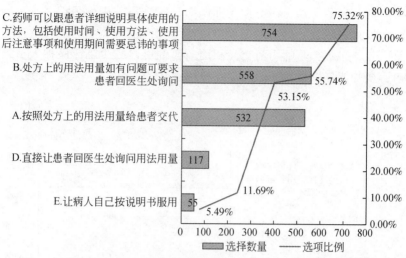

图9 医护人员认为门诊药师在调剂药品后该如何给患者交代用法用量

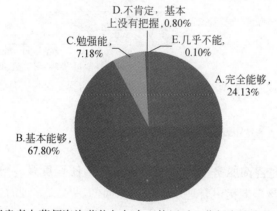

图10 当患者向药师咨询药物如何合理使用时，药师自认为能否正确指导

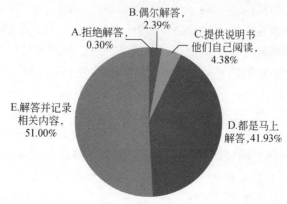

图11 患者咨询某药品时，药师选择的处理方式

药师认为向患者提供用药交代和用药咨询信息时，与医护人员相比较药师最重要的优势是：对药物信息了解多（73.84%）；药师调剂是医疗环节中的最后一步，用药交代和用药咨询可以结合前面的环节，更加准确（71.17%）；医护人员多为专科人员，不如药师的药学知识全面（52.62%）；药师用药交代和用药咨询可以减少临床医护人员繁忙的工作负担（51.14%）；药师能提供最新的信息（40.28%）（图12）。

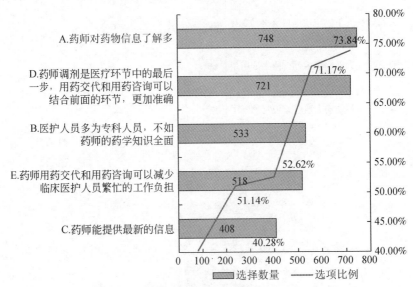

图12 药师认为向患者提供用药交代和用药咨询服务时，与医护人员相比自身的优势

2.2 药师提供给医护人员的用药咨询服务现状

2.2.1 医护人员对咨询服务的需求和对药师的信任程度及评价

在问及药师是否应该定期提供合理用药知识方面的讲座或培训时，有48.90%医护人员认为很需要，39.88%认为需要，10.32%认为一般，0.40%认为不需要，0.50%不了解（图13）。医护人员最习惯获得药品信息的途径是阅读药品说明书（81.02%），其次为阅读医院处方集或药剂师推荐的药品信息（48.85%），阅读医学文献（45.95%），参加医学学术会议（41.56%），阅读医药企业提供的药品宣传册（31.97%）以及其他（2.60%）（图14）。在问及所在的科室是否需要配备临床药师时，有42.35%医护人员认为非常需要，46.10%认为需要，7.19%认为偶尔需要，3.34%认为基本不需要，1.01%认为完全没必要（图15）。

在问及向药师咨询药物信息的频率时，有1.91%医护人员回答总是咨询，30.48%经常咨询，6.04%从不咨询，61.57%偶尔咨询（图16）。在问及向药师咨询药品保障方面的问题时，能否得到及时满意的回复时，有32.50%医护人员认为很满意，45.84%认为满意，19.76%认为一般满意，1.81%认为不满意，0.10%认为很不满意（图17）。在问及药师在药品贮存方式方法上能提供多少帮助时，有36.58%医护人员认为很多，药师更了解药品的贮存要求；45.53%认为比较多，药师更了解某些特殊的贮存要求；13.37%认为一般，药师只了解常规的贮存要求；3.72%认为不太多，药师了解的和我差不多；0.80%认为没有，药

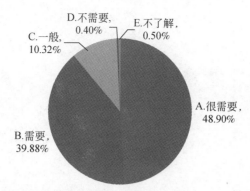

图13 医护人员认为药师是否应该定期提供合理用药知识方面的讲座或培训

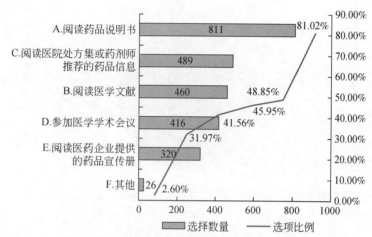

图14 医护人员最习惯获得药品信息的途径

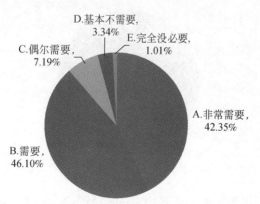

图15 医护人员认为所在科室是否需要配备临床药师

师没有我更了解（图18）。

2.2.2 药师对给医护人员用药咨询服务能力的自我评价

当医师对某药品提出咨询时，大多数药师会解答并记录相关内容（56.23%），33.40%

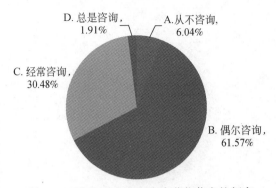

图16 医护人员向药师咨询药物信息的频率

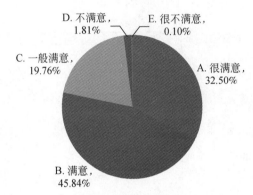

图17 医护人员向药师咨询药品保障方面的问题时，能否得到满意的答复

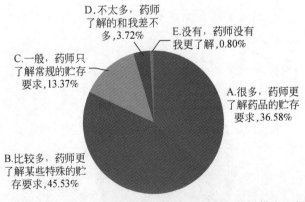

图18 医护人员认为药师在药品储存方式方法上能提供多少帮助

可以马上解答，6.68%会提供说明书让医护人员自己阅读，3.49%偶尔解答，0.20%拒绝回答（图19）。向医护人员或患者提供药学信息服务的频率，24.01%的药师会经常提供，32.45%会在医护人员或患者要求后提供，22.89%偶尔提供，17.60%定期提供，3.05%从未提供（图20）。

　　28.03%的药师对药房的药品供应信息及时准确掌握完全没有问题，61.23%一般情况下能，7.36%偶尔可以，只有3.08%的药师不能，0.30%完全不能（图21）。

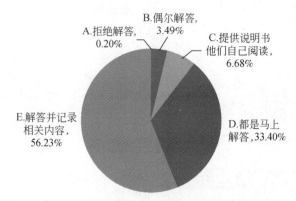

图 19　当医生对某药品提出咨询时，药师选择的处理方式

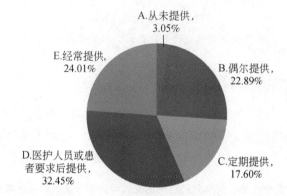

图 20　药师向医护人员或患者提供药学信息服务的频率

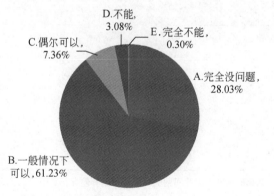

图 21　药师自认为能否对药房的药品供应信息及时准确掌握

2.3　药师认为用药交代和用药咨询工作的难点

　　药师认为平时工作时向患者或医护人员提供用药交代和用药咨询服务的难点依次为：调剂药品太过忙碌，无暇提供用药交代和用药咨询（69.40%）；没有专职人员培训，或专职人员未在临床一线工作，经验不足（52.22%）；医院没有重视，没有形成规范流程，没

有奖惩制度（33.07%）；患者提问不专业，无法表达所需要的信息要求（18.36%）；医护人员已做介绍，无需再介绍（15.00%）（图22）。

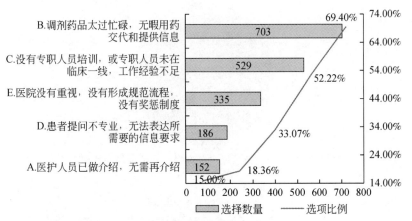

图22　药师认为做用药交代和用药咨询服务时整体层面上的难点

2.4　关于咨询服务内容的统计结果

患者、医护人员及药师对用药交代和用药咨询服务的内容均集中在药物的用法用量、药物的不良反应、药物的作用及适应证、药物相互作用、特殊人群用药、注意事项、药品储存等方面，对药品价格和供应相对关注少，数据见表1。

表1　患者、医护人员、药师分别对用药交代与咨询涉及的内容分类统计百分比

	用法用量	药品不良反应	药物作用及适应证*	特殊人群用药或注意事项	药物–药物/药物–食物相互作用	价格和供应	药品储存	医保信息
患者咨询需求	86.81%	83.12%	69.93%	64.50%	59.36%	29.29%	59.55%	–
医护人员咨询需求	80.82%	77.12%	148.45%	60.34%	70.43%	28.87%	58.04%	27.87%
药师认为患者需求	85.49%	68.31%	88.70%	+	32.77%	6.32%	+	–
药师认为医师需求	67.62%	51.73	95.56%	+	56.56%	6.81%	+	–
药师认为护士需求	71.67%	53.90%	60.18%	+	46.99%	10.76%	+	–
药师认为咨询重点	69.50%	66.24%	–		75.02%/64.56%		72.75%	

注：1）由于数据来自不同模块的相似问题，因此问题的答案选项稍有差异，其中"医护咨询需求"的"特殊人群用药"包含在"用法用量"里。

2）"+"：未设改选项，但开放性答案中有少量提及。"–"：未设改选项。

3）"*"：答案项包括"药物适应证、药物作用机制、药代动力学"（多选）。

对于一些新剂型药物，如吸入粉剂、透皮贴剂等，超过90%的患者认为药师在发药时有必要进行使用方法的示范教学和用法指导，但药师同时考虑自己的工作时间，患者和医护人员更倾向于强调必要性，数据见表2。

表 2 特殊新剂型（吸入粉剂、透皮贴剂等）使用示范与用药指导的必要性

	非常有必要，应主动进行	有必要，视自己的时间和条件决定是否进行	有必要，视患者的认知水平和理解能力决定是否进行	患者提出要求时就应进行	没必要
药师	46.27%	30.05%	16.42%	7.16%	0.10%
医护人员	61.24%	22.29%	14.96%	1.31%	0.20%
患者	57.56%	19.61%	14.44%	6.83%	1.56%

3 讨论

3.1 关于用药交代和用药咨询服务的提供者

从调查数据来看，患者显然对医师更为信任（52.45%的患者认为用药交代和用药咨询应由医师来做，并且近70%更信赖来自医师的药物信息）。但仍有67.02%的患者希望设立门诊咨询窗口，有用药问题时可咨询药师；64.11%的患者认为应设立独立的用药咨询室；68.7%的医护人员认为应由药师来承担用药交代和用药咨询工作。目前医院尤其是大型三甲医院门诊患者多，医师诊疗工作时间紧张，无力给患者提供细致的用药交代和用药咨询服务。调查显示也有相当比例（42.56%）的患者对药师服务表达信任。药师应当是提供用药交代和用药咨询服务的主要人员，应成为药物治疗团队的关键成员，保障服务效果，并减轻医师的工作负担。

3.2 用药交代和用药咨询的服务现状及改进措施

用药交代属于医院药学的基础药学服务范畴，在《医疗机构药事管理规定》《处方管理办法》等规章中均被列为调剂操作规程的一部分，它是实现药疗医嘱效果的前提，应以交代准确、患者掌握为基本要求。

调查数据显示处方调剂中用药交代率较低，仅有33.40%的患者称经常有用药交代服务及用药咨询的经历（加有时可遇到的比例31.02%也仅达到约60%）。并且，目前的调剂操作规程缺乏评定患者是否掌握用药交代内容的环节，因此用药交代的效果有较大的不确定性，会导致患者可能用药依从性不好或存在用药安全隐患。分析主要原因有：患者多、服务时间非常有限；无交代标签，患者记不住；处方审核不严格，导致有些医嘱不明确，药师因不愿独自承担责任风险而没有交代。

结合目前医院的实际条件，较现实的改进措施有：①前期环节保障：严格执行处方审核，保证处方质量（国家卫生健康委员会2018年6月发布《医疗机构处方审核规范》，规定"未经审核通过的处方不得收费和调配"）；②交代措施保障：打印并粘贴用药交代医嘱标签（用法用量：处方前置审核基础上打印医嘱；注意事项：可能发生的严重不良反应、说明书提示的严重问题，应语言准确、简明、表达通俗无歧义）；③流程保障：交代后如患者认为不明确，确保将患者引导到用药咨询台（室）。文献报道有医院采用分级交代的方式，可以提高门诊用药交代率和质量，解决服务时间不够的问题[2]。

3.3　患者用药咨询的服务现状及改进措施

40%～50%的患者认为"医院对用药咨询的不重视，没有专门的用药咨询处和专业的用药咨询人员"。有约30%的患者指出"提供用药咨询的人员资质不足"。

本次调查涉及的医院多为大型三甲医院，大部分常规设有用药咨询窗口、咨询台甚至咨询室，但调查结果提示药师对自身服务的宣传力度不够、主动提供服务的意识不强，工作场所标识不够明显。

并且，大多数医院同一时间仅有 1 名专职的药师在担任咨询工作，由于患者对药师提供服务的认知程度尚较低，目前暂时可以应对工作量。如果要达到用药交代和用药咨询服务能够满足保障患者安全有效用药需求的效果，目前的人员配置远远不够。在仍需首先保障药品供应工作的前提下，可行的方式有：①对共性问题可以印发合理用药知识、疾病防治常识的宣传册，如抗菌药物知识、特殊人群（儿童、孕妇、老年人）用药、专科用药（抗凝药、肾病用激素类药）等合理用药的宣传彩单；②在涉及慢性病种的心血管科的高血压和冠心病门诊、内分泌科的糖尿病门诊、呼吸科的哮喘门诊等，可派驻有专业培训资质的临床药师协同医师出诊，随诊疗过程做用药交代和用药咨询服务；③咨询台的药师需由高年资临床经验丰富、沟通能力强的药师担任，在有条件的情况下派年轻药师同时出诊辅助工作并学习培训。

咨询工作不仅要求药师的专业素质高，同时应具备理解关怀患者需求的能力、沟通表达能力等人文素质。相当一部分患者不信任药师，原因有药师服务流程不标准、缺乏对患者需求的关注和了解（仅44.28%的药师会经常关注），主动服务意识不强（15.00%的药师认为医护人员已做介绍，无需再介绍），药师对自身能力高估（90%的药师自认为胜任工作，但患者30%～45%认为不够专业、资质不足），实际缺乏专业能力和沟通能力的培训（52.22%的药师认为没有专职培训，18.36%的药师认为患者提问不专业、无法表达所需要的信息要求）。同时，药师需转变的意识是：尽管设立独立咨询室、开设药师门诊可以更多时间做专业服务，但发药窗口和咨询台的引导服务应作为医院其他部门服务不足的补充。做到"以人为本"让患者体验到人文关怀，可以提高医院的社会声誉，提高医院对药师服务的认可度。

值得注意的是，在"专科临床药师服务能力"调查中，超过90%的患者选择愿意听取临床药师提供的用药指导，患者倾听的态度超过70%是专注。目前经过规范化培训的专职临床药师专业能力更强，服务时间有保障，对患者用药状况了解得更深入、细致，工作方式更贴近患者需求。这间接提示了窗口药师应达到的服务标准及门诊用药咨询时对慢性病管理的需求。药物治疗管理（medication therapy management，MTM）就是由药师对慢性病患者的用药咨询工作逐渐发展起来的药学服务新模式，近年来由北京药师协会和美国药师协会联合举办的"美国 MTM 药师资格证书培训班"已由北京扩大到全国其他省市，是药师提高用药咨询能力的系统培训手段[3]。

关于常见用药咨询内容，主要集中在：用法用量（包括特殊剂型使用）、可能的不良反应和处理、药物作用及适应证、药物相互作用、注意事项、特殊人群的用药等。用药咨询可以消除患者的用药疑虑，加强患者对自身疾病和药疗医嘱的理解和掌握。对大连医科大学附属第一医院近 10 年的用药咨询台记录的问题归类统计，用药咨询内容还包括药物优选、用药疗程及方案调整、基本疾病知识和用药常识（基本概念及说明书解读、药品的妥善保存方法）、药品价格以及少见品种供应等；此数据同时显示咨询"用法用量"的记录相对占很大比重，其他问题的频度比例与本次调查相似，提示窗口用药交代工作的严重不足。

对于一些新剂型药物，如吸入粉剂、透皮贴剂等，对首次使用的患者进行操作指导是非常必要的（调查数据显示超过95%的患者与医护人员均赞同）。但在发药窗口进行这类服务显然存在时间不足的问题。大连医科大学附属第一医院用药咨询台的值班药师常年携带院内所有相关品种的说明书及用药装置，可以做到随时的操作指导和示范。目前还有许多医院药学部制作了操作指导视频内容，在院内或微信公众服务号播放。

调查中还发现，有45.97%的患者希望获得药师的服务电话，有用药问题时可随时与药师联系；患者认为可获得用药交代和用药咨询的方式还有医院网络、手机网络等多种平台，并欢迎社区服务等定期、定点宣教讲座等。大连医科大学附属第一医院的临床药学室在用药咨询台分发的合理用药咨询宣传彩页上有咨询电话号码，但接收到的社区患者咨询还很少，主要是院内医护人员的咨询。大连市药学会也曾多次组织药师队伍进社区、养老院等做合理用药宣传和咨询活动，民众反应良好，但服务范围十分有限。目前许多医院药学部建立了微信网络平台，发布宣传合理用药知识[4-5]，或通过与患者互动提供用药咨询服务，收到了良好效果。

3.4 医护人员的用药咨询状况及药师的参与方向

医护人员咨询的关注点更为专业和深入，常涉及药物作用机制、药动学参数、药物体内外配伍禁忌、不良反应、特殊人群用药方案和替代药品的选择等，较特殊的需求是医保信息。药师对医护人员的咨询应"以药为本"（须对药物相关知识深入掌握）、服务及时；充分利用并参与完善信息化工具。

目前较成熟的审方软件可以做到判别大部分简单不合格处方问题：无适应证、单剂量与处方天数超过规定、频次不当或错误、溶媒错误、用药途径错误、未标注皮试合格信息提示等[6]，在医生下医嘱时可以出现警示或做前置审核拦截。但禁忌证的判别与提示、特殊人群的判别与提示等功能尚需完善，"药物选择是否适宜"等判别需药师与医师协定标准，涉及多个病种和药品时，需药师不断完善、总结，并对软件进行自定义维护以共享。目前已有多家三甲医院与软件公司合作开发适合本院用药结构的合理用药信息支持系统，提高审方效率、保障处方准确性，也成为药师咨询的高效工具。对具体药品的用药教育重点信息，药师应主动收集整理，提供给软件维护人员以完善数据库，使其更贴近现实需求。需交代的注意事项、咨询中通用的常见用药术语解释、常见问题答复应随时记录并定期汇总，与临床专家共商以利于形成行业共识或服务标准规范。

4 结语

用药交代与用药咨询是保障患者用药效果和安全的必要过程，是药师的核心服务能力。药师应积极主动加强自身的专业素质和人文素质，以发挥自身的专业优势（药学知识全面扎实、专业的细节解释可以提高患者用药依从性），将这一服务的提供主体由患者心目中的医师转变为药师，成为药物治疗团队的主要成员，满足患者需求；同时药师从中获得提升工作质量的根本动力——职业满足感,从而提升自身的行业竞争力。

美国药房法规定的药师业务标准中,对药师如何"回答患者和其他专业医务人员的咨询"有细致可行的规定[7]。相比之下,我国目前尚无药师法,药师执业的权利和义务无法律保障[8],部门规章也无细则和规范模式[9-10]。医疗机构不提供或提供了不准确的用药咨询服务所带来的用药错误是多样性的、不易监测的,存在患者伤害的风险[11]。如何采取适当的培训方式,如何建立服务标准规范和质量评价体系,以提高药师的服务意识和服务能力[12]、促进服务质量的提高,并保障药师自身权益,是亟须进一步解决的问题。我国合理用药国际网络中国中心组临床安全用药组等于 2016 年撰写的《医疗机构用药咨询环节用药错误防范指导原则》,提供了一定的参考标准[11]。

参考文献

[1] 李忠东,刘敏,张福成.临床药师开展合理用药咨询门诊的体会及意义.药学服务与研究,2009,9(5):329-332.

[2] 廖靖萍,于西全,宋洪涛.分级用药交代,实现精准用药.实用药物与临床,2018,21(11):1324-1326.

[3] 毛静怡,柳丽丽,潘永卉.美国药物治疗管理对我国药学服务的启示.现代药物与临床,2017,32(10):2031-2035.

[4] 郑造乾,骆瑾瑜,王小军,等.微信用药教育公众平台的构建及应用研究.中国现代应用药学,2014,31(12):1521-1525.

[5] 金锐,李丽莉,顾红燕,等.用药咨询微信服务平台的构建和实践.医药导报,2016,35(10):1149-1153.

[6] 宁华,王欣,赵晶,等.应用处方审核系统实现门诊处方收费前审核的实践.药学实践杂志,2015,33(2):176-178.

[7] 胡廷熹.美国药房法规定的药师业务标准.药学进展,1991,15(1):56-58.

[8] 张文娟,罗宇,马瑛,等.用药指导过程中常见的伦理学问题及对策探讨.中南药学,2018,16(12):1792-1795.

[9] 姜德春,王海莲,朱溢勇,等.创建用药咨询中心药学服务模式的探讨.中国药房,2015,26(16):2293-2294.

[10] 方维军.浅析我院用药咨询的规范化设计与服务模式.中国药房,2011,22(45):4306-4308.

[11] 合理用药国际网络中国中心组临床安全用药组.医疗机构用药咨询环节用药错误防范指导原则.药物不良反应杂志,2016,18(6):401-404.

[12] 张红梅,王珊珊,韩骊,等.品管圈在提高我院门诊药房用药交代率中的应用.中国药房,2013,24(33):3109-3112.

基于实验室结果开展用药交代和用药咨询，提升临床药师核心竞争力

（周伯庭，中南大学湘雅医院药学部）

摘　要　临床药师核心竞争力在于利用医药知识为患者提供高品质的药学专业服务，将各种医药知识转化为临床实践工作和患者的利益。本文基于清华大学医院药事创新管理高级研修班（第八期）课题组的调研问卷分析，结合课程的一些理论和论点，提出自己的观点，并以作者的临床安全与合理用药实践加以佐证，提出基于治疗药物监测实验室结果，开展用药交代和用药咨询，提升临床药师的核心竞争力的观点，具有实际借鉴意义。

关键词　临床药师；核心竞争力；药物监测；用药交代；用药咨询

药师的用药交代和用药咨询的对象是医护人员、患者和公众，药师应用所掌握的药学知识和药品信息，包括药理学、药效学、药动学、毒理学、商品学、药品不良反应安全信息等，承接对药物治疗和合理用药的咨询服务。

临床药师核心竞争力在于利用医药知识为患者提供高品质的处方调剂服务、安全用药交代、用药咨询和指导服务以及疾病治疗用药过程的监控、跟踪和干预的专业服务，将各种医药知识转化为临床实践工作和患者的利益[1]。近些年来，基于实验室［如治疗药物监测（therapeutic drug monitoring，TDM）和药物基因组学等］结果对临床用药治疗，特别是个体化用药，起到了越来越重要的作用。因此，临床药师对医护人员、患者和公众的用药交代和用药咨询也逐渐发挥了更重要作用，提高了临床药师的核心竞争力。

调研对象、范围与方法参见第 1 章中的"医院药学技术人员核心能力调查与分析"基本内容。

1　临床药师能胜任用药交代和用药咨询吗？

清华大学医院药事创新管理高级研修班（第八期）课题组在全国范围内就我国医院药学技术人员的核心能力及工作现状进行调研。通过本次调研我们了解到，95.66% 的三级医院药师认为自己完全可以或基本可以胜任对患者或医护人员提供用药交代和用药咨询（图 1）。对于医护人员而言，期望药师对患者开展用药交代和用药咨询的比例为68.70%，而期望医师提供服务只占 25.51%，比例接近 3∶1（图 2）。但是对于患者而言，只有 42.56% 的患者认为进行用药交代和用药咨询最合适的是药师，有 52.45% 的患者认为最合适的是医师，其比例为5∶6（图 3）。也就是说，在患者印象中，药师对药物的掌握水平可能还不及医师。

从这里我们可以得出，多数药师认为自己能胜任对患者的用药交代和用药咨询，而医护人员也希望如此，但是患者却不这么认为，产生这种矛盾的根源是什么呢？

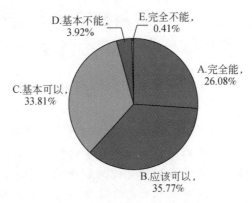

图 1　药师认为自身能否胜任对患者或医护人员
提供必要的用药交代和用药咨询服务

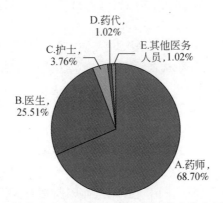

图 2　医护人员认为应该由谁来对患者做用药交代和用药咨询服务

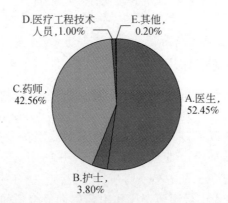

图 3　患者认为对自身进行用药交代和用药咨询服务最合适的人群

2　基于伏立康唑的临床用药对矛盾根源的分析和解答

理论上，药师是最具药学专业素养的一个群体。他们从药学的最基础学科，如无机化学、有机化学、物理化学、生物化学、分析化学等，到药物的专业学科，如药物化学、药剂学、药物分析、药理学等，进行了理论化和系统化学习。同时，这也是一循序渐进的和由浅入深的专业学习过程，这是医师所不具有优势。然而多年来，药学理论化和系统化的专业学习过程还存在很多瑕疵，有些方面甚至是缺陷。目前，所有这些现存的药学教育体系在很大程度上只注重了药物的研发和生产，却忽视了药物的终端服务，也就是缺少药师如何将已经研制和生产好的药物在临床中用好。

除了药师受教育的知识结构体系存在不足外，临床医师亦缺乏一些药学知识的教育。但患者心目中医师比药师有更强的药学胜任能力。这说明医师在临床中能学习到更多的、更能解决实际问题的药学知识和能力。药师药物治疗能力不如医师只能说明药师的实际工作已经脱离了临床。但随着临床药学工作的深入开展，由于药师所掌握的药学知识、临床药物治疗工作经验积累及扎实的实验室工作基础，已逐渐显示出药师在临床治疗工作中的优势。下面以伏立康唑在预防和治疗曲霉菌感染的实例说明药师的专业知识在临床治疗中的优势。

2.1 案例1：伏立康唑预防和治疗曲霉菌感染日常临床用药的几个问题

医师和临床药师均了解伏立康唑是曲霉菌临床治疗和预防的首选药物。但临床医师或者护士对于如下几个问题是否了解尚值得商榷：问题一，伏立康唑为何要进行血药浓度监测（TDM），首剂量负荷给药的理论依据是什么，会对治疗带来哪些好处？问题二，预防给药剂量是否可以低于治疗给药剂量，其血药浓度能否有差别？问题三，伏立康唑 TDM 所用采血管可否随意选取？对于临床常遇到的这三个问题，只有基于 TDM 实验室工作的药学基础扎实的药师才能较专业地回答好。答案就是：由于伏立康唑在人体内代谢不遵守线性药动学原理，而为非线性药动学代谢方式[2]，根据药动学原理，其血药浓度不与给药剂量成比例，个体差异较大，因而进行 TDM。给药后 5 ~ 7 个半衰期，其浓度才能达到稳态，此时伏立康唑 TDM 结果的谷浓度高于治疗窗下限时才具有理论参考价值。预防给药的目的也是抑制或杀灭真菌，因此，文献报道[3-4]，伏立康唑预防给药和治疗给药首剂量是一样的，但预防给药首次血药浓度可以低于治疗给药浓度的一半。由于伏立康唑 TDM 方法的建立与血清或血浆基质有关，因此，伏立康唑 TDM 采血管是有选择性的，依 TDM 方法的建立而加以区别。

2.2 案例2：移植患者与伏立康唑临床联合用药为什么常影响药物的疗效？

表1系伏立康唑代谢酶和抑制酶。从表中可知，伏立康唑是 CYP2C19、CYP2C9 和 CYP3A4 代谢酶的抑制剂[5]，同时又是这三种代谢酶的底物。其一，如果伏立康唑与上述三种代谢酶底物联合用药，可能与三种代谢酶存在竞争关系而影响代谢酶对伏立康唑的代谢能力，将可能严重影响药物的疗效甚至发生严重的不良反应。其二，如果联合用药为三种代谢酶的抑制剂或诱导剂，这可能对伏立康唑的疗效产生严重影响并导致相关不良反应。在移植患者常用药物中，如环孢素、他克莫司等药物均为 CYP3A4 的底物[6]。与伏立康唑联合用药后，环孢素、他克莫司等药物血药浓度均显著增加，从而影响其疗效并增加不良反应。因此，这时有必要对环孢素和他克莫司等药物开展 TDM 工作。

表 1　伏立康唑代谢酶和抑制酶

药物作用机制	伏立康唑
药物	
CYP 2C19	+++
CYP 2C9	+
CYP 3A4	+
抑制剂	
CYP 2C19	+++
CYP 2C9	++
CYP 3A4	++

CYP，细胞色素 P450

　　这也是在伏立康唑说明书中有许多与 CYP2C19、CYP2C9 和 CYP3A4 代谢酶相关的用药禁忌的原因。受过系统的药学教育并长期从事实验室工作的药师对于上述问题的解答具有专业优势。如果药师也像医师一样扎根于临床，并结合上述药学专业理论知识参与临床用药和治疗，能够更加有效地融入临床治疗团队而产生良性互动，也会更能得到医护人员和患者的认可。

3　基于实验室结果的用药教育与用药咨询，提升临床药师核心竞争力

　　从此次调查结果得知：医护人员向药师咨询药物信息涉及内容最多的是药物用法用量（尤其是特殊患者）（77.53%）和药物的相互作用与配伍禁忌（70.43%）。而高达 86.81% 的患者希望对药物用法用量进行了解，59.36% 的患者希望得到药物相互作用的用药交代和用药咨询（图 4 ~ 图 6）。而对于这两个方面的药事服务，药师有独特的优势。特别是基于联合用药的情况，药师除了像医师一样有用药指南和药物说明书等用药工具，更重要的是，联合用药情况下的药物相互作用对药物的药代动力学（pharmacokinetics，PK）和药效学（pharmacodynamics，PD）影响，尤其是特殊人群的用药。对这部分人群的用药我们更多考虑的是个体化用药，也就是更多地基于实验室检测（主要为 TDM 实验室和药物基因组学实验室）的结果来指导和干预临床用药治疗。

　　因此，药师应更多基于药学实验室检测结果的专业优势，进一步参与临床治疗和用药干预，发挥其在临床治疗方面的优势与价值。

4　做好基于日常实验室结果的用药交代和用药咨询，提升临床药师核心竞争力

　　工作在实验室的药师，应以实验结果为依据，结合临床实际，参与和干预临床用药，而非只做一名用药指南或办公室药师。以下结合文献报道和日常工作的实际案例，介绍怎样做好基于日常实验室结果的用药交代和用药咨询，提升临床药师核心竞争力。

4.1　案例 1：TDM 对控制癫痫发作的影响和作用。

　　多年来，国内外已充分肯定 TDM 实验室对药物治疗的指导与评价作用。例如，通过

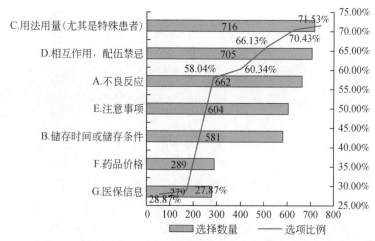

图4　日常医护人员向药师咨询药物信息主要涉及内容分布

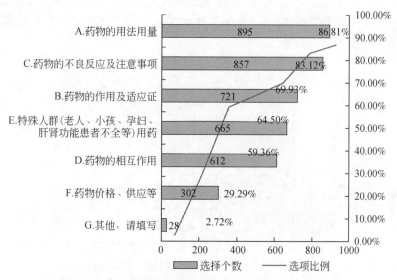

图5　日常患者向药师咨询药物信息主要涉及内容分布

TDM 结果和个体化给药方案，使癫痫发作的控制率从 47% 提高到 74%[7]。在 TDM 开展之前，老年心力衰竭患者使用地高辛时，中毒率达 44%，经 TDM 结果及给药方案调整后，中毒率控制在 5% 以下[8]。

4.2　案例 2：中南大学湘雅医院实验室丙戊酸钠（VPA）血药浓度极值发生率的降低。

有文献将抗癫痫药物 VPA 治疗窗规定为 40 ～ 100 μg/ml[9-10]。我们将其浓度低于 40μg/ml 和高于 100 μg/ml 的情况定义为 VPA 极值。对 2014 年中南大学湘雅医院 2800 余例 VPA TDM 结果分析发现：超过 39% 的患者血药浓度为极值（图 7 和图 8）。这一结果高于文献报道的极值百分率[11]。通过对临床的深入接触和调查，我们从医师、护士、药师、患者和实验室等多方面的因素分析，对医师、护士和患者三类人群进行教育，讲解 TDM 工作对临床

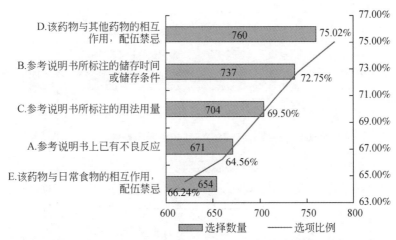

图6　日常工作时药师向患者或医护人员做用药交代和提供咨询信息分布

治疗工作的意义，对实验室的结果开展室内和室间质量控制，经过近9个月细致的工作，我们将 VPA 极值发生率降到 15% 以下。从而有效地提高药物的疗效，减少不良反应，降低了患者的临床治疗费用。

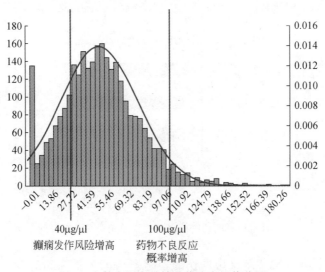

图7　文献中丙戊酸钠血药浓度极值范围

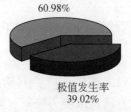

图8　中南大学湘雅医院 2014 年丙戊酸钠血药浓度监测中的极值发生率

4.3 案例3：基于药物基因组学检测结果对华法林临床用药的启示

李某，男，57岁。入院诊断：脊髓病变查因、高血压2级、高脂血症，后入住我院ICU。该患者CT检查结果示"肺动脉血栓"（低危），呼吸科会诊建议先使用低分子肝素治疗再行华法林抗凝治疗。基于 *CYP2C9* 和 *VKORC1* 基因型结果临床华法林治疗剂量见表2，本案例临床治疗给药剂量见表3。该患者于2015年1月1日出现恶心、呕吐，CT结果确认为颅内出血；该患者于2015年1月7日凌晨2点因抢救无效死亡。

表2　基于 *CYP2C9* 和 *VKORC1* 基因型结果临床华法林治疗剂量

VKORC1	CYP2C9					
	*1/*1	*1/*2	*1/*3	*2/*2	*2/*3	*3/*3
GG	5～7 mg	5～7 mg	3～4 mg	3～4 mg	3～4 mg	0.5～2 mg
GA	5～7 mg	3～4 mg	3～4 mg	3～4 mg	0.5～2 mg	0.5～2 mg
AA	3～4 mg	3～4 mg	0.5～2 mg	0.5～2 mg	0.5～2 mg	0.5～2 mg

数据来源：国际华法林药物基因组学联合会网（www.warfarindosing.org）

表3　患者李某抗凝联合用药给药剂量及其 INR 回顾性分析

开始日期 （年.月.日）	结束日期 （年.月.日）	药物	日总剂量	INR 日期：（年.月.日）
2014.12.18	2014.12.25	低分子肝素	4100U，BID	1.0（2014.12.23）
2014.12.22	2014.12.28	华法林片	2.5 mg，QD	1.73（2014.12.27）
2014.12.29	2014.13.31	华法林片	5 mg，QD	2.43（2014.12.30）
2015.1.1	—	—		3.65（2015.1.1）

BID，一天2次；QD，一天1次；INR，国际标准化比值。

经临床药师对用药情况进行分析，认为该患者华法林用药从2.5mg每天1次到5mg每天1次的剂量增加幅宽过大。同时，2015年1月2日，实验室取患者血样进行 *CYP2C9* 和 *VKORC1* 基因多态性检测，其结果为 *CYP2C9 *2/*3* 和 *VKORC1-1639AA*，根据国际华法林药物基因组学联合会网（www.warfarindosing.org）计算该患者的使用剂量应在0.5～2 mg每天1次。自此案例后，我院ICU更重视 *CYP2C9* 和 *VKORC1* 基因多态性检测结果对华法林临床用药的影响和指导作用，从而更规范了临床用药情况。

从查阅的文献和实验室日常工作对临床用药的干预可知，基于实验室数据为干预手段，发挥临床药师的话语权，积极参与临床用药治疗，对临床治疗的影响将是巨大的，将极大地提升药师的价值和核心竞争力。

5　讨论

狭义的药学作用是监控药物的使用过程，促使药物安全有效，最终帮助患者的用药获得最大利益。近些年来，为顺应时代的发展，我国医院药学也发生了巨大变革：从单纯供应型向技术服务型的转变，从以药品为中心向以患者为中心的临床药学转变。医院药师的核心价值并非仅仅为调剂药物，更广泛的价值在于提高药物的最佳使用方案，不仅对临床医师所做治疗决策做出反应，还应设法倡导合理的药物治疗[12]。因此，药师更应利用自身的专业知识，发挥自身的特长和优势来提升自己的价值。其中，基于实验室结果参与临床治疗是最有效手段和方式之一。

　　临床药师的能力是一个广泛而复杂的问题。Burke JM 等认为，临床药师的胜任能力包括：治疗知识领域，临床问题的解决、判断和决策的制定，交流和教育，医疗信息和评估，患者的管理等内容[13]。国内不同专家和学者也提出相似的观点，主要内容为：扎实的药学专业知识和临床相关知识，缜密的临床思维能力，持之以恒的工作态度，良好的沟通能力，较高的外语水平和查阅文献的能力[14-16]。相比较而言，基于实验室检测结果并参与和干预临床治疗用药，是富有技术含量的临床药学指导之一。同时，也极能体现临床药师的价值，从而更有力地提升药师的核心竞争力。

6　结语

　　我们正面临从以药品为中心向以患者为中心的临床药学转型，是体现药师价值的一个转型。如何运用我们所学的专业来发挥我们药师的优势，提升药师的竞争力，是全体药师面临的课题。基于实验室结果的用药交代和用药咨询，是极能提升临床药师核心竞争力的手段之一。

参考文献

［1］ California State Board of Pharmacy. California Practice Standards and Jurisprudence Examination for Pharmacists. PSI licensure：certification 3210 E Tropicana Las Vegas, NV 89121. www. psiexams. com.

［2］ Purkins L, Wood N, Ghahramani P, et al. Pharmacokinetics and safety of voriconazole following intravenous-tooral dose escalation regimens. Antimicrob Agents Chemother. 2002,46(8):2546-2553.

［3］ Smith J, Safdar N, Knasinski V, et al. Voriconazole therapeutic drug monitoring. Antimicrob Agents Chemother, 2006,50:1570-1572.

［4］ Evelyn Cabral-Galeanoa, et al. Clinical usefulness of therapeutic drug monitoring of voriconazole in a university hospital. Enferm Infecc Microbiol Clin, 2015,33(5):298-302.

［5］ Niwa T, Shiraga T, Takagi A. Drug-drug interaction of antifungal drugs. Yakugaku Zasshi, 2005,125(10): 795-805.

［6］ Ohno Y, Hisaka A, SuzukiH. General framework for the quantitative prediction of CYP3A4-mediated oral drug interactions based on the AUC increase by co-administration of standard drugs. Clin Pharmacokinet, 2007,46 (8):681-696.

［7］ Wang L, Zuo QH, Liu SR, et al. Clinical value of determination of serum concentration of antiepileptics. Chin Med J (Engl),1984,97:165-170.

［8］ 王丽. 加强多学科协作积极开展治疗药物监测. 中华检验医学杂志,2005,28(12): 1217-1220.

［9］ 曾艳. 丙戊酸钠血药浓度接近或超过有效浓度范围上限的患者肝肾功能、血常规结果分析. 北京:第二届全国治疗药物监测学术年会,2013.

［10］ Zaccara G. Clinical pharmacokinetics of valpric acid. Clin Pharmacokinat,1988, 15(3): 367-398.

［11］ Lu Y, Yang J, Zhang H, et al. Prediction of warfarin maintenance dose in Han Chinese patients using a mechanistic model based on genetic and non-genetic factors. Clin Pharmacokinet, 2013,52(7):567-581.

［12］Kelly WN. Pharmacy：What It Is and How It Works，2nd edition. Florida：CRC Publishing Company，2007.

［13］Burke JM，Miller WA，et al. Clinical pharmacist competencies. Pharmacotherapy，2008，28（6）：806-815.

［14］颜青，吴永佩.培养临床药师,发展临床药学.中国药房,2000,11(3):107-110.

［15］胡晋红.全程化药学服务.上海:第二军医大学出版社,2001:1-15.

［16］王卓.美国卫生系统药师协会药学服务标准化方法指导原则.药学服务与研究,2002,2(3):186-188.

我国医院药师用药交代和用药咨询现状调查研究

（邹　顺　昆明医科大学第二附属医院）

摘　要　目的：调查分析不同人群对医院药师用药交代和用药咨询的认知与需求情况，为药学服务的有效开展提供科学依据。方法：采用问卷调查法，对 18 个省市的医院药师、医护人员和患者进行调查研究，并对调查数据进行统计、分析。结果：95.66% 的药师认为自己基本可以给患者提供用药交代和用药咨询，68.70% 的医护人员和 42.56% 患者会选择药师，25.51% 的医护人员和 52.45% 的患者更愿意相信医师。药师与医护人员相比最重要的优势是药师对药物信息了解多（73.84%）。患者认为目前用药交代和用药咨询存在的不足是没有专门的用药咨询处（50.82%）、医院对用药咨询的不重视（46.65%）、没有专业的用药咨询人员（45.78%）。医护人员、患者和药师关注的用药交代和用药咨询的信息比较一致，主要集中在配伍禁忌、用法用量、不良反应、储存条件等。结论：提供用药交代和用药咨询是药师参与全程化药学服务的重要环节，而药师的知识储备及个人素质是用药咨询服务质量好坏的关键。因此，药学人员只有不断学习、转变服务理念、拓宽服务内容，才能为患者提供优质高效的服务，适应新时期医院药学的发展需要。

关键词　药师；用药交代；用药咨询；调查研究

1989 年，在世纪药学大会上，美国佛罗里达大学药学院教授 Charles Dr. Hepler 在演讲中首次提出了药学服务（pharmaceutical care，PC）的概念，即药学服务核心是药学人员必须接受"以患者为中心"作为其执业理念[1]。在如今医药卫生体制改革不断深化的大背景下，现代药学模式也正在由药品保障模式向药学服务模式转变。建立"以患者为中心"的药学服务模式，提供渗透于整个医疗卫生保健过程中的药学服务，是现代医学模式的必然要求，也是现代药学的发展方向[2-3]。医院药师调剂工作正在由窗口供应服务型向技术服务型转变，变被动服务为主动服务。药师不仅要提供合格的药品，还应运用药学专业知识向公众（医师、护士、患者）提供直接的、负责任的、与药物使用有关的信息，以提高药物应用的安全性、有效性、经济性与适用性，改善与提高人类生活质量，以此提高药师在患者用药过程中的指导地位[4]。而用药交代和用药咨询是医院药学服务的主要内容之一，其质量不仅关系到患者病情的治疗，同时也关系到医院核心竞争力的构建与提高。

因此，用药交代和用药咨询是 21 世纪医院药师需要具备和掌握的药学服务核心能力[5-8]。尽管我国的大部分医院都已开展用药交代和用药咨询工作，但还存在诸多不足，主要表现在药师自身的相关专业知识储备不足、信息更新落后等方面，距离美国药学服务水平还有一定的差距，需要采取措施加以解决。

那么，当前在我国大型医疗机构中，药师对用药交代和用药咨询方面的自我认知是什么？药师与医护认可之间的差距是什么？药师自我认知与患者需求之间的差距是什么？用药交代和用药咨询的重点与难点是哪些？清华大学医院药事创新管理高级研修班（第八期）课题组在全国范围内就我国医院药学技术人员的核心能力及工作现状进行调研，为进一步推动我国现代医院药学服务的发展提供一定的参考，同时帮助政策制定者、医院决策者以及实践者对我国医院药学服务的现状有一个全面、清晰的了解，在正视当前医院药学服务工作开展中存在的实际困难和问题的基础上，及早制定相关决策和采取相关措施。

1 对象与方法

调研对象、范围与方法参见第 1 章中的"医院药学技术人员核心能力调查与分析"基本内容。

2 结果

《医院药学技术人员核心能力书面调查表》中涉及医院药师对用药交代和用药咨询的认知与需求情况的内容主要有 15 个方面：药师能否胜任对患者或医护人员提供必要的用药交代和用药咨询信息；药师平时是否会关注患者或医护人员需要哪些用药交代和用药咨询信息；平时工作时向患者或医护人员提供用药交代和用药咨询服务的难点、重点；药师在提供用药交代和咨询服务时的优势；医护人员认为谁来对患者做用药交代和用药咨询；医护人员向药师咨询药物信息的频率、主要涉及的方面；医护人员希望药师提供的用药宣教信息；医护人员认为药师在调剂药品后给患者交代用法用量的方式；患者在就诊过程中寻求用药交代和用药咨询服务的频率；患者认为谁是提供用药交代和用药咨询的人员、可以开展的方式、应该涉及的方面；患者认为目前用药交代和用药咨询存在的不足。调研结果见表 1。

表 1 对药师用药交代和用药咨询的认知与需求情况调研结果

问卷问题	选项	比例（%）
药师问卷		
药师能否胜任对患者或医护人员提供必要的用药交代和用药咨询信息	完全能	26.08
	应该可以	35.77
	基本可以	33.81
	基本不能	3.92
	完全不能	0.41
药师平时是否会关注患者或医护人员需要哪些用药交代和用药咨询信息	从不关注	0.72
	偶尔关注	22.04
	患者询问后关注	20.19
	同事提醒或培训后关注	12.77
	经常关注还能提醒其他人员关注	44.28
平时工作时向患者或医护人员提供用药交代和用药咨询服务的难点	调剂药品太过忙碌，无暇用药交代和提供信息	69.40
	没有专职人员培训，或专职人员未在临床一线工作经验不足	52.22
	医院没有重视，没有形成规范流程，没有奖惩制度	33.07
	患者提问不专业，无法表达所需要的信息要求	18.36
	医护人员已做介绍，无需再介绍	15.00

续表

问卷问题	选项	比例（%）
平时工作向患者或医护人员提供用药交代和用药咨询服务的重点（多选）	该药物与其他药物的相互作用，配伍禁忌	75.02
	参考说明书所标注的储存时间或储存条件	72.25
	参考说明书所标注的用药用量	69.50
	参考说明书上已有不良反应	64.56
	该药物与日常食物的相互作用，配伍禁忌	66.24
药师在提供用药交代和用药咨询服务时的优势（多选）	药师对药物信息了解多	73.84
	药师调剂是医疗环节中的最后一步，用药交代和用药咨询可以结合前面的环节，更加准确	71.17
	医护人员多为专科人员，不如药师的药学知识全面	52.62
	药师用药交代和咨询可以减少临床医护人员繁忙的工作负担	51.14
	药师能提供最新的信息	40.28
医护人员问卷		
医护人员认为谁来对患者做用药交代和用药咨询	药师	68.70
	医师	25.51
	护士	3.76
	药代	1.02
	其他医务人员	1.02
医护人员向药师咨询药物信息的频率	从不咨询	6.04
	偶尔咨询	1.91
	经常咨询	30.48
	总是咨询	61.57
医护人员向药师咨询药物信息主要涉及的方面（多选）	用法用量（尤其是特殊患者）	71.53
	配伍禁忌，相互作用	70.43
	不良反应	66.13
	注意事项	60.34
	储存时间或储存条件	58.04
	药品价格	28.87
	医保信息	27.87
医护人员希望药师提供的用药宣教信息（多选）	配伍禁忌	80.92
	用法用量（尤其是特殊患者）	77.82
	不良反应	74.73
	注意事项	72.03
	储存时间或储存条件	61.34
	药品价格	31.87
	医保信息	30.37

续表

问卷问题	选项	比例（%）
医护人员认为药师在调剂药品后给患者交代用法用量的方式（多选）	药师可以跟患者详细说明具体使用的方法，包括使用时间、使用方法、使用后注意事项和使用期间需要忌讳的事项	75.32
	处方上的用法用量如有问题可要求患者回医师处询问	55.74
	按照处方上的用法用量给患者交代	53.15
	直接让患者回医师处询问用法用量	11.69
	让患者自己按说明书服用	5.49
患者问卷		
患者在就诊过程中寻求用药交代和用药咨询服务的频率	经常	33.40
	一般	31.02
	偶尔	26.26
	没有	8.92
	不需要	0.40
患者认为谁是提供用药交代和用药咨询人员	医师	52.45
	护士	3.80
	药师	42.56
	医疗工程技术人员	1.00
	其他	0.20
患者认为的用药交代和用药咨询可以开展的方式	门诊诊室	26.85
	药房发药处	21.04,
	用药咨询窗口	36.52
	社区服务等定期、定点宣教	5.35
	电话、网络、手机等多种平台	9.88
患者认为的用药交代和用药咨询应该涉及的方面	药物的用法用量	86.81
	药物的不良反应	83.12
	药物的作用及适应证	69.93
	特殊人群用药	64.50
	药物相互作用	59.36
	药物价格、供应	29.29
	其他	2.72
患者认为目前用药交代和用药咨询存在的不足	没有专门的用药咨询处	50.82
	医院对用药咨询的不重视	46.65
	没有专业的用药咨询人员	45.78
	提供用药咨询的人员及资质不足	31.04
	其他	2.52

3　讨论

3.1　提供用药交代和用药咨询的认知

从表 1 中发现，95.66% 的药师认为自己基本可以给患者提供用药交代和用药咨询，68.70% 的医护人员和 42.56% 患者会选择药师，25.51% 的医护人员和 52.45% 的患者更愿意相信医师，此结果与 2009 年胡明等的调查结论相同[12-15]。但是，相较医师在医疗中的主导地位，药师至今仍未被患者所接受。90.68% 的患者用药存在疑问时会寻求用药咨询，但52.45% 选择向医师寻求帮助，42.56% 的患者向药师咨询，表明越来越多的患者注重安全用药，迫切需要专业人士进行合理用药指导，又过分依赖医师。患者对药师及药学服务不了解，觉得传统的药学工作模式就是简单的发药工作。药学人员缺乏主动服务意识，缺少和医患的沟通交流，公众对药师及药学服务不了解，长此以往导致公众对药学人员不信任，阻碍医院药学服务的发展。药师的不作为，尤其是药房窗口岗位的药师工作繁忙，以及自身药学服务能力的欠缺是患者不选择药师进行用药咨询的重要原因。因此，药师要想改变患者的认知，必须先努力提升自我，宣传药学知识，积极参与医院开展的各种医疗公益活动，让更多的人了解药学，从而提高患者用药的依从性及合理性，提高治疗效果及患者的生活质量。

3.2　药师最重要的优势

调查结果显示，与医护人员相比较，药师最重要的优势是：①药师对药物信息了解多（73.84%）；②药师调剂是医疗环节中的最后一步，用药交代和用药咨询可以结合前面的环节，更加准确（71.17%）。药师在药理学、药事管理学等方面具有一定的专业水平，而在诊断学、治疗学方面的知识非常缺乏，而医护人员药学知识没有药学人员丰富。医院可以通过组织药事委员会以讨论会或讲座等形式让药师与临床医师、护士共同讨论工作中遇到的问题，如药品不良反应、配伍禁忌、用药注意事项、药物相互作用等各个方面。通过讨论，扬长避短，有助于医护人员在药物治疗中实现合理用药，为患者提供更好的药物治疗方案。同时医院药师需要加强自我学习，提高服务水平，从而起到决定实施药学服务成功的关键[16]。药师必须改变药房工作早期以保障药品供应为主的传统观念，转变到 "以患者为中心" 来，提高对药学服务的认识，充分认识到实施药学服务是药学发展的必然趋势。另一方面，药学服务人员应增强学习的主动性，不断改善自己的知识结构，加强临床药理学、毒理学、药代动力学、病理生理学等基础知识的学习，抓住医药发展的前沿和动态，以提供更好的药学服务。

3.3　医院药师存在的不足

调查结果表明，患者认为目前用药交代和用药咨询存在的不足是没有专门的用药咨询处（50.82%）、医院对用药咨询的不重视（46.65%）、没有专业的用药咨询人员（45.78%）等。结合表 1 中患者认为的用药交代和用药咨询可以开展的方式，医院可以实施的解决服务模式有：①开设门诊药学咨询窗口和药学咨询室，开通药学咨询热线，提供咨询服务。②有条件的医院可建立自己的药学咨询网站，面向社会提供药学服务。伴随信息技术的快速发展，国内外药学网站也不断建设起来，有的网站已开通了网上药学服务，如设立网上药房、开展用药咨询、宣传合理用药和新特药之窗等服务内容，使得药学服务通过网络服务大众，国内很多大医院都有自己独立的药学网站，内容也很充实。只有更多的药师广泛参与，才能在网络药学信息方面为全程化药学服务的发展提供更多的支撑。③在医院便于患者阅读处开设药学知识宣传栏。④对相对集中的药学服务对象灵活开办药学药品知识宣传讲座。⑤有针对性地开展用药依从性情况调查，及时掌握第一手资料，不断分析总结药学服务开展中的经验教训，逐步拓宽药学服务范围，改进服务质量。

3.4　提高药师药学服务能力

目前医院药学工作者普遍存在学历偏低、知识更新有限的问题，很多药师没有足够的能力去面对医师、护士和患者，从而让他们认同、信任药师。为了更好地开展药学服务，广大药师不仅要求要具有丰富的专业知识，还应该具备良好的人际沟通能力、出色的语言表达能力、获取信息和解决问题的能力、勤奋敬业的工作精神。这几方面的要求对于临床药学服务尚处于初级阶段的我国药学工作者尤其重要[17]。国际药学联合会（International Pharmaceutical Federation，FIP）和 WHO 提出了"七星药师"，具体要求药师应具备 7 个方面的品质和作用：健康的看护者（Care-giver）、决策制订者（Decision-maker）、沟通者（Communicator）、领导者（Leader）、管理者（Manager）、终身学习者（Life-long-leaner）和教育指导者（Teacher）。这也是我们广大药学工作者努力的方向。郭铁建认为药师由于缺乏必要的医学和临床治疗学方面的知识，且未进行如住院医师的临床轮转培训及继续教育，因而在合理用药方面缺乏对医师和患者的说服力，不能满足患者对医药保健的需求。如今多数医院已经培养了一定数量的临床药师，并在逐年扩大临床药师队伍，发展临床药学已经成为医院药学的一个重要方向[18]。因此，药师可以通过进修学习、定期举办交流学习会及电话咨询平台等途径达到提升自我专业水平的目的。同时，政府应鼓励接受过长期规范培训及具有丰富药物治疗知识的高素质医院药师深入社区为广大民众提供药学服务，以加强对患者安全用药知识教育的广度和深度。

3.5　完善奖惩措施，健全药学服务激励机制

没有压力就没有动力，没有激励形不成活力。解决好药师在开展药学服务工作中主动服务意识不强、动力不足、士气不高等问题，根本对策还在于建立健全奖惩激励机制，形成积极向上的工作机制和严明的管理制度。培育医院药师药学服务工作蓬勃发展之势，就管理工作而言，核心目标是：为药师开展药学服务提供组织的、制度的和人力资源等诸多方面的有力保障。基本的管理保障要求：①坚持奖优罚劣、优胜劣汰，鼓励先进、鞭策后进；②体现物质利益原则，维护"干好干坏不一样、干多干少不一样"的分配环境。达到以上目标和要求，可采取以下具体措施：建立鼓励开展药学服务的分配机制，落实药学服务质量考评奖惩制度，形成常评常议、组织管与群众评、考评与奖惩、贡献与分配直接挂钩的竞争激励机制，让实绩优秀者优先学习、优先定岗、优厚报酬，实绩低劣者停岗、补学、低酬和从事一般事务性工作。通过采取这些具体可行、具有一定刚性的制度措施，不断营造医院药师队伍全员讲服务、全员抓学习、全员钻业务、全员争上游、全员树形象的工作氛围，实现医院药师药学服务质量的较大跃升。

3.6　用药交代和用药咨询的关注点

从表 1 中可以看出医护人员、患者、药师关注的用药交代和用药咨询的信息比较一致，主要集中在配伍禁忌、用法用量、不良反应、配伍禁忌、储存条件。与患者不同，医护人员更需要药师站在协助者的位置上向其提供全面、及时、准确的药物信息，包括药物相互作用、不良反应、配伍禁忌、用药注意事项、特殊人群用药等，以更好地帮助自己完成医疗工作。但调查中还发现，医护人员向药师咨询药品保障方面的问题时，32.50% 医护人员回答很满意，45.84% 医护人员回答满意，19.76% 医护人员回答一般满意，1.81% 医护人员回答不满意，0.10% 医护人员回答很不满意。在药品贮存方式方法上，36.58% 医护人员回答药师给予的帮助很多，药师更了解药品的贮存要求；45.53% 医护人员回答比较多，药师更了解某些特殊的贮存要求；13.37% 医护人员回答一般，药师只了解常规的贮存要求；3.72% 医护人员回答不太多，药师了解的和医护人员差不多；0.80% 医护人员回答没有，药师没有医护人员更了解。医护人员认为药师在调剂药品后给患者交代用法用量的方式是跟患者详细说明具体使用的方法，包括使用时间、使用方法、使用后注意事项和使用期间需要忌讳的事项。因此，提供用药交代和用药咨询的药师需要具有高度的责任心、丰富的药学知识和基本的临床医学知识；需要掌握各类药物的药理作用、临床用途、用法用量、常见不良反应、禁忌证、药物的理化性质、复方制剂的组成、相互作用、药品的保存条件；需要熟悉药物经济学、药物流行病学、医学心理学等知识。药师通过不断加强业务学习，做好药学情报的搜集、整理、评价等诸项工作，可以满足咨询工作的需要。

医院作为现代社会中不可或缺的服务机构，其服务质量不仅关系到患者病情的诊疗，同时也关系到医院核心竞争力的构建与提高。提供用药交代与用药咨询是药师参与全程化药学服务的重要环节，而药师的知识储备及个人素质、回答咨询的技巧是用药咨询服务质量好坏的关键。应坚持药师走入临床，使药师获得广大医护、患者的欢迎与肯定，促进合理用药的发展。因此，药学人员只有不断学习，掌握药学及相关领域的新技术、新信息、新动态，转变服务理念，拓宽服务内容，才能为患者提供优质高效的服务，适应新时期医院药学的发展需要。

参考文献

[1] Hepler CD, Strand LM. Opportunities and responsibilities in pharmaceutical care. Am J Hosp Pham, 1990, 47 (3): 533.

[2] 宋伟明. 对医疗机构加快推行执业药师资格制度的建议. 中国药师, 2003, 12(6): 54.

[3] 李大魁. 药学综合知识与技能. 北京: 中国医药科技出版社, 2008, 8-12.

[4] "Millions of Pharmacists Care Project" Series Editorial Board. Pharmacy Cares and Consulting. Beijing: Beijing science and Technology Press, 2005: 2.

[5] 廖靖萍, 于西全, 宋洪涛. 分级用药交代, 实现精准用药. 实用药物与临床, 2018, 21(11): 1324-1326.

[6] 肖连燕, 聂计超. 用药交代在医院药学服务新模式中的作用. 药品评价, 2017, 14(04): 24-26.

[7] 竺泉峰. 临床药师参与门诊窗口药学咨询服务的分析及未来展望. 临床合理用药杂志, 2019, (07): 125-127.

[8] 吴群丹. 浅谈医院门诊药房用药咨询服务. 海峡药学, 2018, 30(11): 292-293.

［9］Stolar MH. ASHP national survey of hospital pharmaceutical services . Am J Hosp Pharm, 1988, 45(4)：801.

［10］Crawford SY. ASHP national survey of hospital – based pharmaceutical services . Am J Hosp Pharm, 1990, 47(12)：2665.

［11］Santell JP. ASHP national survey of hospital-based pharmaceutical services 1994. Am J Hosp Pharm, 1995, 52 (11)：1179.

［12］胡明,蒋学华,吴永佩,等. 我国医院药学服务及临床药学开展现状调查(一)——医院药学服务一般状况调查. 中国药房, 2009, 20(1)：72-74.

［13］袁拥华,谷容,刘恩梅,等. 我院临床医师对药学服务工作认知度的调查. 中国药房, 2010, 21(45)：4302- 4303.

［14］陈楚雄,伍俊妍,匡莉. 广州市4家三甲医院药学人员对药学服务的认知状况调查. 海峡药学, 2010, 22 (2)：189-191.

［15］宋晓坤,杜春双,桑广健,等. 不同群体对药学服务内涵的认知调查分析. 中国药事, 2009, 23(2)：179- 184.

［16］段尧,郑明节,张新平. 创建医院药学服务体系中的学习型组织. 医学与社会,2005,18(4):61-62.

［17］庞挺,吴春福. 日本药学人才培养研究. 药学教育, 2008, 24(1)：52-62.

［18］郭铁建. 药师与患者的沟通技巧. 中国社区医师(综合版), 2006, 8(5)：111.

第 3 节　药品调剂能力

门诊药房药学服务水平现状调查

（钱　妍　重庆医科大学附属第二医院）

摘　要　目的：通过对全国多家具有代表性的三甲医院门诊药房药师的药学服务现状进行客观的问卷调查，针对提高药学服务提出建议，以期通过不断追求药师工作能力的精进而保障患者的用药更加安全、合理、有效。方法：调研对象、范围和方法见第 1 章，我们摘选其中 50 家三甲医院的药师用、患者用、医护人员用调查表结果进行综合整理，就门诊药房药学服务水平现状进行分析。结果：受访药师普遍学历在本科及其以上，且毕业于药学相关专业，年龄及工作年限均匀分布，主要工作岗位以调剂药师最多，占 41.12%；受访医护人员所在岗位、学历及工作年限方面均匀分布，其中所在科室配备有临床药师的占 52.41%；受访患者中门诊患者占 51.52%，住院患者占 47.77%，年龄、性别、学位、职业方面均匀分布，其中就诊科室配备临床药师的占 30.77%。结论：从药师、医护人员和患者三重角度针对门诊药房服务水平现状的调查结果对比分析，从而为在增强医院信息化建设、提升药师自身专业技能及药学服务水平等方面提出建议。

关键词　门诊药房；药学服务；调查；提高药师能力

1　背景

药学服务（pharmaceutical care，PC）的观点最早是由 Hepler 于 1989 年首次提出，其定义由 Hepler 教授和 Strand 教授于 1990 年正式确定。"药学服务"定义的提出，意味着药师的工作不再仅仅是药物调配，还应当应用药学专业知识向医护人员、患者及家属提供直接的、负责任的、与药物使用有关的服务，以提高药物治疗的安全性、有效性和经济性，实现改善和提高人类生命质量的理想目标[1-2]。自美国提出"药学服务"以来，这一理念在我国医药学工作者中得到了极大的重视。在近 20 年的时间里，医院药学已逐步由"以药品调剂为中心"的工作重心转向"以患者为中心"的工作重点，以期能通过提高药学服务水平为提高患者的生活质量提供负责任的药物治疗方案[3]。随着中国人民生活水平的日益提高，患者对生活质量、合理用药，以及对药师更为专业的药学服务的要求也日益提高。药师应及时发现自身工作的不足，不断追求工作能力的精进以保障患者的用药安全、合理、有效。

2　方法

2.1　调研对象与方法

调研对象、范围与方法参见第 1 章中的"医院药学技术人员核心能力调查与分析"基本内容。

2.2 分析方法

根据课题组统计分析出的汇报文件，摘选整理出与门诊药学服务质量相关的典型问题进行对比分析，共涉及全国 18 个省市，50 家三甲医院，分析涉及药师、医护人员及患者针对同一问题的不同看法。由此可多角度、全方位地分析药学服务的现状及药师存在的问题，更客观地评价全国三甲医院药师服务情况的现状，并寻求提高药学服务的途径。

3 内容

3.1 受访者基本情况

为保证调查结果的客观性，现对回收调查表的药师、医护人员及患者的基本情况做统一分析。分析情况详见表 1 ~ 表 3。

表 1 接受本项调查药师的基本情况

基本情况	总数	比例
所属医院情况		
综合三甲	46	92.00%
专科三甲	4	8.00%
最高学历		
博士	103	10.46%
硕士	369	37.46%
本科	428	43.45%
专科	35	3.55%
其他（未填写）	50	5.08%
所学专业		
药学	475	48.22%
临床药学	48	4.87%
药理学	183	18.58%
药剂学	59	5.99%
药物分析	26	2.64%
药物化学	19	1.93%
中药学	31	3.15%
制药工程	8	0.81%
其他	136	13.81%
职称		
正高	37	3.76%
副高	158	16.04%
中级	404	41.02%

基本情况	总数	比例
初级	371	37.66%
其他（未填写）	15	1.52%
年龄（岁）		
<30	285	28.93%
30~40	466	47.31%
40~50	166	16.85%
50~60	37	3.76%
>60	1	0.10%
其他	30	3.05%
工作年限（年）		
<5	341	34.62%
5~10	194	19.70%
10~20	265	26.90%
20~30	141	14.31%
30~40	28	2.84%
>40	1	0.10%
其他	15	1.52%
主要工作内容		
管理岗	105	10.66%
科研	183	18.58%
已获证临床药师	281	28.53%
调剂	405	41.12%
其他	11	1.12%

表 2　接受本项调查医护的基本情况

基本情况	总数	比例
所属医院情况		
综合三甲	45	91.84%
专科三甲	4	8.16%
工作岗位		
医师—高级	188	19.24%
医师—中级	160	16.38%
医师—初级	146	14.94%
护士—护士长	100	10.24%
护士—10 年以上	165	16.89%
护士—3~10 年	200	20.47%
其他	18	1.84%

基本情况	总数	比例
科室是否配备临床药师		
是	512	52.41%
否	440	45.04%
其他	25	2.56%
最高学历		
博士	182	18.63%
硕士	244	24.97%
本科	406	41.56%
专科	93	9.52%
其他（未填写）	52	5.32%
工作年限（年）		
1~2	59	6.04%
3~5	174	17.81%
6~10	230	23.54%
10~20	283	28.97%
20~30	135	13.82%
>30	34	3.48%
其他	62	6.35%

表3 接受本项调查患者的基本情况

基本情况	总数	比例
患者来源		
住院	472	47.77%
门诊	509	51.52%
其他	7	0.71%
科室是否配备临床药师		
是	304	30.77%
否	306	30.97%
其他	378	38.26%
年龄（岁）		
<18	20	2.02%
18~45	538	54.45%
45~65	284	28.74%
>65	138	13.97%
其他	8	0.81%

基本情况	总数	比例
性别		
男	501	50.71%
女	483	48.89%
其他	4	0.40%
学历		
研究生及以上	65	6.58%
大专及本科	486	49.19%
高中（含中专）	241	24.39%
初中及以下	155	15.69%
其他	41	4.15%
职业		
企业职员	404	40.89%
公务员	157	15.89%
教学科研单位	123	12.45%
其他	304	30.77%
医保情况		
城镇医保	600	60.73%
新农合	139	14.07%
公费医疗	136	13.77%
无	60	6.07%
其他	53	5.36%

3.2　受访者关于门诊药学服务情况的相关问题

　　针对门诊药师调剂工作能力的具体情况，摘选出药师对自身药学服务的评价及患者对门诊药师服务的评价进行对比，结果详见表4。

表4　药师与患者对药师调剂工作能力评估的比较

关注的问题	比例
药师：	
是否做到"四查十对"?	
坚持做到	64.97%
工作忙时，省略部分	34.01%
从未做到	0.81%
根本不知道	0.10%
根本没有必要	0.10%
是否有能力对处方进行适宜性审核?	
完全胜任	21.28%
基本胜任	65.27%

关注的问题	比例
比较困难，医学知识欠缺	11.30%
比较困难，医学知识和 药学知识均欠缺	2.14%
不能胜任	0.01%
是否能够正确指导患者合理用药？	
完全能够	24.13%
基本能够	67.80%
勉强能够	7.18%
不肯定，基本上没把握	0.80%
几乎不能	0.10%
能否胜任提供用药交代和用药咨询服务？	
完全能够	26.08%
应该可以	35.77%
基本可以	33.81%
基本不能	3.92%
完全不能	0.41%
患者：	
取药中咨询药师能否得到满意回复？	
满意	97.30%
不满意	2.70%
药师在为您配发药品时哪方面做得最好？	
用药交代	70.13%
药品使用注意事项	58.87%
工作效率高	37.73%
服务态度和仪容仪表	32.59%
药品不良反应介绍	30.46%
业务熟练，知识面广	22.79%
药品相关费用及医保报销政策	11.35%
其他	1.36%

针对医师开具的不合理处方的处理意见，摘选出药师、医护对不合理处方的干预的意见进行对比，以寻找药师在药学服务上的不足，具体结果详见表5。

表5　药师与医护人员对不合理处方干预的关注点比较

关注的问题	比例
处方审核时医师开具的临床诊断超出说明书适应证范围是否需要 修改处方？	
药师：	
需要	82.94%
一般	14.29%

关注的问题	比例
不需要	1.79%
不了解	0.99%
医护人员：	
需要	78.80%
一般	14.88%
不需要	2.82%
不了解	3.49%
医师日常工作中药师进行处方适宜性审核是否有助于临床?	
医师：	
帮助很大，能提高处方质量，控制不合理用药	51.12%
有帮助，但仅停留在合格性的浅表判断上	27.96%
有帮助，但缺乏与临床沟通	16.53%
帮助不大，药师缺乏一定的临床医学基础知识	3.78%
没有帮助，药师本身药学知识也欠缺	0.61%

　　针对药师日常工作中常见的需要医师修改不合理处方的问题，摘选出药师、医护人员及患者对修改处方流程的不同意见，以分析当下药学服务流程的不足，提高药学服务工作水平。具体内容详见表 6 和表 7。

表 6　药师、医护人员及患者关于不合理处方发放纸质联络信进行干预的相关问题认知比较

关注的问题	比例
药师处方审查时不合理处方会通过给医师发放纸质联络信的方式进行不合理处方的干预	
药师：最常遇到的情况	
患者很配合，认为药师工作认真负责，为自己着想，也有专业水平	22.85%
患者认为处方应当修改，但是错误是医院里的医师犯的，应该是药师和医师之间直接沟通	53.31%
患者表示理解，但是表明自己听药师建议即可，没必要修改处方	9.32%
患者不理解，认为医师不可能犯错	10.02%
患者认为完全是药师没事找事，不懂装懂	4.51%
医护人员：认为这种方式	
很需要，有益于修正处方，促使医师及时了解药物管理规定，且避免医疗纠纷	56.14%
需要，有益于修正处方，促使医师及时了解药物管理规定	35.41%
一般，仅仅是处方错误很少引起严重的医疗纠纷	4.12%
不需要	1.11%
不了解	3.22%
患者：会怎样选择	
配合药师同意去修改处方	51.39%
听从药师建议，但希望不去修改处方	24.60%

续表

关注的问题	比例
不愿意按照药师要求的去做	23.00%
完全不理解，认为医师不可能犯错	1.29%
看心情	1.00%

表7 药师、医护人员及患者关于药师拒绝调解不合理处方的相关问题关注点比较

关注的问题	比例
如何看待门诊药房药师审核处方后拒绝调剂，让患者找医生修改处方？	
药师：	
医师处方差错在先，按医师开具处方发药即可	1.30%
根据处方管理条例，药师有合理理由可以拒绝，处方经修改后方可调剂	93.51%
有些特殊用法无需修改，药师要求修改处方会引起医师的不满，不应拒绝调剂	3.00%
让患者返回修改容易引起矛盾，药师没有必要拒绝	1.00%
让患者签字确认按处方取药可以调剂发放药品	1.20%
医护人员：	
药师有合理理由可以拒绝，处方经修改后方可调剂	81.02%
药师不应该拒绝，按处方发药即可	6.43%
有些特殊用法无需修改，药师不懂不应该拒绝调剂	7.03%
让患者返回修改容易引起矛盾，药师不应该拒绝调剂	4.62%
让患者签字可以调剂发放药品	0.90%
患者：	
认可	55.37%
不应该让患者往返修改	19.76%
找医师修改太麻烦	14.35%
药师没有权利拒绝	10.53%

4 结果

4.1 受访者的基本情况

4.1.1 药师

由表1可见，受访药师普遍学历在本科及以上，且毕业于药学相关专业，年龄及工作年限方面均匀分布，主要工作岗位以调剂药师最多，占41.12%。

4.1.2 医护人员

由表2可见，受访医护人员所在岗位、学历及工作年限方面均匀分布，其中所在科室配备有临床药师的占52.41%。

4.1.3　患者

由表 3 可见，受访患者中门诊患者占 51.52%，住院患者占 47.77%，在年龄、性别、学位、职业方面均匀分布，其中就诊科室配备临床药师的占 30.77%，但有 38.26% 的患者未填写，可能是患者对临床药师不了解而未知是否配备临床药师。

4.2　受访者关于门诊药学服务情况的相关问题

4.2.1　药师药学服务中调剂工作能力现状

由表 4 可见，虽然大部分药师（64.97%）能够坚持做到"四查十对"，但有 34.01% 的药师在工作忙时会省略"四查十对"还有约 1.01% 药师从未做到、根本不知道或认为没必要。而在对处方适宜性审核，正确指导患者合理用药及能否胜任提供用药交代和用药咨询服务的自我评估上，分别只有 21.28%、24.13% 及 26.08% 的药师认为自身能完全胜任。尽管如此，患者对药师调剂工作的满意度仍普遍较高，有 97.30% 的患者觉得在取药过程中对药物的咨询能得到满意的答复。

4.2.2　药师调剂工作中对不合理处方的干预能力现状

由表 5 可见，82.94% 的药师与 78.80% 的医护人员均认为，需要药师对不合理处方进行干预，并且 51.12% 的医师认为药师对不合理处方的干预对临床帮助很大，能提高处方质量，控制不合理用药。

4.2.3　不合理处方处理流程存在的问题

从表 6 和表 7 可以看出，81.02% 的医护人员认同药师应当拒绝调剂不合理处方，91.55% 的医护人员认为有益于帮助医师了解药物管理规定，55.37% 的患者也认可药师要求修改不合理处方。有 44.64% 的患者不愿意返回修改处方，甚至有 10.35% 的患者认为药师没有权利拒绝调剂不合理处方。

5　讨论与对策

5.1　医院信息化与自动化建设的完善

现今大部分医院均已普及电子信息化管理系统。医院应尽量完善系统功能，使之更方便于医务工作者[4]。系统可设置快捷窗口，方便药师更快速地查询药物信息；针对有特殊注意事项的药物，系统应当自动弹出警示界面，提醒药师应对患者进行特殊用药交代。例如：维胺酯胶囊类药物，孕龄期女性在服用后 1~2 年内会对胎儿有较高的致畸率，此时应提醒育龄期女性谨慎服用。

每日就诊患者人数庞大、合格药师数量的不足是所有三级甲等医院的现状。针对就诊患者过多的医院，应当普及自动摆药机[5]。自动摆药机不仅可提高配药速率及准确度，减少患者排队取药时间，还可以减少药师非脑力劳动的时间，使药师将更多的时间与精力投入到"四查十对"和对患者的用药交代中，从而明显提高药师的药学服务质量。

5.2　药师专业技能的加强

在科室内部以及院内外定期组织药师学习交流会议，督促药师积极掌握与及时更新业务知识。除此之外还应要求药学人员对本院所提供的药品的适应证、作用原理、作用途径、作用特点、作用强弱、使用方法、配伍禁忌、不良反应等性能均有全面的了解[6]。

加强对"四查十对"工作的重视。上岗前，应对药师"四查十对"工作熟练度进行培训与考核，只有符合考核标准的药师才能分配到发药岗位工作，工作强度可与绩效奖金挂钩[6]。

药师不仅仅应该掌握药学相关理论知识，还需具备一定的临床医学和保健等知识。对此，可以定时轮换药师到临床中轮转学习，以培养临床思维能力，掌握一定的临床医学知识，切实了解患者的病症情况和治疗方案。在处方审核时结合实际的临床药学实践，才能更加专业地判断患者用药情况是否合理，为患者提供用药指导与用药建议。

5.3 增加与其他医护工作人员的交流，重视对患者服务态度的提升

从调查中可看出，部分医师表示与药师缺乏交流。医院正如一台机器，每位医务工作者都是其中一枚零件，只有零件间配合默契机器才能高效运行。而加强药师与医师的沟通，正是提高工作默契度的重要方式[7]。

学习与患者良好沟通的技巧是门诊药师的必修课。药师应具备同情心与同理心，多站在患者角度思考问题。努力改善服务态度，提升服务质量，用适当的语气与方式对患者进行用药交代，尊重患者。而对于需要修改处方的情况，更应该耐心向患者解释处方修改的原因与重要性，努力寻求患者的理解与支持。

5.4 增强药师综合能力以期达到优化付费取药流程

为提升患者在就诊过程中的就诊体验，避免患者多次往返修改处方，特别是就诊行动不便的患者，医院可以实行先审方后付费取药的取药模式。处方由医师开具后，先由药房专职药师审核通过后，患者再付费取药，这样如有不合理处方，可由药师与医师直接沟通后再交代给患者，以免患者弄混，也避免了患者不必要的往返和重复排队现象。但这对药房药师专业技能的要求非常高，不仅必须对药学相关管理规章制度和医学知识的掌握非常熟练，还必须具备一定的临床经验。因此，要实行这一方案，必须全民提高对药师综合素质的要求。

6 结语

随着当代药学的发展，国家对药学服务的重视，以及患者对药学服务要求的提高，对门诊药学服务人员的要求已涉及医学、药学、心理学等各个专业。药师服务从以配药为主，逐渐转变成为治疗方案设计组成员中的一员，体现出了更重要的使命与价值，这既是任务，是对药师能力的信任，同时也对药师自身专业素养的培养提出更大的挑战。服务提供者必须不断更新专业知识，才能适应患者的需求，为患者提供全面、高质量的药学服务[8]。虽然我国临床药学培养模式还不够完善，药学服务过程仍待优化，但是我们相信随着我国医疗制度的逐步完善，药学事业的逐步发展，药师的重要性会随着药师自身能力的提高而日益体现。

参考文献

［1］Penna RP. Pharmaceutical care：pharmacy's mission for the 1990s. Am J Hosp Pharm，1990，47（3）：543-549.

［2］朱珠，尚楠. 概述美国的药学服务实践流程变迁. 中国药师，2015，18（9）：1571-1573.

［3］屈建，刘高峰，朱珠，等. 我国医院药学学科的建设与发展. 中国医院药学杂志，2014，34（15）：1237-1246.

［4］焦建军. 电子病历怎样成为信息化建设核心. 中国卫生，2018（10）：89.

［5］张艳晶，刘越男. 自动摆药机在医院药房中的应用. 中国药物经济学，2018，13（10）：108-110.

［6］李学林，徐涛. 我国医院药师在医疗机构中的定位与作用. 中国药房，2014，25（05）：388-390.

［7］席晓宇，姚东宁，黄元楷，等. 我国三级医院临床药学服务现状及问题研究：（四）相关主体对临床药学服务态度分析. 中国药学杂志，2018，53（13）：1123-1129.

［8］陈美玲，尚丹婷，关焯梅，等. 我院门诊药房药学服务现状调查及建议. 中国药房，2015，（18）：2465-2467.

从管理角度探讨如何提高门诊调剂药师的药学服务能力

（黄　欣　山东省第一医科大学第一附属医院/山东省千佛山医院）

摘　要　本文通过搭建学习交流平台、建立学习-交流-分享-提高的思维、树立防范用药错误和医疗风险的意识，结合管理心理学、团队建设、卓越领导力的理念和方法，基于工作实践从管理的角度探讨了如何提高门诊调剂药师的药学服务能力。

关键词　管理；门诊药师；药学服务能力

1　背景

《医疗机构药事管理规定》《处方管理办法》及《医疗机构处方审核规范》等规定明确提出：药师应审核处方（含医嘱）用药的适宜性，药师是处方审核工作的第一责任人，发药时应对患者进行用药交代与指导，掌握与临床用药相关的药物信息，提供用药信息与药学咨询服务，向公众宣传合理用药知识。这些规定一方面明确了药师的职责，另一方面，也体现了药师需具备的药学服务能力。

清华大学医院药事创新管理高级研修班（第八期）课题组在全国范围内就我国医院药学技术人员的核心能力及工作现状进行调研，并形成"医院药学技术人员核心能力调查与分析"（参见第1章）多视角探询了"药师核心竞争力"，本文将基于医护人员和患者对药师服务需求、药学服务现状、药师服务能力及期望药师提供的药学服务内容的基础上，结合工作实践，从门诊药房管理者的角度探讨如何提高门诊调剂药师的药学服务能力。

1.1　医护人员和患者对药师服务的需求

基于对前述1001份医护人员和1031份患者的调查问卷，得到如下结果：

（1）关于由谁来对患者做用药交代和用药咨询这一问题的认识：医护人员中，68.70%认为应由药师来提供，25.51%认为应由医师来做；患者中，52.45%认为医师最适合提供此项服务，42.56%认为药师最适合。此结果初步说明多数医护人员和患者都认可由药师来对患者进行用药交代和用药咨询。

（2）关于对一些新剂型药物如吸入粉剂、透皮贴剂等的使用方法的指导问题：医护人员中，61.24%认为发药药师对患者进行示范教学非常必要，应主动进行；22.29%认为有必要，视药师的时间和条件决定是否进行；而在患者中，高达91.61%认为药师在发药时有必要进行使用方法的示范教学和用法指导。此条目充分说明了新剂型使用指导必不可少，药师应主动承担起这一责任。

（3）关于门诊药师在调剂药品后给患者的用药指导问题：①医护人员对交代用法用量的方式的意见：75.32%认为药师可以跟患者详细说明具体使用的方法，包括使用时间、使用方法、使用后注意事项和使用期间需要忌讳的事项；55.74%认为处方上的用法用量如有问题可要求患者回医师处询问；53.15%认为按照处方上的用法用量给患者交代。②患者期望得到的用药交代内容及其比例：主要涉及药物的用法用量（86.81%）、药物的不良反应

（83.12%）、药物的作用及适应证（69.93%）、特殊人群用药（64.50%）和药物相互作用（59.36%）。此条目说明患者需求的药学服务内容越来越全面，已不仅仅局限于用法用量，医护人员也认可此需求。

以上调查结果表明，无论从患者需求，还是从保障患者安全用药和提高药物治疗效果方面（后一点更重要），药师都应该对患者进行用药指导，尤其是在新剂型的正确使用上。

1.2　药师服务现状

基于前述对 1013 份药师的调查问卷，得到如下结果：

（1）对于药师做用药交代和用药咨询的认识：69.40% 的药师认为调剂药品太过忙碌，无暇用药交代和用药咨询；也有 52.22% 的药师认为没有专职人员培训，或专职人员未在临床一线，工作经验不足；33.07% 的药师认为医院没有重视，没有形成规范流程，没有奖惩制度等；还有 15% 的药师认为医护人员已做介绍，无需再介绍。

该条目结果一方面反映了目前医疗机构中药师占卫生技术人员的比例普遍偏低，药师仅能保证完成发药工作而不能保证用药交代的时间，另一方面也折射出药学服务能力的欠缺及流程的不完善，其中缺乏培训及经验不足也是不容忽视的一个重要方面。

（2）掌握的药品信息量也能体现药师的服务能力，对于药师获取药品信息的途径方面：79.96% 的药师习惯通过阅读药品说明书，65.45% 习惯通过阅读医学文献，50.74% 习惯通过参加医学学术会议，46.30% 习惯通过阅读医院处方集或临床医师推荐的药品信息，31.29% 习惯通过阅读医药企业提供的药品宣传册等。

问卷调查结果反映了药品说明书、医学文献是绝大多数药师获得药品信息的途径，学术会议和医院处方集提供的获取信息机会相对较少，不足三分之一的药师也会利用医药企业提供的药品宣传册来获取药品信息。

1.3　从管理的角度提高药师服务能力

基于前期的调研数据，患者对药学服务的需求大，为保证用药安全、提高疗效，药师提供的药学服务不可或缺。目前药师的药学服务需进一步强化，服务能力有待进一步提升。作为门诊药房的管理者，如何有效地提高药师的药学服务能力？如何从管理的角度入手来促进门诊调剂药师整体服务水平的提高？这是笔者在参加"清华大学医院药事创新管理高级研修班"期间常常思考的一个问题。

基于前述对 1013 位药师对于人员培训和获取药品信息途径方面的意见，拟从加强调剂所需知识的相关培训来提高药师服务能力，通过搭建学习交流平台建立学习–交流–分享–提高的思维及树立防范用药错误和医疗风险的意识，并在工作实践中融入管理心理学、团队建设、卓越领导力等在"清华大学医院药事创新管理高级研修班"中学习到的理念和方法。

2　我院提高药学服务能力的新举措

2.1　搭建平台，分享热点

2.1.1　设立"药师加油站"版块

在我院门诊调剂室设立"药师加油站"版块，其下设"知道吧""加油吧""公告栏"

"分享吧""秀吧"和"健身吧"六个栏目（图1）。

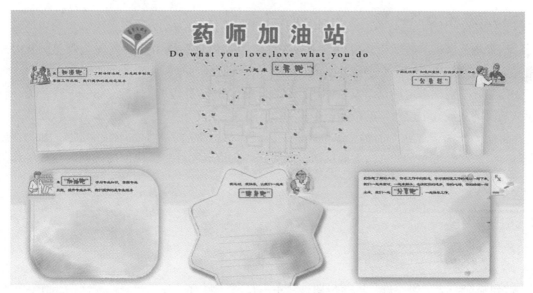

图1 "药师加油站"版块

各部分的内容与主旨为：通过"知道吧"，了解法律法规，熟悉规章制度，掌握工作流程，提供规范服务；通过"加油吧"，学习专业知识，掌握专业技能，提升专业水平，提供专业服务；通过"公告栏"，了解医院事，知晓科室情，掌握药学动态；此外，充分调动药师的积极性，把想了解的内容及在工作中的困惑、对调剂室工作的建议等写下来，把药师自己的工作经验与心得放到"分享吧"，共同提高；"秀吧"秀出每位药师的工作照，增强归属感；"健身吧"则提供可能在药房内进行的简易运动，调节情绪与气氛。

在这个平台上，药师们可以针对工作中存在的问题，学习相关法规制度并落实到工作中，随时补充工作中需要的或缺乏的药学专业知识，充分发挥"理论与实践相结合"，同时让药师及时了解医院科室的年度计划、重大举措，知道工作室的活动安排、培训内容等，因为员工认为最需要的前三位除了"被欣赏""被倾听"外，就是"能够了解正在发生的事情"。

2.1.2 充分发挥微信群在学习交流中的作用

根据工作室年轻人多、思维活跃、接受新事物能力强的特点，开辟多种学习培训的途径，除了班组会培训学习外，建立学习微信群，鼓励药师将工作中碰到的问题随时上传，不管是疑问还是经历，第一时间交流，解决问题，分享经验。团队不仅是工作方式，更是一种生活状态，团队学习是最有效率和最有创造力的学习方式。

2.2 人人参与，共同进步

建立"临床药学全程全员化"学习园地，每位药师选择一个感兴趣的临床方向，从分析处方开始，了解常见病、常用药，发现不合理处方；打下基础后，再协助每位药师选择一个题目，做成科室用药相关小专题，成稿后在学习园地中分享。藉此提高每位药师的药学服务能力，提高药师参与度，增强责任感，正所谓"投入越多，责任感越强"。

此外，还应充分利用科室培训提升药师实践服务技能。

2.3　防范在先，纠偏不辍

增强防范意识：鼓励药师发现、上报工作流程和信息系统中的用药安全隐患，及时与相关部门沟通解决，消除安全隐患。

建立分享意识：定期总结发生的用药错误，定期分享身边的案例，"不二过"，让一位药师的教训变成二十位药师的经验。

树立 PDCA ［计划（plan）、执行（do）、检查（check）、处理（act）］意识：让工作中的每一个问题都进入 PDCA，定期反馈，随时整改，形成闭环，解决问题的同时促进工作流程的完善。

3　成效

3.1　"药师加油站"和微信群

"药师加油站"内容每月更新一期，公示本月门诊调剂室将要开展或完成的工作，包括开展的培训内容、药师需加强的技能等，如 2015 年 2 月门诊调剂室的工作计划为落实"药品上架规范管理"活动、设立"临床药学全程全员化"学习园地、继续收集门急诊处方存在的问题等，让每位药师知道接下来的 1 个月要做哪些工作，早知晓，早参与，变"我说你做"为"一起做"。此外，对院周会、科务会中的重点内容或科室、工作室中举办的活动进行反馈，使每个药师知晓身边发生的或将要发生的事件。

为了加强药师处方审核及用药交代的基本技能，在"知道吧"中，针对性地学习了《处方管理办法》相关章节；为了配合用药错误的案例分享，药师系统学习了《中国用药错误管理专家共识》。

为了规范常用药物的用药交代内容，每位门诊药师分别总结了门诊调剂室的感冒药、退热药、镇咳祛痰药、调脂药等药物的基本知识与用药交代，在"加油吧"中进行分享，营造出"我付出我快乐，我分享我快乐"的学习氛围。

在"分享吧"中，定期公示用药错误案例、医疗纠纷案例、院内外各种检查反馈，分享工作中的体会与感悟，提出对工作流程的意见和建议，分享经验和心得，也会得到各种警示和温馨提示。

"秀吧"和"健身吧"为门诊调剂室带来了和谐氛围。

通过微信群，药师们及时沟通工作中的问题及解决问题的方法，发现用药安全隐患后及时共享，大家的心在沟通交流中越来越近。通过此方式，药师们了解或学到了很多书本上无法提供的医药学知识、与患者沟通的方法及法律知识等，而这些又是工作中必须面对的问题，如"妊娠期：抗生素品种的选择策略""常见西药在配发药时，该向患者交代什么？""千招会不如一招精之胰岛素使用关键细节""每日一案：警惕：喹诺酮类与非甾体抗炎药联用""感冒药，一生爱你千百回""药师，要懂得患者""微视频：正确使用气雾剂药物的方法""超说明书用药的侵权责任"等，每天上微信群学上一两招成了每个药师的习惯行为。

3.2 "临床药学全程全员化"学习园地

随着"新医改"的深入，药品加成率取消，对药师既是挑战更是机遇，尤其是近期国家卫生健康委员会相继出台的政策，更是为药师提供了前所未有的机遇。

我院门诊调剂室启动了"门诊药师服务技能培训"活动，要求每位药师选择一个临床方向，每月收集 5 张所选科室的有代表性的处方，注明药师用药交代的内容，在每月 20 日贴到"临床药学全程全员化"学习园地中进行交流，第 2 个月初门诊调剂室集中点评、公示、共享、提高（图2）。在此基础上，结合每个临床科室疾病特点和临床用药特点，为每个药师选定或自行选定一个题目，如选择消化科的药师要完成的内容为：我院现有质子泵抑制剂（proton pump inhibitor，PPI）口服制剂品种，PPI 为何制成肠溶剂型，国产与进口品种制剂（服用）特点，鼻饲如何使用（品种、鼻肠管或鼻胃管）；选择心内科的药师要完成的题目为：心血管用药中的缓控释制剂品种及其特点、服用方法；选择儿保科的药师要完成的题目为：儿保患儿常见症状/疾病及其用药（门诊药房品种），等等。药师查阅资料后形成一篇小文章，并进行分享。对于处方中的超说明书用药，鼓励药师们去发现、去查阅资料，然后形成文献阅读报告，在门诊调剂室进行分享，这种基于问题的学习方法也进一步激发了大家的学习热情。例如，一位初级药师发现皮肤科经常为血管瘤的患儿开具普萘洛尔时，便主动查阅文献，结合一个住院患者的用药效果完成了一篇《盐酸普萘洛尔治疗血管瘤的文献阅读报告》。

在启动"门诊药师服务技能培训"的同时，为提高全科药师的药学服务技能，我院药学部还举办了系列大型培训。2016 年度的培训主题为"药品说明书学习与患者用药指导及处方医嘱审核实践年"，通过分系统学习疾病的药物治疗学进一步学习药品说明书知识，进而掌握对患者的用药指导的能力，同时提高处方审核能力；2017 年度的培训主题为"安全用药指导培训与实践年"，经过培训，每位员工掌握了门诊药房各种吸入剂、胰岛素笔、五官常用制剂等的使用方法并能够指导患者正确使用；2018 年度的培训主题为"用药安全与制度学习践行年"，通过用药安全文化建设来促进门诊患者的合理用药，同时防范用药差错，保障患者用药安全。

3.3 防范用药错误和医疗风险

鼓励大家上报用药错误，填写用药错误报告表，定期汇总分析，定期学习分享。例如，2014.11 至 2015.6 门（急）诊调剂室发生出门用药错误 5 例，3 例为药品品种错误，1 例为患者身份错误，1 例为过期药品错误。已发给患者的错误药品，其中 2 例未使用，3 例已使用，使用的 3 例均未发生明显伤害。每发生一例用药错误，门诊调剂室都会针对发生错误的因素、发生原因、防范措施进行检讨和学习，举一反三，避免同一错误再次发生。

鼓励大家发现工作流程中的问题和隐患并及时上报，以便于及时采取措施，防范严重后果。如一药师发药时发现某医师在处方中同时开具了皮试用药和正式用药，认为此存在安全隐患问题，立即上报门诊调剂室负责人，马上启动防范措施。首先在门诊调剂室微信工作群中发布此问题，提醒药师加强处方审核，皮试阴性后才能发放正式用药；然后将此问题写成"用药安全警示"（图3），由门诊部发放到各门诊诊室，提示医师避免开具此类处方；上报信息系统，提出完善申请，杜绝皮试用药与正式用药开在同一处方中；从而避

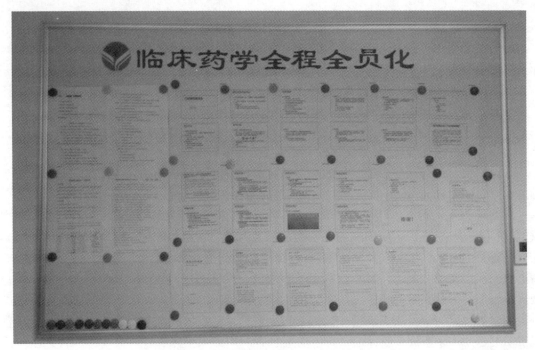

图 2　"临床药学全程全员化"学习园地

用药安全警示之二

药师在进行处方审核时，发现有的医师在同一张处方中开具了"皮试用"头孢曲松和"续用"头孢曲松，此种开具方式存在很大的用药安全隐患。

温馨提示：为保障医疗安全，医师在开具需皮试的药品时，请务必确保患者已皮试阴性，请勿将皮试用药品与正式用药开到同一张处方上，或同时开具皮试用药处方及正式用药处方，以避免可能出现的用药前未做皮试而带来的严重后果。

图 3　我院门诊"用药安全警示"举例

免了严重后果的发生。

　　鼓励大家上报其他异常现象。如 2015 年 2 月门诊调剂室负责人发现近期复方可待因口服溶液（商品名：新泰洛其）销量异常增加，查阅医院信息系统（HIS）发现近期有几位患者经常取此药，高度怀疑有滥用药物的可能性，遂上报科室，启动紧急措施：一方面印发"温馨提示"发放至相关诊室，提醒医师开具此药时严格掌握适应证，同时严格控制 7 日用量，而且提醒药师要严格审核处方，另一方面暂将此药列为统计药品，加强管理，并上报门诊部协助管理。2015 年 5 月 1 日，国家将其作为第二类精神药品管理后，我说及时增加该品种作为精二药品管理。

4 结语

门诊药师药学服务能力包括处方审核、用药交代、处方点评等，此外，自学能力、与患者的沟通能力等也会影响其药学服务能力。作为一个管理者，笔者认为在工作场所营造一种学习氛围尤其重要，故结合在清华大学医院药事创新管理高级研修班学习到的理论在我院门诊调剂室搭建了一个学习交流的平台，营造出一个展示药师才能、分享经验与知识、交流心得与收获的开放空间。经过几个月的实践，达到了初步效果。在科室每年的药师职业技能大赛中，门诊调剂室药师们的药学服务能力表现突出，下一步将继续通过开展丰富多彩的活动，进一步调动药师学习的热情和积极性，同时将知识点串起来、用起来，最终融入日常的药学服务工作中。此外，也要借鉴其他先进的教学管理模式如基于问题的学习（problem-based Learning，PBL）方法[1]来提高药学服务能力，切实体现"以患者为中心"的服务理念。

除了具备专业理论与知识外，药学服务能力还包括语言表达能力、人际沟通能力、团结协作能力等，此外，敬业精神、责任心、诚实守信、遵纪守法意识、职业道德、服务意识等职业素养也是至关重要的[2]，作为管理者，还要从以上方面对门诊调剂室药师加强培训与管理。不断提高药学服务能力是药师不懈的追求，为药师搭建学习–交流–分享–提高的平台是药房管理者应尽的责任。

参考文献

[1] 朱锦瑾. PBL 方法如何提高药学服务能力. 海峡药学,2013,25(4):297-298
[2] 吴美珠,周本宏. 药房工作任务和药学专业人才的知识、能力与态度要求调研. 中国药房,2011,22(36): 3371-3373

门诊药房服务管理的探索与实践

（闻　莉　首都医科大学附属北京同仁医院）

摘　要　目的：探索提高门诊药房服务水平的管理模式。方法：在门诊药房开展以营造优质服务班组文化为基础，通过改进工作流程、完善监督、奖励机制等措施实施门诊药房服务管理。结果：强化了门诊药房工作人员窗口服务意识，调动职工工作积极性，降低了窗口纠纷及服务类有单投诉。结论：全员参与，结合服务文化建设的门诊药房服务管理有利于提高患者满意度。

关键词　门诊药房；服务管理；质量持续改进

门诊药房作为患者门诊就医的末端环节，属高投诉风险环节，因此其在改善患者就医体验方面起着重要作用。首都医科大学附属北京同仁医院（以下简称北京同仁医院）属于北京市医院管理局管理，患者满意度是北京市医院管理局对医院绩效考核指标之一。2015年北京市医院管理局在北京同仁医院门诊药房的发药窗口安装了医疗服务患者满意度评价仪，用于采集患者对医院医疗服务的满意度，这使得进一步提高门诊药房的服务水平显得尤为重要且迫切。因此北京同仁医院为改进门诊药房服务质量，在南区门诊药房进行了积极探索，以期为患者提供更优质的服务。

1　医院概况及管理方法

1.1　医院概况

北京同仁医院是一所三级甲等综合医院，目前分为东、西、南三区，医院实行三区统一管理，其中医院南区日均门急诊量约2600人次。南区门诊药房承担南区门诊、急诊患者药品的发放工作，日均处方量约2000张；高峰时间开放窗口6个，包括急诊发药窗口1个，门诊取药报到窗口1个，门诊发药窗口3个，中药饮片发药窗口1个；除门诊发药窗口实行双人配发模式外，其他窗口实行单人工作模式；现有工作人员19人，其中设立班组长1人。

1.2　管理方法

1.2.1　营造优质服务班组文化

首先在班组内进行服务知识培训，包括医院在患者满意度中绩效考核的要求、同理心基本知识的学习、服务礼仪培训等，大家共同讨论和体会患者到达药房时的情绪与想法，理解患者的立场和感受；其次开展多项服务类活动，如分组进行命题窗口服务模拟场景比赛，投诉案例回顾与讨论会，窗口服务技巧的总结与分享会，窗口服务常见问题的总结与处理等；最后设立微笑窗口，评选服务之星，塑造最佳服务样板，营造竞争优势，对窗口服务工作做到持续改进。

1.2.2　更新窗口服务规范与标准

优质服务是全员的工作，需要每位职工的重视与参与。通过上述全员参与的多项服务类活动，班组长根据活动中大家提出的建议总结出窗口服务规范、电话接听、药品发放等窗口服务标准；归纳出以倾听为主、换位思考，满足患者合理需求，坚持正向思维为主的纠纷处理原则。新总结的服务规范与标准及纠纷处理原则利用头脑风暴经过全员讨论最后定稿，定稿后进行了全员培训。

1.2.3 改进流程

根据"医院药学技术人员核心能力调查与分析"（详见第 1 章）调研数据可知，医护人员对药师进行处方审核认可度高，有 95.60% 的医护人员认为药师对处方适宜性审核对临床有帮助；然而患者对于须返回医师处修改处方无论是否采用书面联络等形式均有近 40% 的患者不认可。根据北京同仁医院 2015 年 1—7 月处方干预统计，用法用量不适宜占干预处方数量的 30%。因此，一是总结常见处方干预具体内容，充分利用医院信息系统（HIS），在 HIS 系统中进行相关信息维护，采用统计、提示、管控分级管理，减少不合理处方数量，降低患者返回医师处修改处方人次。二是针对须返回医师处修改处方但不配合的患者建立特别处方修改流程，以提高患者满意度。

关注患者投诉，为方便患者随时反馈服务中的不足，设立班组投诉记录单，由班组长统一回复，根据投诉性质和回复结果，反馈门诊部或上报科室，并每季度进行总结分析，以警示职工在以后的工作中避免发生类似事件。

1.2.4 构建内部督察机制

建立班组服务工作督查机制，督查方案和督查内容分别在班组内进行可行性、效益性、经济性评估后才确定落实。结合以往引发服务类投诉突出的方面，把窗口服务规范和服务标准具体化，将希望最先改进的服务细节形成若干督查点作为督查内容，实行二级督察管理。一级督查全员参与，轮流完成；二级督查由班组长完成。制订窗口服务月度督查表，督查结果将成为服务之星评选的依据之一[1]。

1.2.5 完善奖励机制

改变以往主要以工作量作为薪酬奖励的分配方法，并且为减少职工对考核的抵触情绪，服务工作督察结果不直接与薪酬奖励挂钩，而是将服务工作督察完成情况纳入薪酬奖励维度。

设立服务之星奖励方案，该方案除薪酬奖励外，将优先参加院内、院外业务培训，班组内安排学习时间，优先支持职工自身业务发展意愿，作为年底评优依据之一等纳入奖励范围，具体奖励方案由全员参与讨论通过。

班组长每月公示服务工作督察结果，根据服务工作督察结果，结合工作量完成情况、差错情况，每季度评选服务之星，获得服务之星的职工在下季度享受服务之星奖励待遇。

2 管理成效

2.1 以患者为中心，提供优质服务

服务管理工作开展以来，通过对班组长、青年职工、投诉高危职工的访谈显示，优质服务的班组文化建设强化了大家带给患者良好取药体验与保证药品发放正确性同等重要的认识[2]。服务技巧的经验交流、对投诉事件的总结与分析不仅进一步加强窗口服务重要性

的认识，还提高了大家在窗口服务中的应对能力。

在窗口工作中，职工与患者交流时，态度不再冷淡，语气明显和蔼。根据班组长工作记录统计，与患者发生严重语言冲突的事件从原来的平均每月 0.58 起减少到 2015 年 1—6 月平均每月 0.17 起；服务类有单投诉从 2014 年 1—7 月的 4 件下降到 2015 年 1—7 月零服务类有单投诉。

2.2　保证窗口服务工作规范、可持续，顺利实现服务管理目标

全员参与的内部督察制度的建立，督察内容的具体化，不仅使服务行为的评价更科学、更客观，避免了主观偏差；而且使职工关注自身的日常行为习惯，使窗口服务更规范[3]；也保证了服务规范和服务标准切实地贯彻到日常窗口服务工作中。

2.3　调动职工主观能动性，促进职工全面发展

从服务制度、标准的建立到服务督察内容、奖励方案的制订、督察及评价均是班组全员参与，充分发挥了职工的主观能动性[4]。结合职工自身发展的激励机制符合人性化管理理念，增加了班组的凝聚力，满足了职工对提高自身专业素质的需求。班组内业务培训及考核的按时完成情况达到100%。

3　讨论

（1）真正做到"以患者为中心"的优质服务，使每位职工能够随时随地自觉践行服务规范与标准，让用爱心、同情心、耐心、责任心服务患者成为一种习惯，绝不是一朝一夕的事情，应持续坚持优质服务文化的建设，不断完善人性化管理体系。

（2）服务督察内容及督察方案应随着职工对服务规范及标准的贯彻情况，服务工作中的新问题、新要求，工作流程的改变等进行变化更新，以使窗口服务工作得到不断的持续改进。可以通过服务督察结果的变化，纠纷和投诉事件的发生频次和原因分析，患者满意度等进行服务工作效果确认。

（3）服务管理中应特别重视对班组长职业素养文化的培养。班组长是日常质量管理的参与者，也是执行者，因此具有良好职业操守、超强执行力，能够熟练运用科学管理方法的班组长能够使服务管理工作不断深化。

（4）根据《医院药学技术人员核心能力调查与分析》中数据可知，有36.52%的患者希望有专门的窗口进行用药交代和用药咨询，因此设立专门的用药咨询处，为患者提供更好的专业服务，能够提高患者的满意度。

（5）在奖励机制中，本着无惩罚的人性化管理原则没有设立直接的薪酬处罚条款，而是建立诫勉谈话制。依据投诉数量和性质，不良服务的后果等分为班组长参与、科主任参与的诫勉谈话，不仅收到了较好的管理效果，也成为与职工沟通的平台。

综上所述，门诊药房服务管理需要不断探索改进，仅凭简单、苛刻、冰冷的考核条款管理不出有爱心的团队，冷漠的职工也提供不出用心的服务。关注职工个人成长，创造职业幸福的人文氛围，有利于激发职工的服务热情，真正以患者为中心，为患者提供优质服务。

参考文献

[1] 刘蕊,刘军,杜凤霞,等.医院药房在开展绩效管理过程中的常见误区及应对策略.中国药房,2015,26(1):83-86.

[2] 张红妹.医院绩效管理人性化存在问题与应对方案.中国高等医学教育,2015,(2):58,101.

[3] 张红梅,薛平,梁惠萍,等.新加坡医院优质服务管理学习体会.中国护理管理,2015,15(5):620-622.

[4] 宋歆炜.医学科研机构青年科研人员职业生涯发展的激励措施.中国医学导报,2015,12(8):173-176.

基于中药饮片处方用名不规范致用药错误的解决思路

（孙洪胜　山东中医药大学附属医院）

摘　要　中药饮片处方用名是中医临床开具中药饮片处方的标准和依据。目前因中药饮片用药地域、渊源、习惯、规格及开具医师处方行为等因素导致医疗机构中药饮片用名混乱，相应的中药饮片处方应付差异很大，严重影响中医临床疗效。本文通过列举不同形式的中药饮片处方用名混乱情况与用药错误，多方位、多角度分析用名混乱产生的根源，并对中药饮片处方用名提出建设性的解决思路。笔者呼吁尽快制定和规范全国中药饮片处方用名，并通过相应措施尽快指导中医药教学、生产和临床应用，对确保中医临床用药的安全有效、促进中医药标准化等均有重要意义。

关键词　中药饮片；处方用名；解决思路

中药是中医防治疾病的主要武器，为中华文明的繁衍和发展做出了杰出的贡献，是中国医学和中国文化的璀璨明珠。中药饮片作为独具中医药特色的传统应用形式，其名称统一规范与否直接关系到临床用药安全和疗效。虽然现行《中国药典》、国家中医药管理局颁布标准或各省中药饮片炮制规范等对中药材和中药饮片进行了一定的规范，但中药饮片由于其特殊性，因地域差异、基源不同、炮制规格、沿用习惯和开具医师处方行为等原因，相当多的中药饮片品种尚没有统一，临床使用依然存在中药处方用名混乱、实际处方应付与中医处方药物名称存在差异等情形，各地传统用药与规范标准出现的矛盾如何应对，不得不引起中医药工作者的深思。

中药饮片用名是指导中药饮片生产和医师开具中药饮片处方的标准。中医医师在学习和实践过程中主要以中药学教材和本草书籍为主，而现行《中国药典》与中药学教材等工具书的中药名称没有很好地衔接，各地用药习惯差异较大，存在中药饮片正名、别名、炮制名、并开名，甚至简化名混用的现象，导致中药饮片调剂时需要根据各医疗机构用药习惯制定相应的中药饮片处方应付标准。但是，不同医疗机构处方应付标准存在较大差异，极大地影响了中药临床效果，阻碍了中医药的学术交流，不利于中医药事业的发展。因此，梳理并规范全国中药饮片名称，尽快规范中药饮片处方用名，建立中药饮片处方用名与相应中药饮片一一对应关系的国家规范或标准，是解决问题的关键。

党的十八大和十八届三中全会以来，国家越来越重视中医药事业的发展，"完善中医药事业发展政策和机制"已列入国家全面深化改革的顶层战略，直指现行中医药发展的要害和关键。"一带一路"、中医药立法等均涉及中药的发展，中药事业面临新的春天。作为中药工作者，就更需要对现行面临的问题进行自我剖析、找出原因、拿出思路。

1　中药饮片处方用名不规范与用药错误

1.1　中药同名异物

基源不同的药材作同一功效中药使用，出现同名异物的现象，如透骨草的来源有杜鹃花科地檀香的根或叶、凤仙花科凤仙的全草、唇形科的活血丹全草。一种药材有多种基源，如全国有四科十二种的植物叫刘寄奴[1]，又如最复杂的品种之一贯众，各地药用的主流品种有北方 3 种、华东 8 种、西北 5 种、西南 6 种、中南 9 种，共计 31 种[2]。据统计，在常用中药中，具多来源者约占五分之二，同名异物现象十分普遍[3]。

1.2　中药同物异名

同一种中药有多种不同的名字，多为别名。如槟榔有大白、尖槟、大腹子等别名；同一种中药在不同地区的名称也有不同。如拳参，北方称草河车，浙江称红重楼，安徽称红苍术，山东称虾参，贵州又称地蚕子；再如巴豆，湖南称猛子仁，广西和四川称江子[4]。

1.3　中药有多个炮制规格、生熟不分

中药多经过炮制之后才能用药，同一中药饮片，有两种或两种以上的炮制品很常见，因选用的炮制方法、辅料不同，其炮制品的药性、功效主治也会随之改变。按炮制方法的不同，如白术，有生白术、焦白术、土炒白术、麸炒白术；按药用部位的不同，如唇形科紫苏，分别有紫苏子、紫苏梗、紫苏叶入药；按市售规格（或等级）的不同，如海马，分大海马、海马、海咀三种；按药材产地的不同，如党参，产于东北辽宁、吉林、黑龙江等地称东党，产于山西称潞党，产于甘肃文县称文党，产于湖北板桥称板党；中药产地十分复杂，以"道地药材"为其中精品，如川贝母、宁夏枸杞等即为道地药材[5]。

传统方剂最早可追溯至我国现存的战国时期的医方著作《五十二病方》，至清中期的 2000 多年间，方剂中的中药饮片处方用名变化较大。而现今的多数方剂中，中药饮片没有标注炮制方法，医师开具中药处方时也未标注炮制规格，致使中药饮片处方用名生熟不分：如处方上写黄芪，应付生黄芪还是蜜黄芪？处方上写白术，应付生白术、麸炒白术还是土炒白术？

1.4　中药别名繁杂

中药饮片除了有正名之外还有很多别名一直沿用至今，有的同一种中药有多种别名。如大黄有将军、川军、火参、肤如、蜀大黄和锦纹等 6 个别名；金银花有金花、银花、双花、二宝花、忍冬花等别名[6]。

1.5　中药药名并开

中医医师在开具处方时，常将疗效基本相似，或起协同作用的两种或两种以上药物合成一个药名书写。如乳香和没药连开成乳没，知母和黄柏连写成知柏，焦神曲、焦麦芽和焦山楂连写成焦三仙等。

1.6　同一处方，应付不同

如小柴胡汤由柴胡、黄芩、人参、甘草、半夏、生姜、大枣组成，而柴胡有柴胡、醋柴胡，黄芩有黄芩和酒黄芩，甘草有甘草和炙甘草，半夏有半夏、姜半夏、清半夏、法半夏等几个规格，究竟如何给付各地存在差异，尚无法统一，势必影响临床使用[7]。

1.7　同一传统方剂，处方用名不同

如黄芪一药，最早《金匮要略》收载了 2 个方剂，明代《脾胃论》收载了 5 个方剂，数量最多。

炙黄芪：明代出现，举元汤（《景岳全书》）、玉屏风散最早（究原方）宋代张松，一般引用清代的《医方类聚》。

生黄芪：补阳还五汤（《医林改错．清》）和固冲汤、升陷汤、牡蛎散（《太平惠民和剂局方．宋》）。

1.8　自己命名或用生僻药名

许多老中医开具处方时根据自己多年形成的用药和书写习惯，将一些饮片名称随意简化或以别字代替，也叫"药无正字"，是指在使用过程中不写中药正名，有的用同音字来代替，如薄荷写成"卜荷"，钩藤写成"双勾"，牛膝写成"牛夕"，连翘写成"连召"，半夏写成"半下"、牛膝写成"牛夕"；有的将繁字拆写，使用偏旁部首或把正名全称中的一个字或两个字分拆开来代替药名，如将全蝎写成"全虫"、麝香写成"寸香"等。

2　中药饮片处方用名不规范的原因

2.1　历史源远流长，用名产生变化

关于中药饮片的发展历史阶段，学者公认可分为汉唐时期的"㕮咀"药物、宋代的粉末"煮散"和其后切制"饮片"三个历史分期。其中关于"饮片"出现的年代，大多以《武林旧事》所载"生药饮片"为依据，系之于南宋时期，甚至上推至北宋时期。

2.2　中药饮片传统炮制与标准有差异

我国中药饮片的传统炮制方法具有悠久的历史。对中药炮制的文字记载始于战国时代。在中药炮制的过程中，往往需要加入一些辅料，如酒、醋、盐、蜂蜜等，目的在于减毒增效。而各级炮制规范对此并无统一规定，故同中药材的炮制，不同地方可能选用不同的辅料。

2.3　中国药典部分中药饮片用名不规范

《中国药典》是我国国家药品质量标准的法典，理应是中药处方用名的准绳。但有些中药饮片用名不规范。如"党参片""黄芩片""黄连片"，"净山楂"。"生地黄""生蒲黄""生石膏"，"干石斛""干益母草"，"炙甘草""炙黄芪"等。这些不规范的中药饮片用名有待于《中国药典》再版时加以纠正[8]。

2.4　方剂学中方剂用名不规范

高等院校方剂学教材中对于传统方剂中药饮片用名的不规范情况也很普遍，不能和《中国药典》相统一。《方剂学新世纪（第 2 版）》（邓中甲主编）中地黄出现了小生地、大地黄、细生地、干地黄、生地黄、熟干地黄、大怀熟地、真怀生地等别名。

2.5 现代中医药教育模式存在问题

现在的中医药教育没能更好地和中医药的特点结合，学校教育已成为现在中医药教育的主要教育形式，但是却没有建立符合中医认知规律的教学体系，没有再评价的机制，缺乏学习中医最基本的反复记诵、反复强化、巩固提高的认知过程。在目前中医药教育的体系下，适时适当地引入传统的教学理念并加强实践环节是必需的。总之，学校教育严重和临床实践实践脱节，中医学教育和中药学教育严重脱节。

3 中药饮片处方用名规范思路

3.1 进一步规范《中国药典》用名

规范化的中药材名称，只能有一个正名，总原则是"一物一名"，即一个生物种的某个特指药用部位，只能容许有一个药材名称。2015 年版《中国药典》仅收载中药六百余种，不能体现和满足实际应用的需要，因此要丰富收载品种；加强中药饮片命名的准确性，《中国药典》的饮片命名不仅注重与质量标准的联系，而且注重用名的历史沿革[9]。

3.2 制定全国中药饮片处方规范用名

目前，国家标准与地方标准有冲突，甚至相互矛盾，且与《中国药典》不同步，难以满足中医药规范化、标准化、现代化的需要。因此，国家和地方标准应与《中国药典》同步，本着"一物一名"的原则，对中药的来源、采收、加工炮制、品名、规格、包装、标签、储藏等统一要求。在修订和完善标准时必须明确，国家标准收载的品种以《中国药典》收载的为主；地方标准收载的品种以地方品种为主，收载品种及药品名称不得与国家标准重叠。同一中药饮片若出现两个或两个以上地方标准时，按辖区管辖范围执行，以建立全国统一而有中医药特色的中药饮片炮制标准[10]。

3.3 规范方剂学中方剂处方用名

加强方剂学教科书处方用名标准化，按照中医临床用药本意结合现行版《中国药典》规范科学合理的名称和炮制规格。作者编写了全国高等学校中药临床药学专业创新教材《中药临床方剂学》一书，书中尝试性地规范了传统方剂中中药饮片用名，明确了具体炮制规格，为国家推广实施中药饮片处方用名，彻底解决中药饮片处方应付问题提供了参考，同时也对规范临床用药，保证临床疗效具有一定意义。

3.4 行政介入强制执行中药饮片通用名

通过国家卫生健康委员会、国家中医药管理局、国家食品药品监督管理局和药典委员会等多个专业部门合作，制定"中药饮片通用名"，采用行政手段强制要求中医师使用"中药饮片通用名"，中药师严格按照"中药饮片通用名"开具中药饮片处方，只有这样才能确保中药饮片临床使用的安全性和有效性。

3.5　加强医师继续教育更新知识

中医师除了要掌握自己的专业知识外，还要加强中药学知识的学习，熟悉常用中药的炮制规范，地方习惯和处方应付，提高中药业务水平，医药结合、相得益彰。同时要研究传统中药方剂中每一味中药饮片的炮制规格，保证中医临床用药的准确性，保障临床疗效。

3.6　培养中药临床药师审方和点评干预

中药饮片调剂审方改进策略主要包括建立健全相关制度，提高审方药师业务水平及职业素质，规范审方内容；增强审方药师审方观念，定期进行专业知识教育及审方技能培训；合理安排审方药师，对于容易出现调剂差错环节，安排具有较强能力药师进行审方；建立考核及奖惩制度；完善监督机制，在审方环节进行记录登记，发现问题后及时上报，同时加强与医师交流与协作。

总之，中药饮片处方用名是中医临床开具中药饮片处方的标准和依据。合理、规范、统一的中药饮片处方名称是确保中药饮片疗效和用药安全的前提，亦为促进中医药的学术交流和中医药标准化建设奠定基础。建立统一的中药饮片处方用名，统一处方应配，保证中药饮片用名的规范性以及处方应配的正确性，才能实现临床用药的真正意图，使中药更好地发挥治疗作用，适应日益增长的"医改"需要和医疗需求。

参考文献

[1] 吕侠卿. 中药鉴别大全. 湖南：科学技术出版社,2002:344.

[2] 阎玉凝. 中药鉴定学. 北京：中国医药科技出版社,2000:3.

[3] 郑宏钧,詹亚华. 现代中药材鉴别手册. 北京：中国医药科技出版社,2001:13.

[4] 夏杰,尹蔚萍. 中药饮片处方应付存在的问题探讨. 中医药管理杂志,2011,19(10):969-971.

[5] 柴海霞. 中药处方应付存在的问题及其应对措施. 中医药管理杂志,2012,20(2):170-171.

[6] 张雷,从中药饮片名称的不规范现象看医院中药处方应付问题. 中医药导报,2012,18(7):123-124.

[7] 李广宁. 中药饮片炮制规范处方应付项与实际调配差异的比较. 中国执业药师,2011,8(2):11-13.

[8] 国家药典委员会. 中华人民共和国药典(2015年版). 北京：中国医药科技出版社,2015.

[9] 李对川,赵鸣舒,赵希贤. 中药饮片名称乱象丛生亟待规范. 首都医药,2008,(12):6-7.

[10] 孔增科. 规范中药饮片名称的合理性与必要性. 河北中医,2008,30(5):529,555.

门诊中成药联用处方的风险管理探析

（张华峰　空军特色医学中心）

摘　要　目的：提高门诊中成药治疗的安全性和有效性，降低药物治疗成本及中成药联用的风险，实现效益风险优化。方法：根据风险管理的基本原理，识别和评估门诊中成药联用处方中的风险因素，提出有效的风险控制措施。结果：引入风险管理模式可促进中成药联用管理的规范化与标准化，加强医务人员中医药理论培训，严格执行中药处方审核工作程序，加大中成药不良反应监测工作力度，可以控制中成药联用的风险。结论：采用中西医结合的方法开展中成药的风险管理，将是提高中成药安全性和有效性的必由之路。

关键词　中药；中成药；不良反应；处方审核；中西医结合；风险管理

中成药因其疗效明确、不良反应少、使用携带方便等优点被广泛应用于临床。对于病情简单的患者，仅用一种中成药即可，但对于病情严重的和数病相兼的患者，需要两种或两种以上的中成药联合使用。中成药组方复杂，联合使用存在一些容易被忽视的配伍禁忌和不良反应，会影响中成药治疗的安全性和有效性，增加药物治疗成本。为确保医疗的质量和患者的安全，需要一套与之相应的科学管理方法。风险管理是研究风险发生规律和风险控制技术的一门管理科学[1]，作为一种现代管理模式，已被美国、欧盟国家、中国香港和中国台湾等国家和地区用于药品风险管理[2]。为了降低中药联用风险，促进处方审核的规范化与标准化，我们把风险管理这种模式引用于门诊中成药联用的管理，并提出了相应的风险控制措施。

医疗机构药品风险管理程序一般包括风险因素识别、风险因素评估、风险因素干预、风险信息交流、风险管理评价五部分[1]。

1　风险因素识别

风险因素识别是对已知的风险与潜在风险加以判断、归类和鉴定的过程，是风险管理的第一步。

1.1　医院药品风险管理小组

为了加强药品风险管理工作，医院成立了药品风险管理小组。药品风险管理小组由门诊药师、临床药师、西医师、中医师和医务部负责人组成。风险管理小组的每一位成员能熟练掌握药品风险因素识别和评价的方法及程序。

1.2　中药联用风险因素调查

风险管理小组抽查了医院 2008—2012 年期间的 93 289 张门诊处方，对中成药联用的情况进行回顾性调查和系统分析，判断、归类和鉴定中药联用中存在的风险因素，并对中药联用产生的安全问题和有效性问题进行风险描述，归纳了"中成药联用风险因素分类表"

（表1）。

表 1 中成药联用风险因素分类表

风险类别	联用后的风险因素描述		
	代码	问题定义	问题详述
1. 配伍禁忌或者不良相互作用	1-1	理化配伍禁忌	发生物理或化学变化，导致药品成分变化、疗效降低或毒副作用增加；违背《中成药临床应用指导原则》，两种中药注射剂混合输注
	1-2	"十九畏"和（或）"十八反"	出现"十九畏"和（或）"十八反"（现已证明可以联用的除外）
	1-3	不良相互作用	借助于机体因素，包括药物的吸收、分布、代谢和排泄相关的酶、转运蛋白，以及受体等因素，导致药效减弱或毒副作用增强
2. 重复给药	2-1	"大毒"[3]药材成分重复	至少有一种"大毒"药材成分重复（包括内服制剂和外用制剂）
	2-2	"有毒"[3]或"小毒"[3]或药性峻烈药材成分重复	至少有一种"有毒""小毒"或"药性峻烈"药材成分重复，且总量超过《中国药典》剂量；有一种成分重复且总剂量不超标，但该处方用于特殊人群，或处方量≥1 个月用量；重复药物的品种超过（含）两种（无论总剂量是否超标）
	2-3	功能相同或相似	有两种及以上药材成分重复，或君药和臣药中有一种药材成分重复
3. 联合用药不适宜	3-1	药物治疗作用发生改变	有一种及以上剂量与功效关系明确的药材成分重复，且总量变化已引起功效改变
	3-2	功效相反	未遵循主治功效互补及增效减毒原则，无正当理由联合使用功能相反的药物
	3-3	加重药物不良反应	可出现毒副作用增强、严重不良反应发生等不良后果
	3-4	无联用药指征	违背《中成药临床应用指导原则》，无联合用药指征，而采用联合用药

2 风险因素评估

风险因素评估是分析风险因素的性质、特点、频度和严重程度，确认在一定的社会经济背景下人们可接受的风险水平的过程。

2.1 风险评估的依据

风险因素评估的主要依据包括：中国现行的法律法规，国家制定的药物使用管理规范《中国药典》，中药说明书，权威专业机构组织制定的用药指南和诊治标准，高等医药院校教科书以及药物治疗学、药理学、药物经济学的理论依据，循证医学的证据，达成专家共识的合理用药评价指标等。

2.2 风险评估方法

药品风险因素评估需关注两方面的内容：风险因素对患者造成危害的可能性大小和危害程度。

2.2.1 可能性大小评估

可能性大小分为五级：A，几乎肯定发生；B，很可能发生；C，可能发生；D，偶尔发生；E，不太可能发生。评估的具体方法见"中成药联用风险发生的可能性大小评价表"（表2）。

表2　中成药联用风险发生的可能性大小评价表

发生可能性	违背法律、法规、标准	临床研究已证明能发生	试验室研究证明能发生	文献已有个案报道发生过	临床或文献报道未发生过
几乎肯定	+	+	+	+	
很可能	−	−	+	+	
可能	−	−	+	+	
偶尔	−	−	−	+	
不太可能	−	−	−	−	+

2.2.2 危害程度评估

风险危害程度分为五级：①重度：指造成的不良反应对重要器官或系统功能有严重损害，导致残疾或缩短或危及生命；②中度：指造成的不良反应症状明显，重要器官或系统功能有中度损害；③轻度：指能造成轻微的不良反应或疾病，症状不发展，一般无需治疗；④较小：指造成患者经济损失，降低疗效，不会造成不良反应；⑤极小：指造成患者经济损失，不会降低疗效和不会造成不良反应。

2.2.3 风险等级评估

药品风险管理小组对中药联用的各类风险因素，从其发生的可能性大小和危害程度两方面综合考虑，并对照"中成药联用风险评价矩阵表"（表3）评价药品风险评价等级。

表3　中成药联用风险评价矩阵表

风险评价		后果严重性				
		极小	较小	轻度	中度	重度
发生可能性	几乎肯定	中	高	高	极高	极高
	很可能	中	高	高	极高	极高
	可能	低	中	高	极高	极高
	偶尔	低	低	中	高	极高
	不太可能	低	低	中	中	高

3　风险因素干预

风险因素干预是对产生的风险因素进行有效控制的过程。药品风险管理小组根据各类风险因素产生的原因和风险评估的等级，以及各类风险的可预测性、可控性和可接受性等，制定相应的控制措施，并上报医院药事管理与药物治疗学委员会审核批准。

3.1　加强医务人员中医药理论培训

中药与化学药不同，中药配伍可能是有效成分、有害成分增多或降低，或是某些成分发生转化而改变，甚至产生新的化学成分的过程[4]。如果使用不当，不仅影响药物的治疗效果，而且极易发生不良反应。在门诊中成药处方中，有超过70%的中成药是由西医师开具的[5]。西医师对中医药理论、辨证论治及药物的配伍使用等缺乏系统了解，而只是根据一些通俗易懂的药名望文生义的来选取药物[6]；对中成药的组方及中药材所含的化学成分了解较少，对中成药的功能与主治、不良反应及中药联用的指征等缺乏足够的重视。为了预防和降低中成药联用的风险，药品风险管理小组组织开展中医药理论和治疗方法、中成药临床应用指南等专业培训，加强医务人员对中成药的认识，掌握中成药的药物组成、功能与主治，并了解其配伍禁忌等，提高中成药应用的水平。

3.2　严格执行中药处方审核工作程序

处方审核是调剂工作的首要环节，是提高处方质量，保证患者用药安全有效的关键[7]。中药处方审核工作不仅需要遵循"十八反""十九畏"等配伍禁忌的中医传统理论知识，还应重视中药的现代药理研究结果，以及中药成分的理化性质与传统煎药相悖的新问题。为了控制中药联用的风险，药品风险管理小组根据风险因素评估的等级，制定了不同的处方审核和干预策略，并要求医务人员严格执行。①对"极度风险"处方，药师应拒绝调配；②对"高度风险"处方，要求医师再次签字确认，药师对患者进行用药交代，并对患者进行用药监护；③对"中度风险"处方，要求药师进行用药交代，并对患者进行用药监护；④对"低度风险"处方，保留风险，要求药师进行事后干预。

3.3　加大中成药不良反应监测工作力度

药品不良反应监测工作是药品风险管理的基础，也是药物警戒信号提取的最直接、最有效的方法[8]。中成药的临床应用越来越广泛，但"是药三分毒"，近年来有关中药不良反应报告的数量和涉及的品种数量有增多的趋势[9]。为了确保患者用药安全，医院加大了中药饮片和中成药不良反应/不良事件监测工作力度，鼓励医师、药师、护士和患者主动报告中药不良反应，要求药品风险管理小组及时收集、评估和反馈从专业学术期刊、国内外权威网站、药品不良反应/不良事件报告中提取的警戒信号，并采取适当措施降低用药风险。

4　风险信息交流

风险信息交流是风险相关各方信息交换和共享的交互过程，是风险管理的一个必不可少的环节。要做好药品风险管理工作，就要不断加强医院内药品风险信息的互通、传递、交流等，让医务人员知晓医院药品风险管理的方针、政策和所处的现状，并且逐步建立起一套成熟完善的信息沟通体系。药品风险管理小组是医院药品风险管理的核心，处方开具和处方审核是风险管理的关键控制点。因此，紧急的、危害性大的药品风险信息应首先传递给医师、药师和护士，从源头和环节上把风险堵住。如果因为医师处方错误且药师未审核出来等，导致风险已发生，应及时把信息传递给患者。

5 风险管理评价

风险管理评价是对风险管理活动有效性的评价过程，从实施效果来检查和评判风险管理中前 4 个环节是否符合风险管理目标，是风险管理顺利开展并趋向预定目标的重要保证。

5.1 风险管理效果评价

药师对存疑处方的干预成功率、医院处方点评结果和临床药品不良反应监测结果，是评价门诊处方中药联用风险管理效果的最直接的指标。我院自 2013 年开展药品风险管理以来，门诊处方干预成功率达到 90% 以上，门诊处方不合格率从风险管理之前的 2.50% 下降到 0.55%，门诊人均处方用药种类也从 3.6 种下降至 2.9 种，同期临床没有发生因中成药联用引起的严重不良反应/不良事件。

5.2 风险管理更新

药品风险管理是一个反复评价、不断完善的过程。一般情况下，每 12～18 个月须进行一次药品风险因素的再识别和再评价。在国家法律、法规和标准有重大变化、相关人员有强烈投诉、发生重大药害事件等特殊情况下，药品风险管理小组应及时进行药品风险的更新评价。

6 结论

我国中药临床应用的风险管理尚处于初级阶段，病例报告和文献综述多，科学评述和深入研究少。中药门诊处方审核作为控制药品风险的一个关键环节，由于无科学化、系统化的审核标准可供参考，目前真正开展的很少，水平也很低[10]。为了降低中药联用风险，促进处方审核的规范化与标准化，我们把风险管理这种模式引用于门诊中成药联用的管理，并提出了门诊中成药联用风险的控制措施。我们在风险管理实践活动中深刻体会到，中成药是基于传统中医药理论，结合现代药物研究方法而研制生产的一种药品，采用中西医结合的方法开展中成药的风险管理，将是提高中成药安全性和有效性的必由之路。

参考文献

[1] 龚时薇,张亮,黄杰敏,等.药品安全与风险管理.中国药房,2007,18(22):1687-1690.

[2] 吴方建.医疗机构药品风险管理(上).中国药师,2010,13(3):348-349.

[3] 李红念,梅全喜.对《中国药典》2010 年版毒性中药品种的探讨.时珍国医国药,2012,23(2):435-439.

[4] 高扬,庄伟,姜德春.58 037 张门诊中成药处方用药调查研究.中国医院用药评价与分析,2011,11(3):

283-285.

[5] 张建利. 西医开中成药应先学中医. 中国中医药报,2011-7-7(3).

[6] 贺鹏. 卫生部北京医院门诊中成药处方分析. 中国中药杂志,2008,33(9):1102.

[7] 梁伟,齐维,石熙. 对医院中药处方审核的思考. 中国医药指南,2012,10(19):327-328.

[8] 闫素英,王育琴,张丽,等. 基于药物警戒信号提取的医院药事风险管理实践浅析. 药物流行病学杂志,2010,19(8):437-438.

[9] 覃正碧,李元启,仲晓宁,等. 中成药的不良反应分析及风险管理探讨. 中医中药,2008,22(5):72-75.

[10] 梅全喜,曾聪彦,吴惠妃. 中药处方点评实施要点探讨. 中国医院药学杂志,2013,33(15):1272-1275.

我院"药品说明书之外的用法"现状调查和探讨

（张　波　中国医学科学院北京协和医院）

摘　要　目的：调查我院"药品说明书之外的用法"的现状，探讨相关风险和对策。方法：收集近年来我院各临床科室"药品说明书之外的用法"，从科室分布、药物种类、"药品说明书之外的用法"分类、依据和证据等级等方面进行分析。结果：本研究共入选 548 项"药品说明书之外的用法"。全院 42.9% 的临床科室存在"药品说明书之外的用法"现象，排名前三位的科室分别是呼吸科（136 项，24.8%）、儿科（111 项，20.3%）和肿瘤内科（95 项，17.3%）。涉及"超药品说明书用药"的药品品种有 155 种，占我院全部药品种类的 15.6%。排名前 3 位的药品类别分别是抗肿瘤药及免疫调节剂（53 种，34.2%）、神经系统用药（17种，11.0%）、消化和代谢用药（13 种，8.4%）以及心血管系统用药（13 种，8.4%）。我院超说明书用药主要表现在超适应证用药（494 项，90.1%）、药品的使用人群不在说明书批准范围（86 项，15.7%）、给药剂量不在说明书批准范围内（79 项，14.4%）和给药途径不在说明书批准范围内（29 项，5.3%）。我院 548 项药品说明书之外的用法均有依据支持，其中，91 项用法（16.6%）在美国是被 FDA 批准的说明书用法；256 项用法（46.7%）符合国际指南用法；122 项用法（22.3%）符合专家共识。采用 Micromedex 推荐、证据和有效性分级评价，260 项（47.4%）"药品说明书之外的用法"被 Micromedex 收录，其余 52.6% 未被收录，表明我院部分"药品说明书之外的用法"值得进一步商榷。结论"药品说明书之外的用法"现象在客观上现实存在，它涉及药品有效性、医疗责任、伦理学和医保报销等问题，存在巨大法律风险。卫生行政部门应明确对待"药品说明书之外的用法"的态度，医疗机构应慎重评价和使用"药品说明书之外的用法"，制药公司应积极推进说明书的更新。

关键词　超说明书用药；药品说明书；药品说明书之外用法

"药品说明书之外的用法"（unlabeled uses, off-label uses, out-of-label usage or outside of labeling），又称"超说明书用药"，是指药品使用的适应证、给药方法或剂量不在国家药品监督管理局批准的说明书之内的用法[1]。它的具体含义包括适应证、给药途径、给药剂量、使用人群等与药品说明书内容不同。尽管"药品说明书之外的用法"在当前药物治疗中发挥着重要的作用，但它涉及医疗责任、伦理学、医保报销以及药品安全性和有效性等一系列问题[2]。本文对我院"药品说明书之外的用法"现状进行调查，探讨"药品说明书之外的用法"相关问题和对策。

1　资料与方法

1.1　调查对象

我院是集医疗、教学、科研于一体的大型三级甲等综合医院，是国家卫生健康委员会指定的全国疑难重症诊治指导中心。在临床治疗手段方面，始终强调向跟踪国际潮流，向世界先进水平看齐，各科室都不同程度地存在超说明书使用药物的问题。而这一问题国内并无相关的法律规范，医疗活动也由此增加了不少风险。

1.2　研究方法

本项目设计了"药品说明书之外的用法"申报表，内容包括药品基本信息（通用名、商品名、剂型和规格）、"药品说明书之外的用法"基本信息（包括适应证、剂量、人群、给药途径和依据等），收集各临床科室常用的"药品说明书之外的用法"。在本研究中，上报"药品说明书之外的用法"的入选标准应满足以下条件之一：符合国际指南用法，符合国内指南用法，符合专家共识（专著、诊疗常规），或者有其他循证医学证据支持（文献报道、个案报道）。

1.3　数据分析

本文从临床科室分布、药品种类、"药品说明书之外的用法"类型、循证医学证据等方面对"药品说明书之外的用法"进行分析。

采用世界卫生组织（WHO）的 ATC 分类系统对药品种类进行分类。有多个 ATC 编码的药品，根据其说明书主要适应证分类；无 ATC 编码的药品，根据 ATC 分类原则及其说明书主要适应证分类[3]。

2　结果

2.1　科室分布和药物分布

全院共有 18 个临床科室上报了 548 项"药品说明书之外的用法"，占全院总科室的42.9%（18/42）。从科室上报数量来看，排在前 6 位的科室依次是呼吸科（136 项，24.8%）、儿科（111 项，20.3%）、肿瘤内科（95 项，17.3%）、心理医学科（54 项，9.9%）、皮肤科（43 项，7.8%）和风湿免疫科（27 项，4.9%）。上述 6 个科室上报的"药品说明书之外的用法"占全院"药品说明书之外的用法"的 85%（466/548）。

从药品种类来看，涉及"药品说明书之外的用法"的药品种类有 155 种，占我院全部药品种类的 15.6%（155/993）。排名前 3 位的药品种类分别是抗肿瘤药及免疫调节剂（53种，34.2%）、神经系统用药（17 种，11.0%）、消化和代谢用药（13 种，8.4%）和心血管系统用药（13 种，8.4%）（表 1）。

表 1　我院"药品说明书之外的用法"的药品分类情况（$n=155$）

ATC 编码	药品类别	药品种类数（%）	代表药物
L	抗肿瘤药及免疫调节剂	53（34.2%）	环孢素，环磷酰胺，甲氨蝶呤
N	神经系统	17（11.0%）	文拉法辛，氟西汀，加巴喷丁
A	消化和代谢用药	13（8.4%）	熊去氧胆酸，柳氮磺胺吡啶，格列苯脲
C	心血管系统	13（8.4%）	辛伐他汀，硝苯地平，地尔硫卓
B	血液和造血器官用药	12（7.7%）	利伐沙班，华法林，低分子肝素钠

ATC 编码	药品类别	药品种类数（%）	代表药物
R	呼吸系统用药	12（7.7%）	乙酰半胱氨酸，氨溴索，异丙托溴铵
J	全身用抗感染药	10（6.5%）	阿奇霉素，庆大霉素，两性霉素 B
G	泌尿生殖系统及性激素	8（5.2%）	西地那非，伐地那非，米非司酮
D	皮肤科用药	7（4.5%）	阿维 A 酯，他卡西醇，咪喹莫特
H	全身用激素制剂（性激素和胰岛素除外）	7（4.5%）	泼尼松，泼尼松龙，甲泼尼龙
P	抗寄生虫药	2（1.3%）	羟氯喹，左旋咪唑
M	肌肉、骨骼和关节系统	1（0.6%）	布洛芬

2.2 "药品说明书之外的用法"分类

"药品说明书之外的用法"主要体现在适应证、给药方案（给药剂量、给药途径）和使用人群等 3 个方面未在批准的说明书中。因此，本文对 548 项"药品说明书之外的用法"进行分类。结果表明，我院"药品说明书之外的用法"主要表现在超适应证用药（90.1%），其次是药品的使用人群不在说明书批准范围（15.7%）。另外，约 20.1% 的"药品说明书之外的用法"同时在适应证、给药剂量、给药途径或使用人群等 2 个或 2 个以上方面存在（表2）。

表2 我院"药品说明书之外的用药"类型（$n=548$）

类型	数量	百分比
适应证	494	90.1%
使用人群	86	15.7%
给药剂量和频率	79	14.4%
给药途径	29	5.3%
≥2 种（适应证、给药剂量、给药途径或使用人群）	110	20.1%

2.3 "药品说明书之外的用法"的评价

2.3.1 依据分类

根据入选标准，本研究将"药品说明书之外的用法"的依据分成以下几类：国外说明书批准的用法、国际指南用法、国内指南用法、专家共识（包括诊疗常规、专著）以及其他循证支持用法（包括文献报道）。结果显示，我院 548 项药品说明书之外的用法均有依据，其中，91 项用法（16.6%）是被美国 FDA 批准的说明书用法，举例介绍见表3；256 项用法（46.7%）符合国际指南用法；122 项用法（22.3%）符合专家共识。上述 3 种"药品说明书之外的用法"证据等级类型占总数的 84.5%（463/548）（表4）。

表3 由于国内外药品说明书不同造成的"药品说明书之外的用法"举例

药品通用名	美国药品说明书用法	中国药品说明书用法
甲氨蝶呤	1. 肿瘤性疾病（白血病、头颈部癌、乳腺癌、肺癌等） 2. 银屑病（严重） 3. 类风湿关节炎（严重）	1. 肿瘤性疾病（白血病、头颈部癌、乳腺癌、肺癌等） 2. 银屑病（严重）
缬沙坦	1. 高血压 2. 心力衰竭 3. 心绞痛	轻中度原发性高血压
厄洛替尼	1. 非小细胞肺癌 2. 胰腺癌	非细小细胞肺癌

表4 我院"药品说明书之外的用法"依据分类（$n=548$）

	数量	百分比
美国 FDA 批准的说明书用法	91	16.6%
国际指南用法	256	46.7%
国内指南用法	11	2.0%
专家共识（诊疗常规、专著）	122	22.3%
其他依据（文献报道）	68	12.4%

2.3.2 Micromedex 有效性、推荐级别和证据等级评价

Micromedex 推荐、证据和有效性评价（Micromedex Recommendation，Evidence and Efficacy Rating）是用于评价药物用法循证医学证据的常用方法，也是美国决定"药品说明书之外的用法"是否报销的重要依据。它主要从有效性、是否推荐和证据等级等 3 个方面进行详细的描述。①有效性等级包括：治疗有效（Class Ⅰ）、证据支持有效（Class Ⅱa）、有效性具有争议（Class Ⅱb）和治疗无效（Class Ⅲ）四个等级，有效性等级是依次减弱；②推荐等级包括：推荐使用（Class Ⅰ）、大多数情况下推荐使用（Class Ⅱa）、在某些情况下推荐使用（Class Ⅱb）、不推荐使用（Class Ⅲ）和不明确（Class indeterminate）五个等级，推荐等级是依次减弱；③证据等级包括：A 类、B 类、C 类和没有证据四类，证据等级是依次减弱。

在 548 项"药品说明书之外的用法"中，260 项（47.4%）已被 Micromedex 收录，有效性等级、推荐级别和证据等级见表 5。在 Micromedex 收录的 260 项用法中，有 3 项"药品说明书之外的用法"的疗效评价是无效的；18 项"说明书之外的用法"是不推荐使用的，举例见表 6。其余 288 项（52.6%）用法未被 Micromedex 收纳和评估，表明尽管我院上报的"药品说明书之外的用法"具有各种依据，但仍有 52.6% 用法未被 Micromedex 收录，表明这些"药品说明书之外的用法"值得进一步商榷，部分未被 Micromedex 收录的用法见表 7。

表5 "说明书之外的用法"的有效性、推荐级别和证据等级分类（$n=260$）

	数量	百分比
有效性		
治疗有效（Class Ⅰ）	44	16.9%
证据支持有效（Class Ⅱa）	162	62.3%
有效性具有争议（Class Ⅱb）	51	19.6%
治疗无效（Class Ⅲ）	3	1.2%
推荐级别		
推荐使用（Class Ⅰ）	8	3.1%
大多数情况下推荐使用（Class Ⅱa）	64	24.6%
某些情况下推荐使用（Class Ⅱb）	170	65.4%
不推荐使用（Class Ⅲ）	18	6.9%
不明确（Class indeterminate）	0	0.0%
证据等级		
A	0	0.0%
B	227	87.3%
C	33	12.7%
没有证据	0	0.0%

表6 Micromedex 不推荐使用的"药品说明书之外的用法"举例

药物名称	药品说明书之外的用法	有效性等级	推荐级别	证据等级
帕罗西汀	双相情感障碍-抑郁期	无效（Class Ⅲ）	不推荐使用（Class Ⅲ）	B
吉非替尼	非小细胞肺癌的联合治疗	无效（Class Ⅲ）	不推荐使用（Class Ⅲ）	B
厄洛替尼	局部晚期或转移性非小细胞肺癌联合铂类的一线治疗	无效（Class Ⅲ）	不推荐使用（Class Ⅲ）	B
米非司酮	库欣综合征	有效性具有争议（Class Ⅱb）	不推荐使用（Class Ⅲ）	C
氨溴索	大剂量每日 600~1000 mg 用于胸部手术的预防用药（排痰困难、老年患者、既往 COPD、老慢支病史、吸烟史）	有效性具有争议（Class Ⅱb）	不推荐使用（Class Ⅲ）	B
环孢素 A	异位性湿疹	有效（Class Ⅱa），停药后复发	不推荐使用（Class Ⅲ）	C
布地奈德	肺结节病	有效性具有争议（Class Ⅱb）	不推荐使用（Class Ⅲ）	C

表 7　Micromedex 未收录的"药品说明书之外的用法"举例

药物	药品说明书之外的用法			
	适应证	用量	人群	途径
来曲唑	男性性早熟	2.5 mg, 每日一次	男性儿童	口服
来曲唑	男性不育症	2.5 mg, 每日一次	成年男性	口服
格列苯脲	经基因测序确诊为 *KCNJ11* 或 *ABCC8* 基因突变导致的新生儿糖尿病患者	初始剂量 0.1 mg/ (kg·d), 逐渐增至 0.1 ~ 0.2 mg/ (kg·d)	新生儿	口服
西格列汀	1 型糖尿病	100 mg, 每日一次	1 型糖尿病患者	口服
赛庚啶	再发性呕吐	0.1 mg/ (kg·d), 分 3 次	儿童	口服
戊酸雌二醇	辅助生殖过程内膜调整	每次 2 ~ 6 mg, 每日 3 次	不孕患者	口服

3　讨论

3.1　"药品说明书之外的用法"产生的原因

　　造成"药品说明书之外的用法"产生的原因是多方面的。第一，美国 FDA 未限制医师如何使用药物。1982 年 4 月，美国 FDA 对"药品说明书之外的用法"发表声明，原文翻译如下："《食品、药品和化妆品法》没有限制医师如何使用药物，对于上市后药品，医师的治疗方案、适应人群可以不在药品说明书之内，在某些情况下，医学文献报道的'药品说明书之外的用法'是合理的"[4]。第二，药品适应证的申报和更新需要花费大量的时间和金钱。尽管某些"说明书之外的用法"已经大量临床试验验证，获得美国 FDA 审批，成为说明书内用法 [本研究中占约 16.6% (91 项)]，但国内制药厂家未对药品说明书进行申报或更新，也造成了"药品说明书之外的用法"的产生，如甲氨蝶呤等。此外，为加快进口药品申报和审批速度，国外制药厂家仅对部分药品适应证进行申报，造成了同一厂家生产的药品在不同国家批准的适应证不同（表 3）。第三，儿科患者和肿瘤患者由于伦理学因素，其部分用药也造成了"药品说明书之外的用法"现象[5-6]。

3.2　"药品说明书之外的用法"的对策和建议

　　"药品说明书之外的用法"是全球面临的共同问题[7]，《世界医学协会赫尔辛基宣言》2013 版第 37 条指出，"在特定个体患者的治疗中，如果没有有效干预方法或其他已知干预手段无效，医师在获得专家建议并取得患者或其授权委托人的知情同意后，在判断可以带来挽救生命、重新恢复健康或减轻痛苦的希望的情况下，可以使用未经证明的干预方法。随后，这种干预方法应该通过确定研究目的和设计临床研究方案来评估有效性和安全性。所有这些情形，新的应用信息应该被记录并恰当地公开"[8]。本研究结果显示，"药品说明书之外的用法"现象在客观上现实存在，它产生的原因很多，涉及药品有效性、医疗责任、伦理学和医保报销等问题，存在巨大法律风险。卫生行政部门应明确对待"药品说明书之外的用法"的态度，建立相应的管理制度；制药公司应积极推进说明书的更新，特别是跨国公司在药品申报时应维持药品说明书在不同国家的一致性；医疗机构应规范医师医疗行为，慎重使用"药品说明书之外的用法"。广东省药学会发布了国内首个专家共识，共识建议在临床中使用"药品说明书之外的用法"应具备以下条件：①在影响患者生活质量或危及生命的情况下，无合理的可替代药物。②用药目的不是试验研究。③有合理的医学实践证据。④经医院药事管理与药物治疗学委员会和伦理学委员会批准。⑤保护患者的知情权。在使用"药品说明书之外的用法"时，应告知患者治疗步骤、预后情况及可能出现的危险，是否签署《知情同意书》取决于"药品说明书之外的用法"的危险程度、偏离标准操作的程度、用药目的以及当地医疗政策或规定等[9]。只有通过多方合作，才能既保障患者获得治疗的权力，又降低医疗风险。

参考文献

[1] American Society of Hospital Pharmacists. ASHP statement on the use of medication for unlabeled uses. Am J Hosp Pharm, 1992,49(8):2006-2008.

[2] Zhang B, Li D, Yang X. Issues and strategy for unlabeled uses of medication. Chin J Rheumatol, 2004, 8(8): 451-453.

[3] Zhang L, Li Y, Huang L, et al. Survey on off-label drug use in Pediatric outpatient of West China Second University Hospital in 2010. Chin J Evid-based Med,2012,12 (3):267-273.

[4] Use of approved drugs for unlabeled indications. FDA Drug Bull, 1982, 12(1):4-5.

[5] Zhang L,Li Y, Liu Y, et al. Pediatric off-label drug use in China: risk factors and management strategies. J Evid Based Med, 2013, (1):4-18.

[6] Wang W, Zhu M, Guo D, et al. Off-Label and Off-NCCN guidelines uses of antineoplastic drugs in China. Iran J Public Health, 2013, 42(5):472-479.

[7] Wittich CM, Burkle CM, Lanier WL. Ten common questions (and their answers) about off-label drug use. Mayo Clin Proc, 2012,87(10):982-990.

[8] World Medical A. World Medical Association Declaration of Helsinki: ethical principles for medical research involving human subjects. JAMA : the journal of the American Medical Association,2013,310(20):2191-2194.

[9] Zheng Z, Xu F. Chinese pharmacists propose patient consent for unlabeled use of medications. J Manag Care Pharm, 2010, 16(8):640.

医疗机构超说明书用药的风险管理与沟通

（劳海燕　广东省人民医院/广东省医学科学院）

摘　要　医疗机构普遍存在超说明书用药，监管不到位时医疗风险不容忽视。医疗机构应理性对待，应充分认识并权衡它的获益与风险，在周密顶层设计下规范管理，制定与医疗行为相适应的超说明书用药管理规定，有利于规范用药行为，减少和避免用药不当引起的纠纷，保障用药安全。广东省人民医院开展了超说明书用药临床管理方法与流程研究，规范临床超说明书用药行为效果显著，对进一步规范临床超说明书用药具有实际意义。

关键词　超说明书用药；用药风险；医疗机构；广东省人民医院

药品说明书具有法律效力，超说明书用药不受法律保护。由于医学研究的不断进展和医疗实践的动态性，许多已上市药品的注册用法可能并未包含当前最佳治疗方案，无法满足临床需求。面对客观存在超说明书用药现象，医疗机构应如何面对，如何防范和减少用药不当引起的纠纷，如何保障用药安全是一项重要的研究课题。尽管超说明书用药的临床合理性与必要性已经非常明确，但相关指南及管理策略的实践仍处于探索阶段。国际上仅有少数国家开展了超说明书用药研究，鉴于国情或医疗体系不同，有必要在我国大型综合医疗机构开展超说明书用药管理研究。

1　医疗机构超说明书用药管理有利于防范与监控超说明书用药所致的医疗风险

超说明书用药，又称"药品未注册用法""说明书外用药"等，是指药品使用的适应证、给药方法、剂量或疗程不在药品监督管理部门批准的说明书之内的用法[1-2]。

1.1　超说明书用药的国内外现状

超说明书用药现象在国内外医院中非常普遍[3-9]。2012 年张伶俐等[10]在全球门诊儿童超说明书用药现状系统评价中纳入欧洲、美国、以色列、中国共 20 个横断面研究，合计 526 万条医嘱，结果显示超说明书用药平均发生率在初级医疗机构占 19.5%，在三级医疗机构占 26%。其同年所做的全球住院儿童超说明书用药现状系统评价[11]纳入了欧洲、亚洲、南美洲、北美洲共 29 个横断面研究的 4.17 万条医嘱，结果表明各病房超说明书用药发生率中位数分别为新生儿 ICU 52.5%，儿科 ICU 43.5%，普通儿科 35.5%，儿科手术病房 27.5%。2006 年 Radley 等[12]在 2001 年美国国家疾病与治疗指引系统（National Disease and Therapeutic Index）中抽取了 7.25 亿份医嘱，发现其中 1.5 亿份（21%）为超说明书用药，其中心血管治疗药物（不包括调血脂、抗高血压药）和抗惊厥类药物各达 46%，抗癫痫药加巴喷丁达 83%，而抗抑郁药盐酸阿米替林达 81%。

据 2015 年全国医疗机构范围内的医院药学技术人员核心能力及工作现状调研结果显示[13]：医疗机构药师认为审方时遇到的前三个主要困难是：①超说明书用药等相关规定与实际工作存在矛盾；②药师能够及时看到的患者信息有限，无法做科学判断；③医师开具不合理或不合格处方量相对较大，药师忙碌时容易误判。药师通过处方审核认为医师开具的处方临床诊断超出说明书的适应证范围时，51.29%的药师认为需要修改处方、31.65%的药师认为很需要。在问及药师在拿到处方时进行处方审查，如果是不合理处方会通过给医师发放纸质联络信的方式进行不合理处方的干预时，有42.50%医师回答很需要，有36.30%医师回答需要，有14.88%医师回答一般，有2.82%医师回答不需要，有3.49%医师回答不了解。可见，超说明书用药在实际工作中客观存在，从药师医嘱审核的角度，存在着超说明书用药等相关规定与实际工作有矛盾，难以处置。

超说明书用药的因素：首先，临床医学在探索中不断发展，必然导致在药物使用中不断有新的发现和经验积累。药品说明书更新一般滞后于学术前沿水平，因此超说明书用药不可避免。其次，药品说明书有其自身科学性、规范性与内容缺陷及不确定性，同一种药品不同厂家药品说明书不统一。最后，特殊人群的随机对照临床试验难以实施，导致缺乏特殊人群的使用说明，使儿童和孕产妇等特殊人群的超说明书用药情况更普遍。

超说明书用药在实际工作中客观存在，如何处置与监管，是医疗机构不可漠视的棘手问题。

1.2 超说明书用药的医疗风险点

目前全球有与超说明书用药相关立法的国家是美国、德国、意大利、荷兰、新西兰、印度和日本，除印度禁止超说明书用药外，其余6国均允许合理的超说明书用药[14]。在明确超说明书用药责任的国家中，主要责任仍由医师承担。有10个国家的政府部门或学术组织发布了与超说明书用药相关的指南或（和）建议[14]。2010年3月18日广东省药学会印发《药品未注册用法专家共识》，首次对"药品未注册用法"做出规范[2]。本共识指出：在充分考虑到患者获益与保证知情同意等前提条件下，不强迫医师必须完全遵守官方批准的药品说明书用法。但该共识仅是一份通则与呼吁，没有详细交代对药品未注册用法可能产生的危险或不良反应，尚需医疗机构开展超说明书用药的系列研究，制定规范管理超说明书用药的行为。

多数国家明文规定药品需要通过严格验证药物安全性和有效性的各项临床试验，方能把药物的适应证写进药品说明书。药品说明书内用法必须经过较严格的临床试验评价，而超说明书用法则没有这样的"质量控制"，故药品用法超出说明书的范畴越大，其使用的安全性和有效性就越没把握。药品说明书具有法律效力，超说明书用药不受法律保护。超说明书用药因未经临床试验证实，患者使用风险高于说明书内用药，也相应增加医疗机构及医师高于常规治疗的医疗风险。即使有的超说明书用药有循证医学证据支持可用，使用过程中也和患者签署了《知情同意书》，患者愿意共同承担风险，但一旦出现药品不良反应，如何界定与如何赔付仍是棘手问题。即使对超说明书用药有规范的管理，一旦出现与所用药物相关的不良反应，医疗机构同样要面临赔付的风险，只是变成了是机构认同的行为，而不是医师个人的行为。

为了保证医疗质量和医疗安全，保障患者和医师的权益，防止因用药不当引起的纠纷，以保护患者得到当前最佳治疗的权利为基本出发点，医疗机构应制定超说明书用药管理规定及其配套管理策略，并据此启动超说明书用药管理，具有现实意义。

2　广东省人民医院超说明书用药管理三年多的实践与经验

2.1　药物个案研究

2.1.1　调查对象

研究纳入 2012 年全院使用住院患者的用药医嘱。

2.1.2　数据采集

在医院管理系统中采集以下数据：住院号，科室，年龄，性别，出入院诊断，以及用药医嘱，包括单次剂量、给药频次、疗程、日剂量。必要时补充查阅病程记录、检验指标等。

2.1.3　超说明书剂量用药判断标准

超说明书剂量用药是指在说明书规定的适应证及用药途径下药物使用剂量超出说明书规定范围。

2.1.4　统计分析

统计各科室用药情况，分析超说明书剂量用药发生率，计算各用药科室处方日剂量（prescribed daily dose，PDD）、药物利用强度（drug utilization density，DUD）和药物利用指数（drug utilization index，DUI），评估超剂量用药程度。计算公式如下：

处方日剂量（PDD）＝药物总消耗量/用药医嘱数

药物使用强度（DUD）＝同期消耗药品量/［限定日剂量（DDD）×同期收治患者床日数］×100

药物利用指数（DUI）＝药品总限定日剂量（DDD_s）/实际用药天数

2.2　医疗机构层面的管理研究

2.2.1　医疗机构超说明书用药管理策略与流程的制定

广东省人民医院从管理层面上开展了超说明书用药临床管理方法与流程研究，制定了超说明书用药管理规定、流程和策略，旨在规范临床超说明书用药行为。该院于 2013 年 2 月正式启动超说明书用药申请备案审批流程，首批接到 5 个临床专业合计 22 个药品超说明书用药申请，药事管理和药物治疗学委员会按规程审核，批准了 8 个药品的超说明书用药备案，否定了 1 个申请。该院采用由药事管理与药物治疗学委员会制定的超说明书用药管理办法规范临床医师超说明书用药效果显著，对进一步规范该院临床超说明书用药具有重要意义。

2.2.2　广东省人民医院超说明书用药管理策略

广东省人民医院超说明书用药管理策略包括：

（1）明确超说明书用药的管理部门由药事管理与药物治疗学委员会主导，具体操作由药学部落实。药事管理与药物治疗学委员会下设立由医院药学、临床医学、临床微生物学、医疗管理等多学科专家组成，负责收集、汇总与评价超说明书用药处方的工作。药学部对超说明书用药进行监测及后续评估。

（2）临床科室自主向药事管理与药物治疗学委员会申请备案，同意备案后制定超说明书用药指引，临床按指引用药。该管理策略弥补了国内外超说明书用药管理只停留在超说明书的用药条件、药师责任、知情同意书签订等原则性条款，无具体内容，可操作性差的缺点。医师作为"超说明书用药"的主体，需要不断增强法律意识及自我保护意识，严格遵守院内关于超说明书用药的原则和分级管理规定，把好安全用药关，保障患者利益，减少用药不当的纠纷。备案被否决品种启动监控干预管理。

2.2.3　广东省人民医院超说明书用药管理流程[15]

广东省人民医院超说明书用药管理流程如图1所示，主要包括以下几点：

（1）拟超说明书用药的科室经科室讨论后，向药学部临床药学科提交超说明书用药申请，并附超说明书用药方案、可能出现的风险和有关应急预案及超说明书用药合理性的技术支持和证据。

（2）提供超说明书用药依据：超说明书用药须有支持超说明书用药的充分循证医学证据，包括国外药品说明书、国外实例或相关政府机构发布的最新指南、药品安全性信息。

（3）药事管理与药物治疗学委员会审批：药事管理与药物治疗学委员会审核通过的药品可直接按审核意见备案使用，审核未通过的药品须上交医学伦理委员会审批。

（4）医学伦理委员会审批：药事管理与药物治疗学委员会提交医学伦理委员会审批的主要为无可替代药品且毒副作用较大的药品。经医学伦理委员会审批通过的药品视为备案通过，可按批准方案的规定使用。

（5）超说明书用药品种和目录：经药事管理与药物治疗学委员会和医学伦理委员会审核通过的超说明书用药品种，统一在医务处备案，目录保留在医务处和药学部。

（6）超说明书用药处方权限及管理：经药事管理与药物治疗学委员会审核通过的药品，主治医师以上具有处方权；经医学伦理委员会审批通过的药品，副高以上医师具有处方权，并通过信息系统加以限制。紧急情况下由科主任提出超说明书用药申请，报医务处备案后使用。

（7）所有超说明书用药均须有详细的病程记录，在使用前与患者签署知情同意书，明确规定其使用风险与获益。

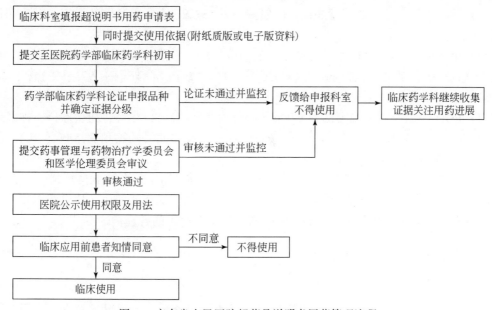

图1　广东省人民医院超药品说明书用药管理流程

2.2.4　医疗机构超说明书用药管理实施

2013 年 2 月医院正式启动超说明书用药申请备案审批流程后，接到 5 个临床专业共 22 个药品超说明书申请，其中胸外科申请盐酸氨溴索注射液大剂量用于预防与治疗术后呼吸系统并发症的超说明书备案，根据所提供的循证医学证据经药事管理与治疗学委员会表决后批准备案。获备案批准的盐酸氨溴索注射液可按我们审定的科室和剂量正常使用。同时调查 2012 年住院患者盐酸氨溴索注射制剂超说明书用药现状，为超说明书用药管理提供基线数据。而内分泌科申请的前列地尔注射液大剂量用于糖尿病患者下肢并发症的超说明书备案，因证据不足，未获批准。我们随后启动调查广东省人民医院 2012 年住院患者前列地尔注射液超说明书用药现状，为备案否决后启动超说明书用药干预和效果评价提供基线数据及研究方法与指标。

3　广东省人民医院超说明书用药管理成效

3.1　药物个案研究结果

3.1.1　前列地尔注射液研究结果[16]

调查 2012 年 9 月全院数据，在使用前列地尔注射剂 1248 例患者中，超剂量使用比例为 36.3%（按病例数），总使用支数为 13 220 支，超剂量使用比例为 32.62%（按药品数量）。因超说明书用药备案未获通过，经干预后 2013 年 9 月再次调查，全院超剂量使用比例为 4.30%（按病例数），较去年同期下降 88.15%，超剂量使用比例为 6.97%（按药品数量），较去年同期下降 78.63%。以上数据表明，我院超说明书管理策略效果显著，能有效规范临床医师超剂量用药现象，具有一定的可行性。

3.1.2　盐酸氨溴索注射剂研究结果[17]

调查全院 2012 年住院患者盐酸氨溴索注射剂超说明书用药情况，结果：

（1）共纳入使用盐酸氨溴索注射剂的住院患者 138227 人天。全院各科室均存在超说明书用药情况，总发生率为 67.06%。

（2）全院 71.43%（25/35）科室存在超剂量用药，总发生率为 29.53%，前 4 位科室依次为心脏外科重症监护病房（CICU）（97.74%）、心外科（97.51%）、心儿科（72.30%）和儿童重症监护病房（PICU）（70.28%）。

（3）PDD 超出说明书规定的有 CICU、心外科、PICU、心儿科、肿瘤外科、神经外科和重症监护病房（ICU）；其中 CICU、心外科、PICU 和心儿科药物利用指数（DUI）明显高出正常值 1 ～3 倍。

（4）2012 年医院未接到任何与盐酸氨溴索注射剂使用相关的不良反应/不良事件（ADR/AE）报告。结论盐酸氨溴索注射剂在广东省人民医院普遍使用，超说明书用药情况常见，应进一步分析其超剂量使用的影响因素，评价其使用的合理性。

3.2　医疗机构层面的管理研究结果[15]

3.2.1　管理结果

药学部初步审核临床科室提交的超说明书用药备案资料，给出审核意见，交药事管理与药物治疗学委员会正式审核。再经申请科室代表现场陈述、答辩，到会委员投票表决，8个药品通过备案申请（质子泵抑制剂一类按1个计算），1个药品被否决。9个药品中，糖尿病药4个、抗肿瘤药3个、呼吸系统和消化系统各1个。其中常用药超剂量6个、临购药品超联合用药3个，肿瘤用药超适应证、肿瘤用药适应证、罕见病用药超适应证各1个。

3.2.2　医疗机构层面的管理效果[15,18]

超说明书用药的管理策略与流程明晰，风险预测与对策得当，药师与临床责任分明、分工合作，效果显著。

（1）医疗机构监管要点：①获取超说明书用药相关信息与证据支持；②患者知情同意；③经伦理委员会或（和）药事管理委员会批准；④记录超说明用药的原因及疗效；⑤监测超说明书用药的不良反应。

（2）医疗机构明确超说明书用药的管理机构或组织：医疗机构内由药事管理与药物治疗学委员会主导，具体操作由药学部落实。药事管理与药物治疗学委员会下设立由医院药学、临床医学、临床微生物学、医疗管理等多学科专家组成，负责收集、汇总与评价超说明书用药处方的工作。药学部对超说明书用药进行监测及后续评估。

（3）临床科室自主向药事管理与药物治疗学委员会申请备案，同意备案后制定超说明书用药指引，临床按指引用药：弥补了国内外超说明书用药管理只停留在超说明书的用药条件、药师责任、知情同意书签订等原则性条款，没有具体内容，可操作性差。医师作为"超说明书用药"的主体，需要不断增强法律意识及自我保护意识，严格遵守院内关于超说明书用药的原则和分级管理规定，把好安全用药关，保障患者利益，减少用药不当的纠纷。备案被否决品种启动监控干预管理。

4　讨论

4.1　超说明书用药不可避免，但应在周密顶层设计下规范管理

超说明书用药既有客观原因也有主观原因[19-25]。首先，临床医学在探索中不断发展，必然导致药物使用中不断有新的发现和经验积累。药品说明书的更新一般滞后于学术前沿水平，因此超说明书用药不可避免。其次，药品说明书有其自身科学性、规范性与内容缺陷和不确定性，同一种药品不同厂家药品说明书不统一。最后，特殊人群的随机对照试验难以实施，导致缺乏特殊人群的使用说明，使儿童和孕产妇等特殊人群的超说明书用药情况更普遍。

超说明书用药具有其合理性与必要性[18-24]。首先，临床试验的局限性和临床实践的多样性，使超说明书用药不可避免，甚至有些超说明书用药是某些疾病状况下临床一线或主要治疗药物。其次，多数国家明文规定，药品说明书内用法必须经过严格的临床试验评价，而超说明书用法则没有这样的"质量控制"，故药品用法超出说明书的范畴越大，其使用的安全性和有效性就越没有把握。最后，药品说明书具有法律效力，超说明书用药不受法律保护。

超说明书用药因未经临床试验证实，患者使用风险高于说明书内用药，也相比常规治疗增加了医疗机构及医务人员的医疗风险。即使有的超说明书用药有循证医学证据支持，

使用过程中也与患者签署了《知情同意书》，患者愿意共同承担风险，但一旦出现药品不良反应，如何界定仍是棘手问题。医疗机构必须严格把关，同时加强监测超说明书用药的不良反应和获益。

从目前我国涉及超说明书用药的纠纷法律诉讼案例经验得知[26]，医疗机构要证明超说明书用药行为没有过错，应同时证明以下两项事实：①超说明书用药行为具有合理性（超说明书用药有效性与安全性评价）。超说明书用药行为是出于治疗的目的，而非试验等其他需要的前提下，下列两种情形均应认定超说明书用药行为具有合理性：一是，针对该患者的该种疾病，目前没有已注册的药品使用方法可供使用，该未注册的使用方法可能导致的风险与治疗的利益相比，是可接受的；二是，虽有已注册的药品使用方法可供使用，但该未注册的使用方法与之相比更为安全且有效，或足够安全但更经济。②医疗机构充分履行了说明义务。

医疗机构要证明自己没有过错，除了证明超说明书用药行为的有效性和安全性之外，还应证明其已就超说明书用药问题向患方做了充分的说明和告知。《侵权责任法》第五十五条规定"医务人员在诊疗活动中应当向患者说明病情和医疗措施。需要实施手术、特殊检查、特殊治疗的，医务人员应当及时向患者说明医疗风险、替代医疗方案等情况，并取得其书面同意；不宜向患者说明的，应当向患者的近亲属说明，并取得书面同意。"超说明书用药不属于该条规定的"特殊治疗"。但因为超说明书用药本是违反管理规范的用药行为，超说明书的用药方法未经法定程序审批，可能会增加患者的风险，因此，医疗机构在此时应执行较为严格的说明义务标准。医疗机构对超说明书用药行为的说明告知如下内容：对本次用药系超说明书用药的事实的告知；对药物可能存在的风险的告知；对患者用药后的病情预后及转归的判断的告知；应征得患者的同意。

4.2　构建医院超说明书用药管理方法与流程有助于规范医师用药行为，保障超说明书用药的合理性和安全性

超说明书用药是实际存在的问题，医院应理性对待，制定与医疗行为相适应的超说明书用药管理规定，有利于规范超说明书用药行为，减少和避免用药不当引起的纠纷。医师和药师应严格遵守新制定的管理规定，充分认识超说明书用药的获益与风险，谨慎选择超说明书用药，积极防范可能出现的不良反应，保障用药安全。目前从医疗机构应用角度探讨超说明书用药的研究极少，在政府尚未出台相关法律规定、行业标准也不健全的背景下，从医院构建和制度管理入手，建立相应的管理制度，从而规范医疗行为，排除不合理、非必要的超说明书用药，提高超说明书用药的合理性和安全性。

4.3　构建医院超说明书用药管理制度，有助于推动管理者、医师和药师共同关注安全用药，系列开展并促进超说明书用药的调查、研究与结果转化评价

我们按制定的管理流程和策略试运行的结果表明构建医院超说明书用药管理制度具有以下优势：首先，其具可操作性；其次，同步对获批和未获批备案品种启动全院 2012 年用药的回顾性调查分析，获取基线数据，为评价管理效果提供依据；再次，在呼吁临床科室申请超说明书用药备案的同时，临床药师也通过预警体系监测超说明书用药所致药物不良反应/不良事件；最后，有助于促进临床药师队伍向专业化、专科化方向发展，更好地掌握

专科用药规律及进展，协助医师为患者制定最佳药物治疗方案，保障患者用药安全。

5 拓展

5.1 起草广东省药学会《医疗机构超药品说明书用药管理专家共识》

超说明书用药管理策略与流程对改善临床医师超说明书用药现象效果显著，对规范临床超说明书用药有实际意义。同时总结本院的经验，并起草广东省药学会《医疗机构超药品说明书用药管理专家共识》[30]，在药学会牵头组织下开展"广东省医疗机构超说明书用药循证多中心研究项目"。

5.2 顶层设计规范管理

超说明书用药不受法律保护，超说明书用药监管不到位时医疗风险不容忽视，医疗机构应理性对待，应充分认识并权衡它的获益与风险，在周密顶层设计下规范管理，制定与医疗行为相适应的超说明书用药管理规定，有利于规范用药行为，减少和避免用药不当引起的纠纷，保障用药安全。

参考文献

[1] American Society of Hospital Pharmacists. ASHP statement on the use of medications for unlabeled uses. Am J Hosp Pharm, 1992, 49(8): 2006-2008.

[2] 广东省药学会. 药品未注册用法专家共识. [2010-03-18]. http://www.sinopharmay.com.cn/download/html.

[3] Knopf H, Wolf IK, Sarganas G, et al. Off-label medicine use in children and adolescents: results of a population-based study in Germany. BMC Public Health, 2013, 13(1): 631.

[4] Choonara I. Unlicensed and off-label drug use in children: implications for safety. Expert Opin Drug Saf, 2004, 3(2): 81-83.

[5] Porta A, Esposito S, Menson E, et al. Off-label antibiotic use in children in three European countries. Eur J Clin Pharmacol, 2010, 66(9): 919-927.

[6] Horowitz E, Bergman LC, Ashkenazy C, et al. Off-label use of sodium valproate for schizophrenia. PLoS One, 2014, 9(3): e92573.

[7] 徐梦丹，周碧霞，党丽娟，等. 医院门诊处方超说明书用药的调查分析. 中国医药导报，2014, 11(1): 100-104.

[8] 张蔚. 门诊超药品说明书用药的调查分析. 中国医院用药评价与分析，2010, 10(2): 186-187.

[9] 赵继芳，贾铮. 药品未注册用法的门诊处方分析. 药物流行病学杂志，2013, 22(4): 182-186.

[10] 张伶俐，李幼平，梁毅，等. 全球门诊儿童超说明书用药现状的系统评价. 中国循证医学杂志，2012, 12(3): 305-313.

[11] 张伶俐，李幼平，梁毅，等. 全球住院儿童超说明书用药现状的系统评价. 中国循证医学杂志，2012, 12(2): 176-187.

[12] Radley DC, Finkelstein SN, Stafford RS. Off-label prescribing among office-based physicians. Arch Intern Med, 2006, 166(9): 1021-1026.

[13] 胡晋红. 医院药学技术人员核心能力调查与分析. 药学服务与研究，2015, 15(5): 321-328.

［14］张伶俐,李幼平,曾力楠,等. 15 国超说明书用药政策的循证评价. 中国循证医学杂志, 2012, 12(4)：426-435.

［15］劳海燕,王启仪,杨敏,等.广东省人民医院超说明书用药临床管理方法与流程研究.中国循证医学杂志, 2014 年 09 期 1025-1029.

［16］林璐,曾英彤,刘晓琦,等.广东省人民医院 2012 年住院患者前列地尔注射剂超说明书用药情况调查.中国循证医学杂志,2014,9:1038-1043.

［17］周婧,陈文颖,劳海燕,等.广东省人民医院 2012 年住院患者盐酸氨溴索注射剂超说明书用药情况调查.中国循证医学杂志,2014,(09):1030-1037.

［18］闫素英,赵志刚,胡欣,等.药学服务与沟通技能.北京:人民卫生出版社,2015:117-118.

［19］王春梅. 李大魁委员呼吁—规范我国临床超说明书用药管理. 中国医药报, 2011, 3(8): 5.

［20］Wittich CM, Burkle CM, Lanier WL. Ten Common Questions (and Their Answers) About Off-label Drug Use. Mayo Clin Proc, 2012, 87(10): 982-990.

［21］Epstein RS, Huang SM. The Many Sides of Off-LabelPrescribing. Clin Pharmacol Ther, 2012, 91(5): 755-758.

［22］Gillick MR. Controlling off-label medication use. Ann Intern Med, 2009, 150(5): 344-347.

［23］赵常军, 贾东岗, 雷招宝. "超说明书用药"的现状、危害性及对策. 医学理论与实践, 2012, 25(8): 984-986.

［24］张波, 李大魁, 杨晓. 药品说明书之外的用法的若干问题及对策. 中华风湿病学杂志, 2004, 8(8): 451-453.

［25］张文丽. 超药品说明书用药的问题及对策. 中国医药, 2010, 5(8): 765-766.

［26］广东省药学会.医疗机构超药品说明书用药管理专家共识.(2014-11-6).[2015-4-17]. http://www.sinopharmaly.com.cn/notification/710.html

药师介入基本药物管理大有可为

（赵红卫　河南省人民医院）

摘　要　目的：探讨药师对国家基本药物临床应用的干预方法和效果。方法：采用多种方式全面干预医师用药行为，调查药师干预前后临床科室使用国家基本药物占药品收入比例和总药费的变化，比较相同专业不同医师组间国家基本药物占药品收入比例受药师干预的影响差异。结果：通过临床药师主动干预，所在病区国家基本药物使用比例明显提高、药品收入较前下降，接受干预的医师组国家基本药物使用比例显著高于非干预医师组。结论：药师采取主动干预措施有利于促进医师优先使用基本药物，提高国家基本药物的使用比例，降低患者药费。

关键词　国家基本药物；临床药师；干预

　　1977 年，世界卫生组织（WHO）首次提出基本药物的理念，把基本药物定义为最重要的、基本的、不可缺少的、满足人民所必需的药品。公平可及、安全有效、合理使用是基本药物的三个基本特征。目前全球已有 160 多个国家制定了本国的《基本药物目录》，105个国家制定和颁布了国家基本药物政策。我国从 1979 年开始引入基本药物的概念，2009 年8 月出台了《国家基本药物目录（基层医疗卫生机构配备使用部分）》《关于建立国家基本药物制度的实施意见》，2012 年又对《国家基本药物目录》加以修订，增加了品种数量，优化了目录结构，增加了特殊人群适宜品种和剂型，同时制定《国家基本药物处方集》和《国家基本药物临床应用指南》[1]；2018 年国家卫生健康委员会对《国家基本药物目录》再次修订并发布，标志着我国基本药物制度的进一步完善。2011 年 12 月，原国家卫生部（现称国家卫生健康委员会）《三级综合医院评审标准实施细则（2011 年版）》在"1.2.5"和"4.15.4"两条均将督促医师优先使用基本药物作为医疗机构达标的底线要求[2]，2014 年原国家卫生与计划生育委员会（现称国家卫生健康委员会）进一步要求三级医疗机构使用国家基本药物不低于总药费的 25%。河南省人民医院临床药师以此为切入点，采用多种方式，积极主动干预，推动国家基本药物的临床应用。

1　干预措施

1.1　将国家基本药物占药品收入比例以及药品收入作为考核指标

　　参照国内通行做法，结合卫生行政管理部门要求，将国家基本药物占药品收入比例作为考核各种干预措施的主要指标。由于该主要指标为比例指标，其分母为考核对象的药品收入，且药品收入在一定程度上反映用药合理性，本研究同时将药品收入定为考核各种干预措施的次要指标。为提高我院国家基本药物使用比例，由医务处牵头、药学部参与制定《河南省人民医院国家基本药物临床应用管理办法》，初步将上一年各临床科室的国家基本药物比例×2 设为目标值（个别科室根据病种进行微调），将各月实际值与目标值的比例完成情况纳入科室绩效考核关键指标，与奖金直接挂钩。

1.2　摸清现状，查找问题

河南省为全国排前三的人口大省，河南省人民医院为省内仅有的两家大型综合性三级甲等医院之一，疾病种类繁杂，疑难病例占疾病谱比例较高，药物品种较多，虽然配备国家基本药物品种数占全院药品品规总数的 25.3%，但国家基本药物使用比例整体不高，医师对常见病种的用药较为随意。2014 年全年全院平均基本药物占药品收入比例为 11.83%，与卫生行政管理部门的要求有较大差距。《河南省人民医院国家基本药物临床应用管理办法》全面实施后，临床科室扣罚奖金较多，临床医师颇多怨言，但全院基本药物占药品收入比例提高不明显。临床药师通过访谈不同科室医师，对国家基本药物临床使用比例低的原因进行调查分析，同时向全院临床科室质控员发放基本药物认知度调查表，结果显示 50% 的医师对国家基本药物政策了解程度一般，41.17% 的医师对本科室常用基本药物比较熟悉，70.58% 的医师偶尔看看本科室的基本药物使用比例，40.07% 的医师觉得将国家基本药物使用情况纳入绩效考核后收入有所减少，76.47% 的医师认为国家基本药物不能满足三级医院的需要，55.88% 的医师认为国家基本药物推广存在的首要问题是覆盖面窄。在选择药品时，55.88% 的医师将疗效排在首位，其次为安全、经济。

临床药师在访谈中还发现，临床医师工作繁忙，大量的医学知识更新已使医师应接不暇，加之目前紧张的医患关系，以及各种晋升、考核的压力，导致接到扣款通知也没有精力去落实扣款原因，更不用说了解国家的基本药物政策以及思考提高国家基本药物比例的途径。

1.3　不断改进工作，发放国家基本药物应用建议单

我院首先尝试每名临床药师负责三个病区，以 PPT 和纸质版文档向病区医师宣讲国家基本药物政策及相关知识。在多次给医师提供口头建议后，国家基本药物使用比例改善并不明显，临床药师进一步查找原因发现，国家基本药物目录涉及药品较多，查询不方便，开医嘱时只能先开具药品才能显示该药是否为国家基本药物，而临床药师口头告知的建议缺乏实时提醒作用。因此，临床药师总结科室常用品种中的国家基本药物应用建议，打印成能放在工作服中的口袋书，发放后便于临床医师随时查阅。

1.4　院内网站公布我院国家基本药物目录，医嘱系统标注国家基本药物

当医师面对着多种作用相似的药物时，需要较长的时间才能区分哪些药物是国家基本药物，并形成优先使用的习惯。临床药师将我院现有的国家基本药物按药理作用进行分类排版，在医院内网进行公布，并联系信息中心在医师开具药品时标注是否国家基本药物，方便临床医师选择。

1.5　开展药事分析，提高病区国家基本药物使用比例

基本药物是治疗常见病、多发病，疗效明确、质量合格、价格合理的药品，其在绝对效果上没有新特药的优势，但成本-效果比较好。对于用药负担较重的患者而言，成本效果比会是选择药品的主要因素。临床药师关注责任病区的药品消耗情况，开展药事分析，通过对病区药品消耗情况进行分析，向临床提供科室销量前 30 名药品中可以适当选用国家基

本药物进行替代的建议。如质子泵抑制剂（PPI）因抑酸作用强，特异性高，持续时间长久，是临床应用非常广泛的治疗胃酸及预防应激性溃疡相关性疾病的常用药。但是，临床医师对于 PPI 的选择存在误区，一味选用最新上市的 PPI，导致泮托拉唑、兰索拉唑使用量排名靠前，而 PPI 中作为国家基本药物的奥美拉唑，价格相对较便宜，使用量一直比较靠后。因此临床药师建议在没有明显药物相互作用的情况下选用奥美拉唑[3-4]，重点提醒那些顾虑奥美拉唑抑制 CYP2C19 可能引起氯吡格雷等药物疗效改变的医师，新上市 PPI 中至少埃索美拉唑同样有此潜在风险[5-6]。经过临床药师干预，泮托拉唑、兰索拉唑销量从前 30 名退出，奥美拉唑进入销量前 20 名。

1.6 开展国家基本药物知识讲座，针对重点主动干预

合理用药是基本药物制度的目标之一[1]。组织医师参加基本药物制度和用药知识相关培训，树立对基本药物的正确认识。药师仅利用早晨交班时间，给临床带来的国家基本药物信息较少，医师不能较好地理解国家基本药物政策及如何选择国家基本药物。临床药师利用开展国家基本药物应用讲座的机会来说明国家基本药物与非国家基本药物的差异，讲解如何合理选用国家基本药物。例如，特布他林雾化液在临床应用较为广泛，但 2012 年版国家基本药物目录中速效的 β 受体激动剂仅收录沙丁胺醇雾化吸入剂（万托林）。临床药师反复向医师宣传：沙丁胺醇吸入制剂可快速起效（5～15 min 内），最大作用出现在 60～90 min，药效持续 3～6 h；特布他林吸入给药通常 5～30 min 内发挥支气管扩张效应，最大作用时间出现在 1～2 h，作用持续 3～4 h[7]。特布他林起效慢于沙丁胺醇，达到最大作用时间相对较长，效果较弱[8]，建议优先选用国家基本药物沙丁胺醇雾化吸入。

1.7 充分利用媒体、网络、微信、微博，全方位宣传国家基本药物知识

积极推行基本药物制度、促进临床合理用药需要全社会共同参与，患者、药品供应商的大力配合有助于合理使用国家基本药物[9]。药师在我院党委办公室、院长办公室、医务处、门诊办公室、宣传科、信息中心等部门通力协作下，在门诊东西两区、1 号病房南北楼、东院病房楼电子屏显示倡导积极使用基本药物宣传标语，将基本药物和合理用药知识制作成易拉宝及海报，张贴在医院宣传栏，制作合理用药宣传单向群众发放；在电视台（广播电台）播放合理用药宣传片和名医在线咨询；在医院网站上开辟"基本药物和合理用药"宣传专栏；在医院的微博上发布基本药物宣传标语及合理用药的科普知识；在微信上制作专刊推广基本药物政策宣传；在报纸上刊登基本药物合理使用知识，深入社区、企业开展合理用药咨询活动。利用每周院周会 20 min 时间，宣讲基本药物政策，积极倡导合理用药工作，增强管理人员的政策理论水平，营造"医院愿意配备、医务人员愿意开方、患者愿意使用"国家基本药物的氛围。

2 干预效果

2014 年 7 月，通过医嘱系统标注国家基本药物、开展药事分析，临床药师所在病区 3 个三级医师组国家基本药物使用比例稍有提高；2014 年 9 月药师向临床提供用药建议单后，此比例提高显著（图1）。

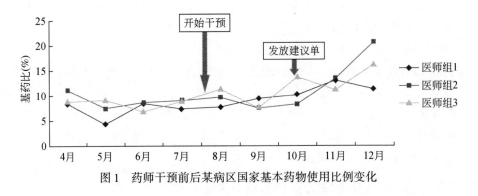

图 1　药师干预前后某病区国家基本药物使用比例变化

医师优先使用基本药物在提高国家基本药物使用比例的同时，直接提高了临床合理用药水平，体现在病区总药品费用逐渐下降（图 2）。

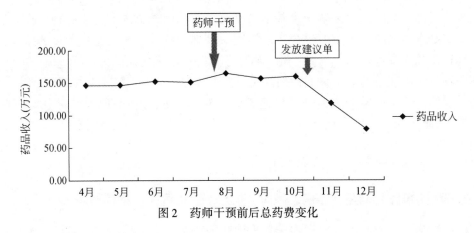

图 2　药师干预前后总药费变化

为进一步考察临床药师主动干预对医师优先使用基本药物的影响，我们对比同专业两个不同病区国家基本药物使用比例，结果显示干预病区国家基本药物使用比例较非干预病区有显著提高（图 3）。

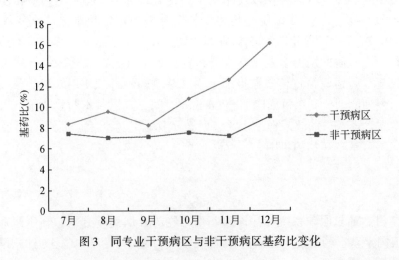

图 3　同专业干预病区与非干预病区基药比变化

鉴于临床药师在单个病区发挥了推动国家基本药物应用的作用，2015 年更多的临床科室申请临床药师参与此项工作，通过开展讲座、发放国家基本药物应用建议单、科室国家基本药物应用分析等措施，在另外 5 个科室进行推广，其中 3 个科室国家基本药物比例明显提高，有 2 个科室效果不明显。具体干预效果见图 4。

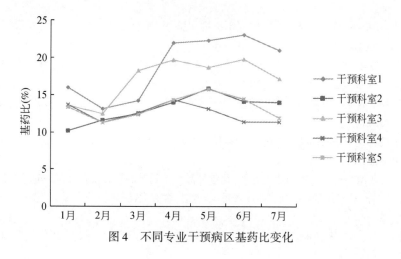

图 4　不同专业干预病区基药比变化

3　讨论

医师优先使用基本药物不仅是国家对医疗机构达到甲等标准的重要要求[2]，也是提高合理用药水平的途径之一[1]。要让医师处方时主动优先使用基本药物，首先必须使基本药物目录尽可能合理，同时医疗机构配备的基本药物数量能满足临床诊疗的基本需求。我们进行的院内基本药物认知度调查结果显示，55.88% 的医师在选择药品时首先考虑疗效，其次为安全、经济；76.47% 的医师认为国家基本药物不能满足三级医院的需要，55.88% 的医师认为国家基本药物推广存在的首要问题是覆盖面窄。另一项清华大学医院药事创新管理高级研修班（第八期）课题组对全国范围内就我国医院药学技术人员的核心能力及工作现状进行了调研，调研对象、范围与方法参见第 1 章中的"医院药学技术人员核心能力调查与分析"基本内容。调查结果显示，仅 20.4% 的医护人员对本机构药品品种配备完全满意，约 10% 医师不满足自己药房配备的药品品种。上述两项调查结果相似，与其他学者[10]观点也相近：目前的国家基本药物目录及相关政策仍需进一步完善。

药师在合理用药中的作用日益重要，也逐渐得到医护人员重视。上述调研中医护人员用《医院药学技术人员核心能力书面调查表》1001 份调查结果显示，多达 48.9% 的医护人员认为很需要、39.88% 的医护人员认为需要药师定期提供合理用药知识讲座或培训，但仅 26.15% 的医护人员认为药师经常提供药学信息服务，说明药师对临床用药的服务仍有很大提升空间。我院临床药师在国家基本药物政策实施过程中，通过不断寻求有效的途径和方法，确保患者可以获得安全、有效、价格低廉的药品。但在推广过程中，有些科室的国家基本药物比例提高并不明显，考虑可能存在以下原因：①国家基本药物主要覆盖常见慢性病，较少涉及危重症，三级甲等医院能应用基本药物的机会较为有限[11]；②临床仍未足够重视，临床药师全面干预未能在全院进行推广，需要医院行政上更加有力地支持。

参考文献

［1］中华人民共和国卫生部．国家基本药物目录(2012 年版)相关政策问答．中国实用乡村医生杂志,2013,
　　(9):1-4.

［2］中华人民共和国卫生部．三级综合医院评审标准实施细则(2011 年版).(2011-11-15)[2011-12-23].
　　http://www.hhc.gov.cn

［3］国家基本药物临床应用指南和处方集编委会．国家基本药物临床应用指南(化学药品和生物制品)
　　(2012 年版).北京:人民卫生出版社,2013:91-93.

［4］国家基本药物临床应用指南和处方集编委会．国家基本药物处方集(化学药品和生物制品)(2012 年
　　版).北京:人民卫生出版社,2013:290-291.

［5］国家药典委员会．中华人民共和国药典临床用药须知(化学药和生物制品卷)(2015 年版).北京:中国
　　医药科技出版社,2017:357-359.

［6］中国国家处方集编委会．中国国家处方集(化学药品与生物制品卷).北京:人民军医出版社,2010:904.

［7］Sean C Sweetman．马丁代尔大药典(第 37 版).李大魁,金有豫,汤光,等译.北京:化学工业出版社,2014:
　　1096-1102.

［8］洪建国,陈强,陈志敏,等．儿童常见呼吸道疾病雾化吸入治疗专家共识.中国实用儿科杂志,2012,27
　　(4):265-269.

［9］沈群红．当代中国医院发展的制度分析.北京:群众出版社,2013:85-96.

［10］王虎峰．中国新医改现实与出路.北京:人民出版社,2012:204-206.

［11］雷海潮．基本药物制度政策亟须调整.中国卫生资源,2011,14(4):199.

第4节 处方（医嘱）审核能力

我国医院药师核心胜任力现状调查
——处方审核现状问卷结果与分析

（李 娟 华中科技大学同济医学院附属同济医院）

摘 要 目的：分析当前我国医院药师处方审核现状及认知情况，以期为提升药师核心胜任力提供明确的方向。方法：通过对全国 15 省市 65 家样本医院医护人员、药师及患者进行的问卷调查，分析医院药师处方审核工作现状及对该工作的胜任力情况。结果：①医护人员和药师普遍认可处方审核在降低药物不良反应、促进临床药物合理应用中起到的关键作用。②尽管我国药师的处方审核能力和规范性、处方审核流程均获得了进步和完善，但医院行政管理部门对药学部门定位偏差、医院调剂业务强度过大、医护与药师沟通不够、临床超说明书用药普遍存在等客观因素尚使得药师不能很好地完成处方审核工作。③大部分药师存在医学知识欠缺、对患者病情不熟悉等主观因素，使得大部分药师很难胜任处方审核工作。结论：处方审核能力是药师药学服务核心能力极其重要的一部分，医院行政管理部门应将药学部门的工作职责由简单的供应保障转移到药学服务，畅通医护与药师沟通渠道，加大对超说明书用药的监管，建立完善的药师进修学习制度；同时，药师也需不断提升自身知识水平，提高医疗安全责任和职业危机意识，充分运用法律授予的处方审核权，开展处方审核工作，保障患者用药安全。

关键词 药师；核心能力；处方审核；合理用药；问卷调查

"处方审核"是指在处方调配过程中对医师所开处方的审查和核对[1]。据相关部门统计，我国不合理用药情况十分严重，占用药者的 12%~32%，严重影响了我国民众健康。在我国每年 5000 多万住院患者中，至少有 250 万人发生较严重的用药不良反应，其中因用药造成死亡的保守估计超过 20 万[2]。我国于 2007 年颁布《处方管理办法》（以下简称《办法》），旨在规范处方管理，提高处方质量、促进合理用药、保障医疗安全。但鉴于长久以来我国处方问题繁多，药师知识和技能提高速度滞后以及医院管理者和医师对药师工作意义和处方法律性缺乏认识，因此绝大多数医院并未实质执行。在新时期医药卫生体制改革大形势下，2018 年《医疗机构处方审核规范》（以下简称《规范》）和《关于加快药学服务高质量发展的意见》（以下简称《意见》）相继应运而生，明确要求所有处方均应经前置性审核通过后方可进入划价收费和调配环节。药师是处方审核工作的第一责任人。此刻药师才在真正意义上迎来了体现专业技术价值的时代；这一系列举措为未来药学发展道路指明方向，对促进当前我国药学服务模式转变、提高服务水平、促进合理用药、提高医疗质量、保障用药安全具有重要的指导意义。因此，药师责任重大，实际工作中处方审核能否顺利、准确、圆满地完成，药师如何开展并做好对那些不必要的大处方、无适应证用药和滥用抗生素等不合理用药处方的干预工作，可能与诸多因素有关[3]。

清华大学医院药事创新管理高级研修班（第八期）课题组在全国范围内就我国医院药学技术人员的核心能力及工作现状进行调研[4]，其中针对处方适宜性审核时遇到的相关问题进行问卷调查，并进行影响因素分析，旨在了解我国当前医院处方审核的现状及当前社会对医疗机构开展处方审核的认知情况，为今后如何提高药师处方审核能力，提升药师核心竞争力指明方向。

1　对象和方法

调研对象、范围与方法参见第 1 章中的"医院药学技术人员核心能力调查与分析"基本内容。

2　结果

2.1　当前我国医院药师处方审核现状

2.1.1　药师处方审核工作开展及胜任情况

调查结果显示，64.97% 的药师能够坚持做到"四查十对"，34.01% 药师表示在工作忙碌时，省略部分，0.81% 药师表示从未做到，0.10% 药师表示根本不知道或没有必要。对处方进行适宜性审核，65.27% 的药师基本胜任，21.28% 的药师完全胜任，11.30% 的药师比较困难（因为医学知识欠缺），2.14% 的药师比较困难（认为医学知识和药学知识均欠缺）。

2.1.2　药师处方审核面临的困难

在被问及处方审核时遇到的困难时，大部分药师认为排名靠前的三个主要困难分别是：①超说明书用药等相关规定与实际工作存在矛盾；②药师能够及时看到的患者信息有限，无法做科学判断；③医师开具不合理或不合格处方量相对较大，药师忙碌时容易误判。

2.1.3　处方审核处理方式

当对某张处方有疑问时，大多数药师（占 55.50%）会与医师联系，核实无误后调配；22.20% 的药师会查阅手头和电脑中资料，确定无误后调配；17.72% 的药师会询问其他药师意见后调配；3.36% 的药师拒绝调配；1.22% 的药师正常调配，并记下问题。

2.2　当前我国医院药师处方审核能力

2.2.1　医护人员对处方审核认可度

在问及门诊药房的药师如在审核处方时按规定按原则处理，对医护工作有何影响时，57.57% 医护人员回答对规范医师的处方开具及患者用药安全有良好的作用；22.77% 医护人员回答有把关作用，但沟通不够，使患者对医师产生不信任感；12.64% 医护人员回答有一定作用，但增加了开具处方的难度和增加了处理时间；1.81% 医护人员回答由于审方专业能力不够，和治疗发生矛盾；5.22% 医护人员回答没有感受。调查结果表明，近 60% 的医护人员认可处方审核工作对规范医师处方行为、保障患者用药安全有积极的意义，但 40% 左右的医护人员仍然认为处方审核工作对临床治疗工作带来了一定的困扰，药师仍需进一步改进与医师的沟通方式，从而获得积极有效的审核成效。

2.2.2 处方审核对临床获益情况

在问及日常工作中，药师进行处方适宜性审核，是否对临床有所帮助时，51.12%医护人员回答帮助很大，能提高处方质量，控制不合理用药；27.96%医护人员回答有帮助，但仅停留在合格性的浅表判断上；16.53%医护人员回答有帮助，但缺乏与临床沟通；3.78%医护人员回答帮助不大，药师缺乏一定的临床医学基础知识；0.61%医护人员回答没有帮助，药师本身药学知识也欠缺。调查结果表明，医护人员对药师的处方审核工作认可度有待提高，仅51.12%的医护人员认为对临床工作带来帮助，药师仍需优化知识结构，提升自身能力。

2.2.3 药师期待提升职业素养的途径

在对待如何提高药师职业素养的途径时，75.81%（768名）药师认同可主要通过科室内部组织的有针对性定期常态培训提升个人业务能力和水平，74.04%（750名）药师通过国内进修，70.08%（717名）通过自学形式实现，而有相当部分（66.24%，671名）药师诉求通过去国外深造的途径提取职业素养，1.68%（17名）认为多参加药学类乃至临床医学类学术会议，了解临床用药最新动态，多到临床与医护人员和患者交流，打好扎实的临床药学基本功，药师职业素养自然就会提高。调查结果表明，药师对自身职业素养的提升有明确的需求，药学部门应多创造进修学习的机会，尤其是与发达国家临床药学学科的交流，为广大药师提供提升个人业务能力的平台。

2.2.4 对麻醉药品、精神药品的处方审核监管

在问及药师对麻醉药品、精神药品的处方审核，药品监管是否严格到位时，67.50%的医护人员回答非常严格，定期检查；25.08%的医护人员回答比较严格，有需要时会检查；5.62%的医护人员回答一般，偶尔检查；0.40%的医护人员回答没有检查过；1.40%的医护人员回答不清楚相关工作。调查结果表明，药师在执行麻醉药品、精神药品处方审核时，充分体现了对该类特殊药品管理重要性的重视，但仍有待提高。

2.2.5 超说明书用药与处方审核

药师在审方过程中，经常会遇到医师开具的处方超出说明书的适应证范围、超剂量使用或改变给药途径的问题，在被问及是否需要修改处方时，51.29%的药师认为需要修改处方、31.65%的药师认为很需要，14.29%的药师认为一般，最后有1.79%和0.99%药师认为不需要或不了解。

对于是否需要修改临床医师开具的超说明书用药的处方的问题，42.50%的医护人员回答很需要，36.30%的医护人员回答需要，14.88%的医护人员回答一般，2.82%的医护人员回答不需要，3.49%的医护人员回答不了解。

调查结果表明，无论医护人员还是药师，大部分都充分认识到超说明书用药需要审核并修改，从而避免潜在的风险。医疗机构应充分发挥药师的专业技能，加强对超说明书用药的监管。

2.3　对不合理处方进行沟通和处理的方式

2.3.1　关于纸质联络信方式的问题

药师在接收处方时进行处方审查，如遇到不合理处方会通过给医师发放纸质联络信的方式进行适当干预，药师认为在实施过程中，碰到过以下情况：①患者认为处方应当修改，但错误是医院里的医师造成，应该由药师和医师之间直接沟通（占53.31%）。②是患者很配合，认为药师工作认真负责，为自己着想，也有专业水平（占22.85%）；③患者不理解，认为医师不可能犯错（占10.02%）；④患者表示理解，但是表明自己听药师建议即可，没必要修改处方；⑤患者认为完全是药师没事找事，不懂装懂（占4.51%）。

在问及医护人员面对这种做法的态度时，56.14%的医护人员回答很需要，有益于修正处方，促使医师及时了解药物管理规定，且避免医疗纠纷；35.41%的医护人员回答需要，有益于修正处方，促使医师及时了解药物管理规定；4.12%医护人员回答一般，仅仅是处方错误很少出现严重医疗纠纷；1.11%医护人员回答不需要；3.22%医护人员回答不了解。

调查患者对于纸质联络信方式对不合理处方进行干预的选择意愿，结果显示：51.39%的患者会配合药师，同意去修改处方；24.60%的患者会听从药师建议，但希望不去修改处方；23.0%的患者不愿意按照药师要求的去做；1.0%的患者看心情。

以上调查结果表明，多数医护人员及患者均认可处方审核工作对保障患者用药安全的作用，但对于目前使用的审核方式则希望进一步改进，既能起到审核把关的作用，又不增加患者在医院的就医流程。同时还应看到，仍有部分医护人员及患者对处方审核工作的认知度不够，药师应进一步加强宣教工作。

2.3.2　关于拒绝调剂

对于门诊药房药师审核处方后拒绝调剂让患者找医师修改处方的情况，93.23%的药师认为根据处方管理办法，药师有合理理由可以拒绝，处方经修改后方可调剂；3.00%的药师认为有些特殊用法无需修改，药师要求修改处方会引起医师的不满，不应拒绝调配；1.30%的药师认为医师处方差错在先，按医师开具处方发药即可；1.20%药师认为让患者签字确认按处方取药可以调剂发放药品；1.0%的药师认为让患者返回修改容易引起矛盾，药师没有必要拒绝。

医护人员观点基本与药师一致。81.20%的医护人员回答药师有合理理由可以拒绝，处方经修改后方可调剂；6.43%的医护人员回答药师不应该拒绝，按处方发药即可；7.03%的医护人员回答有些特殊用法无需修改，药师不懂不应该拒绝调剂；4.62%的医护人员回答让患者返回修改容易引起矛盾，药师不应该拒绝调剂；0.90%的医护人员回答让患者签字可以调剂发放药品。

对于患者在被问及如何看待门诊药房药师审核处方后拒绝调剂，须往返找医师修改处方方可取药的情况时，55.37%的患者表示认可，19.76%的患者认为不应该让患者往返修改，14.35%的患者觉得找医师修改太麻烦（其中，12.34%的患者认为药费已交，修改太麻烦；2.01%的患者认为找医师修改太麻烦，患者自己签字就可以）。高达10.53%的患者认为药师没有权利拒绝。

调查结果表明，当处方需修改时，逾90％的药师充分运用处方管理办法赋予的权利，要求医师进行修改，且得到逾80％医护人员的支持，但仅有半数患者表示愿意往返修改，可见在当前优化患者就医流程、改善患者就医体验的形势下，应转向实时的处方审核。

3 讨论

处方审核是调剂药品的第一步，稍有不慎就可能忽视不合理处方，轻则加重患者经济负担、造成药品浪费，重则导致患者伤害。因此，我国在《办法》中，对调剂工作做了严格规定，要求药师调剂处方药品，首先必须认真审核处方，做到"四查十对"，对不合理处方要进行有效干预。《规范》在《办法》的基础上，更加明确地提出并要求，所有处方均应经前置性审核通过后方可进入划价收费和调配环节。药师是处方审核工作的第一责任人，但是落实起来依然举步维艰，这就要求医疗管理者、医护、药师都必须提高认识、转变观念、建立机制，才能真正落实。

3.1 我国医疗机构的处方审核工作开展仍需克服诸多困难

处方审核工作仍面临多重困难，如缺乏国家立法支持，责权不明，使药师无法获得法律保障；医疗机构对药师定位仍是供应保障型，药师工作重调剂轻审核；临床大量存在的超说明书用药缺乏有效监管，使得药师无法进一步对其进行审核；药师能获取的患者信息有限导致无法准确判断处方用药是否合理等。

因此，呼吁国家立法机关加快《药师法》推进工作，对药师的注册、考试程序、权利与责任、使用与管理、奖励与惩罚等做出明确规定，实现对药师的依法管理，使药师"行事有据，避责有理"[5]。此外，明确法律责任、超说明书用药行为迫切需要规范。目前，中国对超说明书用药尚无统一的管理规定，其合法性和相关责任界定尚存争议，迫切需要对超说明书用药的条件和医师操作流程进行规范化，方能为责任界定提供参考[6]。同时督促药品生产企业积极更新药品说明书。

3.2 医护人员对处方审核工作的需求与药师自身工作能力之间形成了矛盾，药师能力亟须提升

仅有21.28％的药师自认为能完全胜任该项工作，65.27％的药师表示基本胜任，可见药师群体自身能力定位不高，无法很好地胜任处方审核工作。此外，仅55.50％的药师遇到问题处方时，会采取与医师交换意见后调剂的方式，可见处方审核工作开展的力度尚需加强。同时，近60％的医护人员认可处方审核工作对规范医师处方行为、保障患者用药安全有积极的意义。医护人员需求与药师自身能力之间的矛盾恰说明处方审核工作能力是药师队伍需要迫切提升的核心胜任力所在。

因此，我国高等学校药学教育模式迫切需要改革。目前，我国的药学教育仍以基础化学教育为主，其目的是提供生产和研发人才从而保证药品供给；而临床药学服务是以生物化学为基础。尽快推动药学教育改革，细化临床药学教育专业，从而为医院药学培养与其实际工作相适应的药师。近几年，有些学校和医院实行联合培养临床药师的做法[7]，值得

借鉴。同时，建立国家级的继续教育资源库平台，共享信息资源。国家药品监督管理局主持的以学校为科研信息供给体、以医院为临床信息供给体、以厂家为生产及销售信息供给体，三位一体共同提供信息支持与维护。此外，进一步构建和完善药师继续教育体系，为药师提升自身能力提供平台和机会。医疗机构可根据《医院药师规范化培训大纲》构建自己的继续教育体系，丰富培训内容，变目前偏学科化的继续教育内容为更加实用的内容，更好地指导药师的实践工作。比如北京地区医院的为期5年的"3+2"规培模式（3年通科+2年专科）值得借鉴[8]。组建业务能力评价小组，定期对药师进行能力评估，帮助其认识自身不足，使得药师可以有针对性地进行充电学习[9]。

3.3 药师与医护人员、患者沟通和处理的方式明显影响不合理处方的处理结果，处方审核流程再造待优化

本次调查结果显示，医护人员、药师、患者等都充分赞成通过发放纸质联络信对不合理处方，尤其是对于超说明书用药处方进行干预的方式，但由于沟通不畅、就医环节复杂、时间较长、患者对处方系统不了解及对药师不信任等因素，容易造成医师对药师的不满，激化患者与医师、药师的矛盾。因此，处方审核工作不仅要注重审核处方内容，还需注意沟通处理的方式。药师如发现处方存在用药安全隐患，应及时和医师沟通，重新确认或开具处方。也可集成信息化技术[10]，实现实时审方，避免患者在医师与药师之间来回奔波，从而进一步优化患者就医流程。

4 小结

总之，此项调查充分暴露了当前我国药师对处方审核干预不足、药师核心胜任力严重不足的现状。相当长时期内，药师主要担任着药品保障供应的角色，很少参与用药合理性决策，医疗机构应充分发挥药师的专业技能，加强对不合理用药的干预力度。对不合理处方进行点评和通报，规范处方管理不是药剂科单方面的任务，还需医疗机构的支持和行政干预[11]。《处方管理办法》要求药师对处方进行审核，是对患者提供安全、有效、经济用药的保障，同时也使得药师和医师共同承担起了一定的法律责任。因此，药师应充分认识自身核心胜任力的不足，提高处方审核技能，优化处方审核处理方式，强化法律责任意识，实施不合理处方干预，保障患者用药安全、有效、经济和适当。

参考文献

[1]《处方管理办法》编委会.处方管理办法.北京:中国法制出版社,2007.

[2] 华小黎,陈东生.处方合理用药的制约因素分析与对策.中国药师,2011,14(9):1355-1357.

[3] 高燕菁,赵春梅.我院门诊药房加强处方干预的措施及体会.中国药房,2012,23(1):92-94.

[4] 胡晋红.医院药学技术人员核心能力调查与分析.药学服务与研究,2015,15(5): 321-328.

[5] 刘东,费晋秀,杨世民,等.药师进行处方审核的影响因素分析.药学服务与研究,2011,11(1):27-29.

[6] 张丽青,李景春,冯爽,等.医院药学服务调研与思考.中国药事,2015,29(5):546-548

[7] 徐蓉,孙新欣,邵明立.风险规制视域下的美国超说明书用药法律探讨.中国新药杂志,2014,23(22): 2597-2601,2650.

［8］陈璇,袁芳,李明亚.多单位协同临床药学人才培养模式的探索.安徽医药,2013,17(8):1455.

［9］王淑洁,王育琴,甄建存,等.北京地区医院药师规范化培训体系设计与实践.中国药房,2011,22(9):788-790.

［10］徐晓嫒,张凯丽.加拿大药师培养及其对我国的启示.医药导报,2015,34(5):701-704.

［11］孙宝珍.以信息化促进药房建设与管理.重庆医学,2013,(27):3319-3320,3336.

静脉用药调配中心药师审方能力培养体系的构建

（李　静　青岛大学附属医院）

摘　要　静脉用药调配中心可以对所有静脉用药进行配置，是药学人员进行静脉用药医嘱全面审核的一个平台。目前静脉用药的审核内容主要集中在药物溶媒、体积、用量、配伍及重复用药等方面，对多种药物间相互作用的审核和干预能力不足。本文从药师面临的主要困难、药师审核能力两方面，对静脉用药调配中心的审方能力进行评析，并从以患者为中心理念的确立，合理用药观念的培养，合理用药专业技术培训、考核与实践三个方面提出了静脉用药调配中心审方药师培养体系构建的方案，为医院药学管理水平的提升明确了方向。

关键词　静脉用药；药师；审方能力

静脉用药调配中心是近年来医院为了确保配置药品安全、加强职业防护而建立起来的静脉用药集中配置的工作部门，静脉用药调配中心可以对所有静脉用药进行配置，大大节约人力、物力，把护士的时间还给患者，同时也为药学人员进行静脉用药医嘱的全面审核搭建了一个很好的平台。

目前静脉用药的审核，主要集中在药物溶媒种类、体积选择是否正确，药物的用量是否符合要求，多种药物配置在同一袋液体内时是否有配伍禁忌，注射用药是否有重复用药现象等[1]，尽管已对所有医嘱进行了审核，但对于同时使用多种药物之间的相互作用审核能力和水平存在不足，对于同时用注射剂和口服药物的患者用药的相互作用干预得更少。针对这一现状，对于在静脉用药调配中心工作的药师审方能力培养体系的构建已提上了议事日程，是药学管理者必须解决的、迫在眉睫的问题。

1　静脉用药调配中心审方能力

1.1　目前药师所面临的主要困难

处方适宜性审核是药学人员必须具备的核心能力。清华大学医院药事创新管理高级研修班（第八期）课题组在全国范围内就我国医院药学技术人员的核心能力及工作现状进行了调研。调研对象、范围和方法见第 1 章中的"医院药学技术人员核心能力调查与分析"基本内容。调研结果显示，药师认为审方时遇到的最主要的 3 个主要困难如下。

1.1.1　超说明书用药等相关规定与实际工作存在矛盾

在静脉用药调配中心开展工作初期，由于药学审方工作的长期缺位，临床药物应用的溶媒选择存在诸多未依据说明书使用的问题，如 10% 葡萄糖酸钙，说明书中明确要求需要使用 10% 的葡萄糖做溶媒，而临床上普遍使用 5% 葡萄糖和生理盐水做溶媒。

对于与药物稳定性密切相关的超说明书用药现象必须严格把关，除非有大量的实验数据支持，否则药师一定要拒绝此类医嘱。

对于因疾病治疗进展的需要，确实需要超说明书用药时，必须提供充足的证据、经药事管理与药物治疗学委员会审核通过后方可使用。

对于没有任何依据，只是依据"经验、习惯"使用药物的超说明书用药则予以拒绝，敦促医师改正。

1.1.2 药师能够及时看到的患者信息有限，无法做出科学判断

这一困难有赖于信息系统的改进。目前绝大多数医院药学人员仅能看到医师的用药医嘱，对于患者的基本信息如身高、体重、用药过敏史、疾病状况、检查检验指标如肝肾功能、血尿常规情况等均无法快速、直接获取，对于需要依据体重、肝肾功能给药的患者，确实无法判断用药的合理性。

1.1.3 医师开具不合理或不合格处方量相对较大，药师忙碌时容易误判

静脉用药调配中心工作开展初期，不合格医嘱的数量确实非常大，个别科室不合格医嘱的比例高达50%。经过2~3个月的持续审核，不合格医嘱的比例可下降至5%~10%，6个月后的数据则可降至2%左右。当然，不合格医嘱主要是指与配伍相关的问题医嘱，复杂问题医嘱（多药联用的相互作用、全医嘱审核的问题、特殊患者用药的审核问题等）需要在今后的工作中加大审核规范化的培训力度。

1.2 药师对处方进行适宜性审核的能力

关于药师对处方进行适宜性审核的能力，我国医院药学技术人员的核心能力及工作现状的调查结果显示：65.27%的药师认为自己基本胜任，21.28%的药师认为自己完全胜任，11.30%的药师认为自己因为医学知识欠缺比较难于胜任，2.14%的药师认为自己因为医学知识和药学知识均欠缺比较难于胜任。

在实际工作中，真正能够独立审方的药师的比例并不高。静脉用药调配中心创建初期，药师通过逐一学习药品说明书，逐步积累审方的经验，初步建立审方的规范，但在实际工作中会遇到很多问题，需要不断地完善。

2 依据审方的具体要求在静脉用药调配中心进行审方药师培养体系构建

审方药师培养体系的构建主要应包括"以患者为中心"理念的确立，合理用药观念的培养以及合理用药专业技术培训、考核与实践三个方面的内容。

2.1 "以患者为中心"理念的确立

现代医疗推崇的理念是"以患者为中心"的精益医疗，而要真正让每一位药师在做任何工作的时候都首先考虑患者的利益需要在日常工作中不断地灌输和强化。越来越多的医疗机构在进行国际医疗卫生机构认证联合委员会（JCI）认证，其中有关"共情心"的视频引起越来越多的医务人员的共鸣和反思，通过这种文化建设的方式逐步树立"以患者为中心"的观念是目前较为有效的教育和培训方式。

2.2 合理用药观念的培养

在"以患者为中心"理念驱动下，作为一名药师，合理用药是职业使命。合理用药的核心"安全、有效、经济、适当"须贯穿于所有药学人员工作的始终。在当前医院用药不

合理现象较为严重的大环境下，药师更应秉承合理用药的原则、面对不合理用药存在的问题需要有理有据地与医师沟通，让医师能够心服口服地依照正确的方式下达医嘱。在刚开始纠正不合理用药的过程中，可能会出现各种阻力，如医师的不配合、护理人员因用药途径改变工作量增加等，但是无论怎样的困难和阻力，只要药师有坚定合理用药信念，很多困难都会迎刃而解。

2.3　合理用药专业技术的培训、考核与实践

2.3.1　合理用药专业技术培训内容[2]

2.3.1.1　以重点药物为切入点的培训　静脉用药是静脉用药调配中心工作的重点内容，药师需要熟悉每一种药物。在工作的起步阶段，药师必须先抓住重点逐步实施，从重点药物入手，是值得推荐的方法。所谓医嘱审核的重点药物是指如使用不当会对患者造成严重不良后果的药物，静脉用药均属此范畴。为了进一步地突出工作重点，药师应学习和掌握全肠外营养相关药物、抗肿瘤用药、高浓度电解质、对溶媒种类体积有明确要求的药物、对药物的用量有明确要求的药物、用药途径有特殊要求的药物、需要严格避光的药物、需要冷藏药物的配置及储存技巧。

在学习基本知识的前提下，药师须对药物使用的适宜性进行全面的审核，尤其是对同时使用 3 种以上药物的患者，须对同时应用的药物进行综合分析，防止用药不适宜情况的发生。

2.3.1.2　以重点人群为切入点的培训　重点人群主要包括儿童（新生儿）、妊娠期妇女、哺乳期妇女、老年人、肝肾功能不全的患者、同时患有多种疾病使用多种药物的患者。

对于每一类重点人群，药师须综合、系统地考虑其自身特点、药物作用特点等，在药物的选择、给药途径选择、药物用量计算等方面均须进行严格筛选，确保用药安全。

2.3.1.3　以常见医嘱问题为切入点的培训　静脉用药调配中心须对所有问题医嘱进行定期汇总并及时反馈至临床，确保合理用药水平的不断提高。对于药师，常见医嘱问题的培训更为重要，通过问题医嘱的培训和学习，可以使审方药师形成问题反射和审核重点，避免出现问题医嘱漏审现象。

2.3.2　培训后的审方考核与质量控制[3]

静脉用药调配中心的质量控制内容涉及方方面面，而对医嘱审核的质控则是重要的核心内容之一。除审方药师外，要求各环节均要对医嘱的合理性进行监督检查，对于非审方环节被发现的错误医嘱，对审方责任人质控扣分、对发现者进行奖励，这样能使审方工作始终在大家的监督下完成，促使审方药师在审方过程中必须精益求精，不断提高审方能力。

另外，可以成立针对医嘱审核的品管圈，通过品管圈活动，应用 PDCA 质量管理方法，使审方药师审方能力和水平不断提高，促进合理用药水平的整体提高。

近年来，信息系统自动化审核已经越来越受到重视，并在许多医院得以使用，提高了审核效率，可以有效拦截许多可以固化的审核内容，在一定程度上使审方的同质化有了较好的保障。但是目前信息化对于复杂的用药和病情复杂的患者，还存在着较多难以解决的问题，药学人员的技术干预仍然是必不可少的。

2.4　医嘱审核的监管

除静脉用药调配中心的内部质控和监督体系，医院层面还应对处方和医嘱进行全面的监督管理和点评，对出现问题的科室、医师在绩效体系下进行严格监管，所有问题均与绩效考核相结合，才能真正引起全体医务人员对合理用药的重视，切实改善合理用药的大环境。

总之，以静脉用药调配中心审方药师为抓手，从重点药物、重点人群、常见问题入手，逐步完善审方药师的培训体系，同时加大监管力度，以逐步提高合理用药的整体水平。

参考文献

［1］毕鹏飞,高珊珊,徐驰,等.静脉用药常见不合格医嘱分析.中国医院药学杂志,2013,30(20):1725-1727.

［2］黄晓英,赵华,黄义洪.PIVAS审方药师岗前培训内容分析.中国药房,2014,25(9):862-864.

［3］龚燕波,方崇波.静脉药物配置中心品质管理的有效性分析.中国现代应用药学,2015,32(2):232-237.

改进处方审核工作，促进临床合理用药

（赵青威　浙江大学医学院附属第一医院）

摘　要　本文基于"我国医院药师核心能力现状调查"的调研问卷结果，选取"处方审核"能力建设的相关内容进行统计分析。重点阐述了当前我国药师开展处方审核工作的主要特点及存在的问题，并结合个人工作实践提出了"改进处方审核工作、促进临床合理用药"的对策措施。

关键词　医嘱审核；药师能力建设；医院药学

处方审核是指药学专业技术人员运用专业知识与实践技能，根据相关法律法规、规章制度与技术规范等，对医师在诊疗活动中为患者开具的处方，进行合法性、规范性和适宜性审核，并做出是否同意调配发药决定的药学技术服务。审核的处方包括纸质处方、电子处方和医疗机构病区用药医嘱单。

清华大学医院药事创新管理高级研修班（第八期）课题组在全国范围内就我国医院药学技术人员的核心能力及工作现状进行了调研，调研对象、范围与方法参见第 1 章中的"医院药学技术人员核心能力调查与分析"基本内容。

本文通过此调研结果，发掘我国药师从事处方审核工作现状及存在的问题，深入探讨提升药师的处方审核能力的方式方法，提出新时期医院处方审核体系的构建思路，从而有效提升临床的合理用药水平。

1　开展医嘱审核工作具有迫切的现实意义

目前，我国的药物不合理使用率较高，且每年住院患者直接或间接因不合理用药而导致或引发的不良事件逐年升高，死亡率也居高不下。据报道，我国药物不合理使用率13%~30%[1]。另据统计，住院患者每年有 5000 多万例，5% 的患者与药物不良反应直接或间接相关，其中约 4% 死亡[2-3]。还有报道显示，我国各大医院存在非常严重的用药不合理情况。

用药安全是国内外医药工作者普遍关注的焦点，作为药学部门的药师，既要根据处方为患者提供准确的药品，又要保证患者用药安全、有效。随着新时期医院药学工作的重心向"以患者为中心"，以临床药学为基础、合理用药为核心、强化药学技术服务和相关药品管理的方向转变，特别是《中华人民共和国药品管理法》《医疗机构药事管理规定》（卫医政发〔2011〕11 号）及新修订的《处方管理办法》等法律、法规的颁布与实施，逐步将药师工作从传统的后台操作推到前台，包括协助或指导医师用药，及时纠正药物治疗过程中的不规范、不合理用药，以保证用药的安全性。而处方（医嘱）审核是提高处方质量、控制不合理用药的一个重要环节，处方用药存在潜在的用药疑问，可能对患者的治疗与康复产生不良影响，甚至造成严重的医疗缺陷等。通过药师审方，及时发现处方中用药存在的问题，并反馈给医师进行修改或更正，避免用药错误对患者造成伤害。药师审方既可以有效地降低医院的不合理用药率，又使治疗的质量、效果得到了保证。

《医疗机构药事管理规定》（卫医政发〔2011〕11 号）第十八条、十九条指出医疗机构应当遵循有关药物临床应用指导原则、临床路径、临床诊疗指南和药品说明书等合理使用药物；对医师处方、用药医嘱的适宜性进行审核，同时应当配备临床药师，全职参与临床药物治疗工作，对患者进行用药教育，指导患者安全用药。新修订《中华人民共和国药品管理法》第二十七条规定，医疗机构的药剂人员调配处方，对有配伍禁忌或者超剂量的处方，必须经过核对，对有配伍禁忌或者超剂量的处方，应当拒绝调配。以上法律条文的出台不仅对药师在合理用药中的工作职责进行了阐释，进一步明确了法律责任，这也对药师处方审核工作提出了新的要求。2018 年 6 月 29 日，国家卫生健康委员会、国家中医药管理局、中央军委后勤保障部三个部门联合制定了《医疗机构处方审核规范》（国卫办医发〔2018〕14 号）（简称《规范》）。《规范》共包括 7 章 23 条，对处方审核的基本要求、审核依据和流程、审核内容、审核质量管理、培训等做出规定。通过规范处方审核行为，一方面提高处方审核的质量和效率，促进临床合理用药；另一方面体现药师专业技术价值，转变药学服务模式，为患者提供更加优质、人性化的药学技术服务。

2 当前我国医嘱审核工作的主要特点及存在的问题

清华大学医院药事创新管理高级研修班（第八期）课题组开展的我国医院药学技术人员核心能力及工作现状调研中有关"处方审核"能力建设方面共有 33 道问题（其中药师 13 道，医护人员 11 道，患者 9 道）。

2.1 当前药师医嘱审核的主要特点

从调查情况来看，全国各地已陆续开展了处方审核工作，并取得了一定成果，处方审核已经成为医院药学服务的组成部分，在患者中也形成了一定的影响。综合调查结果，当前我国医疗机构药师处方审核工作主要有以下四大特点：

2.1.1 审方起到了积极作用，促进了临床合理用药

回顾分析近年来的处方审核相关文献报道，通过处方审核提高合理用药水平的研究日益增多[4-5]。且处方（医嘱）点评、审核与药历的信息化程度不断提高，不仅提升了药师在临床药学工作方面的效率，也有助于体现药师在临床药物治疗中的积极作用，促进合理用药。

目前，较为全面的处方审核工作范围已涵盖了门诊处方和住院医嘱，审核内容也从简单的形式审查逐渐向用药适宜性过渡，且用药不适宜项目在处方审核工作开展过程日趋完善，包括诊断与用药不符、不符合医保适应证、给药频次错误、单次剂量错误、处方超量、给药途径错误、临时购药、超说明书用法、用量、重复开药、药品供应问题、属 Ⅱ 类精神药品错用麻醉药品处方、抗生素联用不合理、不符合抗菌药管理规定、处方药品为疾病禁忌、无皮试结果等等。当然，处方审核开展形式及内容完善的同时，也对药师的能力提出了更高的要求。

2.1.2 药师具备审方能力，主观意愿积极

药师是处方审核工作的主体，在药物治疗过程中也是介于医师与患者之间的桥梁纽带。首先，药师对自身在处方审核工作的角色定位和责任有充分认知，并有较高的积极性。由调研结果可知，药师们在平时药物调剂时，98.98%的药师能遵从法律的规定行使自己的权利，进行处方审核，其中64.97%能坚持做到"四查十对"，34.01%的药师能基本做到，仅偶尔在工作忙时会省略部分（图1）。其次，在日常工作中大部分药师都具备基本的处方审核能力，本次调研发现，86.55%的药师认为自己有能力对处方进行适宜性审核，其中21.28%的药师认为自己完全胜任，65.27%的药师认为自己基本胜任（图2）。再次，绝大多数药师认同将处方审核是药物调剂前的必备程序，并且愿意因之与医师进行直接的沟通。调研发现，药师通过处方审核认为医师开具的处方临床诊断超出说明书的适应证范围，82.94%的药师认为需要修改处方（图3），并且97.23%的药师认为根据处方管理条例，如不修改，药师有合理理由可以拒绝调配。

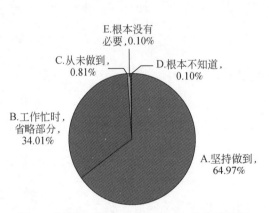

图1　药师能否做到"四查十对"的自我认知

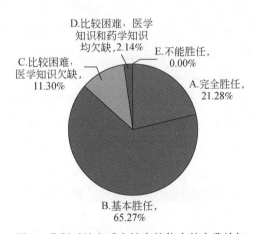

图2　药师对处方适宜性审核能力的自我认知

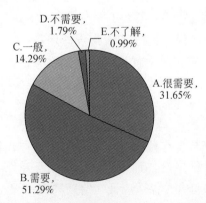

图3　药师对审核为不合理处方时是否需要医师修改的认知

2.1.3 医师支持药师审核，期望合作互补

从调研数据可知，医师对药师的处方审核工作总体上较为认可，支持药师开闸常态化处方审核工作，这也为今后这项工作的有效开展提供了正能量。首先，大部分医师认

为处方审核对于提高处方的科学性、合规性和准确性有帮助。调研数据显示，大部分医护人员认为药师进行处方适宜性审核对其工作开展有帮助；其中51.12%医护人员认为帮助很大，他们认为处方审核能提高处方质量，控制不合理用药（图4）。其次，大部分医师认可药师处方审核结果，表示会认真接受药师的审核建议。91.55%的医护人员认为需要药师对不合理处方进行干预；其中56.14%医护人员认为很需要，他们都认为这有益于修正处方，促使医师及时了解药物管理规定，规避潜在的用药风险（图5）。再次，绝大多数医师还希望加强与药师的联动，提出药师应该定期提供合理用药知识方面的讲座和培训的工作需求。

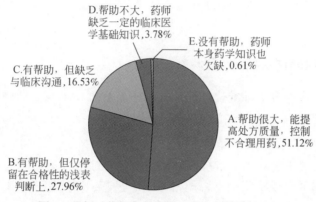

图4 医师对药师审方是否对临床有帮助的认知

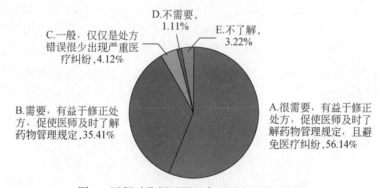

图5 医师对药师干预不合理处方的接受程度

2.1.4 患者基本认可，期望建立合理流程

处方审核涉及患者的用药安全，是直接利益关联方，应该是该项工作的动力源。从调查情况看，大多数患者认可药师的专业审核，并会积极主动配合药师请医师修改处方。如当问及在取药过程中碰到需要患者自行携带药师发出的联络信去找医师修改处方的情况时，高达51.39%的患者，会配合药师同意去修改处方，24.60%的患者会听从药师建议，但希望不去修改处方（图6）。同样，当药师对患者所使用的药物给予合理建议而不让其按照医师处方服用时，60.71%的患者表示同意。

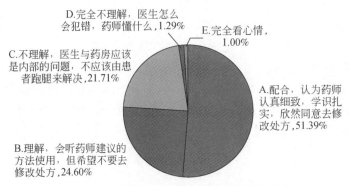

图6 患者对药师干预不合理处方的配合程度

2.2 药师处方审核中存在的主要问题

药师处方审核工作在我国标准化、规范化及普及程度还不高。从调查情况看，以下三大问题反映相对集中：

2.2.1 审方更多停留在形式审查

处方审核分为形式审核和质量审核。①形式审核：即对"处方书写规范"的审核，包括无临床诊断、剂型错误或未写剂型、规格错误或没有、用法错误或不写、单张处方药品种类超过5种、涂改及医师、药师签名等。形式审核比较容易，需要药师细心认真就能做到。②质量审核：对"用药适宜性"的审核，包括诊断与用药不符、给药频次不合理、药品通用名问题、联合用药方面、药物组成方面、治疗方案方面、特殊人群用药方面、药物配伍方面。质量审核要求药师应具有较高的药学专业水平，并掌握一定医学知识和药学理论知识。

调查数据显示，27.96%医护人员认为当前药师进行处方适宜性审核对工作有帮助，但仅停留在合格性的浅表判断上，另外有20.92%认为药师缺乏与临床沟通，不仅缺乏一定的临床医学基础知识，部分药师本身药学知识也欠缺（见图4）。

2.2.2 临床知识相对不足，缺乏实践经验的积累和总结

虽然大部分的药师认为自身具备了进行处方审核的能力，但调查显示，仍有部分药师在某些方面存在专业知识的欠缺，不能完全胜任。对处方进行适宜性审核方面，仍有11.30%的药师认为比较困难，主要归结于医学知识欠缺；2.14%的药师认为比较困难，在于医学知识和药学知识均欠缺（见图2）。在药师进行处方适宜性审核时，也有4.39%的医师认为帮助不大或者没有帮助，药师缺乏一定的临床医学基础知识，本身药学知识也欠缺（见图4）；1.81%的医师认为药师审方专业能力不强，和治疗发生矛盾。甚至在当药师拒绝调剂时，有7.03%的医师回答有些特殊用法无需修改，药师不懂不应该拒绝调剂（图7）。

当西药师面对中成药处方的审核和用药指导的时，仅有9.25%的药师认为没问题，50%以上的药师认为一般或者把握不准。

药师认为审方时主要遇到的三个困难是：超说明书用药等相关规定与实际临床治疗实践存在矛盾；药师能够及时获取的患者信息有限，无法做科学判断；医师开具不合理或不合格处方量相对较大，药师忙碌时容易误判。

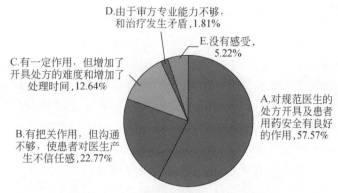

图7　医师对药师审方能力的认可程度

2.2.3　患者不愿意接受来回跑的流程

虽有文件要求，需要在收费之前完成处方审核工作，但介于门诊取药流程，全国大部分医院尚未实现，均是在进行处方调剂时进行"四查十对"，进行处方的审核。又由于很多医疗机构门诊调剂工作量大，工作繁忙，有34.01%的药师工作忙碌时，会省略部分的审核工作（见图1）。

此外，当医师在问及按规定按原则进行处方审核并退回修改时，有12.64%医师认为增加了开具处方的难度和处理时间，对工作带来了一定影响（见图7）。当患者在药房取药时被告知处方有误需找医师修改方可取药时，也有高达34.11%的患者认为不应该让患者往返修改太麻烦，需要改进流程（图8）。

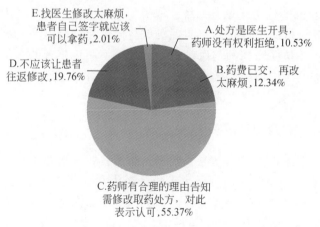

图8　患者对处方有误需找医师修改的认可程度

3　改进医嘱审核工作、促进临床合理用药的对策

处方审核是促进临床合理用药必不可缺的一项重要工作，也是发挥药师作用、推进医疗改革的一项重要举措。然而，处方审核工作是一项系统工程，涉及药师的能力建设、医疗流程再造以及各方的协调互动等方面，需要不断的探索。针对调查中发现的突出问题，结合国内外的一些先进做法，当前需着重考虑以下几个方面的措施：

3.1　提高药师审方能力，需要更侧重质量审核

由于审方药师的专业素质参差不齐，判断的标准不尽相同，加之医院工作繁忙、处方量大，药师在短时间内无暇仔细审核。虽然有一定的制度、规范与岗位职责约束，但是部分药师对处方的审核仅停留在对处方书写规范的浅表判断上，而对处方用药的合理性判断不够深入，如果药师缺乏一定的责任心或专业能力，则有可能漏查不合理用药处方，造成药品的浪费和对患者身心的伤害。因此，参与处方审核工作的药师必须通过在工作中不断地实践，积累和总结经验，收集大量的药学信息，利用专业优势，加强与患者和其他医护人员的沟通，让医护人员和患者更多地了解和熟悉药师的工作，以优质的专业知识为临床提供药学服务。主要工作内容如下：①全面运用循证药学思维；充分发挥专科临床药师作用，培养调剂一线员工的通科审方能力。②适时参与临床，丰富专业知识和临床知识，理解医师用药的思维。③经常开展医嘱审核案例的总结与分享。④定期对各个医疗组进行培训和工作交流。⑤加强药学专业知识、相关医学知识以及沟通交流技巧的学习，增加知识储备，增加自信心，保持理解、尊重和平等的心态，增加医嘱干预的成效。

3.2　需要建立和完善适用性强的药学信息系统

为提高工作效率和质量，优化服务流程，现代药学服务必须以信息技术为载体，专业技术作支撑，朝着信息化、智能化的方向发展、以便提供更高质量的药学服务。随着近年来国际上不断提出打造信息化、智能化的现代药学服务模式，国内各大医院也相继引进智能化管理系统和设备工具，提升医院药学服务质量。大部分医院也相继引进医院信息系统（HIS）软件，同时全面实行电子处方系统，取得了非常突出的效果。因此，在处方审核方面，如能充分利用计算机的信息资源，实现机审与人审相结合，一是可以减少格式上的不规范审查的工作量；二是保障药师与医师沟通的顺畅，避免患者的来回跑，同时减少医患矛盾；三是制定标准的医嘱模板，减少一些输入等的不必要错误。形式审核交由信息系统完成，解放出更多的时间让药师注重质量审核。

3.3　真正意义上实现处方前置审核

目前许多医院工作流程为：门诊电子处方先收费，然后由药师审核、调剂及核发，流程设计与实际工作要求不符[6]。药师处方审核环节滞后，当处方不合格、需医师修改时，患者不愿配合退费，容易产生医患矛盾；药师为避免矛盾激化，处方审核执行不到位时有发生。研究表明，实行门诊处方收费前审核即处方前置审核可有效降低不合格处方的比例，提高了用药安全性及合理用药水平。由于门诊处方审核流程的改变涉及医务、医保、信息、财务等多个职能部门，因此为解决上述问题，药剂科应与医保办、信息科等部门沟通，共同开发设计"门诊处方审核系统"，进一步优化处方调剂流程，从而将药师审核处方环节置于处方收费前，保证处方审核的可操作性，提高处方合格率。药师与医师可以直接对话，避免患者的参与，也一定程度上减少医患矛盾。

3.4　建立与医疗机构用药结构相适应的个体化用药规范知识库

目前大部分医疗机构审方系统的用药知识库均来源于药品说明书，但由于药品说明书

的滞后与信息的缺失，使得信息系统的拦截存在片面性与不完整性，甚至在一定程度上脱离临床实际用药的需求，因此如何建立符合临床实际需求的用药规范知识库迫在眉睫。从知识库来源上说，可分为两类：

（1）循证数据：说明书、诊疗规范、指南，专业数据库信息资源。

（2）临床医师经验：与临床专家沟通，获得药物治疗方案的信息。

药师需对以上信息进行甄别，建立一套科学、规范的用药评价体系，并将获得共识的用药知识纳入处方审核数据库，同时还应注意对药品的各种信息进行日常动态维护，可保证处方审核信息的准确性与时效性。

3.5 充分发挥处方点评的作用，注重处方审核成效的评估和维护

处方审核是实时的，处方点评是阶段性的、分类项的工作。从理论上来说，实时的高质量的处方审核，及时拦截不合理的处方，处方点评的合格率应为100%。所以，充分利用处方点评，是对医师开处方和药师审核处方整体工作质量的考核。

处方审核智能信息系统的构建为评估处方审核成效提供了可能，通过处方审核成效的评估和维护，一方面可以用于药师进行回顾性处方审核评价和研究，对合理用药数据再分析、再评价，总结以往临床出现的问题、归纳统计共性问题、便于与各科室的沟通；另一方面还可以有利于将以往数据与目前数据进行对比，发现药物使用变化趋势，为今后工作方向提供参考基础。

4 结语

处方审核工作不仅对确保临床安全用药非常必要，同时在医院药学部门实现工作转型和药师观念与职能转变过程中也是极为重要的。审方行为是实施医药综合信息支持的药学监护的有效措施，是保证用药安全、经济、有效、适当的前沿阵地。药师在处方审核中充分运用扎实的理论知识，丰富的药学实践经验，辨证的思维方法对医师开具的处方进行推理判断，可减少药品不良反应及一些药疗事故的发生。药师审方作为药师在药品调剂过程中的一种工作，必须结合本院用药的特点及人员的综合素质，多学习专业知识，多参加相关知识的培训活动，总结经验，因势利导，提高审方能力，确保临床用药安全。

参考文献

[1] 谭森，易多奇.临床药师对临床不合理用药的药学干预分析.求医问药：下半月，2012，（2）：259-260.

[2] 刘学理.门诊处方不合理用药调查分析.中国医院药学杂志，2005，25（11）：1059-1060.

[3] 崔立杰.抗生素应用的危害与合理使用.中国现代医生，2007，45（7）：68.

[4] 俞慧群，马光晔，王佳杰，等.我院1类切口围手术期抗菌药预防使用干预情况分析.中国药师，2011，15（5）：704-706.

[5] 尚秀芝.临床不合理用药现状分析及医院对策研究.中国药事，2011，25（12）：1250-1252.

[6] 廖丽娜，李鑫，黄菲，等.处方前置审核系统在保障患者用药安全中的作用.中国医院管理，2018，38（10）：23-25.

提高药师审方能力的策略和路径

（王建华 新疆医科大学第一附属医院）

摘 要 目的：分析和探讨提高药师审方能力的策略和路径。方法：通过对药师审方能力现状的问卷调查、现行法律条文分析、审方工作流程和医院实践案例等，分析和探讨提高药师审方能力的策略和路径。结论：提高药师审方能力的策略和路径主要有国家立法明确药师身份和审方的权利与义务；多途径多形式的药师审方能力的培养与训练；改善药师审方工作的内部流程和增加审方药师数量，为药师审方提供便利的工作环境；建立社会对药师审方劳动的付费机制实现社会、公众、患者对药师审方作用和价值和认可和尊重，为药师审方能力的全面提高增加动力，有力保障患者用药安全。

关键词 药师；审方能力；策略；路经

处方/用药医嘱（以下统称为处方）是指由注册的执业医师和执业助理医师（以下简称医师）在诊疗活动中为患者开具的、由取得药学专业技术职务任职资格的药学专业技术人员（以下简称药师）审核、调配、核对，并作为患者用药凭证的医疗文书[1]。2007 年 5 月 1 起实施的原中华人民共和国卫生部第 53 号令《处方管理办法》的第五章中明确要求药师要"认真审核处方"，并规定"药师应当对处方用药适宜性进行审核"；"药师经处方审核后，认为存在用药不适宜时，应当告知处方医师，请其确认或者重新开具处方"；"药师发现严重不合理用药或者用药错误，应当拒绝调剂，及时告知处方医师，并应当记录，按照有关规定报告"。2017 年 7 月原国家卫生计生委办公厅、国家中医药管理局办公室印发了《关于加强药事管理转变药学服务模式的通知》（国卫办医发〔2017〕26 号）（简称《通知》），《通知》在规范临床用药行为中要求"加强处方审核调剂。各地要按照《处方管理办法》，加强处方审核调剂工作，减少或杜绝不合理用药及用药错误。医疗机构要建立完善的处方审核制度，优化管理流程，确保所有处方经药师审核后调配发放。药师审核发现问题，要与医师沟通进行干预和纠正。药师调剂处方时须做到'四查十对'，保障患者用药安全"[2]。2018 年 6 月 29 日由国家卫生健康委员会办公厅、国家中医药管理局办公室、中央军委后勤保障部办公厅于印发《医疗机构处方审核规范》（国卫办医发〔2018〕14 号）[3]，共七章二十三条，对处方审核的基本要求、审核依据和流程、审核内容、审核质量管理、培训等作出规定。通过规范处方审核行为，一方面提高处方审核的质量和效率，促进临床合理用药；另一方面体现药师专业技术价值，转变药学服务模式，为患者提供更加优质、人性化的药学技术服务。2018 年 11 月 21 日国家卫生健康委员会、国家中医药管理局《关于加快药学服务高质量发展的意见》（国卫医发〔2018〕45 号）[4]要求卫生行政管理部门和各级医疗机构促进临床合理用药。加强处方审核和处方点评，鼓励各级卫生健康行政部门依托药事质控中心等组织，开展本区域内、跨医疗机构的处方点评，将点评结果纳入对医疗机构的绩效考核指标中，并与医师处方权授予、职称评定、医师定期考核和药师审核处方质量评价挂钩。加强临床用药监测、评价和超常预警，对药物临床使用安全性、有效性和经济性进行监测、分析、评估。对用药不合理、问题集中或突出的药品品种，依法依规及时采取措施。

处方审核是指药学专业技术人员运用专业知识与实践技能，根据相关法律法规、规章制度与技术规范等，对医师在诊疗活动中为患者开具的处方，进行合法性、规范性和适宜性审核，并做出是否同意调配发药决定的药学技术服务[3]，是药师综合素质的体现和实践。因此药师对患者用药处方/用药医嘱的审核（以下简称审方）是患者用药过程的关键环节之一，而药师的审方能力是药师作为社会健康卫生服务职业人员及保障患者安全、有效、经济、适宜用药的核心技能之一。

清华大学医院药事创新管理高级研修班（第八期）课题组就我国医院药学技术人员的核心能力及工作现状所开展的对 17 个省市的 63 家医院的药师 1013 份问卷调查[5]中，针对"您在医院从事的药学服务工作主要包括哪些?"的问题，71.77% 的药师选择了处方/医嘱审核，排在所有药学服务工作的第一位，说明审方工作是药师最重要的医院药学服务工作。

在回答"您有能力对处方进行适宜性审核吗"的问题时，有 21.28% 的药师认为自己完全胜任审方工作；65.27% 的药师认为自己基本胜任审方工作；11.30% 的药师认为自己医学知识欠缺，比较困难胜任审方工作；2.14% 的药师认为自己医学知识和药学知识均欠缺，比较困难胜任审方工作。说明绝大多数药师还不能完全胜任审方工作，药师审方能力亟待提高。

针对"审方时遇到的最主要的前三个困难是哪些?"的问题，受调查药师认为遇到最主要的前三个困难是：超说明书用药等相关规定与实际工作存在矛盾；药师能够及时看到患者信息有限，无法做出科学判断；医师开具不合理或不合格处方量较大，药师忙碌时容易误判。说明药师审方的法规依据不全，药师审方时应获得的信息有限、审方药师人力资源不足。

对于"对药师在审查处方时如果是不合理处方会通过给医师发放纸质联络信的方式进行不合理处方的干预，您在实施过程中碰到过以下情况最多的是什么"问题，53.31% 的药师选择了"患者认为处方应当修改，但是错误是医院里的医师犯的，应该是药师和医师之间直接沟通"；22.85% 的药师选择了"患者很配合，认为药师工作认真负责，为自己着想，也有专业水平"；10.02% 的药师选择了"患者不理解，认为医师不可能犯错"；9.32% 的药师选择了"患者表示理解，但是表明自己听药师建议即可，没必要修改处方"；4.51% 的药师选择了"患者认为药师没事找事，不懂装懂"。说明药师认为对审方中不合理处方的处理流程不畅。

在清华大学医院药事创新管理高级研修班（第八期）课题组就我国医院药学技术人员的核心能力及工作现状所开展的问卷调查[5]中，针对"在您的日常工作中，药师进行处方适宜性审核，是否对临床有所帮助?"的问题，51.12% 的医师回答帮助很大，能提高处方质量，控制不合理用药；27.96% 的医师回答有帮助，但仅停留在合格性的浅表判断上；16.53% 的医师回答有帮助但缺乏临床沟通；3.78% 的医师回答帮助不大，药师缺乏一定的临床医学基础知识。说明医师对药师的审方作用和审方能力还未完全认可。

从以上数据及综合分析可看出，药师审方工作是最重要的医院药学服务工作之一，但目前存在绝大多数药师还不能完全胜任审方工作，药师审方能力亟待提高；医护人员对药师的审方作用和审方能力还未完全认可等问题。同时药师审方的法规依据不全（2018 年前），药师审方时应获得的信息有限、审方药师人力资源不足；对审方中不合理处方的处理流程不畅困扰了药师审方工作的开展及药师审方能力的改善与提高。因此提高药师审方能力的策略和路径应从以下几方面着手：

1　国家立法明确药师身份和审方的权利与义务

我国目前对药品管理的国家最高法律是《中华人民共和国药品管理法》[6]（以下简称《药品管理法》），1984 年 9 月 20 日第六届全国人民代表大会常务委员会第七次会议通过，自 1985 年 7 月 1 日起施行后历经 2001 年、2013 年和 2015 年 4 月多次修订和由中华人民共和国国家主席签署同意并颁布实施。而在这部对以药品监督管理为核心内容的国家最高法律中，没有明确"药师"的身份和地位，仅在第四章"医疗机构的药剂管理"的第二十二条中规定了"医疗机构必须配备依法经过资格认定的药学技术人员。非药学技术人员不得直接从事药剂技术工作"。而"依法经过资格认定的药学技术人员"包含了从事药品研发、生产、检验、教学、经营、调剂等人员，并不能等同于对医师为患者开具的处方或用药医嘱进行审查核对，并做出是否同意调剂的决定身份的"药师"。

1949 年新中国成立至今已 70 年，我国分别在 1998 年 6 月颁布了《中华人民共和国执业医师法》（中华人民共和国主席令第五号）[7]、2008 年颁布了《护士条例》［中华人民共和国国务院令（第 517 号）][8]；而对与执业医师、护士同样是社会卫生与健康职业，并且肩负公众和患者用药安全责任和使命的药师，至今没有一部国家法律颁布，对药师的身份、执业注册、执业规则、考核和培训、权利和义务、法律责任等从国家法律层面做出明确规定。

对于"经过资格认定的药学技术人员"的审方权利与义务，在 2015 年修订实施的《药品管理法》中，仅有第四章"医疗机构的药剂管理"的第二十七条规定"医疗机构的药剂人员调配处方，必须经过核对，对处方所列药品不得擅自更改或者代用。对有配伍禁忌或者超剂量的处方，应当拒绝调配；必要时，经处方医师更正或者重新签字，方可调配"。可以看出在这部法律中对"药学技术人员"的处方审核及应当拒绝调配的处方的规定是模糊和片面的；在国务院颁布的《中华人民共和国药品管理法实施条例》（国务院令第 360 号）中，仅在第四章"医疗机构的药剂管理"的第二十五条中规定了"医疗机构审核和调配处方的药剂人员必须是依法经资格认定的药学技术人员[9]"，而对"药学技术人员"如何审方及应当拒绝调配的处方并未提及。

因此，我国在国家法律层面对药师的身份和审方的权利与义务存在明显的法律缺失，从国家层面尽快颁布明确药师身份和审方的权利与义务的法律工作已刻不容缓。这是依法全面履行药师职责、提高药师职业素质和发挥药师作用的法律保障和最根本的策略。

2　药师审方能力的培养与训练

药师审方行为和过程是药师综合素质和能力的体现。药师能否胜任或完成审方工作任务或者说药师综合素质和能力能否满足审方岗位的工作标准或要求，是药师履行其核心职业价值的关键。

药师的审方职业综合素质和能力包括了：

（1）药师自身的专业能力：对药学专业理论与技能的掌握、精通和应用能力；

（2）跨职业的专业能力：如临床医学、数学、化学、外语、统计、计算机、互联网络、管理等；

（3）方法能力：如药学与疾病信息收集和筛选能力；掌握制定审方工作计划、对处方/用药医嘱是否合格的独立决策和处置的能力；准确的自我评价能力和接受他人评价的承受力，并能够从审方经历中有效地吸取经验教训的能力。

（4）社会能力：如善于与同事、医师、护士、患者等的沟通和人际交往的能力。在工作中能够协同他人共同完成工作，对他人公正宽容，具有准确裁定事物的判断力和自律能力等，是审方岗位胜任和在工作中开拓进取的重要条件。

（5）个人能力：社会及家庭责任心、诚信、职业道德、爱岗敬业、工作负责、注重细节的职业人格等。

以上能力的提高受两方面因素影响，一是药师自身现有的能力，二是药师在审方工作接受的培训教育和训练。

2.1 提高药师自身现有审方能力的策略

药师自身现有审方能力与药师自身受教育程度（专业学历）、工作经历（专业技术职称）和经验、曾经接受的培训等有关。而我国药师队伍学历与医师队伍相比普遍偏低，药师数量严重不足[10]。同时一直以来我国药学专业教育重心放在单纯的知识、技术教育上，是"以药物为中心"的传授体系，大多数课程属于化学类课程，主要讲授药物研发的原理和技术，以培养制药工业和药学研究型人员为主。在这种药学教育体制下，培养出的人才存在明显的知识结构缺陷，如生物医学和临床实践技能缺乏，对临床药物治疗方案的选择和评价能力低下；缺乏人文精神，只注重对药物的研制、生产和营销，忽视对患者的人文关怀；只能是药品供应者，而不是药学服务者[11]。同时药学专业大专院校毕业生就职于医院或社会药房调剂岗位前，并没有严格的职业注册或准入规定。因此药师自身现有审方能力的提高需既要从改善我国药学专业教育体制及课程设置着手，又要建立和完善严格的药师职业的注册和准入法律法规，使药师走上调剂工作岗位时，自身就已具备了审方的基本能力。

另一方面，设立审方药师的能级评价标准、薪酬和绩效考核体系也是提高药师审方能力的内部有效机制。如明确的审方药师岗位，并对审方药师根据审核、处理处方/用药医嘱的复杂性、特殊性（如重症患者处方/用药医嘱、临床营养处方/用药医嘱、肿瘤化疗药处方/用药医嘱等）以及药师审方能力的大小划分不同等级的审方药师。审方岗位药师的薪酬和绩效应高于处理处方/用药医嘱调配岗位药师的薪酬和绩效。不同等级的审方药师中，级别越高，其薪酬和绩效也应越高。通过审方药师岗位及能级设置、薪酬和绩效考核的差别，激发和激励药师自身的工作热情，不断提高药师自身的审方能力和水平。

2.2 提高药师审方能力的岗位培训教育和训练路径

药师除了上岗或入职前在教育机构接受职业教育和培养外，在职业岗位上不断接受继续药学、医学、人文、管理以及岗位特殊专业技能的教育和培训，是药师职业生涯发展中持续提高执业服务能力和服务水平的重要路径。药师审方能力的岗位培训教育和训练路径可以是多种多样的，常见的方式可以是：

（1）由国内药学或药师行业协会或地区药学或药师行业协会根据药师审方岗位的工作目标、任务、内容、流程等进行专题培训和学术研讨、交流。

（2）由用人单位派送药师到国内培训基地或国外进行审方能力培养的进修学习。

（3）用人单位的药学部门组织本单位内药师进行审方能力培训教育和训练。

（4）利用音频、视频以及互联网络等现代传媒技术对药师进行审方能力培训。

3　改善药师审方工作的内部流程

3.1　改善药师审方工作流程

目前我国绝大多数医院的药师审方工作流程为：医师开具处方/用药医嘱，患者/取药者交纳（或被扣除）药费，药师审核处方/用药医嘱，药师调剂审核合格的处方/用药医嘱，药师发放药品并对患者或取药者进行用药交代（图1）。

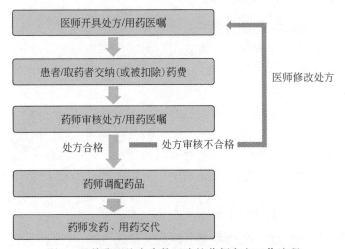

图1　目前我国绝大多数医院的药师审方工作流程

当对药师审方发现的不合格处方/用药医嘱，由于药房药师数量普遍少，处方/用药医嘱审核量大，需要患者/取药者自己找医师修改处方，患者/取药者往往拒绝。即使患者/取药者不拒绝，由于患者/取药者的药学、医学知识缺乏，不能将处方/用药医嘱不合格处向就诊医师表达沟通清楚，医师对处方/用药医嘱的修改有可能多次往返才完成。医师修改好处方/用药医嘱后，门诊患者/取药者还需要到收费部门退还费用或补交费用。因此这样的审方流程对药师审方工作质量、效率和效果都是极为不利的，对药师审方的积极性和能力提高也是一种流程障碍。

针对以上不畅的审方流程，新疆医科大学第一附属医院自2012年3月起，由药学部牵头，与医务部、门诊部、护理部、财务部、信息中心等多部门反复讨论和论证，重新设计和修改了医院的处方/用药医嘱审核工作流程（图2）。

修改后的药师审方工作流程运行后，效果良好。它一方面要求药师必须先审方，对药师审核为不合格的处方/用药医嘱，由药师与医师通过网络或电话进行沟通，请医师修改处

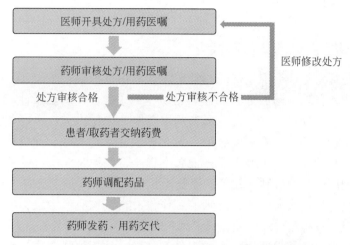

图 2　新疆医科大学第一附属医院药师审方工作流程

方/用药医嘱后，患者方可交费，药师才可调配和发药，使药师的审方落到实处，药师审方能力得到极大地锻炼和提高；另一方面避免了患者因不合格处方反复往返于医师诊室和收费部门，改善了药师审方的内部环境，降低了医疗风险，减少了医疗纠纷和医患矛盾。

3.2　提供药师审方所需的全面信息和支撑资料

目前我国绝大多数医院的药师在审核处方/用药医嘱时，仅能得到患者的姓名、性别、年龄、就诊临床科室、临床诊断、药品名称、剂型、规格、数量、用法用量、用药周期、药品价格、开具处方/用药医嘱医师等基本信息。仅凭以上信息，药师在审方时很难判断处方/用药医嘱是否合格/适宜。比如药师无法获知患者的过敏史、患者的用药史、患者的合并疾病、重要器官功能状态，就无法判定处方/用药医嘱是否适宜该患者，也无法判断药品的用法用量是否合适。因此保障药师审方的正确性和准确性，提高药师审方能力和水平，必须向药师提供审方所需的全面信息和支撑材料，包括：

（1）患者信息：姓名、年龄、性别、民族、就诊号/住院号（患者身份识别）、身份证号（麻醉药品和精神药品）、身高、体重、用药史、药物过敏史等。

（2）临床科室信息、开具处方/用药医嘱信息及资质。

（3）临床诊断信息（患者疾病史、各种临床医学检查及结果报告等。

（4）处方/用药医嘱类别、医保信息。

（5）药品信息：药品名称（通用名和商品名）、剂型、规格、数量、用药途径、用药频次、用药周期、药品价格和金额等。

换言之，药师审方时应得到医师、护士、技师等在为患者诊疗过程中必须记录的所有信息，用于审方的判断和决策。

药师获得患者诊疗过程中必须记录的所有信息依然不能完全满足药师审方时的判断。医院药事管理与药物治疗学委员会应向药师提供本医院发布的《医院药品处方集》、各种疾病临床治疗指南和方案等以帮助审方药师在发现或判断处方/用药医嘱是否属于超说明书用药、是否同意调配该处方/用药医嘱。同时完善便捷的计算机临床用药决策支持软件也会为药师审方提供有力支持。

4　社会对药师审方劳动的认可和付费

药师职业是药师参与社会卫生健康行业分工，利用以药学、医学为主的专业知识和技能，为患者和临床的合理用药服务获取作为物质生活来源，并满足精神需求的工作。药师职业与其他社会职业与分工一样，在为患者的用药服务中付出了包含专业知识和专业技能的劳动，理应获得相应的劳动费用和报酬，这是体现社会对药师职业价值、作用和药师专业知识、技术服务和劳动的认可及尊重。而长期以来，无论是医院药师还是社会药房药师的服务，都没有相应的付费机制和政策。而我国长期实行的"以药补医"政策使药师的专业技术服务价值被药品加成所掩盖，药师的工作没有得到应有的激励，参与合理用药的动力不足，不利于卫生资源的合理分配和患者用药安全[10]。

药师审方是药师执业的重要而核心的工作和技能，是药师临床药学服务的重要组成部分，因此也是患者或社会医疗保险付给药师的药事服务费用核算的重要依据。这将有利于建立有效、可持续地激励药师提高审方能力的机制；为药师自身以及用人单位采用各种路径提高药师审方能力增加内动力。

5　结语

综上所述，提高药师审方能力的策略和路径需要从国家层面的国家立法明确药师身份和审方的权利与义务，从多途径多形式的药师审方能力的培养与训练，从改善药师审方工作的内部流程和增加审方药师数量，为药师审方提供便利的工作环境，从建立社会对药师审方劳动的付费机制实现社会、公众、患者对药师审方作用和价值和认可和尊重，为药师审方能力的全面提高增加动力，有力保障患者用药安全。

参考文献

［1］中华人民共和国卫生部. 处方管理办法. 卫生部令（第 53 号）.（2007-02-14）［2018-08-30］. http://www. nhc. gov. cn/fzs/s3576/201808/d71d4735f6c842158d2757fbaa553b80. shtml

［2］国家卫生计生委办公厅, 国家中医药管理局办公室. 关于加强药事管理转变药学服务模式的通知（国卫办医发〔2017〕26 号）.（2017- 07- 05）［2017- 07- 12］. http://www. nhc. gov. cn/yzygj/s7659/201707/b44339ebef924f038003e1b7dca492f2. shtml

［3］国家卫生健康委员会办公厅, 国家中医药管理局办公室. 医疗机构处方审核规范（国卫办医发〔2018〕14 号）.（2018-06-29）. http://www. nhfpc. gov. cn/yzygj/s7659/201807/de5c7c9116b547af819f825b53741173. shtml

［4］国家卫生健康委, 国家中医药管理局. 关于加快药学服务高质量发展的意见（国卫医发〔2018〕45 号）.（2018- 11- 21）［2018- 11- 26］. http://www. nhfpc. gov. cn/yzygj/s7659/201811/ac342952cc114bd094fec1be086d2245. shtml

［5］胡晋红. 医院药学技术人员核心能力调查与分析. 药学服务与研究,2015,15（5）:321-328.

［6］国家药品监督管理局. 中华人民共和国药品管理法.（2015- 04- 24）. http://www. sfda. gov. cn/WS01/CL0784/124980. html

［7］中华人民共和国主席令第 5 号. 中华人民共和国执业医师法. (1998-06-26). http://www. nhfpc. gov. cn/zhuzhan/wsjsfl/200804/76281ca1a30a4c6ab667faa6ef860100. shtml

［8］中华人民共和国国务院令(第 517 号). 护士条例. (2018-01-31) http://www. nhfpc. gov. cn/yzygj/s3592/200804/fda530eebec044768305b2276fe93c81. shtml

［9］中华人民共和国国务院令(第 360 号) 中华人民共和国药品管理法实施条例. (2002-08-04). http://www. sda. gov. cn/WS01/CL0062/23395. html

［10］中国药学会医院药学专业委员会,中国医院协会药事管理专业委员会,中华医学会临床药学分会. 医改进行时——我国医院药学发展专家共识. 药品评价,2014,11(12):8-12

［11］徐蓉. 我国药学服务型人才的培养. 医药导报,2013,32(1):130-132.

第 5 节　药品不良反应监测

药师提高患者药品不良反应认知度的可行性研究

（徐颖颖　浙江省中西医结合医院）

摘　要　本文通过调查国内患者对药品不良反应（ADR）认知现状，发挥药师作用，促进患者上报 ADR。清华大学医院药事创新管理高级研修班（第八期）"我国医院药师核心能力现状调查问卷数据分析报告"调研结果说明国内患者对 ADR 有一定的认知，但报告意识不足；药师对公众宣传 ADR 知识力度不够；患者对药师的工作及职责不够了解，但是仍可以进一步提高。需加大对社会公众进行 ADR 知识的普及与宣传，进一步完善 ADR 监测和报告制度。

关键词　药师；药品不良反应；认知

药品不良反应（adverse drug reaction，ADR），是指合格药品在正常用法用量下出现的与用药目的无关的有害反应。近年来，关于 ADR 的报道越来越多，如龙胆泻肝丸、鱼腥草、葛根素等 ADR 的发生，使 ADR 越来越受到社会各界的关注[1]。我国的 ADR 监测工作从 20 世纪 80 年代就已起步，现阶段 ADR 监测网络已经覆盖全国。但相对于欧美发达国家，由于我国 ADR 报告工作起步晚、国情差异等问题，ADR 报告的总体水平偏低，报告的数量和质量与世界卫生组织规定的标准"每年每百万人口 200～400 份 ADR 报表，其中新的和严重的 ADR 不少于 30%"相比还存在较大的差距[2]。ADR 的报告和监测，与人民群众的生命健康密切相关，且与社会政治、经济、文化等事业发展密切相关。为了解国内患者对 ADR 相关知识的认知程度，增强公众安全合理用药意识，为进一步发挥医院药师核心能力提供依据，清华大学医院药事创新管理高级研修班（第八期）课题组在全国范围内就我国医院药学技术人员的核心能力及工作现状进行了调研。

1　调查方法和内容

1.1　调研对象与方法

调研对象、范围与方法参见第 1 章中的"医院药学技术人员核心能力调查与分析"基本内容。

1.2　调查内容

调查内容包括：患者的基本信息（如就诊形式、性别、年龄、文化程度等）、患者发生 ADR 的情况、获取 ADR 知识的相关途径、对 ADR 的关注情况、发生 ADR 的应对措施、对 ADR 主诉的态度、ADR 主动上报行为等，涉及 ADR 相关知识 6 个方面的 9 个问题。

2 调查结果

2.1 患者基本情况

接受本项问卷调查的患者的基本情况[3]见表1。

表1 接受本项调查的患者的年龄、学历、职称及工龄（$n=1031$）

年龄分布		学历分布		职称分布		工作年限	
年龄段	比例（%）	学历	比例（%）	职称	比例（%）	工龄	比例（%）
18岁以下	2	初中及以下	17	初级	42	10年以下	35
18～45岁	53	高中（中专）	25	中级	18	10～20年	15
46～65岁	39	大专及本科	51	高级	40	21～30年	16
65岁以上	4	研究生	7	/	/	31～40年	13
不明	2	/	/	/	/	41～50年	3
/	/	/	/	/	/	无工龄	18

2.2 问卷相关问题及反馈结果

根据调查内容，课题组设计了9个问题，给予41个选项，请接受调查的患者勾选，反馈数据经统计处理获得调查结果（表2）。

表2 药品不良反应认知度调查的相关问题及患者反馈结果

序号	问题	选项内容	比例（%）
1	您在用药过程中是否出现过不良反应？	是	47.07
		否	52.93
2	您主要通过哪种渠道获得不良反应的知识？	医师	61.45
		护士	4.73
		药师	16.91
		家人或朋友	6.20
		各种媒体	10.71
3	您比较认同以下哪种宣传不良反应知识的方式？	广播或电视宣传片	47.08
		宣传小册子/海报	35.01
		论坛	3.99
		知识竞赛	1.02
		讲座/报告会	10.24
		问卷调查	2.66

序号	问题	选项内容	比例（%）
4	您在使用药品前会先阅读说明书中关于不良反应的内容，并加以注意吗？	每次都会	36.71
		经常会	28.44
		偶尔会	22.24
		会读说明书的用法用量，但不看不良反应部分	8.27
		全完不看说明书	4.33
5	出现了用药后的不良反应，您将如何应对？	停药并观察，确定是药品引起的	31.51
		及时到医院就诊	45.83
		找医师更换治疗原发疾病的药品	9.74
		咨询药师是否是药品使用方法不当或其他生活方式导致	12.13
		协助医师或药师填写不良反应报告表	0.80
6	如果您服药后发生了不舒服的症状，您会向谁求助？	医师	81.60
		护士	2.97
		药师	7.12
		家人	2.67
		上网查	5.64
7	您会主动提供您用药中发生的不良反应信息给医护人员吗？	会，这是对自己身体负责，有问题就解决	55.51
		会，没把病治好，还让我受罪	6.41
		会，让医师了解自己的情况，以便医师给予更加合理的治疗给药方案	31.16
		不会，能忍就忍，不想太麻烦 无所谓，反正把病治疗好就行了	3.91
8	您是否知道出现了药物使用后的不良反应需要向有关部门报告？	是	32.75
		否	67.25
9	如果报告，您认为应当向哪些部门报告？	医院	63.30
		药监局	16.39
		药品生产商	1.96
		新闻媒体	0.49
		消费者协会	1.77
		没想过	16.09

3 结果分析和讨论

3.1 依靠药学会力量，提高 ADR 报告数量与质量

本次调查显示，在用药过程中，47.07% 患者出现过 ADR，高达 67.25% 的患者 ADR 后

却不知道需要向有关部门报告。此研究结果与国内其他研究存在一定的差异。唐少文等的调查结果显示 73.3% 的患者认为应该报告 ADR[4]。而钟燕珠等对广州市民的调查，"本人或家人用药出现 ADR 是否会向有关部门报告"，结果显示选择"会"的普通患者仅占 12%，只有 0.80% 的患者会协助医师或药师填写不良反应报告表，这与王文沛等的研究"患者是最愿意将严重病例上报的群体"也存在差异[5-6]。这可能与调查研究的对象和侧重点不同有关。同时本次调查显示高达 63.30% 的患者认为发生 ADR 应当向医院报告，说明患者并不了解 ADR 上报途径。

2015 年 7 月 17 日公布的《国家药品不良反应监测年度报告（2014 年）》中，按报告来源统计，医疗机构的报告占 82.2%、药品经营企业的报告占 16.0%、药品生产企业的报告占 1.4%、个人及其他来源的报告占 0.4%[7]。医疗机构仍是 ADR 报告的主要来源，患者个人来源的报告比例不高。这主要是因为我国尚未建立完善的针对患者药品安全监测与信息收集模式，对个体报告 ADR 的途径、处置、反馈不明确，导致患者缺乏开展 ADR 监测工作的积极性和主动性。相比而言，美国消费者与医疗服务提供者报告的 ADR 数量和质量差距不大。美国 FDA 官网有适合患者自愿报告的报表，其中 FDA3500B 表格针对患者，问题设计采用口语化且通俗易懂，并且增加了填写事例。一些制药企业或社会团体也可通过网站等资源，直接收集患者出现的 ADR 信息，以上措施大大提高了患者个体上报的比例[8]。因此，我国鼓励多种主体上报不应只落实在法律层面，可以通过细化不同上报主体的报告表格、报告途径和反馈机制等，优化网站公众版 ADR 报告系统，建立更加完善的药品不良反应监测网络。此外，监测机构对患者上报的信息要给予及时的反馈，以激励患者再次报告的积极性。

随着行政体制改革的进一步深化，部分政府职能向社会组织转移已成必然趋势[5]。目前，我国的药品不良反应监测及报告工作由政府部门承担。2014 年徐州市药学会成立了药品不良反应专业委员会，说明政府的职能已开始向社会组织转移，这有利于更好地开展药品不良反应学术交流和研究，建立更加快捷的沟通渠道，切实保障公众用药安全、有效[9]。药师作为药学会的主要技术力量，可以在不断改进的 ADR 监测工作中起到主导作用，更好地引导患者通过网络主动上报 ADR。

3.2 借助各类媒介对患者进行 ADR 知识的宣传培训

本次调查显示，83.09% 的患者认为宣传 ADR 最佳方式为各类媒介，如广播、电视、宣传册、海报等。影音或者纸质媒体的优势在于覆盖面广、可视化效果佳，公众容易接受和理解。目前，我国向公众传达 ADR 信息的途径主要是通过药监部门官方网络发布《药品不良反应信息通报》，交流形式比较单一，应用性不强。目前国内报纸、电视等媒体随意夸大药品疗效，有意回避淡化"不良反应"或"注意事项"等现象仍然很严重，加上有些媒体对 ADR 的认识不足，在报道与 ADR 有关事件时，未能把握好工作的尺度，未能客观地对事件进行评价，将 ADR 归结于医疗事故、药品质量等问题在一定程度上误导患者，导致医患关系紧张[10]。因此，在各类媒介迅速发展的今天，为增加公众对 ADR 的认知，建议药师抓住机会，发挥专业特长，与药品监管部门合作，有效利用媒体的优势和舆论的正面导向作用，主动参与其中，采取多种方式，宣传普及安全用药知识，例如将 ADR 知识、信息等通过广播、电视、报刊等大众媒介向广大市民宣传，制作有关药品安全（包括 ADR）的栏目。

同时也可以在公共场合开展现场咨询、发放知识手册、张贴宣传画等方式，也可根据实际情况，定期在公共场所循环播放视频，让更多患者关注用药安全，引导患者科学看待 ADR，消除对 ADR 的误解，提高公众对 ADR 监测工作重要性的认识，加强安全用药意识。同时也可以通过媒体宣传药师，树立药师的专业形象。

3.3　开展多种形式患者教育，提高患者对 ADR 的认知水平

调查报告显示，87.39% 的患者会关注药品说明书的 ADR，说明大部分患者对药品不良反应比较重视，安全用药意识较强。对于 ADR 信息获得的来源，61.45% 来源于医师，只有16.91% 来源于药师。服药后发生不舒服症状时，81.60% 的患者会向医师求助，而只有7.12% 的患者向药师求助，究其原因，主要是患者对医师在用药方面较药师有更高的信任度，大多数患者对药师的工作认识局限在发药上，对药师的专业性质不了解。因此，药师必须走出药房，走到患者身边进行用药指导，扩大药师在公众或患者 ADR 教育中的影响力。药师应主动拓宽与患者的交流途径，比如在门诊开设 ADR 用药咨询室，到专科候诊区为患者做专科用药指导，进社区为社区居民开展安全用药科普讲座及用药咨询。临床药师应开展药学查房，为住院患者提供用药咨询，加强对儿童患者、老年患者、肝肾功能不全患者和接受多种药物治疗的高危患者的用药指导，并对易发生 ADR 的氨基糖苷类药物、华法林、地高辛、氨茶碱、细胞毒药物等高危药物进行血药浓度监测，保证药物浓度维持在正常的治疗浓度范围内，避免或减少 ADR 的发生。

调查结果还显示，当发生 ADR 时，93.08% 患者会将信息报告给医护人员，但只有0.8% 的患者会协助医师或药师填写药品不良反应报告表。患者填写报告表不配合会严重影响医师或药师上报药品不良反应的数量和质量，因此，建立便捷的上报通道是保证 ADR 质量和数量的措施之一。随着医院信息化的不断完善，利用网络建立便捷的上报通道已可行。目前，医院门诊、病区逐步实施电子病历，利用电子病历系统，进行 ADR 信息登记，药师可以根据医师的记录对患者详细资料进行采集、分析、评价，形成一个完整的 ADR 报告，而且便捷的网络上报通道也有利于提高医师上报 ADR 的意识。

3.4　加强对药师 ADR 知识培训，提升药师的专业素养

药师作为收集和上报 ADR 的主要力量，存在 ADR 专业知识不足，比如对于临床发生的ADR 缺乏系统性认识，无法对发生 ADR 的患者进行判断和系统评估。因此，建议地方药监部门和卫生行政部门加强对药师 ADR 知识培训，主要包括 ADR 的概念、ADR 发生机制、常见临床类型、关联度评价方法、如何防治 ADR 及如何填写《药品不良反应/事件报告表》等内容，不断提高药师 ADR 知识水平，从而能够高效地应对临床出现的 ADR，为患者和临床医生提供 ADR 专业知识和预防建议，有效发挥药师专业能力，确保患者用药安全[11]。

4　结语

国内患者对 ADR 有一定的认知，但报告意识不足；药师对公众宣传 ADR 知识力度不够；患者对药师的工作及职责不够了解，但是仍可以进一步提高。因此，须加大对社会公众进行 ADR 知识的普及与宣传力度，进一步完善 ADR 监测和报告制度。

参考文献

[1] 陆逸雁,李虹影,盛红彬,等.不同人群药品不良反应认知度调查.中国药物警戒,2009,6(3):147-151.

[2] 冯变玲,杨世民,叶竹松.医务人员与公众药品不良反应认知度比较分析.中国药学杂志,2010,45(24):1975-1977.

[3] 胡晋红.医院药学技术人员核心能力调查与分析.药学服务与研究,2015,15(5):321-328.

[4] 唐少文,陈天全,尤华,等.门诊患者药品不良反应及安全用药认知度调查.药物流行病学杂志,2009,18(3):182-185.

[5] 钟燕珠,蔡仁变.广州市药品不良反应公众认知度调查.中国药师,2009,12(4):466-468.

[6] 王文沛,邵蓉.我国新的和严重的药品不良反应报告现状及障碍分析.中国药事,2011,25(3):227-230.

[7] 国家食品药品监督管理总局.国家药品不良反应监测年度报告(2014年)中国药师评价,2015,32(4):252-256.

[8] 王春婷.患者报告结局在药品不良反应报告中的应用和思考.中国药物警戒,2014,11(6):340-343.

[9] 黄亚博.提升学会综合能力,承接政府转移职能.学会,2014,10:55-61.

[10] 袁晔,白海蓬,宋立刚,等.药品不良反应公众认知度调查分析.药物警戒,2006,3(5):280-280.

[11] 李昂,张冰,张晓朦,等.1109所基层医疗机构的药品不良反应认知及呈报情况调研.中国药物警戒,2017,14(5):289-294.

重视药品不良反应的评价反馈工作，提高医院药学服务能力

（张文周　河南省肿瘤医院/郑州大学附属肿瘤医院）

摘　要　目的：了解肿瘤专科医院药品不良反应（adverse drug reaction，ADR）发生的特点，做好 ADR 信息评价和反馈工作，保障患者用药安全，提高医院药学服务能力。方法：回顾性分析我院 2013—2014 年上报的 224 份 ADR 报告，按患者的性别、年龄、原患疾病、引发 ADR 的药品种类、给药途径以及 ADR 的临床表现等进行统计、分析。结果：224 份 ADR 报告中，女性患者明显多于男性，男女比例为 0.6∶1；60—69 岁年龄段分布最多；免疫调节药所致的 ADR 发生率最高，其次是抗肿瘤药和中成药（均为中药注射剂）；引起 ADR 最多的给药方式为静脉滴注，占 86.78%；ADR 的临床表现以全身性损害为主，占 36.04%，其次是皮肤及其附件损害，占 20.33%，将评价结果及时反馈临床。结论 肿瘤专科医院应根据医院自身特点，重视并做好 ADR 的监测、分析、评价反馈工作，特别是抗肿瘤药、免疫调节药及中药注射剂三类药物的 ADR 监测，对存在潜在风险的患者谨慎用药，确保临床用药安全，同时提升医护人员对药师工作的满意度。

关键词　药品不良反应；肿瘤医院；药物种类

药品不良反应（adverse drug reaction，ADR）是合格药品在正常用法用量下出现的与用药目的无关或意外的有害反应。随着社会的进步和现代医药工业的发展，药品的安全性日益受到广泛关注。据统计，目前我国 80% 以上的药品在医疗机构内使用，医疗机构尤其是医院作为 ADR 发生的主要机构，承担着 ADR 上报的义务和相关患者的医疗救治责任。医院药学部门具体负责 ADR 的监测上报管理工作，因此 ADR 的监测、上报及评价反馈能力已成为衡量医院药学服务水平的重要指标之一。ADR 的发生有其自身的特点及规律，深入开展 ADR 的监测、评价、分析工作，有助于提高合理用药水平、减少药源性损害发生。本文回顾性分析我院 2013—2014 年上报的 224 例 ADR 报告，旨在为临床用药提供参考。

1　资料与方法

我院 2013—2014 年通过国家药品不良反应监测系统上报的 ADR 报告 224 例，其中严重的 ADR 12 例，新的 ADR 31 例。按患者的性别、年龄、原患疾病、给药途径、涉及药物以及引起的 ADR 临床表现等进行统计、分析。

2　结果

2.1　发生 ADR 患者的性别与年龄构成

在 224 例 ADR 报告中，男性患者 84 例（37.5%），女性患者 140 例（62.5%），男女比例为 0.6∶1，女性患者比例相对较高。各年龄段均有分布，年龄最小者 2 岁，最大者 86 岁，其中 60—69 岁年龄段分布最多，占 29.02%，其次分别是 50—59 岁和 40—49 岁年龄段

（表1）。

表1   ADR 患者的年龄与性别分布

年龄（岁）	性别（例）		总例数	构成比（%）
	男	女		
≤19	1	3	4	1.79
20~29	1	4	5	2.23
30~39	6	14	20	8.93
40~49	15	32	47	20.98
50~59	17	40	57	25.45
60~69	27	38	65	29.02
70~79	16	8	24	10.71
≥80	1	1	2	0.89
合计	84	140	224	100.00

2.2 原患疾病

所涉及 224 名患者中患病例数最多的疾病为肺及支气管肿瘤（32 例，14.28%）其次是宫颈癌（29 例，12.95%）、食管癌（24 例，10.71%）以及乳腺癌（23 例，10.26%）。原患疾病构成（发生例数 5 例以上）详见表2。

表2   ADR 患者原患疾病分布

原患疾病	例数	构成比（%）
肺及支气管恶性肿瘤	32	14.28
宫颈癌	29	12.95
食管癌	24	10.71
乳腺癌	23	10.26
肝、胆恶性肿瘤	13	5.80
胃癌	13	5.80
结肠癌	12	5.36
直肠癌	12	5.36
卵巢癌	8	3.57
合计	166	74,12

2.3 给药途径分布

根据统计，224 例 ADR 报告中，静脉滴注导致 ADR 例数最多（197 例，86.78%），其次是静脉注射（15 例，6.61%）（表3）。

表 3　引发 ADR 的给药途径分布

给药方式	例数	构成比（%）
静脉滴注	197	86.78
静脉注射	15	6.61
口服	5	2.20
肌内注射	3	1.32
皮下注射	3	1.32
腹膜腔内给药	1	0.44
局部注射	1	0.44
吸入给药	1	0.44
直肠给药	1	0.44
合计	227	100.00

2.4　ADR 涉及的药品种类

224 例 ADR 报告中涉及的药品共 19 类 92 个品种，其中免疫调节药、抗肿瘤药、中成药（均为中药注射剂）发生 ADR 例数较多，分别是 46 例、36 例和 31 例，具体见表 4。

表 4　药物种类、例数及构成比

药品分类	品种数	构成比（%）	ADR 例数	构成比（%）
免疫调节药	5	5.43	46	20.26
抗肿瘤药物	17	18.48	36	15.86
中成药	11	11.96	31	13.66
消化系统用药	9	9.78	27	11.89
肠外营养药	9	9.78	23	10.13
抗菌药物	8	8.70	13	5.73
造影剂	5	5.43	12	5.29
水、电解质、酸碱平衡药	8	8.70	11	4.85
肾上腺皮质激素类药	2	2.17	4	1.76
维生素类	4	4.35	4	1.76
心血管用药	2	2.17	4	1.76
抗病毒药	2	2.17	3	1.32
解热镇痛药	2	2.17	3	1.32
内分泌系统用药	2	2.17	3	1.32
解毒药	1	1.09	2	0.88
血液系统用药	2	2.17	2	0.88

续表

药品分类	品种数	构成比（%）	ADR 例数	构成比（%）
呼吸系统用药	1	1.09	1	0.44
抗麻风药	1	1.09	1	0.44
麻醉辅助用药	1	1.09	1	0.44
合计	92	100.00	227	100.00

2.5　ADR 累及的器官/系统及临床表现

ADR 累及的器官或系统以全身性损害（36.04%）和皮肤及其附件损害（20.33%）为主，常见临床表现包括寒战、发热、皮疹、瘙痒以及胸闷等，具体情况见表5。

表5　ADR 累及的器官/系统及临床表现

系统损害	临床表现（例）	例次	比例（%）
全身性损害	寒战（65），发热（33），过敏反应（11），高热（10），疼痛（4），畏寒（3），不适（2），过敏性休克（2），过敏性休克（怀疑）（1），心前区痛（1），乏力（1）	133	36.04
皮肤及其附件损害	瘙痒（29），皮疹（17），荨麻疹（17），多汗（4），红斑（4），皮疹加重，（1）斑丘疹（1），水泡（1），剥脱性皮炎（1）	75	20.33
胃肠系统损害	恶心（21），呕吐（20），腹泻（3），腹胀（1），腹痛（2），腹部发热（1），流涎（1）	49	13.28
呼吸系统损害	胸闷（40），呼吸困难（6），咳嗽（1），喉水肿（1）	48	13.01
中枢及外周神经系统损害	头晕（4），抽搐（4），头痛（2），麻木（1），全身麻木（1），末梢神经病（1）	13	3.52
精神紊乱	憋气（10），意识模糊（2），失眠（1）	13	3.52
心率及心律异常	心悸（9），心动过速（1），期前收缩（1），其他心律失常（1）	12	3.25
心外血管系统损害	潮红（10），迷走-血管性反应（1）	11	2.98
心血管系统一般损害	发绀（2），低血压（1），血压下降（2），	5	1.36
视觉障碍	视觉异常（3），暂时性失明（1）	4	1.08
红细胞异常	骨髓抑制（2）	2	0.54
其他	肢体麻木（1），肢体麻木（1）	2	0.54
不详	局部硬结（1）	1	0.27
肝胆系统损害	肝功能异常（1）	1	0.27
合计		369	100.00

2.6　合并用药

怀疑药品为两药合并的 ADR 报告 3 例（1.34%），怀疑药品为单药的 ADR 报告 221 例（98.66%）。

2.7　ADR 转归

224 例 ADR 报告中，痊愈 188 例（83.93%），好转 34 例（15.18%），未好转 1 例（0.45%），有后遗症 1 例（0.45%）。

3　讨论与分析

影响 ADR 发生的因素很多，包括药物因素、机体因素以及药物与机体的混合因素等。在机体因素中，年龄、性别、生理病理状况、种族及遗传因素等都会影响 ADR 发生。性别可通过不同的机制影响药物的吸收、分布、代谢和排泄，从而引起药物代谢动力学的性别差异，尤其是对于治疗指数小的药物，更应重视性别差异。我院 ADR 报告男女比例为 0.6∶1，女性患者发生 ADR 例数较多。原患疾病排名前五位的疾病中，宫颈癌、乳腺癌分别排名 2、4 位，宫颈癌、乳腺癌、卵巢癌共计 60 例，占总例数的 26.8%。女性患者由于疾病和身体结构等原因，对药物敏感性增加，造成女性患者发生 ADR 比例偏高[1-3]。因此反馈给临床相关科室时，须注意上述疾病患者的用药监护。

发生 ADR 的患者年龄呈正态分布，年龄最小者 2 岁，最大者 86 岁，其中 60—69 岁、50—59 岁和 40—49 岁年龄段分布较多。这可能是因为肿瘤多发生于中老年人[4]，约 60% 的肿瘤发生在 ≥65 岁的老年人。且大多患者经手术、放疗或化疗等治疗手段后，由于疾病本身和治疗对身体的影响，使全身各器官/系统对药物的反应呈增龄性变化，造成老年患者 ADR 发生率较高[5]。同时老年患者多合并其他基础疾病，常见的如高血压，冠心病等，导致老年患者存在多药合用的情况，使药物-疾病和药物-药物相互作用的概率增加，这也是影响老年患者用药安全的因素之一。对这部分患者医、护、药应密切配合，临床医师应注意给药剂量的调整，临床药师应提前做好用药教育，在用药过程中护士应做好用药观察，确保患者用药安全。

不同的给药方法，其 ADR 的发生也有所不同，静脉滴注给药，药物直接进入血液循环，溶液浓度过高可能导致静脉炎等局部反应；同时溶液的 pH、渗透压、可溶性微粒、内毒素等均可诱发 ADR。我院经静脉给药引起 ADR 的比例高达 93%，主要是由于传统的化学治疗仍以静脉注射给药为主，包括抗肿瘤药物和辅助用药，这可能是肿瘤专科医院静脉滴注或静脉注射给药引起 ADR 比例较高的原因。

本文中涉及的药品种数为 92 种，其中免疫调节药、抗肿瘤药、中成药（均为中药注射剂）发生 ADR 例数较多，占 50.4%。这与肿瘤专科医院治疗特点相关，化学治疗目前仍是肿瘤治疗的重要手段之一，每一种抗肿瘤药物的药理作用不同，导致的不良反应也是多种多样的，累及器官/系统广泛；肿瘤患者受疾病或治疗方法的影响，多伴有免疫功能下降，器官功能加速衰退，因此治疗时多合用免疫调节药或中药辅助肿瘤治疗[6-7]，尤其中药注射液近年来在临床应用广泛，其安全性也是目前研究和关注的热点，中药注射液在临床使用过程中不能忽视疾病状态、证候状态、体质状态、机体状态等差异导致的药物耐受性或易感性[8]。如果只对症而不对因，往往导致治疗无效，甚至诱发 ADR。此外，中药制剂成分复杂，具有多方面的生物活性，中药注射剂所用药材受其生长方式（栽培还是野生）、产地、气候、生态环境、生长年限、采收季节、药用部位、加工、炮制方法等因素影响，其所含的成分和含量不同，而直接影响到中药注射剂的质量。因此，中药制剂在应用过程中要讲究辩证施治，合理组方，保障患者用药安全、合理、有效。

4　小结

在医药卫生体制改革步伐不断推进的背景下，医院药学成为改革的重点之一，医院药学部门正处在职能转变期。ADR 监测上报工作作为医院药学的一部分，对 ADR 工作的开展应进一步深入，不能仅拘泥于监测和上报，应结合自身医院的情况，做好评价分析及反馈，为医护人员以及患者提供用药信息参考。尤其是临床药师在完成自身的临床药学工作的同时，应加强对临床科室 ADR 的监测，主动向医务人员宣传 ADR 知识，协助临床医生识别潜在用药高风险的患者，与医护建立、完善药师监测体系，并定期开展 ADR 的评价分析工作，进而提高医务人员的合理用药水平，避免或减少 ADR 的重复发生，确保患者用药安全、有效。

参考文献

[1] 刘俊.我院 746 例药品不良反应统计与分析.中国药事,2013,27(3):338-341.

[2] 乐文清,袁以凯,朱灿.我院 2007—2009 年药品不良反应报告分析.安徽医药,2011,15(3):387-388.

[3] 邓鸣,李敬来,张振清.性别对药动学和药效学影响的研究进展.中国药学杂志,2013,48(9):667-671.

[4] 芦小燕,陈维,龚燕波,等.超说明书用药对高龄患者药品 ADR 的影响.中国现代应用药学,2014,8(31),1010-1013.

[5] 方向红,宁华,焦园园,等.2010—2011 年北京大学肿瘤医院 443 例药品不良反应报告分析.山东医药,2012,52(34):82-84.

[6] 钱印榕,王福龙.42 例胃肠道肿瘤患者手术前后细胞免疫功能的动态检测.临床肿瘤学杂志,2007,12(9):666-668.

[7] 杨青,陈东生.免疫调节药在肿瘤患者住院治疗中的应用分析.医药导报,2007,26(11):1372-1374.

[8] 王伽伯,宋海波,宁可永.中药安全性评价的挑战与思考.药品不良反应杂志,2018,20(6):409-412.

第 6 节　临床药学服务能力

协同合作，创造价值

——药师的合作能力在创建"癌痛规范化治疗示范病房"中的作用

（刘　韬　中山大学附属肿瘤医院）

摘　要　目的：自 2011 年 2 月，原卫生部（现称国家卫生健康委员会，简称国家卫健委）正式推行"癌痛规范化治疗示范病房（GPM-Ward）"项目以来，癌症患者疼痛长期得不到有效缓解的问题在全国各地区正逐步得到解决。GPM-Ward 项目中明确要求药剂科应积极参与"示范病房"的创建工作，本文旨在探讨药师的合作能力在创建"示范病房"、促进止痛药物合理使用以及有效缓解患者癌痛中的作用。方法：结合"我国医院药师核心能力现状调研和分析"的研究方法和调研数据（部分），从医院内外视角，分析医院药师（包括临床药师）与政府卫生行政部门、医师、护理人员、医院内外的其他药师、信息技术人员、社会团体（学会、协会）、药企、患者及其家属等与癌症患者疼痛相关的群体，分别或联合合作的方式、方法及实践效果。结果：药师发挥主动合作的主观能动性，通过与上述群体的合作，可以在麻醉性镇痛药物管理政策的制定与执行、药品的采购供应与管理流程优化、临床药学监护、多中心科研合作、国家政策法规宣传和患者用药教育以及出院随访等多个领域起到积极的作用。结论：药师在 GPM-Ward 的创建过程中，通过与卫生行政部门、学会、协会、药企、医护与信息技术人员、患者及其家属，以及院内外药师开展合作，建立医药护患大团队，保障镇痛药品的可及性，维护药品使用的合理性，促进癌痛患者的用药依从性，从而大力推动"示范病房"的规范化建设，切实落实国家卫生健康行政部门的有关政策，帮助广大患者有效缓解癌痛，提高生活质量。

关键词　药师；合作能力；癌痛；示范病房

疼痛严重困扰着癌症患者的日常生活，甚至影响其疾病治疗和生存质量，是严重的社会问题。长期以来，癌痛在我国得不到有效缓解，既有医药政策的局限、传统观念的影响，也有专业技术条件限制等各方面的原因。近年来随着国家越来越重视癌症患者的规范化治疗与生存质量的提高，这些影响因素逐步得到了有效的解决。原卫生部在 2007 年将疼痛科纳入了《医疗机构诊疗科目名录》，规定在二级以上医院设立疼痛科并提供相应的医疗服务，据此很多医院都纷纷建立了由疼痛学医师、专业护士、理疗师、心理咨询师或精神病学医师以及临床药师等多学科合作的疼痛治疗管理模式。2011 年 2 月，原卫生部在全国范围内启动"癌痛规范化治疗示范病房（GPM-Ward）"创建活动，旨在进一步加强我国肿瘤规范化诊疗管理，提升癌痛规范化诊疗水平，提高肿瘤患者生存质量，并要求药剂科积极参与项目的创建，在人员参与、药品供应和处方管理三个方面主动配合创建科室。中山大学附属肿瘤医院是 2012 年原卫生部首批挂牌的"癌痛规范化治疗示范病房"单位，一直以来，在"示范病房"的创建过程中，肿瘤医院的药师在医药护患大团队中立足本职、加强合作，在癌痛管理中发挥了积极的作用。

鉴于此，本文拟以中山大学附属肿瘤医院的经验为基础，参考浙江大学医学院附属第一医院和广州医科大学附属肿瘤医院的研究，并结合清华大学医院药事创新管理高级研修班（第八期）课题组在全国范围内就我国医院药学技术人员的核心能力及工作现状进行的调研中"医院药师的合作能力"的分析方法与数据（调研对象、范围与方法见第 1 章），将其运用于药师的合作能力在创建"癌痛规范化治疗示范病房"中的作用的研究中，以求初步探索合作能力对于医院药师（包括临床药师）有效融入医药护患大团队，发挥药学专业特长，保障止痛药品临床应用可及性，维护药品使用合理性，促进癌痛患者用药依从性，从而大力推动"示范病房"项目建设，帮助广大患者有效缓解癌痛，拓宽医院药师的服务范畴，丰富医院药师的职业生涯的作用与影响。

1 资料与方法

1.1 资料来源

（1）中山大学附属肿瘤医院药师、浙江大学医学院附属第一医院药师和广州医科大学附属肿瘤医院参与创建"癌痛规范化治疗示范病房"建设的具体措施；

（2）中山大学附属肿瘤医院近年止痛药物处方、医嘱相关数据；

（3）中山大学附属肿瘤医院癌痛患者随访数据；

（4）清华大学医院药事创新管理高级研修班（第八期）课题组在全国范围内就我国医院药学技术人员的核心能力及工作现状进行的调研中"合作能力调查"部分数据。

1.2 方法

采用回顾性描述法及数据分析法，剖析在"癌痛规范化治疗示范病房（GPM-Ward）"创建项目中，医院药师与政府卫生行政部门、院内医护人员、院内外药师、信息技术人员、社会团体（学会、协会、联盟）、药企（生产企业、销售企业）、患者及家属等，与癌症患者疼痛治疗与缓解相关的群体，在药品管理政策的制定与执行、药品管理流程优化、临床药学服务、多中心科研合作、政策法规宣传、患者用药教育与随访等方面合作的可行性。

2 在创建"癌痛规范化治疗示范病房"中药师的合作能力

2.1 药师与政府卫生行政部门合作（政府主导）

医院药师在卫生行政部门监督指导下，积极发挥药学专业和药事管理的特长，参与麻醉药品处方资格培训考核、制定与修订"癌痛规范化治疗示范病房（GPM-Ward）"项目中麻醉药品的管理制度、《麻醉药品和精神药品处方管理细则》以及《癌症疼痛诊疗规范》。

2.2 药师与医院主管院领导、药事管理与药物治疗学委员会合作（工作指导）

阿片类药物是癌痛治疗中必不可少的药物。对中重度癌痛患者，阿片类止痛药具有无可替代的地位。药师发挥药学专业特长，积极为主管院领导、药事管理与药物治疗学委员会提供专业建议，遴选、引进合适的药物品规供临床使用，保证止痛药物的临床供应。

2.3　药师与医师合作

在抗肿瘤治疗（手术、放疗、化疗、靶向治疗、免疫治疗）、针灸镇痛、神经阻滞、心理治疗和中医中药等各种癌痛的直接或间接治疗手段中，药物治疗具有非常重要的地位。止痛药物包括非甾体类解热镇痛药、阿片类麻醉性镇痛药，以及催眠镇静、抗惊厥、抗抑郁等辅助治疗药物。药师积极发挥药学专业技术特长，做好医师的用药助手，提供安全、合理、经济的用药建议与药学监护服务。此外在一些基层医院，由于部分临床医师对止痛药物的作用与不良反应还存在认识不足，也会造成肿瘤患者镇痛疗效不理想，药师及时帮助他们更新知识，改善癌痛治疗水平。

2.4　药师与护士合作

护理人员目前是医药护医疗团队中帮助患者安全、有效用药的终端，护理人员能否正确指导患者合理使用止痛药物，将直接关系到癌痛治疗的效果优劣与患者抗癌治疗的成败。因此，药师重视对护理人员的药物知识的培训与用药指导，定期开展专题培训，提高护理人员药物认知和正确使用药物的水平。

2.5　药师与院内外药师、学会、协会、药企合作

"基于临床问题的药学科研"是医院药师拓宽药学研究的有效途径之一。在"GPM-Ward"的创建过程中，由省级学会组织，并由药企协助设立医院药学研究基金，积极开展由一家医院牵头，多家医院的药师共同参与的癌痛患者治疗与教育管理的多中心研究，调查了解真实世界的癌痛治疗效果。

2.6　药师与信息技术人员合作

在"GPM-Ward"创建中，"处方管理"是药剂科参与项目建设的重要环节，借助信息技术手段，建设基于拦截系统的麻精药品处方管理平台以规范处方的书写，确保安全合理使用镇痛药品。

2.7　药师与患者合作

中国的"忍痛文化"以及广大人民群众对阿片"成瘾恐惧"的历史印记深刻，对阿片类药物缺乏了解导致患者的治疗依从性较低。药师应借助新媒体手段，积极开展科普宣教，帮助患者及其家属解除"成瘾恐惧"的思想束缚，提高患者安全用药的依从性，从而有效缓解广大患者的癌痛现状。

2.8　药师与医护患合作

目前仍有大部分癌症患者在院外居家治疗时癌痛控制不理想，患者的日常生活起居及工作都收到疼痛的干扰，严重影响其生活质量。药师积极参与医护药患大团队建设，构建基于"云技术"的互联网+癌痛全程化管理，全面全程全方位提高癌痛患者院内外疼痛控制

水准。

2.9　药师与镇痛联盟合作

目前广东全省范围内各级医疗机构中癌痛的治疗控制水平参差不齐，由于镇痛药品的可及性、医疗技术水平的限制等原因，仍有许多出院患者的癌痛在基层医院不能得到良好控制。由医、药、护，以及志愿者等人员共同组成"镇痛联盟"，定期到基层医院进行专业巡讲与现场培训指导，以点带线，以线成面，积极带动各地区癌痛治疗水平的普遍提高。

3　促进"癌痛规范化治疗示范病房"中药师合作能力的举措与成效

3.1　药师与卫生行政部门合作

药师与卫生行政部门合作，在"癌痛规范化治疗示范病房（GPM-Ward）"项目中不断完善麻醉药品各项管理制度，保障麻醉药品供应，优化麻醉药品使用流程。

原卫生部（现称国家卫生健康委员会）办公厅关于开展"癌痛规范化治疗示范病房"创建活动的通知[1]以及原广东省卫生厅（现称广东省卫生健康委员会）关于印发2011—2013年"广东省癌痛规范化治疗示范病房"创建活动方案的通知[2]，均要求药剂科应积极参与"癌痛规范化治疗示范病房"的创建，必须做好以下四个方面工作：第一，严格遵守《中华人民共和国药品管理法》《麻醉药品和精神药品管理条例》《处方管理办法》和《医疗机构药事管理规定》等法律法规、规章制度，建立完备的麻醉药品和精神药品管理制度和操作流程。第二，能够按照世界卫生组织（WHO）三阶梯止痛原则的要求提供必要的药品；提供至少3个品种不少于2个规格（包括速效吗啡、羟考酮缓释片）阿片类止痛药物，以及纳洛酮等阿片类药物中毒解救药物，并能够按照处方调配药品，以保证阿片类药物渠道通畅、足量供应临床合理应用，不得限制阿片类药物单次剂量及门诊取药患者获得控缓释制剂15日用量。第三，定期对癌痛治疗药物使用情况进行动态分析，为临床合理使用麻醉药品和精神药品提供指导。第四，至少有1名具备1年以上临床药师工作经验的药师负责癌痛药物的合理使用用药指导。

3.2　药师与医院主管领导、药事管理与药物治疗学委员会合作（工作指导）

药师在医院主管院领导、药事管理与药物治疗学委员会的指导下，发挥自身药理学、药效学、药代动力学等药学专业技术特长，积极参与麻醉性镇痛药以及其他止痛药物的遴选引进、药品上市后安全性和药物经济学评价，以及药品在真实世界的使用评价等，为临床采购供应安全、有效、经济的止痛药物。

尽管治疗癌痛的药物及非药物疗法多种多样，但在所有止痛治疗方法中，阿片类药物是癌痛治疗必不可少的药物。对中、重度癌痛患者，阿片类止痛药具有无可替代的地位。因此，国际麻药管理局（INCB）强调必须保证止痛治疗的阿片类药品供应（WHO《国家麻醉药品供应管理平衡原则》）。但目前在部分三级医院以及相当大部分的二级医院，麻醉性镇痛药的品种较少，不能同时配备口服缓释剂型（例如硫酸吗啡或盐酸羟考酮）和外用透皮贴剂，当患者出现强烈呕吐而不能口服吸收药物时，没有合适的外用止痛药物替代；或者是药品的规格不齐，没有合适的大、小规格以便于剂量调整；尤其是用于院内癌痛患者初始剂量滴定和爆发痛处理的速效吗啡口服制剂，在部分医院仍得不到保证供应。医院药物治疗与药事管理委员会、新药评审委员会应按照创建"癌痛规范化治疗示范病房（GPM-Ward）"项目的要求，引进适合药物，并依据 WHO 三阶梯止痛原则提供至少 3 个品种不少于 2 个规格（包括速效吗啡、羟考酮缓释片）的阿片类止痛药物，以及纳洛酮等阿片类药物中毒解救药物；药剂科库管药师要及时保证临床药品采购供应，调剂药师应能够按照合理处方正确调配药品，以保证阿片类药物渠道通畅、足量供应、安全应用，不得限制阿片类药物单次剂量及门诊取药患者获得控缓释制剂 15 日用量。

3.3　药师与医师合作

药师与医师合作，做好用药助手和参谋，积极开展癌痛患者临床药学服务和疼痛合理用药点评工作。

一份来自 10 个亚洲国家医师与患者癌痛管理现状调查的报告[3]显示，医师对于优化癌痛管理的认识障碍会直接导致：医师不愿意处方阿片类药物、患者因害怕药物成瘾及药物的不良反应而减少阿片类药物的使用、患者不愿向医师报告癌痛实际情况、医师和护士对疼痛评估不当、缺乏足够的疼痛管理或姑息治疗。因此，药剂科应按照创建"癌痛规范化治疗示范病房（GPM-Ward）"项目的要求，配备疼痛专科临床药师全程参与临床查房、病例讨论和大剂量使用阿片类药物病例和疑难病例会诊，积极开展麻醉药品和处方管理政策的宣教，协助临床医师按照《麻醉药品临床应用指导原则》正确处方麻醉性镇痛药及相关辅助治疗药物，优化疼痛治疗方案（例如分析镇痛药的异同、药物之间转换与剂量换算、应用时的注意事项和药物相互作用），实施处方医嘱的事前审核，开展用药合理性动态点评，监测药品不良反应等。同时，药师应基于 WHO 三阶梯麻醉镇痛药品使用情况定期进行各临床科室使用频度（DDD）的动态分析，设定疼痛率、疼痛评估率、治疗率、有效率、癌痛治疗规范率、药品不良反应（ADR）发生率等监控指标，定期填报癌痛指标点评表、癌痛规范化治疗点评表，以及点评月度汇总报表等（浙江经验），在癌痛治疗中强调控缓释制剂为先、口服制剂为先、控制有创给药频次、禁止使用盐酸哌替啶注射液、控制非甾体抗炎药物尤其是复方制剂的使用；并按照《医疗机构处方审核规范》《医院处方点评管理规范（试行）》开展麻醉药品处方与医嘱的事前审核、定期点评，干预不规范用药医疗行为，定期汇总用法用量不规范、长效控缓释制剂联合使用、复方制剂重复用药、不符合药物经济学、超说明书适应证使用和超剂量用药等问题，将修改建议及时反馈给临床进行整改。

3.4　药师与护士合作

药师与护士合作，通过开展培训讲座、建立微信平台、发放温馨提示等多种方式，及时与护理人员进行互动、交流与反馈，提高护理人员药物管理与使用的知识与技能。具体做法如下：

（1）我院药学部与护理部共同开展药物小组培训讲座，第一期主题就是"麻醉药品、精神药品申领流程及注意事项"，培训的主要内容包括了麻精药品的申领流程、储存注意事项、拆零使用方法、病区管理制度等等。通过专项集中培训与受训人员回到科室继续扩大培训面，全院护理人员对于麻精药品的统一标识、储存标准取得了共识，对麻精药品在我院使用的规定、流程及注意事项有了更深入的理解，有助于更好地推动我院麻精药物的规范化管理和安全合理使用。在培训前、后分别进行了问卷调研，来自全院 40 个病区的数据显示，护理人员考试成绩从培训前的 63 分（2015 年 4 月 20 日）提高到培训后的 85.8 分（2015 年 5 月 20 日），$P = 0.0000$，显示护理人员对于麻精药品的相关知识的掌握培训前后的差异具有显著性。

（2）利用新媒体手段，建立"药护一心群"。通过微信平台，临床药师分工负责时段，及时回答各病区护理人员提出的问题，沟通交流处方管理、药品使用与存储管理等各个方面的问题。自 2015 年 4 月 20 日建群至 2018 年 12 月 31 日，累计回答麻醉药品管理与使用问题 230 余次，速度快、效率高，解决问题迅速，该交流互动方式得到药学部和护理部的充分肯定。

（3）麻精药品专职管理药师向各病区定期发放麻精药品使用温馨提示，定期对各病区麻精药品管理、处方管理进行质控检查。近年来，随着我院病床数的增加和业务量增大，中心药房麻精药品处方量也逐年增长，不规范处方亦时有发生，例如处方书写项目不全、药物用法用量不合理、没有使用通用名开具处方等等，并且出现过麻精药品注射剂不慎打碎和空安瓿丢失的现象。针对以上问题，2013 年开始，我院药学部会同护理部针对麻精药品的安全管理与合理使用，每月定期组织专项检查，覆盖全院所有临床病区。在检查过程中，发现了一些管理上的漏洞：比如在药品的使用上未能做到先进先出，致使各种批号药品混淆存放；部分科室基数药品长期搁置不用致使过期报废以及账物不符等，因此求各病区麻醉药品应严格执行专人负责、专柜加锁、专用账册、专用处方、专册登记等"五专"管理，麻醉药品的种类及基数均应正确无误，科室麻精药品交接班记录应完整清晰。经过整顿，我院麻醉药品处方各项目合格率逐年提高，详见表 1。

表1　2013—2018 年我院麻醉药品处方项目合格率

序号	项目	每年随机抽查 600 张病区麻醉药品处方						
		2012 年	2013 年	2014 年	2015 年	2016 年	2017 年	2018 年
1	患者信息完整率	76.6%	83.4%	91.2%	98.6%	98.9%	100.0%	100.0%
2	药品名称合格率	69.2%	74.1%	92.4%	98.3%	98.8%	99.1%	99.4%
3	药品用法正确率	79.1%	85.6%	95.7%	99.4%	99.2%	99.4%	99.6%
4	药品疗程正确率	72.8%	87.2%	97.1%	99.5%	99.1%	99.6%	99.5%
5	"余液丢弃"双人签字合格率	93.2%	95.1%	99.6%	100.0%	100.0%	100.0%	100.0%
6	处方涂改签名率	86.2%	88.7%	99.7%	100.0%	100.0%	100.0%	100.0%
7	医师签名率	96.4%	98.7%	100.0%	100.0%	100.0%	100.0%	100.0%
8	取药人签名	89.7%	93.1%	100.0%	100.0%	100.0%	100.0%	100.0%

3.5　药师与院外药师、学会、协会、药企合作，开展多中心研究并发表 SCI 论文

我院药师积极参与由广东省药学会组织、西安杨森制药有限公司协办的"药师在疼痛管理中的地位与作用"医院药学科研基金项目的调研项目，"药师主导的癌症疼痛用药教育：一项在中国广州包括 6 家三级医院的多中心随机研究"的论文经过近 3 年的努力于

2013 年 8 月在 SCI 杂志 Journal of international Medical Research[4] 上发表。研究结果显示：临床药师主导的用药教育能够提高癌症患者的疼痛控制率，表明药师介入癌症疼痛控制具有积极意义。与此同时，包括浙江大学医学院附属第一医院在内的浙江省 10 个医疗中心的药师也做了研究工作，他们搜集了 542 例癌痛患者用药过程和结局的相关数据，通过多中心的数据分析了在 GPM-Ward 项目中，CPGTs 服务模式（Clinical Pharmacist Led Guidance Teams Service Model）对于提高癌痛缓解、改善临床结局的关键作用，并在 Journal of Pain and Symptom management 上发表了研究结果[5]。

3.6　药师与信息技术人员合作

药师与信息技术人员合作，构建了基于拦截系统的麻精药品处方、医嘱管理平台。

2015 年 6 月，在中山大学附属肿瘤医院信息系统（HIS）中上线"处方审核拦截系统"，对各种 WHO 癌痛三阶梯用药和第一、二类精神药物处方、医嘱的用法用量、用药疗程、用药频次、日限定极量等进行提示、建议或拦截，以杜绝超日数、超剂量用药，并可规范控缓释制剂用药频次，从而实现有效规范处方和医嘱开具，促进安全合理用药的目的，详见表 2。

表 2　常见镇痛药品处方问题

序号	项目	发生率（%）	
		2015 年 5 月	2015 年 7 月
1	控缓释制剂用药频次不当	6%	0
2	超用药天数	5%	0
3	超日极量	6%	0
4	联合使用镇痛药物长效制剂	4%	0

3.7　药师与患者合作

在门诊西药房开设合理用药咨询专窗，在病区进行集体或床头宣教，提高了患者及其家属对于国家麻精药品政策和药物安全使用知识的认知，提升了患者使用麻醉镇痛药品的依从性。

衡量一个国家患者疼痛控制的水平，往往以该国吗啡医疗消耗量及人均消耗量为标准。20 世纪 80 年代，中国人口占全球人口 20%，中国吗啡平均消耗量是每年 6.7 kg，占全球医用吗啡消耗量的 0.25%，全球统计国家排名倒数第二位（国际麻醉品管制局统计 100 个国家医用吗啡消耗量）；2012 年，中国吗啡医用消耗量为每年 1278 kg，占全球医疗消耗量 0.8%，同期美国的吗啡医用消耗量是为每年 24 964 kg［International Narcotics Control Board（INCB）Narcotic drugs 2013 report］。镇痛不足的普遍性因素主要是对疼痛和对阿片类药物缺乏了解所致的治疗依从性低，包括部分医护人员的认识以及患者的观念均有待改进。从 1839 年虎门销烟，1840 年鸦片战争爆发，到 1909 年上海万国禁烟会，再到 1952 年全国成功禁毒，中国人民的"成瘾恐惧"和"忍痛文化"的历史印记严重阻碍着癌症患者的疼痛治疗。药师有责任亦有能力帮助广大患者及其家属解除"成瘾恐惧"的思想束缚，合理用药、安全用药，提高疼痛缓解率。其中在癌痛患者及其家属中广泛开展"无痛宣教"就是提高公众认知、破除用药误区的有效措施之一，自 2010 年始，中山大学附属肿瘤医院药学部采取的具体措施如下：

（1）以党团支部为单位，组建医师、药师、护士党员科普宣传队，明确各级人员在院内和社区癌症患者疼痛综合治疗服务中的具体职能，开展科普培训和宣传教育。

（2）设计癌痛患者问卷调查表，内容包括：患者及其家属对癌痛特点及坚持按时服药重要性的认知，药物不良反应和医源性因素的影响，社会支持情况，患者文化程度等相关影响因素。通过问卷调查方式进行用药依从性影响因素调研考察，明确医药护宣教服务工作内容，提出可行的措施和策略。

（3）为每一位活动期间纳入服务范围的癌痛患者建立管理档案，录入患者疾病治疗方案和追踪随访联系方式。

（4）电话随访患者，为患者提供合理治疗、安全用药和家庭护理的综合优化方案；为癌痛患者提供咨询，提高其治疗用药依从性，确保治疗效果并提高其生活质量。

（5）每年举办 4 场"情暖患者健康行——无痛身心，无限生活"癌痛合理用药大讲堂活动，印制内容丰富、通俗易懂的宣教资料派发给患者，邀请新老癌痛患者参加座谈，分享成功抗击癌痛的宝贵经验，鼓舞患者生存意志。

（6）每次讲座之后，派发癌痛管理手册和合理用药宣传资料，并与患者及其家属进行互动沟通，患者关注的问题主要集中在：某些镇痛药物明显的副作用、麻醉药物的成瘾性及止痛药物的使用时限等。对患者及其家属的问题，我们服务团队均进行耐心及详细的解答。

（7）2018 年以来，随着智能手机的普及和微信公众号的普遍使用，宣教队新增了通过中山大学附属肿瘤医院药学部公众号传播科普知识的渠道，以方便患者及其家属以及广大公众能够方便快捷地获取防癌抗癌的科普知识。

经过几年以来坚持不懈地开展患者药学知识宣教服务，我们的"情暖患者健康行"的无痛宣教已成为一项在广大患者群中美誉度较高的品牌活动，对于改变患者用药偏见，减轻对药品成瘾性的担忧，减少患者用药误区，提高用药依从性，及时处理药物相关的不良反应，有效缓解癌痛起到了积极的促进作用。

3.8　药师与医护人员及患者合作

药师与医护人员及患者合作，利用"云计算技术"和"联合疼痛门诊"，实现患者在院内院外、线上线下的全程化癌痛综合管理。

一份来自中山大学附属肿瘤医院化疗病区 2012 年 4 月—6 月的 649 位出院癌痛患者的电话随访反馈结果，详见表 3。

表 3　出院患者电话随访反馈结果

序号	出院患者电话随访项目	患者比例
1	接受过疼痛知识相关宣教的患者	55.0%
2	住院时对疼痛治疗结果表示满意的患者	70.0%

续表

序号	出院患者电话随访项目	患者比例
3	出院后疼痛仍影响睡眠的患者	27.9%
4	对目前在院外疼痛治疗表示不满意的患者	23.0%
5	对阿片类药物加大剂量表示有顾虑的患者	10.5%
6	对阿片类药物有成瘾恐惧的患者	6.5%
7	按需给药的患者	17.3%
8	发生便秘、恶心等不良反应的患者	7.2%

另一份来自 2013 年广东省内 44 家医院的患者出院后 2 周内进行回访的报告显示，只有 7% 的患者表示疼痛得到完全缓解，23% 的患者仍有中到重度疼痛，12% 的患者因为各种原因停止了缓解疼痛的药物治疗。

以上数据均显示，癌痛患者在居家治疗中的用药依从性较差，规范的疼痛治疗仍然非常欠缺，如何帮助院外癌痛患者有效缓解疼痛是摆在癌痛医疗团队面前的重要问题。2014 年由中山大学附属肿瘤医院化疗科牵头的医药护团队以医疗云计算技术为基础创建"无痛身心、无限生活"APP，该 APP 集患者个人癌痛治疗资料、院外干预治疗反馈问卷调查表、患者教育为一体。患者使用智能手机登录该 APP，即可实现医药护患之间的互动，患者既可以就癌痛治疗相关问题进行咨询并得到及时解答，医药护团队也可以克服地域、时空限制对癌痛患者在院外发生的疼痛实时进行动态评估与治疗干预、对用药疗效与不良反应情况进行实时监控，达到及时优化治疗方案并实现个体化止痛治疗的目的。癌痛的全程化管理模式是一个以肿瘤专科医疗团队为主导、充分调动患者积极性、医药护患共同参与，集慢性癌痛动态评估、患者宣教、规范治疗和长期随访为一体的动态管理过程。在这一过程中，药师可以充分发挥自身慢性病用药管理的优势，关注患者用药方案、合并用药情况，以及用药后止痛效果与不良反应，为优化治疗方案提供药学监护。

2016 年 4 月，中山大学附属肿瘤医院药学部在医院原有的疼痛门诊的基础上，与麻醉科疼痛医师组成了"联合疼痛门诊"，每周一和周二两个下午共同出诊，并制定了完善的联合出诊工作流程：第一步，对于初诊患者，医师先对患者进行详细的病史问询和诊断，对于复诊且疼痛情况比较明确的患者，交由药师进行评估；第二步，药师对患者进行系统评估，包括用药史、过敏史、饮食运动习惯，以及既往癌痛治疗方案、疗效、ADR、伴随症状、用药依从性；第三步，医师药师共同制订治疗方案：根据患者疾病状态、肝肾功能等，药师提出药物选择、用法用量、联合用药建议，由医师开具处方；第四步，药师对患者进行用药教育及癌痛管理宣教，对疼痛情况不稳定的患者，教育其居家进行简化剂量滴定的流程，并采用复述法确认患者或其家属是否完全理解用药方法和注意事项；第五步，药师帮助患者登录癌痛患者门诊管理系统，录入个人资料，为患者建立联合疼痛门诊和基于 APP 系统的远程管理的线上线下（on-line to off-line，OTO）双向随访档案，对中重度疼痛、严重 ADR 患者，药师通过 APP 获取患者反馈后，及时将随访结果与医师沟通，通知患者紧急或定期返院复诊。从 2016 年第 2 季度到 2018 年第 4 季度，联合疼痛门诊就诊人次持续稳定增长，至 2018 年第四季度已达每季度 220 患者人次，其中约有三分之一属于重度的难治性疼痛。在患者体验方面，满意度调查反馈良好，患者表示在疼痛联合门诊能够得到更全面细致的医学、药学照护。药师通过参加联合疼痛门诊出诊工作，不断加强了临床思维，提升了接诊问诊水平以及与门诊患者沟通的技能，建立良好的医药、患药之间的互信，逐步形成了较为稳定的患者群；对于疼痛门诊的运作模式，我们认为在三甲肿瘤专科医院，癌痛患者有相当部分属于难治性疼痛，除了需要医师处方麻醉性镇痛药物，往往还需要联合使用其他物理治疗（手术介入、神经电刺激等）、放射治疗（外照射核素治疗等）、中医（汤剂、针灸、推拿等）以及心理治疗（行为疗法、心理支持等）多种非药物治疗手段，因此医药联合疼痛门诊模式与药师独立疼痛门诊相比，更适合肿瘤专科医院的实际情况。

3.9 药师与协会、院内外医师、护士合作

药师与协会、院内外医师、护士合作，成立镇痛联盟，并组建讲师团送学下乡，全面提高本地区癌痛规范诊治水平。

由原广东省卫生和计划生育委员会（现称广东省卫生健康委员会）医政处组织领导下的"癌痛规范化治疗示范病房"项目截止 2018 年 12 月，已在全省近百家三级、二级和县级医院成功挂牌。"癌痛规范化治疗示范病房"的创建对于提高我省癌痛规范化治疗水平，规范麻醉和精神药品合理使用，保障癌痛患者健康权益、完善癌痛诊治医护流程、指导癌痛诊疗规范起到了非常重要的作用。晚期肿瘤患者的癌痛是非常普遍的症状，对于癌痛患者，专家建议应就近就医，但县级等基层医院对癌痛规范治疗仍存在很大误区，对常见强阿片类药物还存在"没药用、不敢用、不会用"等问题，导致基层患者仍奔波往返于省内三级、二级医院，给患者的治疗造成极大不便。为充分发挥广东省癌痛规范化治疗专家以及已挂牌地级市示范病房的专业培训作用和技术辐射效应，2015 年 5 月，广东省抗癌协会癌症康复与姑息治疗专业委员会发起"广东省镇痛联盟"倡议，6 月 4 日成立了由医疗、护理和药学人员共同组成的广东省镇痛联盟癌痛规范化诊治讲师团。讲师团的专家们定期到地级市以及县级医院开展学术巡讲以及现场疼痛查房、疼痛病例交流、义诊以及患者宣教活动，协助基层医院提升癌痛规范治疗水平。期望通过从 2015 年 5 月至 2017 年 5 月的两年时间使优质医疗资源能够充分下沉，通过医联体的传帮带对口帮扶，使基层医院的患者能享受到与三级医院同质化的癌痛诊疗，地级市医院癌痛规范化治疗培训水平能更上一台阶，打造广东省内一支专业精湛的癌痛规范治疗师资队伍。

自讲师团成立，我省三甲医院药学专业讲师们积极参与学术巡讲与交流，至 2018 年 12 月 31 日，累计已到茂名、汕尾、江门、惠州、开平、台山、博罗、肇庆、汕头、梅州、韶关、东莞、始兴等地完成了近 50 家医院的培训与帮扶。

3.10 药师在院内外合作对象的选择与合作方式的实施策略

结合清华大学医院药事创新管理高级研修班（第八期）课题组在全国范围内就我国医院药学技术人员的核心能力及工作现状进行的调研中"合作能力调查"部分数据，详见表 4、5、6、7、8、9、10（表中各项满分为 5 分），比较分析药师在"GPM-Ward"项目中，医院内、外合作对象的选择与院内合作方式的实施策略。

表 4 院外合作：合作对象与项目

合作对象选项	调研数据平均分值			
	药师评分	排序	医护评分	排序
(1) 政府部门	3.56	①	3.28	②
(2) 社会团体	2.89	④	2.80	⑤
(3) 社会公众及患者	3.46	②	3.32	①
(4) 药品经销企业	2.82	⑤	2.94	④
(5) 药品生产企业	2.90	③	3.11	③
(6) 药品零售企业	2.33	⑦	2.62	⑦
(7) 其他行业	2.04	⑧	2.28	⑧
(8) 媒体	2.77	⑥	2.66	⑥
平均分值	2.85		2.88	

由上表关于药师与院外对象合作的分析可见：药师和医护人员对 8 类合作对象的重视程度（即所评分值）略有不同，平均分值分别为 2.85 分和 2.88 分，但彼此差别不大。按分值大小顺序排在前 3 位的均是政府部门、社会公众及患者、药品生产企业，表明药师自身和医护人员对于药师院外合作的认知度和认同度较为接近，合作的对象包括了与药品的政策制定、生产和使用相关的各个环节。

表 5 院内合作：哪些科室需要临床药师参与临床药学服务

药师评分			医护评分		
排名前五的科室	平均分值	排序	排名前五的科室	平均分值	排序
呼吸	4.20	①	呼吸	3.96	①
心血管科	4.17	②	感染科	3.93	②
感染科	4.09	③	心血管科	3.91	③
内分泌科	4.07	④	肾科	3.90	④
肿瘤科	4.07	④	肿瘤科	3.89	⑤

药师和医护人员均认为：呼吸科、心血管科、感染科、内分泌科/肾科、肿瘤科是需要临床药师参与临床药学服务，且重要性排在前 5 位；药师和医护人员对相同科室需要临床药学服务的迫切度（分值体现）差别不大，差值（相同科室评分相减获得）在 0.16~0.26 分之间。因此药、医护双方在合作的科室、合作的力度方面的认同度比较一致。

表 6 院内合作：临床药师应该如何与临床医师合作，从而更好地参与临床合理用药

选项	调研数据平均分值			
	药师评分	排序	医护评分	排序
(1) 参与医师查房	4.17	①	3.94	②
(2) 参与疑难杂症病例分析	4.08	⑤	3.84	⑥
(3) 参与死亡病例讨论	4.07	⑥	3.86	⑤

选项	调研数据平均分值			
	药师评分	排序	医护评分	排序
（4）药师/药师小组主动查房，参与患者合理用药	3.95	⑧	3.78	⑧
（5）药师医嘱点评、分析	4.13	②	3.92	③
（6）参与药物治疗方案制定	4.08	⑤	3.84	⑥
（7）患者合并用药及药物相互作用分析	4.11	③	3.82	⑦
（8）患者药物不良反应收集及分析	4.07	⑥	3.96	①
（9）参与药物不良反应和药物相互作用后，患者用药再选择	4.02	⑦	3.65	⑪
（10）临床药师借助 TDM 检测结果，向临床医师和患者解释结果，参与合理用药过程	4.09	④	3.89	④
（11）临床药师借助药物基因组检测结果，向临床医师和患者解释结果，参与合理用药过程	4.02	⑦	3.75	⑩
（12）开展用药交代和用药咨询服务	4.13	②	3.89	④
（13）参与临床医师对患者的用药史调查	3.89	⑨	3.77	⑨
平均分值	4.06		3.84	

药师认为，为了更好地参与临床合理用药，在与临床医师进行合作的方式中，排在前四位的应该是：参与医师查房，参加药师医嘱点评、分析/开展用药交代和用药咨询服务，开展患者合并用药及药物相互作用分析，临床药师借助 TDM 检测结果向临床医师和患者建议用药。而医护人员认为应排在前四位的是：患者药物不良反应收集及分析，参与医师查房，药师医嘱点评、分析，临床药师借助 TDM 检测结果向临床医师和患者提供用药建议、解释用药结果并开展用药交代和用药咨询服务。大家相同的选择都是：参与医师查房，药师医嘱点评分析，开展用药交代和用药咨询服务，临床药师借助 TDM 检测结果向临床医师和患者解释结果；区别在于药师更加关注者合并用药及药物相互作用分析，而医护人员希望药师在患者药物不良反应收集与分析方面提供更多帮助。这也提示我们药师今后在完善 ADR 收集、上报、汇总、分析的流程，引入更多的信息化、自动化、智能化手段上应投入更多努力，以帮助医护人员更好地开展合理用药监测工作。

表7　院内合作：医院药学技术人员之间需要从哪些方面进行合作

选项	调研数据平均分值			
	药师评分	排序	医护评分	排序
（1）科研工作合作，开展联合研究	3.73	⑤	3.68	④
（2）经常经验交流，合作互助	3.92	①	3.83	①
（3）配置中心处方审核、讨论	3.86	②	3.73	②
（4）住院药房处方审核、讨论	3.78	③	3.71	③
（5）小组合作，持续改进工作	3.77	④	3.64	⑤
（6）兴趣小组，创新发展	3.60	⑥	3.64	⑤

选项	调研数据平均分值			
	药师评分	排序	医护评分	排序
(7) 举办晨读会,交流提高	3.28	⑧	3.36	⑦
(8) 开展月工作分析,总结发展	3.51	⑦	3.48	⑥
(9) 其他,请填写	0.02	⑨	0.08	⑧
平均分值[除第(9)项外]	3.68		3.63	

药师和医护人员均认为,药师之间需要合作的前5位选项应该是:经常经验交流、合作互助,配置中心处方审核、讨论,住院药房处方审核、讨论,小组合作持续改进工作,科研工作合作,开展联合研究;且重视度(分值)差别不大,两类群体的认同度一致。同时,两者将药师间"科研工作合作,开展联合研究"放在第4或第5位,在全部8个选项中处于中间地位,反映了在医院药学工作中,药师们仍将处方医嘱审核确保用药安全的基础工作放在最重要的位置,其次开始重视围绕工作特点开展药学科研工作,并逐步培养了合作研究的精神。

表8 院内合作:医院药学技术人员与护理队伍从哪些方面进行合作

选项	调研数据平均分值			
	药师评分	排序	医护评分	排序
(1) 经常性座谈交流	3.48	④	3.63	④
(2) 参与护理查房	3.14	⑤	3.49	⑤
(3) 共同承担药物不良反应监测工作	3.72	②	3.65	③
(4) 用药教育手册编写	3.63	③	3.67	②
(5) 举办药学知识讲座	3.79	①	3.74	①
(6) 其他方面,请填写	0.14	⑥	0.05	⑥
平均分值[除第(6)项外]	3.55		3.64	

药师和医护人员均认为,在药师和护理队伍的合作中,举办药学知识讲座、共同承担药物不良反应监测工作、用药教育手册编写是最重要的3项工作,两者认同度较为一致。同时在座谈交流和参与护理查房两个项目中,医护人员的重视度(分值)比药师的高,尤其是参与护理查房,提示药师在今后的工作中应将工作重点放在护理人员执行用药医嘱过程的监护中来,以促进患者的安全用药工作落到实处。

表9 院内合作:医院药学技术人员还需要和哪些医院所属人员进行合作方能取得较大发展

选项	全部调研数据平均分			
	药师给分	排序	医护给分	排序
(1) 信息技术人员	3.97	①	3.70	①
(2) 工程技术人员	3.24	③	3.34	③
(3) 后勤服务人员	2.84	④	3.09	④

选项	全部调研数据平均分			
	药师给分	排序	医护给分	排序
（4）医院管理人员	3.80	②	3.67	②
（5）其他人员，请填写	0.00	⑤	0.04	⑤
平均分值［除第（5）项外］	3.46		3.45	

　　药师和医护人员均认为，在药师需要合作的院内人员中，信息技术人员应该排在第一位。在当今医院管理系统和医疗服务系统高度信息化的时代，信息化水平很大程度上决定了药学部门的工作效率和服务效能的高低。因此，医院药师不仅应积极与信息部门沟通交流合作，条件允许的地区，甚至应培养或招聘药学/信息学的复合型人才，从而提升药学部的整体信息化技术水平与综合服务水平。其次，药师和医护人员对医院管理人员的合作的重视度认同度较高，均排在第二位。

表10　院内合作项目汇总

合作选项	调研数据平均分值			
	药师评分	排序	医护评分	排序
（1）哪些科室需要临床药师参与临床药学服务？（对"肿瘤科"的评分与在所有合作科室中的排序）	4.07	第四位	3.89	第五位
（2）临床药师应该如何与临床医师合作，从而更好地参与临床合理用药？	4.06	①	3.84	①
（3）药师之间需要从哪些方面进行合作？	3.68	③	3.63	④
（4）药师与护理队伍从哪些方面进行合作？	3.55	④	3.64	③
（5）药师还需要和哪些医院所属人员进行合作，方能取得较大发展？（对信息技术人员的评分）	3.97	②	3.70	②
平均分值	3.87		3.74	

　　说明：第2、3、4项的评分分别对应各项目分值除"其他"外的平均得分。

　　由表10可见，在备选的49个院内合作科室中，药师和医护人员均认为，肿瘤科是临床药师需要开展药学服务的重点科室，分别排在第四和第五位，这可能与肿瘤患者病情严重、用药复杂，部分患者伴发癌痛需要药师重点监护有关。此外，药师和医护人员均认为医师、药师、护理人员和信息技术人员均是药师在院内应开展合作的对象，并且虽然对这四类合作对象的重视程度（分值）有所不同（按分值排序分别是医师、信息技术人员、药师或护理人员）但总体认同度差别不大（平均分值3.87 vs 3.74）。差异的细节方面是药师更注重与医师合作（4.07 vs 3.89），而医护人员对药师与护理人员合作有稍高一些的倾向性（3.64 vs 3.55），而药师对院内药师自身之间的合作的倾向性稍高于医护人员（3.68 vs 3.63）；同时药师认为信息技术人员在工作中亦有重要作用（3.97 vs 3.70）。

　　综上，上述调研数据与本次"药师合作能力在 GPM-Ward 创建中作用"研究进行比较，不难发现两者在药师院内外合作对象的选择、合作方式的实施上均有良好的相似度；同时，此调研数据亦提示药师：在实际工作中，药师应该从内部和外部不同的视角、不同的人群岗位审视我们的工作，以便于剖析存在的不足，例如药师与护理人员合作、与医院管理层（譬如医务部门等）的沟通是否尚有较大的提升空间，从而更好地发挥药师的专业特长，体现药师的职业价值。

4　建议

（1）在"GPM-Ward"的创建活动中，已明确医院药师可以通过多渠道、多途径、多视角、多目标导向合作，药师应充分发挥主动合作能力，以便于在规范癌痛治疗、提升癌痛缓解水平中彰显药学专业特长。

本研究结果亦契合了清华大学医院药事创新管理高级研修班（第八期）关于"药师的合作能力"的调研结果，根据其大数据的调查，可以初步得出以下结果：①药师自身和其他医护人员均较重视药师在院内、院外的合作，并且合作的对象亦较为广泛。②药师和医护人员对于合作方式、合作内容的认同度较为一致。③药师、医护人员亦有一些不同的认识侧重点。

基于此，提示医院药师在"GPM-Ward"的创建活动中，应根据自身工作岗位（库管药师、调剂药师、临床药师、科研药师、信息药师等）特点，寻找相关领域人员共同兴趣点与合作点，开展有针对性的合作，立足目前基层医务人员癌痛知识不足、阿片类止痛药物品规供应不足、管制过严，患者家属和公众对用药后成瘾的恐惧心理等造成癌痛治疗不足的障碍因素[6-11]，分别与院内外不同组织、不同群体合作，充分发挥自身在政策制度落实、药品管理、合理用药、科学研究和公众教育方面的专业特长，积极参与癌痛患者的药学监护，从而有效提高癌痛缓解水平。

（2）在"GPM-Ward"的创建活动中，已明确药师的专业职责与社会价值。药师应有所作为。

尽管《医疗机构药事管理规定》《处方管理办法》《医疗机构处方审核规范》等文件都明文规定了医院药师在安全合理用药中的职责与作用，但一直以来，我国医院药师在社会公知中的形象都比较模糊、职责亦不明确。"GPM-Ward"项目以具体量化的指标（2017年前在"示范病房"创建评分表的100分中，"药剂管理"的人员参与、药品配备和处方管理共占18分；2017年后修改为"药学服务与药事管理"，人员参与、药品配备和处方管理共占28分）明确提出药师在癌痛规范化治疗中的作用必须体现出：落实国家法律法规，建立管得住、用得上的麻醉药品供应体系；学习并熟练掌握《癌症疼痛诊疗规范》、WHO三阶梯治疗原则；正确调剂癌痛用药处方；临床药师全程参加癌痛诊疗。因此，医院各岗位药师均有明确的职责，药库药师要确保镇痛药品的供应和管理，审方药师要审核麻醉药品和精神药品（简称麻精药品）和其他镇痛药使用的合理性，调剂药师要确保镇痛药品正确发放及镇痛泵配置，临床药师是"创建活动"项目小组成员，要参与癌痛治疗会诊、疑难病例讨论、药物使用动态分析、处方点评、用药指导和医护患用药宣教。也就是说，在"GPM-Ward"项目中，药师既是药品供应的主体、药品和处方规范化管理的监督者，也是制订用药方案的医师助手和患者教育的伙伴，各部门各岗位的药师应齐心协力，共同合作，才能圆满地完成"GPM-Ward"创建任务，同时树立药师的职业形象，体现出药师的职业价值。

（3）在"GPM-Ward"的创建活动中，明确了药师的终极服务对象仍然是患者。药师应积极与患者合作，取得患者对药师的信任。

一直以来我们都给医院药学服务工作冠以"以患者为中心"的标签，但在临床药学工作中（尤其是年资尚短的年轻临床药师）常会不自觉地把工作的重心更多地倾向到了临床医学的诊断、治疗方案的制定等方面，反而忽视了药物实施的对象——患者的真实感受。尤其是对于癌痛患者，患者对药物的认知、对不良反应的耐受情况直接决定了用药的依从性，进而影响其疼痛和癌症疾病的整体治疗效果。因此，关注治疗方案、关注给药方法、关注治疗效果都只是手段，药师更应该积极主动地与患者进行有效合作，取得患者对药师的信任，做患者安全合理用药的细心服务者、耐心教育者、爱心倾听者、友好帮助者和忠实捍卫者。

5 结语

5.1 药师如何在其他疾病的药学服务与药学科研领域发挥合作能力。

药师可围绕临床药物的管理和应用开展一系列活动，譬如成立营养治疗小组、感染治疗小组、抗凝治疗小组、输液治疗小组、高危药品管理小组、患教小组等；亦可参与医院间的多中心研究，例如广东省药学会临床用药研究基金"基于实时量化可穿戴设备的三甲医院门诊调剂药师工作强度和压力的多中心评价研究"，院内医药联合科研项目，例如"免疫检查点抑制剂 PD-1 在中国淋巴瘤患者的药代动力学和剂量研究""给药方式与蒽环类药物毒性和疗效的相关性研究"等。

5.2 如何衡量药师/临床药师的合作能力所起的作用？

在中华医学会临床药学分会 2014 年全国学术会议上，来自 The University of MISSISSIPPI School of Pharmacy 分管学术副院长 David F. Gregory 教授提到：在美国，"临床文件系统"被用于衡量临床药师的水平、劳动及成本效益，并且有几种可供使用的系统：

（1）用于提高临床用药的水平；

（2）证明临床药师职位的必要性；

（3）证明在某一领域实践的效果（如疼痛管理），可以用于评估药师的"临床生产力"。

如果能够借鉴这套标准化的"Quantifi 数据库"的方法，我们亦可量化评估药师在 GPM-Ward 项目中或是其他合作项目中发挥的"生产力"。

5.3 临床药师在癌痛合作药物治疗管理模式（CDTM）中的作用。

1997 年，美国临床药学学会正式提出合作药物治疗管理模式（colaborative drug therapy management，CDTM）的概念[12]。CDTM 是美国临床药学服务的重要组成部分之一，是一个或一个以上的医师与经过资格认证的药师签订合作协议，药师在医师书面协议的授权下承担为患者进行药物治疗的职责。CDTM 的模式要求药师参与疾病诊断、治疗和康复的全过程，目的是最大限度地利用药师的药学专业技术优势对患者的药物治疗过程进行管理，加强医师与药师的合作，杜绝或防止药物相关问题的出现，促进合理用药。美国疼痛协会2009 年的指南明确提出：疼痛治疗必须建立多学科团队——医师、护士，临床药师，研究者；而临床药师的作用就是与患者建立互信的关系以助于阿片类药物使用的开放式交流。目前已有大量的研究报告了临床药师参与疼痛合作药物管理取得的成效，例如 Dole 等[13]的研究评估了临床药师所提供疼痛管理的临床及经济学效果，该研究的对象是慢性非癌性相关疼痛者，结果显示临床药师为医疗保险节省 45 万美元，对患者的疼痛管理是有效的，患者的结局良好，花费减少。另一项 Hadi MA 等[14]针对"慢性疼痛管理中药师主导的治疗回顾"进行了一项大型研究，评估了慢性疼痛管理中药师主导的治疗效果，纳入了全球范围内的文献，包括 6 种电子数据库，共有 583 篇文章及 5 个随机对照试验，Meta 分析显示，与对照组相比，治疗组在患者分别治疗 3 个月和 6 个月的时候，疼痛强度降低了 0.8 分和 0.7分，患者的生理功能得到改善，结论是患者的满意度有轻到中级的改善。以上研究成果均表明临床药师在多学科疼痛合作药物治疗管理模式中能够担任的角色及所起的提高治疗效果、降低药物副作用和治疗成本等重要作用。

5.4　我们面临的挑战

从 1982 年 WHO 提出"到 2000 年让全世界的癌症患者无痛"，到 2001 年第二届亚太地区疼痛控制研讨会上提出"消除疼痛是基本人权"，再到 2011 年 2 月原国家卫生部正式启动"癌痛规范化治疗示范病房"项目，经过 30 多年的努力，中国在癌痛治疗领域已经取得了长足的进步，但是我们仍面临着严峻的挑战：WHO 2011 年的年报显示，全球癌症每年新发病例为 1270 万，中国是每年 282 万；到 2020 年，预计全球新发病例 1700 万，增长 34%，而中国是 388 万，增长 38%；在这些癌症患者中，60%~80% 的晚期癌症会发生疼痛，其中三分之一为重度疼痛，每天将有 200 万人忍受着疼痛折磨。北美洲和西欧的吗啡消耗量占全球 89%，然而全球 80% 的人口生活在发展中国家，其吗啡消耗量仅占全球的 6%，世界上仍有 50 个国家未提供任何医用阿片类止痛药，大多数国家的乡村和家庭医疗未提供阿片类止痛药。2012 年时，美国吗啡、羟考酮、哌替啶的消耗量分别是 24 964 kg、77 405 kg 和1702 kg，中国分别是 1278 kg、386 kg 和 1509 kg；来自国际麻醉品管理局（International Narcotics Control Board，INCB）的 Nacortic drugs 2013 report 显示，我国阿片类药物医用消耗量较小，而且用药结构尚不尽合理，吗啡占全球医疗消耗量 0.8%，可待因占 3.8%，盐酸哌替啶（杜冷丁）占 11.0%，芬太尼占 0.5%。WHO 的目标是"让每位癌痛患者得到基本的止痛治疗"，而我国的现实与这个目标还相差甚远。为此，药师作为镇痛药品的管理者、健康服务的提供者、治疗方案的决策者和沟通者、合理用药的教育者和引导者，药学科技的终身学习者和研究者，在癌症患者的疼痛管理中，必须有所担当！

因此，如果 20 世纪末我们在说药学工作时提倡要从供应保障型向全面技术服务转型，药师要从药房走出来、走向临床；那么今天，在我国的临床药师制建设逐步走向完善、在药学服务的规范化模式探索的道路上，更应提倡药师不仅应该具备充分掌握包括疼痛及其发生机制、疼痛的分类、疼痛的诊断及强度评估、镇痛治疗药物和辅助治疗药物作用特点/给药途径/相互作用、疼痛治疗的基本原则[15]等专业服务的能力，更应该按照 WHO 提出实施的姑息治疗公共健康策略模型[16]（包括四个要素：合适的政策、充足的药品供应、专业的医务工作者与公众教育、全社会各层面共同开展姑息治疗），积极发挥药师的合作能力，参与疼痛管理以及降低疼痛治疗副作用的多个方面，在多学科团队合作中提升临床治疗水平和人类生存质量。

参考文献

［1］卫生部办公厅关于开展"癌痛规范化治疗示范病房"创建活动的通知. 卫办医政发〔2011〕第 43 号文.（2011-03-30）. http://www. nhc. gov. cn/

［2］关于印发 2011—2013 年"广东省癌痛规范化治疗示范病房"创建活动方案的通知. 粤卫办〔2011〕第 47 号文.

［3］Kim Y,Ahn JS,Calimag MM,et al. Current practices in cancer pain management in Asia：a survey of patients and physicians across 10 countries. Cancer Medicine,2015,4（8）:1196-1204.

［4］Wang Y,Huang H,Zeng Y,et al. Pharmacist-led medication education in cancer pain control：A multicentre randomized controlled study in Guangzhou, China. Journal of International Medical Research, 2013, 41（5）:1462-1472.

［5］Chen J,Lu XY,Wang WJ,et al. Impact of Clinical Pharmacist Led Guidance Team on Cancer Pain Therapy in China：A prospective Multi-center Cohort Study,2014,48（4）:500-509.

［6］Yu S,Wang XS,Cheng Y,et al. Special aspects of cancer pain management in a Chinese general hospital. Eur J Pain,2001,5（Suppl A）:15-20.

［7］Li TD. Present implementation situation and prospects of cancer pain control strategy in China. China J Cancer Prevention and Treatment,2003,10（1）:1-5.

［8］Wang XQ,Duan PP. The research progress of influencing factors of cancer pain control. Journal of Nursing Administration,2012,12（6）:406-407.

［9］Su YJ,Wang CL,Weng L,et al. A survey on physician knowledge and attitudes towards clinical use of morphine for cancer pain treatment in China. Supportive Care in Cancer,2010,18（11）:1455-1460.

［10］Wang XS,Li TD,Yu SY,et al. China：status of pain and palliative care. J Pain and Symptom Manage,2002,24（2）:177-179.

［11］Huang Y. Current status of pain management in China：an overview. Eur J Pain,2001,5（Suppl A）:67-71.

［12］Raymond W Hammond,Amy H Schwartz,Marla J Campbell,et al. Colaborative drug therapy management Pharmacists-2003. American College of Clinical Pharmacy Pharmacotherapy,2003,23（9）:1210-1225.

［13］Dole E J,Murawski MM,Adolphe AB,et al. Provision of pain management by a pharmacist with prescribing authority. Am J Health Syst Pharm,2007,64（1）:85-89.

［14］Hadi MA,Alldred DP,Briggs M,et al. Effectiveness of pharmacist-led medication review in chronic pain management：Systematic review and meta-analysis. Clinical Journal of pain,2014,30（11）:1006-1014.

［15］袁锁中,赵志刚,王爱国,等. 临床药师指导手册·疼痛治疗（临床药师案头工作手册丛书）. 北京:人民卫生出版社,2012.

［16］Stjernswärd J,Foley KM,Ferris FD. The public Health Strategy for Palliative Care. Journal of Pain and Symptom Management,2007,33（5）:486-493.

以高血压为例探讨门诊药师参与慢性病管理的工作模式

（张剑萍　上海交通大学附属第六人民医院）

摘　要　目的：通过上海交通大学附属第六人民医院（简称六院）门诊药师对高血压患者提供药学服务，探索药师参与高血压慢性病管理工作的可行性。方法：采用问卷调查法和记录血压测量值。由门诊咨询药师在门诊咨询、集中宣教和随访时按时间发放自行设计的调查问卷，在患者干预前与干预后 6 个月、12 个月、24 个月时分别汇总调查数据，经统计学处理后，分析被调查的患者对高血压疾病及用药的认知水平、血压控制情况、用药依从性等。结果：药师参与慢性病管理前后患者对高血压的认知水平差异存在显著统计学意义（$p<0.01$），高血压控制水平差异存在显著统计学意义（$p<0.01$）。对高血压的认知水平差异存在显著统计学意义（$p<0.01$）。

关键词　门诊药师；药学服务；高血压；慢性疾病管理

慢性病是指一类起病隐匿，病程长且病情迁延不愈的疾病的概括性总称，包括高血压、糖尿病、冠心病、脑卒中、阻塞性肺炎等。据 2011 年公布的第六次全国人口普查数据公报显示，我国已进入老龄化社会，60 岁以上人口占总人口的 13.26%，65 岁以上人口占 8.87%。随着人口老龄化的进展，慢性病患者的数量迅猛增长[1]；据统计，目前我国已有 2.6 亿经医师明确诊断的慢性病患者[2]，慢性病死亡占全国居民总死亡的构成已上升至 85%[3]。随着我国老龄化趋势的加剧，这类疾病发患者数逐步增多，不健康的生活方式更会直接加大老年患者慢性病的发病率。慢性病容易造成机体重要脏器的损害，影响患者的劳动能力和生活质量，更为严峻的是，这类疾病无法根治，医疗费用极其昂贵，增加了社会和家庭的经济负担。多项基于循证医学的研究发现，有效的慢性病管理能促进患者的健康恢复和节省宝贵的医疗卫生资源[4-5]。

慢性病管理是由专业医师、药师和护理人员，为慢性病患者提供全面、连续、主动的管理，以达到促进健康、延缓慢性病进程、减少并发症、降低伤残率、延长寿命、提高生活质量并降低医药费用的一种科学管理架构[6]。虽然目前我国慢性病管理主要是基于社区进行登记管理，但是考虑到慢性病的复杂性和危害性，三级医院的慢性病患者群体依然数目巨大。上海交通大学附属第六人民医院（以下简称六院）作为大型三级甲等综合性医院，2014 年慢性病患者占门诊患者比例超过 40%。与此同时，有限的医疗资源无法保证大量慢性病患者的医疗服务需求高质量完成。2011 年，六院探索性进行慢性病管理的药学服务模式，首先将患者的药品调配数量由原来的 2 周调整为 1 个月，方便患者进行慢性病管理，其次积极探索慢性病的药学服务新模式，提升药学服务水平和质量，拓展药学服务内涵。

高血压是全球发病率最高、并发症最多、病死率较高的严重危害人们健康的最常见的慢性病之一，长期控制不良的高血压对心、脑、肾等靶器官可产生严重损害[7]。许多患者因缺乏应有的自我保健知识，不注意定期监测血压，使高血压得不到及时有效控制，从而产生严重的并发症。六院针对高血压的慢性病特征，采取提升药学服务和加强药事管理的措施，有限拓展了高血压慢性病管理的手段，现将具体药学干预情况介绍如下。

1 研究对象与方法

1.1 研究对象

本研究纳入研究对象为 2012 年 7 月—2015 年 6 月在六院门诊和住院部调配高血压药物并进行高血压用药咨询的患者，或医师建议进行高血压慢性病管理患者，共计 1246 例。其中高血压诊断标准须符合 2010 年修订的《中国高血压防治指南》诊断标准。血压达标标准：糖尿病患者血压>130/80 mmHg，其余患者血压>140/90 mmHg，危险分层为低危、中危、高危和很高危，且患者需要进行慢性病管理，在一年以上能按规定时间复诊的患者。

1.2 干预方法

（1）面对面用药交代：针对在咨询窗口和咨询门诊进行用药咨询的高血压患者提出的问题进行面对面的用药交代，解决患者对高血压药物应用的疑问，主要包括药物相互作用，用药禁忌和用法用量等。

（2）电话定期随访及宣教：高血压治疗组的门诊咨询药师定期通过电话进行相应的知识宣教及预防意识的强化，讲解高血压防治知识和正规的药物治疗方法，使患者接受进一步的教育和管理，并定期通知其到医院复查，以便及时调整治疗方案。

（3）建立用药档案：门诊咨询药师在一线工作多年，为大量患者提供了咨询服务，并在工作中善于学习总结，具备了从事药学专业服务能力。对重度高血压和复杂高血压患者，在患者知情同意的基础上，建立慢性病管理用药档案和健康档案，并进行系统化的针对性的健康教育和用药教育。

（4）集中宣教讲座：依据 2013 年版的《中国高血压患者教育指南》，门诊咨询药师定期进行高血压及相关疾病防治知识讲座，并对不同阶段高血压患者（随访患者、初诊患者、复诊患者）做不同重点内容的宣传教育，指导患者合理用药，提高用药依从性。

1.3 调查方法及内容

本研究采用问卷调查法和记录血压测量值。由门诊咨询药师在门诊咨询、集中宣教和随访时按时间发放自行设计的调查问卷，在患者干预前与干预后 6 个月、12 个月、24 个月时分别汇总调查数据，经统计学处理后，分析被调查的患者对高血压疾病及用药的认知水平、血压控制情况、用药依从性、非预约就诊、急诊和住院情况等。

患者对高血压疾病的认知水平调查内容包括：危险因素、症状知识、预防保健、危害性、治疗目标、长期治疗。高血压患者对抗高血压药用药的认识内容包括：掌握药物正确的使用方法、掌握正确的给药时机、掌握用药主要注意事项、认识药物主要不良反应，按照认知水平分为掌握、熟练、了解、不了解 4 个水平。血压控制水平评价指标：糖尿病患者血压 <130/80 mmHg，其余患者血压 < 140/90 mmHg。评价标准：①控制：测量时收缩压和舒张压均在血压达标范围内；②部分控制：收缩压或舒张压仅一项达目标值；③未控制：收缩压和舒张压均未达到。用药依从性由临床药师评估：以能够持续用药为"较佳"，以虽未能持续稳定用药组对于疾病控制仍比较重视为"一般"，对用药治疗频率较低、用药随意

性强的为"较差"。

1.4 统计学处理

采用 SPSS 20.0 统计软件进行统计分析。计数资料采用 χ^2 检验，等级资料采用秩和检验，计量资料以 $x \pm s$ 表示，采用 t 检验，$p<0.05$ 为差异有统计学意义。

2 结果

2.1 调查对象的高血压认知水平情况

进行慢性病管理前，被调查的患者对高血压防治知识掌握的仅占 4.96%，熟练的占 32.58%，了解的占 53.14%，不了解高血压防治知识的占到 9.31%。经过随访和宣教的跟踪慢性病管理后，高血压患者对高血压防治知识认识有所提升，且参与慢性病管理时间越长，对高血压药物临床应用的掌握程度越充分（表 1）。慢性病管理前后患者对高血压的认知水平差异存在显著统计学意义（$p<0.01$）。

表 1 六院药师参与高血压慢性病管理患者在参与前和参与后 6 个月、12 个月、
24 个月对高血压的认知水平调查情况

时间	例数	掌握		熟练		了解		不了解	
		例数	比例（%）	例数	比例（%）	例数	比例（%）	例数	比例（%）
慢性病管理前	924	46	4.96	301	32.58	491	53.14	86	9.31
6 个月	683	127	18.59	341	49.93	215	31.48	0	0
12 个月	528	143	27.08	315	59.66	70	13.26	0	0
24 个月	337	133	39.47	167	49.56	37	10.98	0	0

2.2 调查对象血压控制水平情况比较

进行慢性病管理前，高血压的控制比例仅为 34.02%，部分控制比例为 46.15%，未控制比例为 19.83%。经过慢性病管理，患者高血压防治水平有所提升，且参与慢性病管理时间越长，对高血压药物临床应用的掌握程度越充分（表 2）。慢性病管理前后患者高血压控制水平差异存在显著统计学意义（$p<0.01$）。

表 2 六院药师参与高血压慢性病管理患者在参与前和参与后 6 个月、12 个月、
24 个月血压控制水平调查情况

时间	例数	控制		部分控制		未控制	
		例数	比例（%）	例数	比例（%）	例数	比例（%）
慢性病管理前	923	314	34.02	426	46.15	183	19.83
6 个月	686	319	46.50	285	41.55	82	11.95
12 个月	530	248	46.79	233	43.96	49	9.25
24 个月	341	163	47.80	127	37.24	51	14.96

2.3 调查对象用药依从性情况比较

进行慢性病管理前，高血压患者用药依从性较佳为52.49%，依从性一般为34.42%，一次性较差患者为13.09%。经过慢性病管理，高血压患者对高血压防治知识认识有所提升，且参与慢性病管理时间越长，对高血压药物临床应用的掌握程度越充分（表3）。慢性病管理前后患者对高血压的认知水平差异存在显著统计学意义（$p<0.01$）。

表3　六院药师参与高血压慢性病管理患者在参与前和参与后6个月、12个月、24个月用药依从性调查情况

时间	例数	较佳		一般		较差	
		例数	比例（%）	例数	比例（%）	例数	比例（%）
慢性病管理前	924	485	52.49	318	34.42	121	13.09
6个月	682	429	62.90	237	34.75	16	2.34
12个月	530	369	69.62	154	29.06	7	1.32
24个月	339	203	59.88	128	37.76	8	2.36

3 思考

3.1 积极采取有效措施，提高患者对高血压慢性病管理认知

高血压慢性病管理存在两大突出问题，依从性差和持续的临床药学服务严重缺失。六院为贯彻医改方案，积极探索解决看病难的难点问题，保证慢性病患者门诊用药安全方便，调整了门诊慢性病患者用药处方限制，确保慢性病用药开具2~4周用量。开放处方用量后复诊率大幅下降，方便了人民群众的就医配药，还减轻了患者的挂号费、往返交通费等负担。上海市医保办专门发文（沪医保办2011-50号）对上海交通大学附属第六人民医院的做法全市通报表扬。针对高血压的发病特点和用药特征，利用临床药学服务的优势，六院药剂科对高血压的慢性病管理采取4项药学服务干预手段：面对面用药交代，电话定期随访及宣教，建立用药档案，集中宣教讲座，以达到提高患者对高血压慢性病管理认知、增强患者血压控制水平和改善用药依从性的目的。这样患者的用药安全和依从性问题也得到了全面保障。

3.2 持续改进，构建高血压慢性病管理的临床药学服务综合体系

慢性病的治疗、预后和转归受患者生活方式和治疗依从性的影响很大，有效的慢性病管理不仅需要关注对疾病的管理，更需要加强患者个体的管理，以生物-心理-社会医学架构进行干预，为慢性病患者提供全方位、多角度的健康服务，对各种危险因素进行积极的宣传，为慢性病患者或家属提供科学合理的健康教育、用药指导以及人文关怀。有效地慢性病管理应该通过优化医师诊疗行为、协调利用护士和药师、基于现代信息系统的支持，达到提高患者自我健康管理能力和促进健康结果改善的目的。目前，我国已经出台了一系列的政策、制度和规章[5,7-8]，对慢性病管理工作进行了大量的探索与实践，也积累了很多

宝贵的经验，但基于具体的国情与现实，我国慢性病管理还存在很多不足，集中表现在：有效的医疗资源和长期深入的医疗需求之间存在巨大缺口。

我们在既往工作基础上，致力于深层次的药学服务构架和实践持续改进，建立并逐步完善了门诊多途径、多层次的立体化用药咨询与管理的临床药学服务综合体系。首先，建立了基于门诊发药交代、窗口用药咨询、专用用药咨询室、病友之家和全院健康大讲坛、电话、网站和药讯的多途径药学服务路径。其次，服务内容涉及用药交代、正确的药品保存方法、长期用药如何提高依从性的关键点。再次，针对重点患者进行药学服务档案建立与用药跟踪指导、相关慢性病用药管理的科研课题的支撑。六院慢性病管理的临床药学服务架构以高水平临床药学研究作为支撑，以安全方便快捷的信息化和自动化药品物流体系作为保障，在一批高素质临床药学新型复合人才队伍的参与下，由门诊咨询药师、审方药师、处方点评药师和窗口调剂药师协同合作，建立慢性病随访的药历，药师主动、全面而有效地进行药学服务，有效提升了药学服务水平和加强慢性病管理效果，更为重要的是，有效提高了药学技术人员的服务能力，满足了患者对慢性病管理的药学服务需求。

3.3　增强多途径多层次的立体化用药咨询和药学服务，规范慢性病管理

2015 年，原国家卫生与计划生育委员会合理用药安全委员会、中国医师协会高血压专业委员会发布了《高血压合理用药指南》，2012 年我国 18 岁及以上居民高血压患病率为 25.2%，我国成人高血压患病知晓率仅为 46.5%，治疗率为 41.1%，控制率为 13.8%。资料分析显示在接受两种药物联合治疗的高血压患者中，有 1.1% 的患者实际上使用的是同一类药物；在三联用药的患者中，有 0.9% 的患者所用药物中有两种是同一种类。高血压联合用药的问题还需引起注意[9]。上海也相继出台慢性病管理相关政策，徐汇区又作为慢性病试点积极开展了慢性病三级管理，慢性病管理药师不能缺位，六院已建立了"六院药师"微信公众号，方便医师、患者咨询，也将走入社区、地段医院，给医师、患者提供更多的药学知识，协助他们合理用药、规范用药，尽可能避免药物不良事件的发生，使得高血压患者即使不到六院就诊也能及时解答用药疑问，更好的服药控制血压。

慢性病管理是公共卫生服务的关键环节，多途径多层次的立体化用药咨询和药学服务是慢性病管理的重要一环。慢性病管理的药学服务对于提升慢性病管理质量，强化慢性病管理的科学性，探索慢性病管理的内在规律性，发展医院药学，扩大服务范围，切实解决临床合理用药的问题具有重要意义。在拓展慢性病管理的药学服务构架与实践过程中，六院基于高血压的慢性病管理模式，正在探索多病种的药学服务新模式，服务对象覆盖高血压、糖尿病、高血脂、乙型肝炎、急性创伤后康复、疼痛和慢性呼吸性等慢性病，特别是针对六院优势学科骨科和内分泌科所进行的急性创伤后康复、骨质疏松和糖尿病的专业化药学服务。慢性病管理的药学服务是持续且逐步深入的过程，是全面、主动、积极、有效管理的过程，基于六院已开展的高血压慢性病管理模式，下一步我们也将着重进行规范化的慢性病药学服务架构建立。

参考文献

[1] 王谦,崔红艳,李睿,等.中国第六次人口普查:经验与启示.人口研究,2010,06:19-31.

［2］全国慢性病确诊患者已达 2.6 亿人. 中国护理管理,2012,06:51.

［3］张翼. 中国老年人口的家庭居住、健康与照料安排——第六次人口普查数据分析. 江苏社会科学,2013, 01:57-65.

［4］王亚红,吴亚君. 美国慢性病照护模式的探讨. 健康研究,2010,03:226-229.

［5］路敏,崔一民,白文佩. 慢性病管理的药学服务模式探讨. 中国新药杂志,2014,02:244-246.

［6］刘远立. 加快医改为慢性病防控筑基. 中国医院院长,2014,07:91.

［7］何长蓉. 慢性病管理模式对高血压患者的影响. 中国医药导报,2012,13:177-178.

［8］葛卫红,谢菡. 慢性病管理现状. 药学与临床研究,2012,06:479-484.

［9］国家卫计委合理用药安全委员会,中国医师协会高血压专业委员会. 高血压合理用药指南. 中国医学前沿杂志,2015,07:22-64.

精神专科医院临床药师工作模式的探讨

（张　冰　乌鲁木齐市第四人民医院暨新疆精神卫生中心）

摘　要　目的：探讨精神专科医院临床药师工作模式。方法：从临床药师药学服务内容分析在精神专科医院临床药师存在的必要性，并提出相关政策建议。结果与结论：目前我国没有精神科专业的临床药师培训基地，且缺乏系统的技能培训，通过对我院临床药师工作模式的探讨，使其药学服务水平和能力都有所提高。

关键词　精神专科医院；临床药师；工作模式

在医药卫生体制改革大形势下，公立医院改革，实行药品零差率销售，消除了"以药养医"的补偿机制，医院药学工作模式从药品供应管理向药学技术服务转变。因此，积极培养临床药师，深入临床提供药学技术服务，促进临床合理用药，是医院药学发展的重要方向。临床药师在日常的临床工作中，基于患者合理用药，从药学角度出发，发挥专业优势，提高药物治疗水平，提高医疗质量。

精神科临床药学是精神医学与药学相结合的学科，临床药师是具体践行医药结合的实施者。临床药师通过与医师一起深入临床，参加查房、病例讨论，提供药学服务。其通过与医师共同查房及开展独立的药学查房，观察患者的精神及身体状况，判断药物疗效、安全性及合理性。临床药师在精神科药物治疗领域发挥着积极作用，同医师共同完成治疗相关工作。目前，国内尚无精神科临床药师培训基地。精神科疾病需要运用多种检查及治疗手段，如脑电图、心电图及肝、肾功能等检查，心理治疗，无抽搐电痉挛治疗及药物治疗等，相关指标及方法对于临床药师来说都是需要了解和掌握的[1]。而其他学科临床药师的培训，不是以系统的精神科医学知识及药学知识为基础，难以适应精神科临床药师岗位的需求。

国外一项药师对精神药物治疗的干预研究表明，临床药师参与日常医疗护理的质量管理是重要的，其在遇到药物治疗中的问题时提醒医师，能帮助医师识别临床风险。精神科药物种类繁多，疗效及不良反应各有差异，临床药师可根据不同患者的特点，从药物选择、用药剂量及药物相互作用等角度把好合理用药关。担当医护人员的用药助手，为患者合理用药保驾护航。

1　医院概况与工作流程

1.1　医院概况

我院（乌鲁木齐市第四人民医院）是一家精神专科医院，为三级甲等专科医院，于2013 年建立临床药师制，配备 3 名专职临床药师，开展临床药学工作。我院临床药师系在综合医院临床药师培训基地规培后从事临床药学，培训专业为抗感染、神内、心血管专业，在参与临床的过程中又不断学习，适应精神专科的特点，初步掌握了精神疾病的药物治疗原则，了解了医师的用药思路，可协助医师开展药物治疗方案的制订，具备了发现用药问题并解决问题的能力。

1.2 工作流程

精神专科医院专科性强，临床用药有一定特殊性。精神世界具有多变性，精神症状也是千差万别并发展变化，这些都决定了精神疾病诊断和治疗的复杂性。精神科药物的不良反应涉及多器官、多系统及多递质受体。如服用抗精神病药氯氮平的患者，可能出现粒细胞缺乏症，也可能并发中毒性肝炎和剥脱性皮炎等[2]。此外，特殊人群对药物的适应力和耐受性下降，如有时轻微的抗胆碱能作用即可导致老年患者的认知功能损伤。这些方面都迫切要求临床药师参与其中，开展相关药学服务工作。

目前，我院药师能系统掌握治疗精神科疾病常用药物的药理学知识；掌握精神科常见疾病的诊断和药物治疗；熟悉医疗过程；具备参与精神科临床药物治疗方案设计、讨论与评价的能力，能够根据患者疾病情况进行药物选择使用；在临床实践中发现、解决、防止潜在的或实际存在的用药问题的能力。要成为一个合格的精神专科临床药师，参加医院临床一线的工作是尤其重要的。我院临床药师须每天参加临床查房，参与临床药物治疗工作。此外，药历书写、参加病历讨论、参与药物治疗方案的制订等也是临床药师的重要工作。这些工作有助于临床药师逐步熟悉临床治疗工作，并不断积累专业知识和工作经验。注重临床实践，边学习边实践。由于临床药师人数的限制，我院临床药师主要在药物治疗有代表性的科室开展工作，如老年病房、儿童病房、抑郁症中心等。通过在特色科室的学习与实践，满足精神科临床药学工作需要。了解精神科病房日常工作的流程和要求，熟悉病史采集、体格检查、医学影像学检查、脑电图检查、系统的精神检查，培养解读精神科病历的能力。

2 我院临床药师药学服务内容及成效

2.1 回答医师咨询，提供药学信息服务

在临床需要时能及时专业性地解答药物方面的问题，是一项最基本的药学服务。当临床提出问题时积极回应，查阅资料，及时给出详细的用药信息，协助临床医师选择和正确使用药物。医师咨询的范围也越来越广，由药品的供应到一些药物的选择及用法。比如：对于肝功能不好的患者如何选择药物治疗，如何监护不良反应等。

2.2 关注药物相互作用，干预不合理用药

我院精神科合并用药较多，随之带来了药物相互作用问题。如何避免不良相互作用的发生，已引起临床药师的重视。如：部分心境障碍患者易合并甲状腺功能低下，在使用左甲状腺素钠时的注意事项；应用 SSRI 类抗抑郁药时，可增强 β 受体阻滞剂的作用，在使用β 受体阻滞剂抗焦虑时须减少其相应剂量；一些抗精神病药物会引起血脂的异常，使用降血脂药时，药师会给医师推荐一些对肝功能影响较小的降脂药，辛伐他汀通过肝代谢，一般不推荐使用，还有在选择其他药物时，如苯二氮䓬类药物尽量选用罗拉西泮或奥沙西泮对肝影响小的药物。

2.3　监测药物不良反应，减少不良事件

精神科疾病大多数是慢性病，需要长期服药才能控制病情和预防疾病复发。抗精神病药物的药理作用广泛，可因药物种类、剂量、疗程或个体差异而产生多方面的不良反应。发现和处理药物的不良反应、降低不良反应的发生率同样重要。通过临床药师对药品不良反应的宣教，加强了临床药师对药品不良反应的重视。药品不良反应的上报率逐年递增。通过对不良反应上报的分析，及时发现了一些药品使用不适宜情形。如某段时期我院肝功能损害的患者较多，且比较集中在某些科室，经过临床药师分析近一个季度我院住院患者的临床用药，发现肝功能损害与联合使用抗精神病药，药物的选择，剂量的增加关系密切，并提出了相关建议，即尽量减少利培酮与氯氮平的联合，缓慢增加药物剂量，获得了临床的采纳。还有一些抗精神病药物由于加药速度过快引起静坐不能等药源性焦虑时，有些医师使用抗胆碱能药物，有的预防性一开始就使用了抗胆碱能药物，如在使用氟哌啶醇注射液这些发生锥体外系反应较高的药物时，临床药师都进行了有效干预，告知临床这样使用会加大患者的抗胆碱能不良反应。进一步增强了我院合理用药水平。

2.4　审核用药医嘱，提出合理建议

临床药师参与日常性医疗查房，对用药医嘱进行审核，及时提出发现的用药问题，给出合理用药建议，促进临床用药安全、有效。如一些重复用药，同时使用药理作用相近的药物，奥拉西坦胶囊和奥拉西坦注射液。每月进行各个科室的合理用药检查，每个科的运行病历中抽查 5 份，检查内容包括：是否遵循药物循证治疗原则，用药医嘱的适宜性分析，不良反应的上报等。

2.5　开展抗菌药物监测，分析用药合理性

由于抗菌药物是精神科临床使用较少的药物之一，对跨科用药，临床医师缺乏用药经验，因此，日常工作中，监测抗菌药物的合理使用也是临床药师工作的重点之一。据报道，精神科是医院感染的高危科室，临床药师的干预可以加强医院抗菌药物的合理使用，在临床可以看到，精神科的医师因为对抗菌药物的相关规定缺乏了解，随意性较大，仅凭经验用药，无适应证用药，病程不分析，临时性用药情况经常发生[3]。通过临床药师对我院抗菌药物的监测，加强了抗菌药物的合理用药，使我院抗菌药物的使用率、使用强度等指标均比临床药师干预前有所下降。

2.6　参与疑难病例讨论，提升药学服务水平

临床在治疗过程中对遇有用药效果不佳、有疑难问题的病例会邀请临床药师参与会诊，讨论治疗方案。由于药师可能会更多地关注药物相互作用，药物食物的相互作用，患者的用药史等，可以在确保治疗效果前提下，有效降低药物不良反应的发生。临床药师通过了解患者病情、分析用药情况，从而帮助临床医师更合理地优化药物治疗方案。参与疑难病例讨论，同时也是一个学习提高的机会，临床药师可以向医师学习相关医学知识，如疾病的诊断、检查结果分析、治疗原则等，经过不断实践，临床药师的业务能力将得到有效提升。

2.7 开展专项点评

针对我院精神专科特点，开展了中药注射液和第二类精神药品专项点评。每月对排名前五名的中药注射液进行出院患者用药医嘱点评，从中药注射液的使用疗程，药物的使用，选择等进行点评，促进了其合理用药水平。第二类精神药品为我院的专科用药，但也存在不合理用药隐患，通过设立精神药品强度、精神药品金额指标并结合住院用药医嘱的点评，对一些超疗程用药、不恰当的联合用药及用药目的不明确、药物选择不适当的病历提出及时干预和整改。对于此类药物的使用，心境障碍和酒精依赖患者使用较多，由于酒精与苯二氮䓬类药理作用相似，在临床上常用此类药物来缓解酒精的戒断症状。这样不仅可抑制戒断症状，而且还能预防可能发生的震颤谵妄、戒断性癫痫发作。由于酒依赖者有依赖素质，所以临床药师告知临床特别注意用药时间不宜太长，以免发生对苯二氮䓬类的依赖。如果在戒断后期有焦虑、睡眠障碍，可试用抗抑郁药物。震颤谵妄在戒酒后 48 h 出现，72~96 h 达到极期，故 4 天以后不应过分担心谵妄的出现；对于心境障碍患者苯二氮䓬类药物控制症状后，无须长期应用，长期应用也不能预防疾病的复发，且易导致依赖性。撤药宜逐渐缓慢进行，缓慢减药后仍可维持较长时间的疗效。对于病情迁延或难治性患者，应考虑采用抗抑郁药或丁螺环酮或坦度螺酮等长期治疗。临床药师通过查找原因，进行 PDCA 循环（计划–实施–检查–处理）。制定干预目标与计划。干预后进行检查评价，总结经验，提出改进方法和提升目标。

3 讨论

3.1 组织治疗团队，更好地为患者提供服务

由上述病例可见，临床药师主动深入临床，从关注药品用法用量、不良反应等细节做起，同时针对性地为临床医师提供各种药品信息，从药学角度出发，为临床提供循证医学证据，通过对患者用药教育，让患者积极配合到治疗中去。临床医师注重患者的疾病诊断与药物治疗，而对药物的不良反应却关注不够，专科临床药师具有系统的药学专业知识和一定的医学知识，可以直接参与到临床用药，促进临床用药规范合理[4]。我院临床药师已逐渐被临床医师接纳和认同。临床药师与医生、护士组成医护药治疗团队，在临床服务的过程中为医护人员提供药学信息，能促进治疗团队更好地为患者提供服务，同时向患者宣传合理用药知识，提高了患者的服药依从性，有利于患者病情的转归，从而提高临床治疗效果。

3.2 建立精神科专业的临床药师培训基地，培养专科人才

由于我院临床药学工作处于起步阶段，目前我国没有精神科专业的临床药师培训基地，且缺乏系统的技能培训，因此我院临床药师的药学服务水平和能力有待提高。临床药师需要加强学习，不仅要掌握精神科用药和相关药物应用知识，还要掌握精神科常见疾病的诊断与药物治疗方案等临床知识。由于精神疾病患者需长期服药，药物不良反应发生率高，因此临床急需开展一些常用抗精神病药物的血药浓度监测，指导临床个体化用药和减少不良反应的发生[5]。随着医药卫生事业的发展，医院领导的重视，以及临床药师自身的努力，

相信临床药师的服务水平将得到有效的提高。

参考文献

[1] 江益娟. 临床药师在精神科开展药学服务的案例分析. 中国临床药学杂志,2015,24(1):59-62.

[2] 刘姗姗,庄红艳. 公立精神专科医院临床药师培养模式初探. 中国药房,2015,26(18):2586-2588.

[3] 曹敏娟. 临床药师干预前后精神专科医院住院患者抗菌药物使用情况分析. 抗感染药学,2016,(13)1:54-57.

[4] 吴琪,郭锦辉,魏艳芳等. 临床药师参与神经内科药品不良反应处置的实践与体会. 中南药学,2018,16(8):1173-1176.

[5] 段桂花. 临床药师预防精神科用药不当的实践与体会. 中国医药指南,2013,11(8):688-690.

浅析药师加强社会合作促进儿童合理用药

（蔡雪峰　华中科技大学同济医学院附属协和医院）

摘　要　目的：药师积极加强社会合作，促进儿童合理用药。方法：对我院儿科用药进行调查并总结存在的问题，结合文献调查的药品说明书中儿童用药信息情况，对儿童的用药现状及产生原因进行阐述分析，并对药师如何加强合作提高儿童合理用药提出建议。结果：由于儿童因自身的生理特点，其用药也具有特殊需求，目前可供儿童使用的专用药品品种少、专用剂型少及专用规格的缺乏，无法满足儿童合理用药的需求。家长作为儿童服药的主要执行者，对用药知识的缺乏，更增加了儿童用药的风险。结论：保障儿童合理用药，不仅是广大药师和医护人员的责任，还需要政府、药企、医保、家长等社会各方面的共同努力。

关键词　儿童用药；现状分析；社会合作；合理用药

当前，我国医药卫生体制改革进入攻坚期和深水期，医院药学的发展面临着新的机遇与挑战。一方面，"互联网+医疗"模式的开启，取消药品加成等政策的推行，使以"药物供应"为主的传统医院药学的工作模式面临前所未有的压力与挑战；另一方面，分级诊疗和临床路径管理的实施，以及医保控费政策的严格要求，进一步强调了药师队伍的作用。这就要求药师必须参与到诊疗过程中，积极开展药学服务，与医护人员密切协作，进行个体化用药指导，共同保证患者用药的安全、有效、经济。面对新的机遇与挑战，医院药学应如何转变服务模式，从单纯的"药物供应型"向"药学服务型"转变；医院药学人员如何转变观念，提高自身核心竞争力，并通过为患者提供与药物相关的专业技术服务，提高患者的生活质量，将是我们广大药师面临的严峻挑战。2015年，清华大学医院药事创新管理高级研修班（第八期）课题组开展的我国医院药师核心能力现状调查中，对药师的服务、科研以及合作能力进行了调研分析。其中关于"医院药学技术人员如何与社会公众合作，开展药学服务"这一问题，药师和医护人员给出了一致的意见，即药师应对特殊人群用药进行指导，提示我们对特殊人群进行合理用药指导至关重要。

儿童的合理用药一直都是全球关注的重要问题之一。儿童由于其生理和心理等功能均处于迅速发展并不断成熟的过程，具有不同的药效学和药代动力学特征，较普通人群存在较大差异，具体表现在对药物的耐受性差，敏感性较强，用药若稍有不慎，较易引起药源性危害[1]。因此，儿童用药安全形势更严峻，需要我们重点关注。本文通过分析我国儿童用药现状，围绕医院药学技术人员如何与社会公众合作来开展药学服务，从而提升儿童合理用药水平。

1　资料与方法

整理2015年1月—7月武汉协和医院西院合理用药软件拦截的儿童患者门急诊不合理用药处方，药师就不合理用药分析原因、提出对策。合理用药软件为上海大通医药信息技术有限公司的临床用药决策支持软件（版本号：V1.2.09）。

2 结果

通过软件共审核儿童用药处方 36 587 张，拦截的不合理处方有 236 张，主要存在的问题为：①诊断名称书写不规范的；②用法、用量不适宜；③重复给药的；④无正当理由为同一患者同时开具两种以上药理作用相同药物的；⑤有配伍禁忌或者不良相互作用。统计结果见下表。

表 1 儿科门诊不合理处方统计结果

存在问题	不合理处方数	比例
①诊断名称书写不规范的	15	6.3%
②用法、用量不适宜	198	83.9%
③重复给药的	9	3.8%
④无正当理由为同一患者同时开具两种以上药理作用相同药物的	11	4.7%
⑤有配伍禁忌或者不良相互作用	3	1.3%
总计	236	100%

从表 1 可知，用法、用量不适宜的处方有 198 例，占比高达 83.9%。药师通过核查药品说明书，发现说明书中未提及儿童用法用量的情况占 42.5%、儿童信息不全的情况占 14.2%，如仅标注"小儿酌减""儿童遵医嘱"或儿童用药剂量未按年龄段进行说明等。

由于儿童专用药物缺乏，导致临床普遍存在儿童用药成人化，且大多数药品说明书中未提及儿童用法用量或标注过于笼统，致使临床经验性用药经常发生，给儿童安全用药带来极大的安全隐患。

3 讨论

3.1 儿童用药现状

3.1.1 儿童专用药物市场需求大、供应不足

儿童是患者人群的重要组成部分。据第六次全国人口普查统计表明[2]，我国 13.3 亿人口中，年龄范围在 0～14 岁的人口比例为 16.60%，约为 2.2 亿人。而《中国卫生健康统计年鉴》数据则指出：2017 年医疗卫生机构儿科门急诊人次数占当年总人次数的 9.87%，而儿科出院人数占年总出院人数的 9.71%[3]，同时，随着"全面二孩"时代的到来，意味着儿童专用药物在市场中有极大的需求。儿童专用药物常常出现短缺，满足不了临床需求，一些罕见病药品生产存在困难，这对企业和政府是巨大考验。

3.1.2 儿童专用药物缺乏

儿童专用药物缺乏主要表现在药品品种少、专用规格少以及专用剂型不足。医疗机构供应的药品不能满足临床儿童用药的需求，导致儿童用药成人化的现象十分普遍。目前市场上常见的 3500 多个药物制剂品种中，儿童专用的仅有 60 多种，所占比例不足 2%[4]，约 90% 的药物缺乏儿童专用剂型[5]。

华中科技大学同济医学院附属协和医院西院有药品品规 1150 种，其中儿科专用剂型规格仅有 35 种，占 3.05%。

3.1.3 说明书儿童用药信息缺乏

已上市药品的说明书中，儿童群体用药内容表述不明确者居多，用法用量常表述为"酌减""遵医嘱"，注意事项多表述为"慎用"或"用药尚不明确"。江君微[6]通过某院 756 份门诊常用药品说明书的调查，发现其中 301 份（39.81%）无儿童用量内容。此外，部分标识有儿童用量的药品说明书表述不明确，并未区分不同年龄阶段或体质量，致使患者甚至是医务人员在使用过程中无法参照说明书对药品合理使用[7]。金立军[8]调查发现说明书中确定儿童用量的标准并不统一，主要包括体重计算、年龄计算、体重+年龄计算、体表面积等四种计算方法，但未提供根据实际情况确定儿童剂量的科学计算方法。此外，说明书关于儿童用药表述方式为模糊表述，导致药品在使用过程中对用法用量以及给药方式难以确定，超说明书用药现象较为普遍。

3.2 儿童不合理用药的原因

当前，儿童用药安全问题较为严重，其产生原因主要包括：现有儿科专用药品无法满足临床需求、儿童家长用药知识缺乏、儿童药品使用不当、儿童药物临床试验基础薄弱以及儿童用药上市后监测和评价不足等。

3.2.1 儿童用药管理法规的建立起步较晚

由于可供儿童使用的专用药品缺乏，不能满足临床儿童用药的需求，导致不合理用药问题突出。针对该现象，国家高度重视儿童健康和儿童药物工作，成立了儿童用药专家委员会，先后发布了若干相关法规政策。在 2018 年全国两会期间，两会代表呼吁加大力度支持儿童用药的研发，为儿童用药立法。但是因为我国儿童用药管理法规的建立起步较晚，现有药品管理规定中并无促进和规范儿童用药研发的激励措施或强制性条款。故相关政府职能部门须进一步推动儿童用药管理立法，从法律层面对儿童专用药物的安全性、有效性数据、药物研发、临床试验、说明书的规范以及不良反应/事件的监测等方面提供保障和约束，以提高儿童用药安全性和可及性。

3.2.2 儿童药物临床试验开展困境

目前，造成儿童用药短缺的直接因素在于儿童药品临床研究不足，而缓解儿童用药安全的关键途径在于积极开展儿童药物临床试验。随着对儿童参加临床试验越来越重视，目前我国正加速建立并完善法律保障措施，如《药物临床试验质量管理规范（局令第 3 号）》（GCP）规定：儿童作为受试者，必须征得其法定监护人的知情同意并签署知情同意书，当儿童能做出参加研究的决定时，必须征得其本人同意[4,9]。但是我国目前儿童临床试验面临着很多方面的阻碍。①由于伦理学原因，儿童参加临床研究必须取得监护人的同意，而监护人普遍并不希望自己的孩子作为临床研究的"试验品"。此外由于我国独生子女家庭多，使临床研究试验者招募更加困难。②儿童药品临床试验风险大，其临床研究与成人药品相比需投入的成本更多，却达不到更高的预期收益。此外，缺乏与儿童药品相关的强制性条款和激励措施，在药价、招标采购等领域缺少扶持性的政策，使厂家没有利益可图，最终导致企业进行儿童药品临床研究缺乏动力。③儿童药物临床试验机构数量不足。据统计，到 2016 年 6 月，共有 62 家儿科专业的药物临床试验机构通过资格认定或复核检查，与我国全部医院的数量之比为 1∶434，因此我国目前的儿童药物临床试验机构数量远不能满足市场需求[9]。④儿童的用药依从性差，对用药情况描述能力差，导致临床试验的实际操作过程中存在困难。

3.2.3　儿童药物上市后再评价不足

药品上市后再评价，是减小药品风险，提高合理用药的重要措施。为推动我国药品不良反应的监测，增强药品安全性信息的交流，2007 年开始建设全国合理用药监测网，截至 2010 年 10 月，全国合理用药监测网已在我国初步形成，覆盖全国各个省市共计 960 家监测点医院[10]。2011 年 5 月 4 日，原卫生部发布了《药品不良反应报告和监测管理办法》，规范了药品上市后的再评价。由于相关措施仍未单独涉及儿童药物上市后的再评价，这将会直接影响儿童用药的安全性，因此，药品在上市后的再评价中应该更加重视儿童用药的特殊性。

3.2.4　儿童家长合理用药知识缺乏

儿童发生不适症状时，大部分家长不会立即带孩子到医院就诊，而是会选择到药店自主购药。很多家长错误地认为儿童用药，是成人的"缩小版"。加之，儿童专用药物的缺乏，只能按一定比例服用成人药，而剂型拆分使药物稳定性下降，药物剂量难以准确掌握，致使儿童用药风险增加。根据戴志凌等[11]调查统计表明家长合理用药认知度仅为 51.54%，这表明我国近半数家长缺乏合理用药知识，应加强儿童合理用药有关知识的宣教。

3.2.5　儿童药品的使用不合理

由于药物上市前药物临床试验病例数较少、疗程较短、观察期较短，存在一定的局限性，很多不良反应发生滞后，可能会在临床应用过程中出现。由于缺乏儿童用药信息，用药不合理时常发生，也可直接导致不良反应/事件的发生。此外，儿童自身对不良反应发生后无法进行准确的表达，发生的不良反应可能被忽略及错判，最终导致药源性疾病[12]。

儿童用药不合理可以分为两种情况：一是患儿家长使用不合理。作为监护人，许多家长对儿童用药认识存在误区。此外，由于很多药品说明书中对儿童用药的相关信息描述模糊，使家长对儿童用药的剂量不好把握。二是医护人员的使用不合理。在诊疗过程中，因儿童（尤其是低幼年龄段）没法清晰、准确地描述症状，只能靠医护人员根据临床经验进行分析和判断；此外受医护人员水平等的影响，导致临床上儿童不合理用药的现象时有发生。

3.3　药师加强社会合作促进儿童合理用药

为改变我国儿童用药短缺及使用不合理的现状，政府、企业和卫生事业机构等单位，需加强合作，分别对用药过程的前、中、后三个阶段进行干预，确保儿童合理用药。

3.3.1　加强与政府的合作

政府作为决策者，应建立并完善儿童用药的相关法律政策，提高儿童药物的上市要求，加强儿童药物研发的政策扶持力度，建立专利和市场保护激励机制，提高医院和科研单位研究儿童专用药物的积极性。还可通过补偿政策来激励药企对儿童用药的研发，从而促进厂家在儿童用药领域的可持续发展[13]。同时，政府相关职能部门应强化监管，设立专门监管儿童用药的机构，做好儿童药物上市后的监测与评价；通过加强信息的传递和公开，增加相关药品监管部门网站信息的可获得性；此外，应该在法律允许的范围内，尽量公开的发布相关药品的各方面信息，以提高信息监管的透明度[14]。

为保障儿童基本用药需求，2014 年 5 月，原国家卫生与计划生育委员会（现国家卫生健康委员会）出台了《关于保障儿童用药的若干意见》（简称《意见》），意见从研发创制、申报评审、生产供应、质量监督、合理用药等方面对保障儿童合理用药提出了具体要求。2016 年 3 月，原国家食品药品监督管理总局（现称国家药品监督总局）发布了《儿科人群药物临床试验技术指导原则》（简称《指导原则》），对规范儿童药物临床试验研究具有重要意义。然而该《意见》《指导原则》及相关药品管理规定仅针对保障儿童用药进行了规范和管理，并未从法律层面强制要求生产企业提供药品在儿童使用过程中的安全性和有效性等相关信息，因此要从根本上解决儿童用药的安全问题还需要药学人员与政府的共同努力[9]。药师应积极成为政府决策的参谋者，发挥专业优势，形成行业共识，建立儿童用药指南，为儿童用药的研发、生产、使用和监管等环节相关法律政策的制定提供有力的技术支撑，为管理部门制定政策提供依据。

3.3.2　加强与药企的合作

儿童专用剂型和规格缺乏一个主要原因在于大多数药厂并不愿意研发生产儿童药物：生产儿童专用药物无相关激励措施，且研发周期长、生产工艺复杂、成本高和收益低。为提高医药企业进行儿童专用药物研发的积极性，2016 年药品审评中心发布了《关于临床急需儿童用药申请优先审评审批品种评定基本原则及首批优先审评品种的公告》[15]。优先审批政策能够缓解对临床急需的儿童药物的短缺情况。

相关政策、措施的推进及落实中，药师也可发挥一定作用，包括：开展仿制药的一致性评价；借助 I 期临床试验平台积极参与创新药的相关研究；开展新药上市后的再评价工作。由于药师可直接接触患者，因此可作为药品研发、生产企业的信息反馈者，及时反馈儿童用药中的不良反应/不良事件以及用药感受等信息，发挥专业指导作用，组织论证、补充完善儿童用药数据，引导协助企业修正补充药品说明书。从保障儿童用药的安全性和依从性引导研究高质量的儿童专用药物[13]。通过流行病学和药物经济学研究，为企业药品再注册提供临床支撑。

3.3.3　加强与医保的合作

2018 年国家医疗保障局的成立，完成了三医联动的组织架构设计，三保合一使医保成为了最大的医疗支付方。在《国家基本医疗保险、工伤保险和生育保险药品目录（2017 年版）》，新增 91 个儿童药品品种，明确适用于儿童的药品或剂型达到 540 个[16]，部分缓解了我国儿童用药种类、剂型缺乏的问题。药师可与医保部门合作，运用药物经济学评价方法，推动儿童适宜剂型、规格纳入基本医疗保险目录，为医保目录遴选及药品价格决策提供支持。此外，药师可参与医保审核，一方面，对医保控费的要求，医保相关部门更需要药师的参与，通过采用药师第三方支付评审服务加强审核，减少医保基金的支出；另一方面，医院药师通过医嘱审核，参与临床用药管控，减少医保拒付。

3.3.4　加强与临床医务人员的合作

目前医务工作者中仍普遍存在经验性用药和习惯性用药的现象，此外对于药物知识的缺乏，均可导致不合理用药现象的发生。提高临床医务人员对儿童合理用药的认识和水平至关重要。药师可与临床医务人员加强合作，通过对药物知识宣传和合理用药培训，提高医护人员合理用药水平和服务能力。药师可通过加入临床 MDT 团队，参与临床药物治疗工作，运用自身专业所长为临床合理用药提出建设性意见和建议，共同促进药物治疗水平的提高，保障患者用药安全。

3.3.5　加强与家长的合作

患儿家长是合理用药知识的接收者和主要执行者，广大医药工作者要明确向家长传播合理用药知识的重要性。由于儿童无法准确描述病情，主要是由家长代替讲述病史并且实施用药，因此家长在儿童合理用药中具有举足轻重的作用。家长对合理用药知识的认知度以及知晓程度都会直接影响儿童的用药安全性[17]。儿童生病初期有近半数患儿家长会选择到药店买药，而绝大多数家长缺乏相关知识背景，无法确保儿童用药的安全性和有效性，因此，加强家长合理用药知识储备是提高儿童合理用药一个有效的措施。药师可通过开展药物治疗管理（MTM）对患儿及其家长提供用药教育、咨询指导等专业化服务，提高患者用药依从性，预防用药错误，促进患者的自我用药管理；通过组建家长群、药友圈，普及医学科学及合理用药知识。

3.3.6　加强与媒体的合作

当前全国已进入网络时代，药师作为合理用药知识的传播者，应与广大媒体加强合作，共同承担广而告之的责任，通过传统媒体或者网络途径，向广大患者和家属传播合理用药特别是儿童合理用药的重要性及相关知识。除传统媒介如电视、报刊、杂志等，现代互联网技术也可发挥更大的作用，药品安全合作联盟（PSM）、药师在线、微信公众号、微博、学会网站等都可以作为合理用药的宣传平台，引导公众养成良好用药观念和习惯，增强社会合理用药意识。

3.3.7　加强与学校和社区的合作

为了加强国家卫生健康教育，提升国民健康素养，建议将合理用药知识纳入小学教育课程，让孩子从小培养合理用药的意识。药师应深入学校和社区积极开展形式多样的儿童合理用药宣传和健康教育活动[18]。定期到学校开展"大手牵小手，合理用药进校园"活动，开展"我是家庭药箱小管理员"的活动使孩子了解"正确的服药方法""药品的基本剂型""合理用药注意事项""怎样识别药品的有效期"和"家庭备药应注意的问题"等基本药物知识，使其参与家庭药品安全管理中；与社区卫生服务站协作，举办合理用药讲座，开展"合理用药大讲堂"；与地市级学会合作，开展义诊活动。

4　结语

儿童的健康保障关系到国家未来，但由于儿童是一个特殊群体，对合理用药存在特殊的需求。保障儿童合理用药任重而道远，这不仅是广大医护人员的责任，还需要加强药师与政府、药企、医保、家长等社会各方面的合作。

参考文献

[1] 米清仙. 儿童用药现状及思考. 中国药物与临床,2017,17(1):136-138.

［2］国务院人口普查办公室/国家统计局人口和就业统计司.中国2010年人口普查资料.北京:中国统计出版社,2012.

［3］国家卫生健康委员会.中国卫生健康统计年鉴.北京:中国协和医科大学出版社,2018.

［4］杜忠东.儿童用药特点及目前存在的问题.中国临床医生杂志,2015,43(12):1-3.

［5］吴世启,王强.儿童用药现状浅析.中国药事,2012,26(7):787-789.

［6］江君微.756份药品说明书中儿童用药项的调查分析.中国药业,2012,21(22):6-7.

［7］夏东胜.我国药品说明书儿童用药标示问题分析及风险控制建议.中国医院药学杂志,2014,34(22):1946-1951.

［8］金立军.329份处方药药品说明书的调查分析.中国药事,2012,26(3):255-257

［9］吴娟,张顺国,黄诗颖,等.儿童药物临床试验的发展及现状.医药导报,2018,37(1):74-77.

［10］郭文姣,欧阳昭连,王艳斌,等.我国儿童用药安全问题分析及政策建议.中国药房,2013,24(21):1926-1929.

［11］戴志凌,崔岚,梁光庆.住院患儿家长安全用药认知的KAP调查.药品评价,2012,9(2):12-16.

［12］严康,沈爱玲.我国儿童专用药物存在的问题及对策.医学与社会,2015,28(2):44-46.

［13］朱素君,唐亚娟.儿科用药问题及对策分析.首都医药,2013,11(下):56-58.

［14］刘花,杨世民.国外儿童用药监管及对我国的启示.中国执业药师,2012,19(8):20-23.

［15］赵岩松,洪兰,叶桦.加快我国儿童用药研发的政策与法规分析.中国药事,2017,31(1):1-6.

［16］解丽.人社部日前公布2017版医保药品目录 医保目录新增91种儿童药品［EB/OL］.http://epaper.ynet.com/html/2017-02/27/content_240232.htm? div=-1

［17］詹海容,陈燕飞,史道华.儿童家长安全用药知识认知现状调查分析.药学服务与研究,2013,13(6):470-473.

［18］罗宁,张斯汉,蔡威黔.建立新型社区药学服务模式的研究.中国药房,2010,21(1):95-96.

健康教育对哮喘控制影响的 meta 分析
——药学服务在慢性病管理中的重要性

（张海英　北京大学人民医院）

摘　要　目的：药学服务在慢性病管理中具有重要性，本文通过系统评价来了解健康教育对哮喘这一慢性病控制的影响。方法：计算机检索 Medline（1966—2015 年）、Embase（1974—2015 年）、中国生物医学文献数据库光盘版（CBMdisc 1978—2015 年）、中国期刊全文数据库（CNKI 1979—2015 年）及维普资讯-中文科技期刊数据库（1989—2015），纳入公开发表的哮喘健康教育对哮喘控制影响的随机对照试验，对纳入研究的方法学质量进行评价，并应用 RevMan5.1 软件进行统计分析。结果：共纳入 8 个随机对照试验（RCT）。Meta 分析结果表明，健康教育对哮喘患者的哮喘知识、误工天数、急诊次数、生命质量评价都有一定的影响，其中哮喘知识得分、急诊次数及生命质量评价的影响与对照组相比具有统计学意义。结论：现有临床证据表明，健康教育有利于哮喘患者达到良好控制。但仍需开展更大规模的研究，对不同的哮喘患者进行分层分析，以得出更可靠、更科学的依据。药师需要积极参与，为慢性病患者提供药学服务。

关键词　健康教育；哮喘；控制 meta 分析

慢性病的全称是慢性非传染性疾病，不是特指某种疾病，而是对一类起病隐匿、病程长、病因复杂且病情迁延不愈的疾病的概括性总称。慢性病是长期存在的一种疾病状态，表现为逐渐的或进行性的器官功能降低。随着年龄的增长，慢性病的发病率逐年上升，中老年人是慢性病的高发人群，但近年来，慢性病低龄化趋势日益明显。慢性病的危害主要是造成脑、心、肺、肾等重要脏器的损害，易造成伤残，影响劳动能力和生活质量，且医疗费用极其昂贵，增加了社会和家庭的经济负担。高血压、高血脂、糖尿病、肾病、慢性肝炎、哮喘、痛风、骨质疏松症、关节炎、肥胖症是目前常见的十大慢性病。药师作为慢性病管理团队的一员，所提供的药学服务是提高患者的生活质量不可或缺的重要环节。

药学服务含义是药师应用药学专业知识向公众（包括医护人员、患者及家属）提供直接的、负责任的、与药物使用有关的服务，以期提高药物治疗的安全性、有效性和经济性，实现改善和提高人类生命质量的理想目标。因而研究和指导合理用药是药学服务的关键，是药学服务的核心。如何在日常工作中向患者特别是慢性病患者提供优质的药学服务，指导患者合理用药，是值得药学专业人员仔细思考的问题。

支气管哮喘（bronchial asthma，以下简称哮喘）是最常见的慢性病之一，近年来其患病率在全球范围内有逐年增加的趋势。目前全球哮喘发病率达 5%~6%，预计到 2025 年，哮喘患者将新增 1 亿~1.5 亿，哮喘的病死率将会达到 1/250。世界卫生组织已将哮喘列为与高血压、恶性肿瘤具有同等重要地位的慢性疾病。虽然对哮喘的发病机制和治疗有了较大进展，但哮喘的防治状况离人们期待的控制目标相距甚远。尽管一些临床观察显示多数患者可以取得良好控制，但实际上要达到良好控制，难度也很大。欧洲近期一项调查发现，82%的患者报告哮喘未得到良好控制、活动受限，对 6 万例美国患者的调查也显示，近 3/4 的患者病情控制不良，3/4 以上患者前 1 周活动受限[1]。通过对我国北京、上海和广州三大城市的抽样调查显示，我国哮喘治疗情况仍很不理想，形式较为严峻[2]。

当前对哮喘的防治应当从控制哮喘急性发作转移到预防哮喘发作，保持患者病情长期相对稳定，以提高患者生活质量。大量临床实践证明，通过加强对患者的健康教育，采取有效的哮喘管理，通常可以实现哮喘控制。哮喘健康教育是一个长期、持续过程，需要经常教育、反复强化、不断更新。宣教团队中有药师的参与，对哮喘患者给予全面的药学服务，将能更好地改善患者的治疗、教育和管理，使更多的哮喘患者获得良好的疾病控制，提高哮喘患者的生活质量。

本文旨在通过系统评价的方法来评价健康教育对哮喘控制的影响是否显著，为实现哮喘患者的良好控制提供理论基础和依据。

1 资料与方法

1.1 纳入和排除标准

（1）研究设计纳入公开发表的全程哮喘健康教育对哮喘控制影响的随机对照试验。

（2）纳入患者类型：①研究对象为成人，即年龄>18 岁，且符合哮喘诊断标准的患者；②干预措施为实施进行哮喘健康教育管理，进行哮喘知识宣教、指导自我管理，制定哮喘行动方案；③教育组与对照组均接受常规治疗和常规管理，在年龄、性别、病情等方面具有配比性。

（3）排除标准：①有严重心、肝、肾疾病或功能不全者；②精神障碍不能合作者；③脑血管疾病伴随意识障碍和文盲者；④单纯描述性研究，无对照的临床试验；⑤存在其他无法比较的混杂因素。

（4）结局指标采用下列一项或多项疗效判定指标的试验均被纳入：①哮喘知识得分；②误工天数；③急诊次数；④生命质量评分。

1.2 检索策略

计算机检索 Medline（1966—2015 年）、Embase（1974—2015 年）、中国生物医学文献数据库光盘版（CBMdisc；1978—2015 年）、中国期刊全文数据库（CNKI；1979—2015 年）及维普资讯–中文科技期刊数据库（1989—2015 年）。进行数据库检索时，针对各类数据库的特点，采取相应的检索策略和检索式。英文检索词为：asthma、asthma education、asthma management、self-management。中文检索词为：哮喘、哮喘教育、哮喘管理、自我管理。

1.3 资料提取和质量评价

（1）资料提取：制定文献登记表、研究质量评价与信息采集表及相应的工作手册。查找和复印纳入评价文献的全文，两名评价员经统一培训后按统一规范的评价方法独立评价，逐篇阅读初选文献。提取的文献信息包括原文题目、作者、研究对象、研究方法、干预措施、结局测量与评价、是否采用盲法、是否采用分配隐藏、是否进行了随访，有无失访等。

（2）质量评价：纳入研究的方法学质量使用 Jadad 改良法制定的量表进行评价。该法对 Jadad 法进行了改良，对纳入研究是否进行了分配隐藏进行评价，以补充 Jadad 评分的不足[3]。具体方法如下：随机序列的产生恰当为 2 分，不清楚为 1 分，不恰当为 0 分；分配隐藏恰当为 2 分，不清楚为 1 分，不恰当为 0 分；盲法恰当为 2 分，不清楚为 1 分，不恰当为 0 分；撤出与退出，描述了为 1 分，未描述为 0 分，记分为 1~7 分，1~3 分为低质量研究，4~7 分为高质量研究。由两名评价员独立检索并提取资料，意见不一致时通过讨论解决。

1.4 统计学方法

统计软件采用 Cochrane 协作网提供的 RevMan5.1 版软件进行数据分析，试验结果存在异质性时用随机效应模型分析，反之用固定效应模型分析。计数资料用相对危险度（relative risk，RR），计量资料采用加权均数差（weighted mean difference，WMD）或标准化均数差（standardized mean difference，SMD），两者均以 95% 可信区间（confidence interval，CI）表示。本研究误工天数和急诊次数用 WMD 进行比较。各个研究对哮喘知识得分和生命质量评价采用不同的问卷标准，故对这两项指标进行分析时采用 SMD。

2 结果

2.1 纳入研究的特点和质量评价

根据纳入和排除标准最终 8 个随机对照试验入选，其中英文文献 5 篇[4-8]，中文文献 3 篇[9-11]。共 1311 例患者纳入本 meta 分析，试验组（T）695 人，对照组（C）616 人。所有纳入研究的试验组和对照组均接受哮喘的常规治疗和常规管理，同时试验组全程给予哮喘健康教育管理，进行哮喘知识宣教、指导自我管理，制定哮喘行动方案等。8 项研究均提供和分析了试验组和对照组的基础资料，2 组均无统计学差异。有 4 项研究涉及哮喘的知识得分[7-10]，3 项研究涉及患者误工天数[4,6,9]，3 项研究涉及患者的急诊次数[4,9,11]，6 项研究涉及哮喘患者的生命质量评价[5-10]。纳入研究的基本特征见表 1。8 项研究均提到为随机对照试验，其中 5 篇英文文献均描述了随机分组的具体方法、是否进行了分配方案隐藏、失访或退出情况、是否为双盲或单盲等，根据 Jadad 改良量表，评分为 4~7 分，为高质量文献。3 篇中文文献则均未描述随机分组的具体方法、是否进行了分配隐藏及失访或退出情况，且未提及是否采用盲法，评分为 1~3 分，为低质量文献。

表 1 纳入研究的特征

试验	受试者例数（T/C）	性别（男/女）	年龄/岁	干预措施	试验周期	判定指标	修改 Jadad
Donald KJ[4]（2008）	31/29	/	36.2	电话回访	12 个月	急诊次数、住院次数、误工天数	4
Carol A[5]（2011）	137/135	T88/60；C71/77	T45±13；C43±14	管理计划；问卷；电话回访	4 个月	哮喘生命质量问卷	7

试验	受试者例数（T/C）	性别（男/女）	年龄/岁	干预措施	试验周期	判定指标	修改 Jadad
Lahdensuo A[6]（1996）	56/59	T15/41；C28/31	T40.6±14.2；C42.8±15.2	管理计划	12 个月	误工天数、生命质量评分	4
Abdulwadud O[7]（1999）	30/47	T25/39；C25/36	T48.1±17.7；C43.0±19	定期讲座	6 个月	哮喘知识、生命质量、自我管理技巧	6
Sun HW[8]（2010）	228/146	T126/102；C79/67	T42.9±9.2；C37.5±11.4	管理计划；讲座；讨论	3 个月	哮喘知识、生命质量评分	4
梁宗安[9]（2003）	113/111	T53/60；C50/61	T42.6±13.8；C40.9±17.7	管理计划；讲座；电话回访	12 个月	哮喘知识、急性发作次数、误工天数、生活质量	2
冯超[10]（2009）	52/43	T23/29；C19/24	T36.4±12.3；C38.5±9.8	管理计划；咨询；发放手册	3 个月	哮喘知识、生命质量、ATC问卷	1
高国贞[11]（2008）	48/46	69/35	T60.97±13.59；C59.52±15.59	管理计划	12 个月	哮喘知识、住院次数、急诊次数	2

2.2 Meta 分析结果

2.2.1 哮喘知识得分

纳入的 8 项研究中有 4 项[7-10]报道了试验观察结束后患者哮喘知识的得分，4 项研究均显示哮喘患者在接受全程健康教育管理后，其对哮喘知识的了解均有显著提高。对上述 4 项研究的试验数据进行合并分析，共 770 例患者，试验组 423 例，对照组 347 例。结果显示，纳入的研究具有统计学异质性，采用随机效应模型（异质性检验：$P < 0.00001$），合并效应量 SMD = 1.14［0.52，1.76］（95% CI），$P = 0.0003$，具有显著的统计学意义，表明哮喘知识得分上干预组和对照组存在显著性差异。具体结果见图 1。失效安全数 Nfs = K［（$Z^2 - 1.645^2$）］/1.645^2（P = 0.05），计算得 Nfs = 19，也就是说需 19 个阴性的研究结果才可使本结论逆转，这一数值大于本研究纳入的独立试验数，说明发表偏倚的影响可能较小。

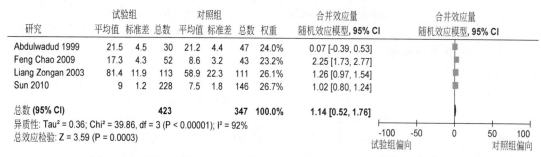

图 1　4 项研究中试验组与对照组哮喘知识得分的比较（随机效应模型）

2.2.2 误工天数

纳入的 8 项研究中有 3 项研究报告了试验观察结束后患者的误工天数[4,6,9]。对上述 3

项研究进行合并分析，共 399 例患者，试验组 200 例，对照组 199 例。结果显示，纳入的研究具有统计学异质性（$P<0.00001$，$I^2=92\%$），采用随机效应模型，合并效应量 WMD = － 4.62 ［－9.47，－0.23］（95% CI），$P=0.06$，不具有统计学意义，具体结果见图 2。结果表明在患者的误工天数上，试验组虽然少于对照组，但无统计学差异。计算得 Nfs = 1，也就是说只需要 1 个阴性的研究结果就可使本结论逆转，说明发表偏倚的影响非常大。

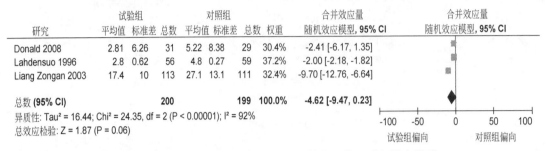

图 2　3 项研究中试验组与对照组误工天数的比较（随机效应模型）

2.2.3　急诊次数

纳入的 8 项研究中 3 项研究报告了患者试验观察结束后的急诊次数[4,9,11]。对上述 3 项研究进行合并分析，共 378 例患者，试验组 192 例，对照组 186 例。结果显示，纳入的研究具有统计学异质性（$P=0.01$，$I^2=76\%$），采用随机效应模型，合并效应量 WMD = －0.57 ［－1.04，－0.10］（95% CI），$P=0.02$，具有统计学意义，具体结果见图 3。表明注试验组在急诊次数方面要少于对照组，有统计学差异。计算得 Nfs = 4，这一数值与纳入的研究数相接近，说明存在发表偏倚影响。

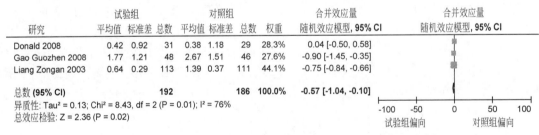

图 3　3 项研究中试验组与对照组急诊次数的比较（随机效应模型）

2.2.4　生命质量评价

纳入的 8 项研究中有 6 项研究报告了患者试验观察结束后患者生命质量的评价[5-10]。对上述 6 项研究进行合并分析，共 1157 例患者，试验组 616 例，对照组 541 例。结果显示，纳入的研究具有统计学异质性（$P<0.00001$，$I^2=90\%$），采用随机效应模型，合并效应量 SMD = 0.61 ［0.22，1.01］（95% CI），$P=0.002$，具有显著统计学意义，具体结果见图 4。表明试验组生命质量评价优于对照组，具有统计学差异。计算得 Nfs = 17，说明发表偏倚的影响可能很小。

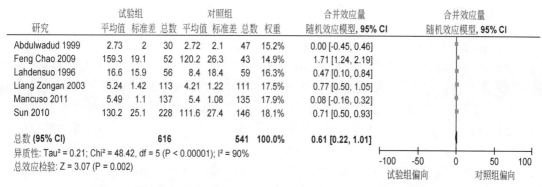

图4 6项研究中试验组与对照组生命质量评价的比较（随机效应模型）

3 讨论

哮喘的本质是气道慢性炎症，是一种常见的对患者及其家庭和社会都有明显影响的慢性疾病。中华医学会呼吸病学分会哮喘学组在《支气管哮喘防治指南》（2008 年）（以下简称《指南》）中提出，尽管哮喘尚不能根治，但通过有效的哮喘管理，通常可以实现哮喘控制[12]。建立医患合作关系，是实现哮喘管理的首要措施，对患者进行哮喘规范健康教育则是哮喘管理中最基本的环节。

本研究通过 Meta 分析，汇总分析了国内外多项与成人哮喘治疗相关的健康教育研究，并评价了健康教育对哮喘患者良好控制的益处。

3.1 哮喘知识得分

关于哮喘知识得分，Meta 分析结果初步显示，所纳入的 4 项研究中，健康教育组的哮喘知识得分高于对照组。哮喘知识得分虽不是评价哮喘控制的指标，但是它影响着哮喘控制。哮喘知识包括哮喘的本质、发病机制、长期治疗方法、药物吸入装置使用等，哮喘患者通过对这些哮喘基本知识的了解，可提高对治疗的依从性，提高吸入装置的正确，已达到哮喘控制。专业人士全程参与到患者的健康教育中，可提高患者对哮喘疾病知识的认知，从而有助于哮喘控制，这与国外学者的研究结果是一致的[13]。

3.2 误工天数与急诊次数

误工天数和急诊次数可反映哮喘患者的控制情况，并影响哮喘患者的生活质量。3 项研究评价了健康教育对哮喘患者误工天数的影响，Meta 分析结果显示，健康教育组虽然误工天数少于对照组，但两者之间没有显著性差异。4 项研究评价了健康教育对哮喘患者急诊次数的影响，Meta 分析结果显示，健康教育组的急诊次数少于对照组，且有显著性差异。误工天数和急诊次数的降低可减少医疗经费开支、减轻社会和家庭的经济负担。对哮喘患者的健康教育在一定程度上可使其误工天数和急诊次数减少，但实际影响哮喘患者急性发作的因素除健康教育外，还有环境刺激、心理因素、药物不良反应等，因此健康教育的对误工天数和急诊次数的影响只能占较小的比例。而且失效安全数也表明，此结果具有较大的发表偏倚，只需与研究数相近似的阴性研究就可使本 Meta 分析结果逆转。

3.3　生命质量评价

生命质量是反映疾病以及治疗措施对躯体、心理和社会活动影响的综合性指标，是全面反映健康水平的参数[14]。对于哮喘患者来说，生命质量评价对治疗效果的评估更全面、更客观，生命质量评价可反映患者健康状况较全面的指标，也更能体现现代医学模式的转变[15-16]。有6项研究对哮喘患者生命质量进行了评价，meta 分析结果提示健康教育组的生命质量影响有积极作用。通过全程规范的健康教育哮喘患者的症状、情绪、对刺激物的反应、社交活动、健康关注等方面都可得到改善。目前有多种关于哮喘生命质量的问卷，纳入 meta 分析的研究采用了不同的生活质量问卷，包括 The Asthma Quality of Life Questionnaire（AQLQ）、Asthma Quality of Life scores、生活质量问卷评分等，由于问卷形式的不同，也可能对研究结果产生影响。

通过健康教育对哮喘控制影响的 8 项随机试验进行系统评价分析，初步证实了健康教育对哮喘患者的哮喘知识、误工天数、急诊次数、生命质量评价都有一定的影响，特别是对哮喘知识得分、急诊次数及生命质量评价的影响与对照组相比具有统计学意义，提示健康教育有利于哮喘患者达到良好控制。但本文所纳入的研究关于健康教育对哮喘影响的评价指标不尽相同，且文献所纳入人群的特点不同，经济水平不同，教育水平不同等，这些均可能影响到健康教育对哮喘患者影响的评价。今后需开展更大规模的研究，对不同的哮喘患者进行分层分析，以得出更可靠、更科学的依据，以促进哮喘患者的良好控制。

成功的哮喘管理目标是：①达到并维持症状的控制；②维持正常活动，包括运动能力；③维持肺功能水平尽量接近正常；④预防哮喘急性加重；⑤避免因哮喘药物治疗导致的不良反应；⑥预防哮喘导致的死亡。建立医患合作关系，是实现哮喘管理的首要措施，对患者进行哮喘健康教育则是哮喘管理中最基本的环节。《支气管哮喘防治指南》中指出的健康教育内容包括：①通过长期规范治疗能够有效控制哮喘；②避免触发、诱发因素方法；③哮喘的本质、发病机制；④哮喘的长期治疗方法；⑤药物吸入装置及方法；⑥自我监测：如何测定、记录、解释和应对哮喘日记内容、症状评分、应用药物、PEF、哮喘控制测试（ACT）变化；⑦哮喘先兆、哮喘发作征象和相应自我处理方法，如何、何时就医；⑧哮喘防治药物知识；⑨如何根据自我监测结果判定控制水平，选择治疗；⑩心理因素在哮喘发病中的作用。哮喘患者的健康教育，应该由医师、药师、护师和患者共同参与，促使哮喘患者增加理解哮喘控制的目标、增强技能、增加满意度、增强自信心、增加依从性和自我管理的能力，进而增进健康减少卫生保健资源的使用。就药师而言，需要重点参与上述④、⑤、⑦、⑧、⑨五项与药物相关的患者健康教育，给患者提供相应的药学服务。通过对患者进行药学健康教育，帮助患者正确认识哮喘缓解药物和控制药物，给药途径选择，药物不良反应及各种吸入装置的使用方法等，可提高患者的哮喘自我管理和自我控制。

药师参与"以患者为中心"慢性病管理，提供多方位的药学服务模式，符合国家整体宏观规划，能体现和提升药师价值。在现有政策支持下，如果能逐渐形成各专业慢性病管理药学服务的指南，有基于证据的明确指引，药师才能提供更高效和规范的药学服务。医院应鼓励和创建多学科合作的契机和平台，药师与临床科室建立良好合作关系，是开展药学服务的重要条件。信息建设也是药师参与慢性病管理、提供药学服务的重要的工具，对慢性病患者和高危人群进行档案管理，实现各级医疗机构共享，更利于开展全程药学服务，更易于评估患者治疗指标改善。

参考文献

［1］Oppenheimer JJ,Li J. Attaining asthmacontrol. Curr Opin Allergy Clin Immunol,2006,6(2):119-123.

［2］Lai CK,deGuia TS,Kim YY,et al. Asthma control in the asia-pacific region:the asthma insights and reality in asia-pacific study. Allergy Clin Immunol,2003,111:2632.

［3］Jadad AR,Moore RA,Carroll D,et al. Assessing the quality of reports of randomized clinical trials:is blinding necessary?. Control Clin Trials,1996,17(1):1-12.

［4］Donald KJ,McBurney H,Teichtahl H,et al. A pilot study of telephone based asthma management. Australian Family Physician,2008,37(3):170-173.

［5］Mancuso CA,Peterson MG,Gaeta TJ,et al. A randomized controlled trial of self-management education for asthma patients in the emergency department. Annals of Emergency Medicine,2011,57(6):603-611.

［6］Lahdensuo A,Haahtela T,Herrala J,et al. Randomised comparison of guided self management and traditional treatment of asthma over one year. BMJ,1996,312(23):748-752.

［7］Abdulwadud O,Abramson M,Forbes A,et al. Evaluation of a randomised controlled trial of adult asthma education in s hospital setting. Thorax,1999,54:493-500.

［8］Sun HW,Wang JP,Wang SZ,et al. Effect of educational and psychological intervention on the quality of life of asthmatic patients. Respiratory Care,2010,55(6):725-728.

［9］梁宗安,刘春涛,滕鸿,等. 健康教育对支气管哮喘患者生活质量的影响. 中国呼吸与危重监护杂志,2003,2(1):18-20.

［10］冯超,黄燕,张帆,等. 支气管哮喘健康教育的效果评价及依从性分析. 现代预防医学,2009,36(9):1678-1683.

［11］高国贞,王丽姿. 哮喘患者全程健康教育效果评价. 中国健康教育,2008,24(11):836-838.

［12］中华医学会呼吸病学分会哮喘学组. 支气管哮喘防治指南. 中华结核和呼吸杂志,2008,31(3):177-185.

［13］Garrett J,Fenwick JM,Taylor G,et al. Prospective controlled evaluation of the effect of a community based asthma education centre in a multiracial working class neighbour-hood. Thorax,1994,49:976-983.

［14］Chalmers GW,Macleod KJ,Little SA,et al. Influence of cigarette smoking on inhaled corticosteroid treatment in mild asthma. Thorax,2002,57(3):226-230.

［15］Nightingale JA,Rogers DF,Barnes PJ. Comparison of the effects of salmeterol and formoterol in Patients with severe asthma. Chest,2002,121(5):1401-1406.

［16］周文君,周鹰,姜永前. 支气管哮喘患者生命质量及其影响因素的调查报告. 重庆医学,2012,42(22):2291-2293.

营养药师参与临床药学服务的创新与思考

（方晴霞　浙江省人民医院，杭州医学院附属人民医院）

摘　要　目的：在当前医药卫生体制改革不断深化的大背景下，临床营养药师该如何立足于临床，探索出适宜的临床服务模式。方法：根据临床药学服务实践，探讨医院开展临床营养药学服务的工作模式和做法。结果：临床营养药师可以从参与临床查房、处方审核、入院后营养风险筛查和评估、药学监护、用药教育和不良反应监测、治疗药物监测等方面入手，来提高自己的临床服务能力。结论：临床营养药师应建立以患者为核心，以合理用药为基本的临床服务模式，不断培养临床思维，提高专业水平，才能更好地开展临床药学工作。

关键词　临床营养药师；药学服务模式；创新；思考

1　医院药学服务的背景和国内发展

1.1　医院药学服务背景

1987 年美国的 Hepler 教授创新性地提出了药学服务（pharmaceutical care）的初步概念，并在 1990 年又进一步明确了药学服务的定义，认为其核心是药师通过对患者用药结果负责，改善患者的治疗效果，最终提高患者的生活质量（quality of life）[1]。药师对药物治疗结果负责包括发现潜在的或实际存在的用药问题，解决实际发生的用药问题和防止潜在的用药问题发生。经过多年药学实践和发展，医院药师服务模式已从"以药品为中心"的保障供应型转变为"以患者为中心"的药学技术服务阶段，药师的工作重点也由药品转向患者。

1.2　医院药学服务国内发展

20 世纪 90 年代初，药学服务概念逐渐引入中国。随着医药卫生事业的发展和改革的不断深入，国内学者在学习、借鉴国外经验的基础上，结合国内药学发展，提出了"全程化药学服务"新理念[2]。强调医院药学服务不仅是临床药师的责任，更是所有医院药师共同的责任，药师不仅对患者负有责任，更应该对整个社会的用药人群负责。药师应通过药学专业知识向公众（含医务人员、患者及其家属）提供直接的、与药物使用有关的服务（包括药物选择、药物使用知识和信息），以期提高药物治疗的安全性、有效性与经济性，实现改善与提高人类生活质量的理想目标。

1.3　国内三甲医院临床药学服务现状

临床药学作为药学服务的重要组成部分，在医院的发展需要医师和护士的紧密协作和配合。因此，医护人员对于临床药学服务的认知，将直接影响工作开展的广度和深度。为此，清华大学医院药事创新管理高级研修班（第八期）课题组在全国范围内就我国医院药学技术人员的核心能力及工作现状进行调研，其中涵盖了临床药学服务能力问卷调查。调研对象、范围与方法参见第1章中的"医院药学技术人员核心能力调查与分析"基本内容。调研结果显示：93.0%医护人员和87.9%患者认为临床药师有必要为患者提供用药教育。同时医护人员希望临床药师在以下方面为临床提供药学服务：积极参与患者管理（77.32%），介绍药物相关最新进展（74.83%），治疗药物监测（69.23%），医嘱审核（67.83%），临床科研课题开展（46.95%）（图1）。而患者则希望临床药师提供的临床药学服务有：用药告知，指导患者用药（79.92%），观察用药情况，发现用药问题（71.00%），解决用药问题（56.16%），提供药品信息（46.85%），调配处方（23.38%）（图2）。

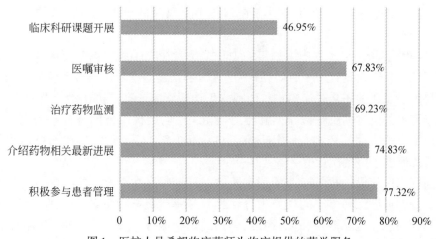

图1　医护人员希望临床药师为临床提供的药学服务

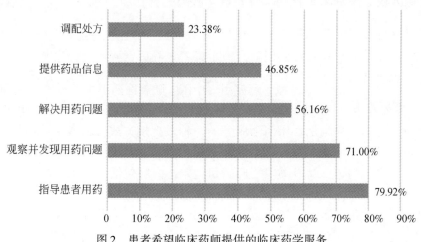

图2　患者希望临床药师提供的临床药学服务

　　本次调查中调查对象涉及多学科，多层次人群。医护人员对药物信息的迫切需要，使临床药学服务工作存在并迫切需要发展成为必然。从调查看出，随着日新月异的医学进展，医护人员不仅希望临床药师提供药物信息，更希望临床药师技能扎实，能参加临床工作，解决临床实际用药问题。这要求我们临床药师能深层次参与设计个体化用药方案和特殊人群用药调整，从而体现临床药学职能工作，最大限度地提高药物治疗效果。

2　临床营养专业的特殊性

营养支持疗法诞生于 20 世纪 60 年代，与抗生素发展、麻醉学的进步、重症监护与器官移植等一起被列入 20 世纪的重大医学进展[3]。但在世界范围内，住院患者营养不良风险的发病率和死亡率均较高，尤其肿瘤患者普遍存在不同程度的蛋白质–热量营养不良，加之手术前、后禁食和化、放疗等的影响，机体脂肪储备和瘦组织群体进一步耗竭。如上述因素持续存在，而营养支持不充分，机体的免疫防御能力进一步下降，感染的发生率及死亡率将明显上升[4]。因此，对存在营养不良风险的患者进行合理的营养支持至关重要。

2008 年的估算资料显示，中国每年约 160 万患者接受了肠内肠外营养支持，是一个非常庞大的用药群体[5]。早在 1980 年，欧美发达国家就建立主要由医师、营养师、药师和护士等多学科人员组成的团队医疗模式。药师的工作职责主要有：协作参与营养筛查和评估，参与静脉营养液的配制和质量检验，就与药物相关性问题提供咨询（药物与营养素的相互作用、合适的给药方法、药物与肠外营养液的配伍），对给予营养支持的患者提供药学监护，参与特殊营养处方的制定等。

但目前国内医疗机构相关专业的临床药师、营养师存在严重不足，临床医师仅凭经验选择营养支持的适应证和方式的现象十分常见，这将严重影响患者的临床治疗质量，同时也会带来用药隐患。这就需要临床营养药师通过药学服务，参与临床医疗诊治，为患者的用药安全保驾护航。

2.1　浙江省人民医院临床营养药师开展药学服务的创新点

临床营养药师在开展药学服务的过程中，在参与临床查房、处方审核、用药教育等日常工作的基础上，结合本专业特色创新开展了患者入院后营养风险筛查和评估、参与临床营养会诊、营养支持药学监护等工作，全过程参与患者药物和营养治疗。

2.1.1　临床查房和处方审核

临床药师参与临床查房是临床药学服务的一种最直接方式。临床营养药师主要负责我院胃肠外科的日常药学服务。每日上午跟科室主任查房，在查房过程中，临床药师积极与临床医师和患者进行沟通，及时书写药师查房记录，内容包括建议采用的营养支持方案或对原方案的意见。一般来说，主治医师的查房涉及问诊、检查、分析、诊断和治疗等多方面，可以帮助临床药师全面地了解患者和临床治疗中存在的问题和需要。特别是患者对营养支持的耐受程度决定于治疗方案的更改。之后，在病历医嘱、用药情况、检验指标的基础上，对医师的医嘱进行全面的审核，特别是涉及肠外营养组方。

案例一：患者男性，60 岁，梗阻性黄疸患者，入院时查 APTT 67 s，DB 225.4 μmol/L，予以禁食、PTCD 管穿刺引流后，复查活化部分凝血活酶时间 52 s，DB 185.4 μmol/L。考虑给予肠外营养支持，其药师在审核医嘱后建议组方中额外添加维生素 K_1 注射液。因为重度阻塞性黄疸者由于胆汁不进入肠道，使脂溶性维生素 K 不能正常吸收，导致凝血酶原合成不足，尤其凝血功能显示有出血风险的患者。医师采纳药师建议。

2018 年我院已经在人工审核的基础上自行研发设计了肠外营养审方软件，对全院的肠外营养处方进行事先审核，保证该类药物使用的安全性。

2.1.2　用药教育

用药教育则主要是通过直接与患者及其家属交流，解答其用药疑问，讲解用药注意事项，提高患者药物治疗的依从性，最大限度地提高药物治疗效果。有资料显示，在美国由于患者用药非依从性导致的治疗失败占整个医疗失败的 30%~50%。研究证明，开展"以患者为中心"的药学服务，对提高患者用药依从性效果明显。它主要包括入院药物重整和出院用药教育[6]。

案例二：患者因"上腹部饱胀不适 3 个月余"入院，入院诊断：①胃恶性肿瘤，②高血压。有服用北京降压 0 号（复方利血平片）的用药史。临床药师入院问诊后，与医师沟通，考虑复方利血平片作用缓慢，维持时间长，通过交感神经递质耗竭来降低血压，麻醉中可出现严重低血压和加重中枢镇静，因此建议术前停药 2 周并换用硝苯地平缓释片 30 mg 一天一次口服降压治疗。该患者在入院后即更换药物，术后血压控制平稳。

案例三：患者因"胃癌术后，行进一步化疗入院"，入院后"第 1 天立即给予奥沙利铂 150 mg 静脉滴注，+1~14 天替吉奥 2 粒口服每天 2 次"的化疗方案。临床药师的出院用药教育主要有：①药物的服用方法、剂量、频率和服用疗程；②药物不良反应：恶心呕吐等消化道反应；白细胞、血小板减少等骨髓抑制反应；皮疹等过敏性反应；③复查事项：服药后 1 周复查血常规（白细胞 $<2\times10^9/L$，中性粒细胞 $<1\times10^9/L$，血小板 $<60\times10^9/L$，建议门诊就诊），服药 2 周后停药 1 周，3 周后再次化疗。

2.1.3　入院后营养风险筛查和评估

患者术前营养风险筛查的重要性已经在国际上达成共识，其与术后的感染率、消化道瘘等并发症，乃至住院时间和住院费用都密切相关[7-9]。我院临床药师在参与药学服务期间，协助胃肠外科护理团队，建立标准的入院患者营养支持规范化流程（图3）。

其中对于术前经 NRS 2002 营养风险筛查，对于总评分≥3 分（提示有营养风险），立即给予 PG-SGA 营养评估、人体成分分析和相关实验室检查，对于严重营养不良的患者在术前即给予营养干预。并在术前 1 天再次给予营养评估，以评估营养支持的有效性和手术的适宜性。

案例四：患者男性，71 岁，身高 171 cm，体重 61 kg，入院诊断为："①肝细胞癌，②乙肝后肝硬化伴腹水"，ALB 27.4 g/L，主诉 2 个月内体重下降 2 kg，1 周内进食较从前减少 1/3，拟行肝切除术。其术前营养风险筛查 NRS2002 评分为 6 分。遂给予营养评估，上臂中点周径为 24.5 cm，三头肌皮褶厚度为 12 mm，其上臂肌肉周径 20.7 cm，提示中度营养不良。人体成分分析显示：低蛋白（肌肉量 16.4 kg），基础代谢（1057 kcal）。术前给予鼻肠管鼻饲肠内营养混悬剂（TPF）1500 ml，加上低脂半流质。营养支持 7 天后再进行营养评估，各营养指标较前有好转，予入院后第 9 天给予手术治疗。术后继续给予营养支持，患者顺利出院。

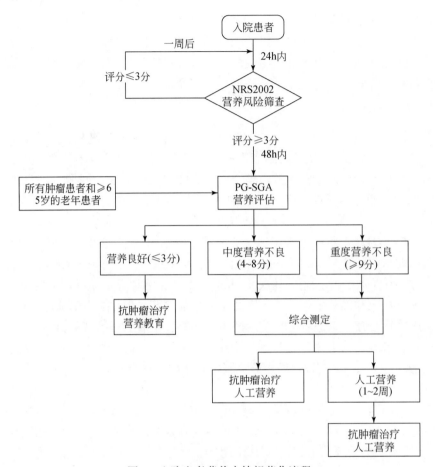

图 3　入院患者营养支持规范化流程

2.1.4　参与临床营养会诊

临床会诊是临床讨论疑难病例、研究诊断与治疗问题的活动形式，不仅有利于某些疑难病例的诊治，更是集思广益、交流观点的时机。临床药师不仅参加所在病区的病例讨论，加强临床知识的学习，同时又担任特殊患者的肠外营养组方会诊和特殊使用级抗生素的会诊，发挥了药学人员的专业特长。

案例五：患者男性，95 岁，身高 160 cm，体重 40 kg，因"消瘦伴纳差半年，加重 1 周"入院。病史：患者近半年无明显诱因出现逐渐消瘦，食欲减退，进食减少，无腹痛腹胀恶心呕吐。近 3 个月起，患者开始长期卧床，近 1 周食欲减退明显，抗拒进食，偶尔进食小瓶氨基酸营养液，有呕吐，进食量无法达到正常进食量的 20%。诊断：重度营养不良。会诊意见：临床药师接受会诊后，考虑患者长期进食量少。突然给予高热量，大量碳水化合物会导致"再喂养综合征"的发生。初期建议给予半能量补充，热量供应为 11 kcal/（kg·d）。蛋白质 0.78 g/（kg·d）。组方为：50% 葡萄糖注射液 200 ml，5% 葡萄糖注射液 250 ml，8.5% 复方氨基酸注射液（18AA-Ⅱ）250 ml，20% 丙氨酰谷氨酰胺注射液 50 ml，10% 氯化钾注射液 30 ml，门冬氨酸钾镁注射液 20 ml，10% 葡萄糖酸钙 10 ml，甘油磷酸钠 10 ml，注射用水溶性维生素 1 支，微量元素注射液 10 ml，中性胰岛素 10 U。同时要求监测患者的电解质、血磷和四点血糖。

2.1.5 营养支持药学监护

药学监护（pharmaceutical care，PC）是近年来国内外医院药学领域的热门话题。是医院实施医疗防治工作的重要一环，也是21世纪医院药学改革的一个重要方面。PC的主要目标是药师与医师一起决定患者是否需要进行药物治疗，设计药物治疗方案（即个体化用药），监测患者用药全过程，对药物治疗做出综合评价，发现和报告药物过敏反应及副作用，最大限度地降低药物不良反应及有害的药物相互作用的发生。营养支持患者的营养支持方式和组方由于受其主诉、生化指标和生命体征的变化需要很大的调整，因此日常的药学监护成了临床营养药师的药学查房，取得患者病情进展第一手资料以及做出干预决定的主要方式（图4）。

药学监护（入院第　天　日期：　　　　　）

P＿＿次/分；HR＿＿次/分；T＿＿°C；BP＿＿mmHg；［体重］：＿＿kg；

四点血糖：□ 未监测　　□ 监测：＿＿＿＿mmol/L；

皮肤：□ 黄疸　　□瘀斑；水肿：□下肢　□腹水　　□脸部

大便：□ 无 □ 1~3次 □ 4~5次 □ 大于5次；性状：□糊状 □稀水
　　　　□带血　□白膜

疼痛评分：□ 无□ 1~3分 □ 4~6分 □ 7~10分　止痛方案：＿＿＿＿

营养支持：□ 无　　□ 肠外　　□肠内

肠外方案　输液途径：□ P V　　□ C V　　□ P ICC

输液并发症：□ 静脉炎　□ 静脉红肿　□ 静脉刺痛

组方：非蛋白热：＿＿＿kcal/kg；热氮比：＿＿＿；糖脂比：＿＿＿；

肠内方案 途径：□口服 □鼻胃 □鼻肠 □空肠造瘘 □胃造瘘

肠内制剂：＿＿＿＿ 剂量：＿＿＿kcal/d；速度：＿＿＿ml/h；

出入量 □ 平衡 □ 入超：＿＿＿ml；□ 出超：＿＿＿ml；

入量静脉：＿＿＿ml；管饲：＿＿＿ml；口服：＿＿＿ml；总入量：＿＿＿ml

出量 □胃肠减压＿＿＿ml；引流量＿＿＿ml；尿量＿＿＿ml；出汗＿＿＿ml；
　　　大便＿＿＿ml；总出量＿＿＿ml

凝血功能：□ 正常　□ 异常　　APTT：＿＿＿s；INR：＿＿＿；

血常规　白细胞：×10^9/L；N: %；血小板×10^9/L

肝功能　AST：＿＿＿U/L；ALT：＿＿＿U/L；GGT：＿＿＿U/L；DB：＿＿＿μmol/L；

血氨：＿＿＿μmol/L；TG＿＿＿mmol/L；

肾功能　尿素氮：＿＿＿mmol/L；肌酐：＿＿＿μmol/L；

血电解质 Na：＿＿＿mmol/L；K：＿＿＿mmol/L；P：＿＿＿mmol/L；Ca：＿＿＿mmol/L；

其他液体含NaCl：＿＿＿g；其他液体含KCl：＿＿＿g；

治疗经过：□拔除尿管□拔除胃管□饮水□流质□半流：＿＿＿kcal/d

图4　临床营养支持患者药学监护表

案例六：患者女，78岁。因"反复便血10个月"于当地医院行肠镜，病理报告示：直肠中低分化腺癌。于2014年09月27日在地方医院行"低位直肠癌根治术+降结肠直肠吻合术"术后3天腹腔引流管引出粪液，患者有腹胀腹痛，考虑"吻合口瘘"行二次剖腹探查，行"上端降结肠造口+部分下端降结肠及吻合口切除"，术后抗炎补液、营养对症治疗；患者术后恢复差，10月9日再次出现腹痛腹胀，伴发热。10月13日切口现粪便溢出，遂当地医院予切口处放置引流管后，转我院进一步诊治。门诊拟"肠瘘"收入院。入院后给予禁食、引流、营养支持、抑制肠道消化液分泌等常规治疗。

药学监护示：患者白蛋白、血红蛋白持续下降，同时肝酶、直接胆红素上升，出现肝损害的并发症。同时患者感染指标（白细胞、CRP）上升，同时患者腹痛、心率加快等症状，出现感染指征。临床药师参与病例讨论建议下一步诊治：①针对肠道常见的菌群给予美罗培南+万古霉素的全覆盖抗感染，并留取血和引流液培养；②暂停肠外营养，给予补液治疗；③给予白蛋白纠正低蛋白血症；④给予腹腔冲洗，保证引流液的通畅。医师采纳意见后患者肝功能好转，感染有效的控制，但药学监护示：营养指标进一步恶化。

临床药师参与第二次病例讨论，建议在内镜下置入鼻空肠管置管给予肠内营养混悬液（SP）500 ml，11月19日增加至肠内营养混悬液（SP）1000 ml+肠内营养乳液（TPF-T）400 ml。经过2周的营养支持，患者双下肢水肿消退，营养指标改善，肝功能正常。近期转入当地医院治疗。

这个案例充分说明，临床药师只有进行药学监护，才能直接的了解患者的病情变化，从而为临床医师提供安全有效的营养支持方案，体现药师的药学服务价值。

2.2 临床营养药师开展药学服务引发的思考

2.2.1 临床药师再教育系统不够完善

目前临床药师的教育背景均为化学教育模式下培养的药学本科、硕士生。虽然在工作后参加了国家卫生健康委员会临床药师培训试点基地的培训，但无论在临床专业水平和临床思维上都存在着欠缺，需要在工作中有再次教育和培训来充实知识储备。但目前国内对于临床药师并不存在再教育的制度和机构，临床药师在工作中要不靠自己去摸索、钻研；要不就逐渐被临床医师同化，无法坚持合理用药的原则。这在一定程度上制约了药学服务的能力和水平。建议可参考住院医师规范化培训，通过轮转学习，强化临床药学知识，系统了解高血压、糖尿病、冠心病等常见病种的药物治疗知识。对于专业临床药师，建议设立继续教育学分，以达到终生学习的目的。

2.2.2 临床药学服务工作开展的不够深入和精细

尽管临床营养药师已突破原有传统的工作模式，创新出更适宜本专业特色的药学服务工作模式，但是所开展的工作均是个体化、小范围的服务。希望能有更多有益的尝试：比如定期院内相关用药知识宣讲，参与护理团队安全用药管理等。而且国家应在药学服务的具体内容、方式、评价服务质量上有系统性和规范性的考核体系，以发展和升华药学服务工作。建议国家卫生职能部门、医保部门能够效仿美国医保和德国的"family pharmacy contract"[10-11]，将药学服务纳入医保范畴，为临床药师提供各种药学服务付费，体现出按劳付酬的原则，也有助于调动药师的积极性。

2.2.3 药学科研和药学服务难以相辅相成

目前医院临床药学科研主要集中于药物的药效学；生物药剂学方面的研究；新药的临床研究与评价；体内药物浓度的监测；药物不良反应的监测与安全性研究等等。而临床药学服务更贴近于"患者与医护人员"，建议临床药师与医护人员合作开展更多的临床型研究，如合理用药研究、药物基因组学研究等，并且其研究成果可以服务于临床，从而更好地实现合理用药，保障患者的用药安全。

2.2.4 药学服务的信息化应用不足

信息化技术的快速发展，使得药师从药房走进病房，有更多的时间和精力关注药物治疗过程，关注特殊人群、特殊病理生理状态下的剂量调整等细节，达到疗效最大化、安全最大化的目的。因而，良好药学服务的开展，必须充分依托现有先进信息化资源。目前，我院已经研发了合理用药监测软件，对有配伍禁忌、重复用药、用法用量等问题进行即时审核，但是这只是药学服务的一小部分。建议建立药品信息网，共享信息资源。医务人员可以通过药品信息网的分类查询、合理用药、站内搜索、药品查询、药事文件、药学服务、医药软件、意见反馈等栏目，查找所需资料。尤其需建立临床药师工作站，对于临床药师日常工作进行规范和评价，同时也更有利于与临床医师进行即时沟通，开展切实有效的临床药学服务。

3 结语

伴随国家医药卫生体制改革的不断深入，医院药学也进入了发展的快车道。2010年原国家卫生部（现国家卫生健康委员会）开展的国家临床重点专科评估工作，也首次将药学部（临床药学）作为一个专科列入评估范围，这对所有医院药学工作者是一个巨大的鼓舞和激励。

医院药学服务工作，要紧抓学科发展前沿，创新探索适宜的专科工作模式，并在此基础上理性开展新技术、新项目。如何"谋发展、共发展"是迫切需要我们去探讨、思考并努力为之奋斗的共同目标。

参考文献

[1] HePler CD. The third wave in pharmaceutical education:the clinical movement . Am J Pharm Edue,1987,51(4):369.

[2] 胡晋红. 全程化药学服务. 上海:第二军医大学出版社,2001.

[3] 黎介寿. 肠内营养—外科临床营养支持的首选途径. 肠外与肠内养,2003,10(3):129.

[4] 赵冰封. 消化道肿瘤患者术后临床营养支持方式的 Meta 分析及全肠外营养组方的干预研究. 安徽医科大学,2012.

[5] 蒋朱明,陈伟. 我国东、中、西部大城市三甲医院营养不良(不足)、营养风险发生率及营养支持应用状况调查. 中国临床营养杂志,2008,16(6):335-337.

[6] 徐道英,彭其胜. 药学服务对患者用药依从性的影响. 中国药业,2005,14(2):62-63.

[7] Ziegler TR. Parenteral nutrition in the critically ill patient. N Engl J Med,2009,361:1088-1097.

[8] Cook D,Arabi Y. The Route of early nutrition in critical illness. N Engl J Med,2014,371:1748-1749.

［9］ Michael PC,Greet Van den Berghe. Nutrition in the acute phase of critical illness. N Engl J Med,2014,370: 1227-1236.

［10］ Christensen DB,Farris KB. Pharmaceutical care in community pharmacies:practice and reseaech in the US. Ann Pharmacother,2006,40(7-8):1400-1406.

［11］ Eickhoff C,Schulz M. Pharmaceutical care in community pharmacies:practice and reseaech in Germany. Ann Pharmacother,2006,40(4):729-735.

开展有效的患者用药教育体系的探讨

（陈红梅　杭州市中医院）

摘　要　患者用药教育是医院药学工作的主要工作之一，药师作为用药教育的主体在临床治疗中起着重要的作用。然而，目前用药教育还存在很多问题，药师在患者心目中影响力不大，患者对药师的信任度也较低。随着医改政策的深入尤其是药品零加成政策的实施，临床合理用药的需求越来越高，因此如何建立一个有效的患者教育体系是医院药师当今面临的严峻课题。

关键词　用药教育；用药咨询药师

随着医药卫生体制改革的不断推进，当今医院药学的工作重心已逐渐从单纯的药品供应转向药学服务和临床药学。"以患者为中心"的全程化药学服务模式已经成为医院发展的主要方向，其中用药教育工作是药学服务的重要内容。它要求药师增加与用药对象的接触，将患者的利益放在首位，实行药师与患者、医师、护士及其他医务人员共同协作，参与用药决策，提供药品有关信息和用药知识，发挥药师在诊疗过程中的作用，促进临床合理用药，提高临床用药水平。目前药师通过临床药师查房、门诊用药咨询、社区健康宣教、开设药学门诊等多种方式，为患者提供相关的药物和疾病知识，指导患者合理用药。虽然通过药学人员的共同努力，已经取得了一些成绩，但从目前的医疗现状看，药师在患者教育中的影响力和认同度并不高，因此如何构建一个信息渠道畅通、教育成效明显的患者教育服务平台，是摆在每个药学人员面前亟待解决的问题。

1　病患用药教育的现状

国内各家医院都在积极开展形式多样的用药教育，力图通过合理用药宣教一方面宣传和普及用药知识、指导合理用药，另一方面希望通过与患者更多的沟通与交流，缓解医患关系的压力。然而，从患者得到的用药教育的范围和程度来看，药师在这方面工作的效果并不理想。清华大学医院药事创新管理高级研修班（第八期）课题组在全国范围内就我国医院药学技术人员的核心能力及工作现状进行调研，调研对象、范围和方法见第1章中的"医院药学技术人员核心能力调查与分析"基本内容。调研结果显示，只有33.40%的患者接受过用药交代和用药咨询服务的经历；有高达52.45%的患者认为进行用药交代和用药咨询最适合的人选是医师；有50.82的患者认为医院并没有设置专门的用药咨询处；在使用药物时，有71.05%的患者主要从医师那里获得药物相关信息；有高达77.55%的患者认为医师是患者最为信赖的提供药品信息服务的人，因此不难看出，虽然医院药师自认为在患者教育方面已经做了大量的工作，也付出了很大的努力，但不得不承认从我们目前的医疗现状看，医院药师为患者提供可靠而有价值的用药教育服务，还处在一个初级阶段，并未得到广大患者的普遍认同。

2　患者用药教育服务成效的影响因素

2.1　政策层面的因素

目前医药卫生体制改革进入深水区，"以药养医"的局面正在逐步打破，随着药品加成政策的取消，医院药学人员的地位有被弱化的趋势。虽然药学人员在临床合理用药方面起着举足轻重的作用，但由于政策方面的原因，药师的工作价值尚未在医疗行为中得到充分体现，虽然有部分省市已经开展了药事服务费的试点工作，但距离全面正式实施尚需时日，因此患者对诊疗过程中药师所做的工作并不了解，观念仍停留在药学人员只是药品的提供者，而非技术的服务者。

2.2　医院管理层面的因素

作为医院合理用药的重要守门员，医院药师这几年的工作范围已经有了很大的拓展，工作深度也有了很大的推进，但由于目前卫生行政管理方面的一些要求，医院药学人员所从事的工作还有很多地方都流于形式，并没有达到理想的效果。

在医院的各项管理工作中，处方点评是药学服务的一项重要工作，在医院绩效考核体系中占据了较高的分值。的确，处方点评是对临床合理用药情况进行干预的有效手段之一，也是能客观反应药师职业价值的重要环节，但目前由于受到各种条件的限制，医院开展得更多的是事后处方点评，认定处方合理性的程序较为复杂，需要医院多个部门的协商和研究，点评结果公示可能对医师今后的规范用药具有一定的促进作用，但对于患者而言，不合理用药已成为事实，且无法挽回，因此处方点评工作即使做的再细致、再全面，患者的不合理用药也无法及时得到纠正和干预。患者无法通过药学人员的处方点评获得好处，也就无法对药师这项工作价值做出客观的评价。

2.3　药师自身的因素

2.3.1　药师的经验和时间不足

医院药师作为患者用药教育的执行者，其专业素养和业务能力直接影响用药教育的成效。由于目前医院药师整体资质普遍偏低，尤其在门诊药房第一线与患者接触最多的调剂药师大部分为低年资药师，无论在专业知识的积淀还是与患者沟通的意识方面都相对薄弱，再加上现阶段由于医疗资源相对紧缺，医院就诊患者人次（尤其是大型医疗机构）数量较大，调剂药师每天面对的调剂任务非常繁重，他们要严格按照药品调剂流程对所调剂的药品实行"四查十对"，从客观上很难有充裕的时间去主动与患者沟通，详细介绍药物的特性及使用注意事项，因此容易造成患者认为药师只是按医师处方照方配药，甚至对药师的用药教育持怀疑态度，经常表现出对药师的不信任[1]。

2.3.2　用药教育服务开展不深入

现在几乎每家医院门诊药房都设有用药咨询专窗，有些医院甚至配合特定的专科建设需要开设了药学门诊，但由于这类药学门诊开设尚不普遍，且无明确的医疗收费项目，因此在患者中的影响有限，而门诊用药咨询窗口由于人手不足等原因，无法固定时间长期安排富有临床经验的临床药师值班，一般是由工作经验丰富的门诊调剂药师承担这项工作，而且咨询窗口往往还兼顾处理纠纷、退药等其他工作任务，因此无法真正满足患者需求。有一项对于急诊患者的调查显示，25%的急诊患者不理解医师的用药意图，有1/3的患者仍存疑虑，近78%的患者不能完全掌握后续治疗的指导说明，因此患者对用药教育的需求还是很大的。

2.3.3 患者对用药教育需求日益提高

解决患者的用药问题是药师用药教育的重要内容，目前随着医药卫生体制改革措施的逐步深入，患者往往对用药教育有更高的要求，如：临床用药是否有过度治疗的情况？药物使用对患者的生存质量是否会产生明显的影响？患者用药是否符合药物经济学原则？临床治疗是否无端地增加了患者的负担[2]？面对这些新的需求，目前医院开展的各项患者用药教育服务上难以满足。另外，随着信息化在医疗行为中逐步渗透，患者不仅需要通过与药师面对面的服务方式进行沟通，同时也提出了通过互联网直接了解所需药物知识的需求，互联网药学工作正处于探索尝试阶段。

3 构建药师主导的患者用药教育体系的措施

3.1 树立高度的服务意识

患者用药教育是药学服务工作的一项重要内容，每一位药师要真正做到"以患者为中心"，把患者当作实实在在与自己有着同等权利的人，患者的诊疗过程中不仅要有医师的思维，同样也要有药师的思维，患者用药的有效性、安全性、经济性都与药师息息相关。要充分意识到只有通过满足患者的需求才能真正实现药师的价值，少一份功利心理，多一份服务意识。虽然我们自认为目前药学服务的整体水平已经比原来有了质的飞跃，但离日益提高的患者需求仍然是有差距，尚需付出艰苦的努力。

3.2 不断提升药师的业务技能

为了满足患者用药教育的需求，药师首先必须做好知识储备，强化学习药物的相关知识，这不仅要求药师要熟练掌握包括药效学、药动学、药事法规等基础专业知识，更要通过不断的学习，关注药物信息的更新动态和临床用药的前沿信息，只有强化自身专业优势和专业特长，才有可能为患者提供准确、有效、及时的用药教育服务。

此外，药师还应掌握用药教育的技巧，通过良好的沟通，用自己的语言、举止不仅为患者提供专业的用药指导，同时为患者消除紧张心理、树立健康信念，建立患者对药师的信任，有利于提高临床疗效，提高患者的用药依从性。

3.3 改进药学服务模式，强化用药教育建设

医院除了深入开展临床药师工作之外，目前在一些大型医院开设的药学门诊是有效提供患者用药教育的服务模式之一，也是今后药学服务深入临床的发展趋势。医院应结合自身的专科建设特色，针对患者用药的具体问题，开设专科或综合性的药学门诊，由临床药师坐诊，负责提供包括用药风险评估、药物安全性监测、药物经济学评价、药物的使用和

储存等多方面内容[3-4]。

药师还应积极开展处方的收费前点评，做到事前点评，在患者用药前及时纠正用药错误，同时进行针对性的用药辅导，真正让患者体会到药师在合理用药中所起的重要作用。

此外现有的用药咨询窗口也要真正发挥作用，应安排具有良好沟通能力的资深药师专职负责，明确认识病患最需要了解的用药知识以及常见的用药误区，积极揣摩患者的心理特点，有针对性地开展用药咨询服务[5]。科室应设定具体的考核指标，对从事该项工作的药师进行有效的绩效考核，使该项工作真正成为药师与患者之间的桥梁。

3.4　开展多种形式的用药教育，满足不同层次的患者需求

除了传统的用药知识壁报、用药宣传手册等纸质宣教手段，药师应利用互联网及其他信息工具，有效地扩大所提供的信息资源。搭建信息平台，通过药师的专业维护，通过自助用药信息查询、手机 APP、微信平台等当今社会广泛应用的查询工具，提供及时、有效、专业的药学服务信息[6]。

4　结语

在医药卫生体制改革的背景下，医院药学的发展面临着前所未有的机遇和挑战，谁能满足患者的需要，谁就能生存，否则就将被淘汰出局。用药教育服务正是医院药师当下最能充分体现药师存在价值的重要工作之一，虽然这项工作在我国全面开展起步较晚，目前尚未形成科学、有效、成熟的服务体系，患者对药师的认同度不高，但随着药学服务的发展，用药教育的重要性日益显现，通过行政主管部门的政策支持、医院管理理念的转变以及医院药师自身的努力，构建以药师为主导的患者用药教育体系必将对临床治疗起到重要的作用。

参考文献

[1] 王璐.分析患者用药教育的内容和方法.中国中医药现代远程教育,2010,8(17):113-114.

[2] 王华飞,贾萍,顾倩兰.临床药师参与合理用药的实践和体会.中国药业,2011,20(10):54-55.

[3] 王伟兰,朱曼,郭代红,等.临床药师开展患者用药教育的模式探讨.中国药物应用与监测,2012,9(5):275-277.

[4] 朱鹏里,张圣雨,苏丹,等.临床药师用药咨询门诊的建立与效果分析.安徽医药,2016.18(4):261-264.

[5] 王怡,党丽娟,刘佐仁.医院门诊药房患者用药教育的实施探讨.中国药房,2007,18(22):1750-1751.

[6] 邹静,杨勇,闫俊峰,等.构建妊娠期用药咨询服务平台加强患者教育.中国临床药理学杂志,2017,33(15):1500-1502.

药动学–药效学结合模型在临床合理用药的应用价值分析

（方平飞　中南大学湘雅二医院，中南大学临床药学研究所）

摘　要　药动学–药效学（pharmacokinetics-pharmacodynamics，PK-PD）结合模型阐明了时间–药物浓度–效应三者间的关系，能较全面地分析和预测特定给药方案下，药物效应随时间的变化情况，对新药研发、药物临床试验及临床合理用药具有重要的参考价值。现从给药方案优化、疗效和不良反应预测、相互作用分析等方面对近年来国内外 PK-PD 指导临床用药情况进行综述，阐明 PK-PD 结合模型对合理用药的指导意义。

关键词　药动学；药效学；合理用药；药动学–药效学模型

药动学即药物代谢动力学（pharmacokinetics，PK）研究药物在机体内的吸收、分布、代谢、排泄过程的量变规律，用数学表达式阐明不同部位药物浓度与时间的关系。药效学（pharmacodynamics，PD），主要探讨药效和药物浓度的关系，定性和定量地阐述药物对机体产生的作用及机制。PK 和 PD 是药理学的两个基本内容。PK-PD 结合模型能较客观地描述时间–药物浓度–效应三者间的关系，为临床给药方案的优化提供新思路。

1　PK-PD 结合模型

随着现代药理学研究的日益深入，PK-PD 结合模型也在不断地发展[1]。常用的 PK 模型有房室模型和非房室模型。经典的 PD 模型有线性模型、对数线性模型、最大效应模型，Sigmoid-Emax 模型以及 β-函数模型等。PK-PD 结合模型将 PK 和 PD 模型通过时间联结起来，常见以下四种连接方式：直接连接和间接连接，直接反应和间接反应，软连接和硬连接，时间依赖型和非时间依赖型。近年来，PK-PD 结合模型从传统的房室模型进展到基于作用机制的生理药动–药效学模型[2]。

2　PK-PD 结合模型与临床合理用药

提高临床用药安全性和有效性是 PK-PD 结合模型指导临床用药的主要目的。既往对药物药效学的研究单纯局限于药物药理效果，但给药以后，药物在体内浓度与各器官组织分布随时间而改变，无法了解药物体内过程的改变对药效的影响。只有进行 PK-PD 研究，揭示药物的 PK-PD 参数，才能制订恰当的给药方案，指导临床合理用药。

在临床实践中，首先获得血药浓度–时间曲线，选择合适的 PK 模型并计算 PK 参数，然后选择并获取合适的 PD 参数，优化 PD 模型，最终获得理想的 PK-PD 结合模型。然而，AUIC 等 PK 参数的计算需构建完整的血药浓度–时间曲线，临床患者中难以实现，因此常采用群体 PK-PD 结合模型。后者只需采取患者 2~3 个不同时间点血样，且能筛选协变量（年龄、性别、体重、生理病理状况等），结合蒙特卡洛模拟验证，获得群体中血药浓度和疗效的定量关系[3-4]，再通过贝叶斯反馈获得个体 PK-PD 参数。PK-PD 结合模型建立后只需测定血药浓度，拟合效应–浓度曲线，即可求得 PD 参数，判断给药方案的合理性。另一方面，也可根据药效参数调整给药方案，实现个体化给药。现阶段 PK-PD 结合模型的临床应用价值主要体现在以下三个方面。

2.1　给药方案的优化

近年来，国内外有许多应用 PK-PD 结合模型调整给药剂量，优化给药方案的报道。目前研究较为成熟的是运用 PK-PD 原理指导抗菌药物及特殊人群的临床合理用药。

2.1.1　PK-PD 结合模型与抗菌药物的合理使用

抗菌药物不合理使用造成的细菌对抗菌药物的耐药性已引起广泛关注，PK-PD 结合模型为现代抗菌药物治疗提供新的方向。在抗菌药物 PK-PD 研究中，主要 PK 参数有 C_{max}、$AUC_{0-24\,h}$、$t_{1/2}$ 等。由于抗菌药物靶部位的浓度无法测定，常用 MIC 代表 PD 参数；因此其 PK-PD 参数有 $AUC_{0-24\,h}/MIC$、C_{max}/MIC 和 $t>MIC$。根据药物抗菌作用与血药浓度及药效时间的关系，抗菌药物分为：浓度依赖型，时间依赖型但短抗菌药物后效应（PAE），时间依赖型且长 PAE。表 1 列出了部分类别抗生素的 PK-PD 参数。

表 1　抗菌药物的 PK-PD 参数

抗生素类型	PK-PD 参数	药物
浓度依赖型	AUC_{0-24h}/MIC 或 $C_{max}>MIC$	氨基糖苷类、氟喹诺酮类、达托霉素、酮内酯、甲硝唑、两性霉素 B
时间依赖型（短 PAE）	$t>MIC$	青霉素、头孢菌素类、氨曲南、碳青霉稀类、大环内酯类、克林霉素、恶唑烷酮类，氟胞嘧啶
时间依赖型（长 PAE）	AUC_{0-24h}/MIC	链霉素、四环素、万古霉素、替考拉宁、氟康唑、阿奇霉素

对于浓度依赖型药物如氨基糖苷类[3]，常采用日剂量单次给药，使其峰浓度达到最高；对于时间依赖型抗生素，最好按日剂量多次给药；对于时间依赖型但长 PAE 的抗菌药，给药方案与药物类别有关。万古霉素治疗细菌性肺炎患者给药方案进行前瞻性随机对照研究。研究发现 MIC≤1 的肺炎患者不必要采用 24 h 持续静脉滴注给药，但当 MIC>1 或用于危重患者时，24 h 静滴方案更佳[5]。

应用 PK-PD 结合模型时，必须选取可量化的替代指标来衡量药效。表 2 列出部分抗菌药物成功治疗的 PK-PD 指标及参考值，为抗菌药物临床使用提供参考。PK-PD 参数和疗效之间具有相关性[6-10]。通过研究抗菌药物与临床疗效的相关性，可得到 PK-PD 参数的目标靶值。目前常用蒙特卡洛模型估算 PK-PD 折点：目标获得率（PTA）高于 90% 的最大 MIC 值，进而得到其目标靶值，指导抗菌药物给药方案调整。

表 2　部分抗菌药物的 PK-PD 参数和治疗目标

抗菌药物	PK-PD 参数	治疗目标
β-内酰胺类		
青霉素类	f% T>MIC	50 ~ 60
头孢菌素类	f% T>MIC	60 ~ 70

抗菌药物	PK-PD 参数	治疗目标
部分碳青霉稀类	f% T>MIC	40 ~ 50
氨基糖苷类	C_{max}/MIC	10
喹诺酮类	AUC/MIC	125
四环素类	AUC/MIC	25
糖肽类		
万古霉素	AUC/MIC	400
替考拉宁	C_{min}/MIC	≥10 严重 G⁺ 菌感染
	$AUC_{24 h}$/MIC	≥20 深层感染 900
大环内酯类		
克拉霉素，阿奇霉素	f AUC/MIC	25
达托霉素	AUC/MIC	666
替加环素	AUC/MIC	17.9
利奈唑胺	AUC/MIC	100
粘杆菌素	f AUC/MIC	27.6 ~ 45.9
多利培南	f% T>MIC	35

2.1.2　PK-PD 结合模型与特殊人群药物的合理使用

药物 PK 参数的估算多基于健康志愿者，而临床使用对象涵盖各种人群，临床使用过程中药物 PK 参数的改变可能影响临床疗效。感染部位、危重情况、肥胖及患者年龄等多种因素都会引起 PK 参数的变化，主要表现为分布容积增加、蛋白结合改变、肾清除率增加、肾清除率受损及肝功能异常等。因此对于特殊人群，需要重新评估它们的 PK 参数或采用群体 PK-PD 结合模型调整给药方案。

如利奈唑胺在不同生理病理情况下个体差异较大，严重烧伤、囊性纤维化或肾功能不全的患者，需结合 PK-PD 参数的变化调整给药方案。有研究比较利奈唑胺用于脓毒症患者的两种给药方案，A 组：600 mg 间歇静脉滴注，q 12 h；B 组：首天给予负荷剂量，后每天 1200 mg 连续输注。以 T>MIC 85% 为评价指标。结果发现两组达标率分别为 40% 和 100%，且 B 组更易使 AUC/MIC 比值在 80 ~ 120，故认为利奈唑胺连续给药对于治疗危重脓毒症患者更有优势[11]。

PK-PD 结合模型也可用于指导儿童利奈唑胺使用剂量调整。当 MIC 为 2.0 μg/ml 时，常用剂量 30 mg/（kg·d）不能满足儿童需求，35-45 mg/（kg·d）更为合理[12]。近期可见 PK-PD 结合模型指导儿童 5-氟尿嘧啶[13]，美罗培南[14] 剂量优化的报道。

PK-PD 结合模型还可与其他指标联合使用。Mahesh N[15] 等根据肌酐清除率和 PK-PD 参数调整危重患者多利培南的用量。为了提高药物对重症患者或特殊人群的临床治疗效果，常需联合用药或提高给药剂量等，因此合适的给药方案及药物剂量尤为重要。实际应用中常采用群体药动学模型来进行蒙特卡洛模拟，或者借鉴文献报道的较优方案，获得个性化治疗方案以提高临床效果。

2.1.3　PK-PD 结合模型与其他药物的合理使用

中药临床使用的安全性和有效性一直备受关注。吕俊兰[16]等将整合药动学，血清药理学的研究方法引入 PK-PD 结合模型探讨大黄和大黄茵陈蒿汤合理的日服用次数。研究发现，大黄用于抗氧化时以每日 2 次为宜；大黄茵陈蒿汤用于治疗胆汁淤积型肝炎时以每日 1 次更好。

PK-PD 结合模型对抗菌药物[17]、心血管药物[18]、抗肿瘤药物[19]、中枢神经系统药物及疼痛治疗[20]等类型药物给药方案的确定和调整具有重要意义。Jimyon[21]等用 PK-PD 结合模型确证了辛伐他汀用于高脂血症时与低密度脂蛋白胆固醇的量效关系。PK-PD 结合模型还被用于探讨氯氮平与精神分裂症症状量表分数的关系[22]，多西他赛合用多柔比星用于转移性乳腺癌最大耐受剂量等[23]。PK-PD 结合模型可以评价药物血药浓度和临床疗效的关系，大量的体外药效学模型研究、动物模型研究、临床研究显示，PK-PD 参数能准确预测疗效，是制定最佳给药方案的基础。

2.2　PK-PD 结合模型预测药物疗效和不良反应

药物的疗效和不良反应与靶部位药物浓度密切相关，因此可通过 PK-PD 结合模型建立药效和不良反应同药物浓度的数学关系。临床实践中，常通过收集患者血样，测定药物浓度、血常规及生化参数的变化，以血药浓度为 PK 参数，血液学参数或量化的不良反应指标作为不良反应参数，建立 PK-PD 结合模型，将待选给药方案代入模型方程，筛选出达到理想效应–毒性平衡的给药方案[23]。

抗肿瘤药物的疗效与副作用多伴随发生。Ratain[19]等用非线性 Sigmoid E_{max} 模型定量描述了依托泊苷治疗引起的白细胞数目变化。James[24]等对拓扑替康的骨髓抑制与用药剂量进行转换。他们通过标准模型计算清除率，进而推导出 AUC，再建立 Sigmoid E_{max} 模型，得出嗜中性粒细胞计数，以便及时调整药物的剂量，减小毒性反应。研究表明，PK-PD 结合模型能预测烷化剂、抗代谢药及生物制剂等抗肿瘤药物的不良反应发生情况，促使达到更理想的效应–毒性平衡，实现个体化抗肿瘤治疗。中枢神经系统药物效应及副作用也可用 Sigmoid E_{max} 模型结合治疗药物检测手段估计[25]。

2.3　PK-PD 结合模型预测药物相互作用

药动学相互作用和药效学相互作用是主要的药物相互作用方式。药动学相互作用发生在药物的吸收、分布、代谢、排泄等环节，影响药物在靶部位的浓度，改变其作用强度。药效学相互作用则是因为药物的药理机制及生理生化过程相互影响。建立药物 PK-PD 结合模型后，当合用其他药物时可测定血药浓度和相关效应指标观察 PK、PD 参数是否发生变化，从而判断是否发生药物相互作用并判断其类型[23,26]。

PK-PD 结合模型可用于药物相互作用研究。Lau[27]等用 PK-PD 结合模型研究阿普唑仑与咖啡因相互作用，结果发现合用降低了阿普唑仑/咖啡因的效能比，但未改变阿普唑仑的 EC50，暗示二者合用并非简单的药效相加。研究认为苯二氮䓬类药物易发生竞争性相互作用[28]。同样，药动学相互作用可通过药物合用后 PK 参数的变化来判断[23,26]。

PK-PD 结合模型还可预测药物合用的效应变化。传统观点认为两性霉素 B 和伏立康唑相互拮抗，但临床上常采用两药合用治疗难治性侵袭性曲霉病。Maria[29]用体外 PK-PD 结合模型发现低剂量的两性霉素 B 合用高剂量伏立康唑时，两药表现出协同作用，最优配比为伏立康唑 C_{min}/MIC 比值 1.1，两性霉素 B C_{max}/MIC 比值 0.5。PK-PD 结合模型也成功预测万古霉素和乙氧奈青霉素[30]，芬太尼和异丙酚[31]合用具有协同作用。有学者用 PK-PD 结合模型研究厄贝沙坦与氢氯噻嗪联用治疗高血压[18]。结果发现，氢氯噻嗪不改变厄贝沙坦的药动学参数，但厄贝沙坦可增加氢氯噻嗪的血药浓度和 AUC，两药联用降压效率大于单用。PK-PD 结合模型能准确定量，并用效应室模型抵消滞后效应，降低药物合用风险，便于给药方案的制订。

3　PK-PD 结合模型的局限性

由于自身的优势和实用性，PK-PD 结合模型在新药开发和药物临床使用等环节发挥着重要的作用。随着研究的深入，PK-PD 结合模型日益趋于完善和精准，但仍面临着许多问题和挑战。

模型的建立较为复杂。一方面需选取合适的 PD 指标来预测临床疗效。常用的 PD 指标有生物标志、替代指标和临床结果。其中临床结果是直接的效应指标，较难量化。因此，寻找和选择合适的生物替代指标对于模型的构建尤为重，然而疾病和药物的作用机制复杂多样，替代指标的发展和规范化任重而道远。另一方面，PK 参数测定常需结合治疗药物检测手段，而治疗药物监测需要特定的分析仪器和分析方法，许多医院难以开展，很多药物尚未建立成熟的分析方法。而对于中药等具有多靶点，多组分药物，PK-PD 结合模型的构建至今仍是一大难点。另外，对于已构建好的 PK-PD 结合模型还缺乏规范化的评价标准。

由于模型构建工作复杂，耗费成本高，PK-PD 结合模型对于临床合理用药的应用范围还不广。目前，主要针对临床上使用不太规范，不良反应较严重的药物，及特殊人群的用药方案制订与优化。

4　总结与展望

综上所述，PK-PD 结合模型定量分析了药物浓度–时间–效应间的关系。在实际应用过程中，主要通过调节给药剂量和给药间隔优化给药方案，实现疗效最大化，并减少不良反应发生。

近年来，PK-PD 结合模型的临床应用得到了较快的发展，微透析技术、代谢组学及人工神经网络等技术开始应用于 PK-PD 结合模型，各种改良的 PK-PD 结合模型屡见报道[1]。然而，这一领域仍具有很大的发展空间，譬如，生物药品和中药的 PK-PD 结合模型研究相对较少，相应的 PK-PD 结合模型的建立对于推动生物药品的安全使用以及中药的国际化意义重大[16]。只有将 PK-PD 结合模型与现代先进技术有机结合，加强多学科研究人员间的协作，规范 PK-PD 结合模型的建立及评价标准，才能推动各类药物 PK-PD 结合模型的研究和应用，进一步促进临床合理用药。

参考文献

[1] 孙敏捷,许颖. 药动学–药效学结合模型的研究进展及应用. 中国现代应用药学,2010(12):1084-1089.

［2］Jamei M. Recent advances in development and application of physiologically-based pharmacokinetic（PBPK）models：a transition from academic curiosity to regulatory acceptance. Current Pharmacology Reports，2016，2（3）：161-169.

［3］姚欣凯. 应用 PK/PD 模型和 Monte-Carlo 模拟优化 ICU 中葡萄球菌和铜绿假单胞菌感染的初始给药方案. 重庆医科大学，2015.

［4］林荣芳. 基于非线性混合效应模型法的华法林 PK/PD 模型的建立. 福建医科大学，2014.

［5］Martinez MN，Papich MG，Drusano GL. Dosing regimen matters：the importance of early intervention and rapid attainment of the pharmacokinetic/pharmacodynamic target. Antimicrobial Agents and Chemotherapy，2012，56（6）：2795-2805.

［6］Asín-Prieto E，Rodríguez-Gascón A，Isla A. Applications of the pharmacokinetic/pharmacodynamic（PK/PD）analysis of antimicrobial agents. Journal of Infection and Chemotherapy，2015，21（5）：319-329.

［7］Phillip JB，Jian L，Roger LN. Dosing of colistin-back to basic PK/PD . Current Opinion in Pharmacology，2011，（11）7：464-469.

［8］MatsumotoK，Shigemi A，Takeshita A，et al. Analysis of thrombocytopenic effects and population pharmacokinetics of linezolid：a dosage strategy according to the trough concentration target and renal function in adult patients. International Jounal of Antimicrobial Agents，2014，（44）3：242-247.

［9］Matsumoto K，Watanabe E，Kanazawa N，et al. Pharmacokinetic/pharmacodynamic analysis of teicoplanin in patients with MRSA infections. Clin Pharmacol，2016，8（3）：15-18.

［10］李昕. 细菌性肺炎患者万古霉素持续静滴的 PK/PD 研究. 中南大学，2009.

［11］刘旭，柴栋，张云凯，等. 利奈唑胺 PK/PD 文献计量分析. 中南药学，2015，（13）：102-105.

［12］Matsumoto K，Shigemi A，Takeshita A，et al. Linezolid dosage in pediatric patients based on pharmacokinetics and pharmacodynamics. Journal of Infection and Chemotherapy，2015，21（1）：70-73.

［13］Daryani VM，Patel YT，Tagen M，et al. Translational pharmacokinetic-pharmacodynamic modeling and simulation：optimizing 5-fluorouracil dosing in children with pediatric ependymoma. CPT：Pharmacometrics & Systems Pharmacology，2016，5（4）：211-221.

［14］Kongthavonsakul K，Lucksiri A，Eakanunkul S，et al. Pharmacokinetics and pharmacodynamics of meropenem in children with severe infection. Int J Antimicrob Agents，2016，48（2）：151-157.

［15］Samtani MN，Flamm R，Kaniga K，et al. Pharmacokinetic-pharmacodynamic-model-guided doripenem dosing in critically ill patients. Antimicrobial Agents and Chemotherapy，2010，54（6）：2360-2364.

［16］吕俊兰. 基于 PD/PK 模型的中药日服用次数研究模式的探索. 成都：成都中医药大学，2012.

［17］Dong J，Xiong W，Chen Y，et al. Optimal dosing regimen of biapenem in Chinese patients with lower respiratory tract infections based on population pharmacokinetic/pharmacodynamic modelling and Monte Carlo simulation. International Journal of Antimicrobial Agents，2016，47（3）：202-209.

［18］黄晓晖，黄继汉，陈纭，等. 厄贝沙坦与氢氯噻嗪联用在肾性高血压大鼠体内药动学–药效学关系研究. 中国临床药理学与治疗学，2012，（03）：294-301.

［19］Gallo JM，Birtwistle MR. Network pharmacodynamic models for customized cancer therapy. Wiley Interdiscip Rev Syst Biol Med，2015，7（4）：243-251.

［20］Yang H，Feng Y，Xu XS. Pharmacokinetic and pharmacodynamic modeling for acute and chronic pain drug assessment. Expert Opinion on Drug Metabolism & Toxicology，2014，10（2）：229-248.

［21］Kim J，Ahn B，Chae H，et al. A Population Pharmacokinetic-Pharmacodynamic Model for Simvastatin that Predicts Low-Density Lipoprotein-Cholesterol Reduction in Patients with Primary Hyperlipidaemia. Basic & Clinical Pharmacology & Toxicology，2011，109（3）：156-163.

［22］Shang DW，Li LJ，Wang XP，et al. Population pharmacokinetic/pharmacodynamic model of clozapine for characterizing the relationship between accumulated exposure and PANSS scores in patients with schizophrenia. Ther Drug Monit,2014,36(3):378-386.

[23] Hénin E,Meille C,Barbolosi D,et al. Revisiting dosing regimen using PK/PD modeling:the MODEL 1 phase I / II trial of docetaxel plus epirubicin in metastatic breast cancer patients. Breast Cancer Research and Treatment,2016,156(2):331-341.

[24] James M,Gallo,Paul B,et al. population pharmacokinetic model for topotecan derived from phase I clinical trials. Journal of Clinical Oncology,2000,18(12)2459-2467.

[25] Elizabeth CM,Pauline GM,Dorien Groenendaal,et,al. Toward the prediction of cns drug-effect profiles in physiological and pathological conditions using microdialysis and mechanism- based pharmacokinetic-pharmacodynamic modeling. The APPS journal,2005,7(3):532-543.

[26] Saleh S,Becker C,Frey R,et al. Population pharmacokinetics and the pharmacokinetic/pharmacodynamic relationship of riociguat in patients with pulmonary arterial hypertension or chronic thromboembolic pulmonary hypertension. Pulm Circ,2016,6(Suppl 1):S86-S96.

[27] Lau CE,Wang Y,Falk JL. Independent interaction of alprazolam and caffeine under chronic dose regimens on differential reinforcement of low- rate(DRL 45- s) performance. Psychopharmacology(Berl),1997,134(3):277-286.

[28] 黄晓晖. 血管紧张素II受体(AT-1)拮抗药的药动学–药效学结合模型研究[D]. 安徽医科大学,2005.

[29] Siopi M,Siafakas N,Vourli S,et al. Optimization of polyene-azole combination therapy against aspergillosis using an in vitro pharmacokinetic- pharmacodynamic model. Antimicrobial Agents and Chemotherapy,2015,59(7):3973-3983.

[30] Steven N. Leonard. Synergy between vancomycin and nafcillin against staphylococcus aureus in an In vitro pharmacokinetic/pharmacodynamic model. plos one,2012,7(7):1-8.

[31] Wiczling P,Bieda K,Przybyłowski K,et al. Pharmacokinetics and pharmacodynamics of propofol and fentanyl in patients undergoing abdominal aortic surgery—a study of pharmacodynamic drug-drug interactions. Biopharmaceutics & Drug Disposition,2016,37(5):252-263.

肾移植患者中伏立康唑与他克莫司相互作用的研究

（张　弋　天津市第一中心医院）

摘　要　目的：通过对肾移植患者他克莫司和伏立康唑的血药浓度监测以及 CYP2C19 及 CYP3A5 的测定，评估当两药联合使用时相互作用的影响以及原因，指导两药在临床安全合理的使用。方法：建立 RP-HPLC 法检测移植患者体内伏立康唑（VOZ）的药物浓度。从收集到的 21 例肝、肾移植患者中筛选出 11 例肾移植术后随访患者，详细记录该 11 例患者的资料，并同时测定患者服用 VOZ 后 5 天、10 天、15 天的 VOZ 药物浓度，以评估患者 VOZ 药代动力学的个体间差异，同时以 VOZ 的主要药物代谢酶 CYP2C19 进行分组，比较不同组别之间患者的 VOZ 的药代动力学差异。结果：11 例肾移植患者 VOZ 的 C_0 的个体间差异的研究表明，即使给予患者相同剂量的 VOZ，体内的 VOZ 药物浓度 $0.347 \sim 4.973$ mg/L。VOZ 的 C_0 的个体内差异研究表明，第 10 天、15 天时 VOZ C_0、C_0/D 的波动百分数虽然无统计学意义，但是其个体间差异的波动百分数的范围 $4.13\% \sim 8.19\%$，第 15 天的波动百分数平均值为 $5.59\% \sim 82.17\%$ 却比较大。肾移植患者中在服用 VOZ 后测定他克莫司（TAC）的药物浓度，TAC 剂量需要减少原剂量的 $50\% \sim 87.5\%$ 维持 TAC 的药物浓度在 $3 \sim 8$ μg/L 范围内。肾移植患者中 VOZ 对 TAC 的影响有着显著的个体间差异。11 例肾移植患者体内 VOZ 与 TAC 联合用药时，TAC 的 C_0/D 与 $\Delta C_0/D$ 与 CYP3A5 酶的基因多态性有关，TAC 的 C_0/D 与 $\Delta C_0/D$ 的值在 CYP3A5 中呈现的规律：GG>AG。结论：11 例肾移植患者 VOZ 的 C_0 的个体间差异的研究表明，呈即使给予患者相同剂量的 VOZ，但是 VOZ 的 C_0、C_0/D 个体内差异无统计学意义。肾移植患者中 VOZ 对 TAC 有着显著的影响，在服用 VOZ 后测定 TAC 的药物浓度，根据测定的 TAC 的药物浓度结果再调整 TAC 的剂量以维持 TAC 的药物浓度在 $3 \sim 8$ μg/L 范围内 TAC 剂量需要减少原剂量的 $50\% \sim 87.5\%$。11 例肾移植患者体内 VOZ 与 TAC 联合用药时，TAC 的 C_0/D 与 $\Delta C_0/D$ 与 CYP3A5 酶的基因多态性有关，TAC 的 C_0/D 与 $\Delta C_0/D$ 的值在 CYP3A5 中呈现的规律：GG>AG。

关键词　肾移植；他克莫司；伏立康唑；相互作用；个体差异

由于免疫受到抑制，移植患者术后容易并发真菌感染。随着近年来耐药真菌菌株和新出现的真菌日益普遍，患者病死率高，因此需要更有效的抗真菌药物防治方案。伏立康唑（VOZ）属第二代三唑类广谱抗真菌药，是氟康唑的衍生物，结构的改变使该药较氟康唑具有更广的抗菌谱。VOZ 特异性抑制 14-α-固醇去甲基酶，对麦角固醇生物合成有更好的抑制作用，对念珠菌、曲霉菌和其他致病菌如镰刀菌、足放线菌等的抗菌活性明显增强，其体外抗念珠菌活性是氟康唑的 $10 \sim 100$ 倍，对克柔念珠菌等耐氟康唑念珠菌也有很明显的抗菌作用，伏立康唑抗菌谱广，活性强，因此在移植后真菌感染的预防与治疗上的作用日益广泛[1-2]。

移植患者用药方案复杂，应用药物较多，这其中包括免疫抑制剂。VOZ 经过肝细胞色素 P450 同工酶、CYP2C19、CYP2C9 和 CYP3A4 代谢，与多种药物之间存在着相互作用[特非那定、阿司咪唑、西沙必利、匹莫齐特、西罗莫司、环孢素、他克莫司（TAC）等]，因此在用于移植后真菌感染时应进行监测，特别是伏立康唑与免疫抑制剂之间的药物相互作用[1]。对于人血浆中 VOZ 的药物浓度的测定，在国内外早有研究，且测定方法多集中在液相色谱–质谱联用（LC-MS）、高效液相色谱（HPLC）法，对于血浆样品的处理方法也主要从早期的简单用乙腈、甲醇沉淀血浆蛋白的沉淀蛋白率较低的方法[3-4]到采取极性比乙腈、甲醇更小的有机溶剂（乙酸乙酯–环己烷、氯仿）提取后，再用氮吹仪吹干，而后用流动相复溶[5-6]的方法，这种方法能够很好地将血浆蛋白沉淀。随着技术的不断完善，测定 VOZ 血浆浓度的方法越来越快捷、简单、可靠，能够及时地为临床提供可靠的测定结果作为参考。

目前国外对于 VOZ 与 TAC 的联合用药的研究主要集中在 VOZ 对 TAC 的影响的单个病例研究或者是小样本的研究，国内对于 VOZ 与 TAC 联合用药的研究仅限于 2 例肾移植患者的病例报道[7]。国外研究发现，VOZ 能够显著升高 TAC 的药物浓度，同时，VOZ 对 TAC 的影响程度存在个体差异性。在 SM Trifilio[8] 等在 27 例骨髓移植患者的研究中指出，VOZ 与 TAC 联合应用时，在服用 VOZ 前 1 天，TAC 减量 30%，在服用 VOZ 后随时对 TAC 进行血药浓度监测，根据测得的 TAC 药物浓度不断调整 TAC 的用药剂量，结果表明，将 TAC 药物浓度维持在有效药物浓度范围内，TAC 服用剂量共需要减少 60%~80%。T Mori 等人[9] 在 11 例骨髓移植患者的研究中指出，给予患者每天 400 mg，或者静注 8 mg/（kg·d）的剂量，患者 TAC C_0/D 增长 115.6%（25.4%~307.6%）。在 Takehiko Mori[10] 等人的研究中指出，给予 25 例骨髓移植患者口服剂量为每天 400mg 的 VOZ，TAC 的 C_0/D 平均增长 138.8%（-32%~685.7%）。由于 VOZ 对 TAC 的影响存在着较大的个体差异性，因此以往的 VOZ 与 TAC 联合用药时 TAC 的用药剂量减为原来的 1/3 的治疗原则已经不适用，需要对患者进行个体化用药的指导。

VOZ 的主要的药物代谢酶 CYP2C19，当 CYP2C19 为慢代谢型时则通过 CYP3A4 代谢成为另一条的代谢途径[11-13]。因此体外研究发现，VOZ 主要通过对肝脏 CYP3A4、CYP3A5 的抑制作用来升高 TAC 的药物浓度[14-15]。另外 Takehiko Mori[10] 等人的体内研究也发现，VOZ 不仅通过抑制肝中的 CYP3A 酶对 TAC 产生影响，口服的 VOZ 通过抑制肠道中的 CYP3A 酶系也可对 TAC 产生影响，同时还发现 VOZ 对 TAC 的影响程度存在着明显的个体间差异的原因：①VOZ 主要由 CYP2C19 代谢，其药代动力学存在着个体间差异[16]。②肝脏、肠道中的 CYP3A4、CYP3A5 酶的基因多态性是导致 VOZ 对 TAC 影响程度存在明显个体差异的主要原因。

目前国外对于 VOZ 与 TAC 联合用药的体内较大样本的研究往往集中在骨髓移植[8-10]、肺移植[17-18]、肝移植[19]患者研究较少，肾移植患者的研究[20-21]往往是单个样本的研究。本研究主要针对肾移植术后患者，多数患者的肾功能不全，影响药物的排泄过程，两种药物的联合应用可能产生与骨髓移植等患者不同的效果。针对目前的研究状况，本研究主要针对肾移植术后患者之间 VOZ 的药代动力学的差异、CYP2C19 酶的基因多态性对 VOZ 药代动力学的影响、VOZ 对 TAC 的影响的个体间差异、二者的主要药物代谢酶 CYP3A5/CYP2C19 酶的基因多态性对 TAC 与 VOZ 联合用药的影响，对 VOZ 和 TAC 联合应用的患者全面进行考察，为 TAC 与 VOZ 在临床合理用药提供依据。

1　对象和方法

1.1　实验对象

1.1.1　纳入标准

纳入标准：①本院肾移植术后随访患者（免疫抑制方案为 TAC+骁悉+激素）并且同时服用 VOZ 患者；②无合并其他移植；③年龄 18~65 岁；④性别不限；⑤无明显的胃肠道疾病严重影响药物的吸收；⑥未联合应用其他显著升高 TAC 或 VOZ 药物浓度的药物（如，氟康唑，西咪替丁等）；⑦无烟酒史；⑧无慢性排斥反应。

1.1.2　研究对象以及资料

依据入选标准，从 2012 年 8 月—2014 年 1 月的移植术后随访的且同时服用 VOZ 的肾移植患者中严格筛选出 11 例。由于本研究主要考察 VOZ 对 TAC 的影响程度，因此列入本研究的肾移植患者在服用 VOZ 之前 TAC 药物浓度均达到稳态血药浓度，以防止两种药物各自在达到稳态前药代动力学相互影响，影响观测结果。患者服用 VOZ 的给药频率为每 12 h 给药一次，VOZ 维持剂量（均为口服）每天为 200 mg（第 1 例患者）、每天 400 mg。对入选患者进行分别测定服用 VOZ 后 5 天、10 天、15 天 VOZ 的药物浓度，并记录患者的肝、肾功能。患者具体的人口学资料见表1。

表1　肾移植人口学资料和生化指标

项目	平均值
年龄（岁）	46
体重（kg）	55.2±9.56
性别（男/女）	5/6
移植术后时间（月）	23.5
谷丙转氨酶（ALT）（IU/L）	11.1（2.9~68.1）
谷草转氨酶（AST）（IU/L）	16.7（6.2~55.7）
谷氨酰胺转肽酶（Y-GT）（IU/L）	28.8（7.1~754）
总胆红素（TB）（μmol/L）	5.51（2.54~14.27）
尿素（BUN）（mmol/L）	7.72（3.51~92.5）
肌酐（Cr）（μmol/L）	133.95（65.3~1258.9）

1.1.3　分组标准

按照对 VOZ 药物代谢起主导作用的 *CYP2C19* 基因型进行分组。对于 *CYP2C19*，若基因型为 *2/*3 则为不能表达功能性的 CYP2C19 酶，因此 *1/*1；*1/*2，*1/*3；*2/*3，*2/*2，*3/*3；则分别代表为快、中、慢代谢类型。快、中、慢代谢型分别表示为 EM、HEM、PM，具体的分组情况见图1。

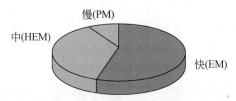

图1　肾移植患者 CYP2C19 不同基因型分组

1.1.4　血浆样品的采集

患者服用 VOZ 之前于患者上臂静脉抽取 2 ml 静脉血于 EDTA 抗凝管中，3000 r/min，离心 10 min，取上清液至冻存管中，放置于−80℃冰箱中备用。

1.1.5　试剂

（1）全血 DNA 提取试剂盒（ZR Genomic DNA Ⅱ Kit，USA）

（2）双蒸水（北京盛旭百川生物科技有限公司）

（3）HotStar Taq Master Mix（北京盛旭百川生物科技有限公司）

（4）0.5 * TAE（蒸馏水稀释的 5 * TAE）

（5）PCR 引物（上海生工生物科技有限公司）

（6）TAC 定量测定试剂盒（美国索灵诊断有限公司）

1.1.6　仪器以及设备

（1）酶标免疫分析仪（ELX800，Biokit）

（2）电热恒温水浴箱（CFO30，天津华北实验仪器有限公司）

（3）漩涡震荡器（WH-866，金坛市医疗仪器厂）

（4）高速台式离心机（Micro 17，Thermo）

（5）PCR 扩增仪（9700 型，美国 AB 公司）

（6）加样器（10 μl、100 μl、200 μl、1000 μl，Eppendorf）

1.2　*CYP3A5*、*CYP2C19* 基因型测序

1.2.1　*CYP3A5* 基因的测序

（1）全血 DNA 的提取

1）消毒所需使用的枪头（10 μl、200 μl、1000 μl）、EP 管（0.2 ml、1.5 ml），高压灭菌后室温放置晾干水分，待其完全干燥后再使用。

2）将从深低温冰箱中取出的血液标本放入 37℃ 水浴锅内，使其溶解。

3）震荡血液标本，使其充分混合，取 50 μl 全血于消毒过的 1.5 mlEP 管中。

4）加入 200 μl Genomic Lysis Buffer 于上述 EP 管中，漩涡混匀 4~6 s，室温放置 5 min，瞬时离心。

5）将上述内容物轻移至 2 ml 收集管的圆柱 Zymo-Spin 内，离心 10000 rpm 1 min，弃滤液。

6）在柱中加入 500 μl g-DNA Wash Buffer，离心 10000rpm 1min。

7）将圆柱放入 1.5 ml 离心管，加 50 μl Elution Buffer。室温放置 5 min，离心 10000 rpm

1 min。离心后滤液即为 DNA。

8）将提取的 DNA 分装在 0.2 ml 消毒过的 EP 管中。保存在 −20℃ 或 −40℃ 低温冰箱中。

（2）PCR 扩增体系：*CYP3A5*3*：蒸馏水 9 μl，模板 DNA 2.5 μl，正、负引物各 0.5 μl，HotStar Taq Master Mix 12.5 μl。*CYP3A4*18B*：10×KOD Plus 缓冲液 2 μl，2 mM dNTPs 2 μl，25 mM MgSO$_4$ 0.8 μL，KOD Plus Polymerase 0.5 μl，正、负引物各 1 μl，模板 DNA 1 μl，5 M PCR 增强剂 5 μl，H$_2$O 6.7 μl。

（3）*CYP3A5* 基因测序所用 PCR 引物序列（表 2）

表 2　*CYP3A5*3* 基因测序引物序列及片段长度

基因	引物序列
CYP3A5	正向引物 F1：5'-GAA GCA AGT GGG AGA AAG-3'
（*A6968G*）	反向引物 F2：5'-TGA TGA AGG GTA ATG TAA-3'

（4）PCR 扩增程序：*CYP3A5*3*：95℃ 预变性 15 min，变性、退火、延伸分别为 94℃ 45 s，58℃ 30 s，72℃ 45 s，共 35 个循环，最后 72℃ 延伸 7 min，4℃ 保温。PCR 扩增后用 3730 XL DNA 测序仪进行测序。

（5）测序图谱的读取：*CYP3A5* 读取序列 360 左右 TTTCA 之后的碱基序列（图 2）。

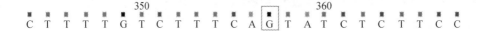

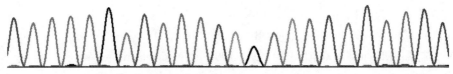

图 2　CYP3A5 测序结果显示

1.2.2　*CYP2C19* 基因型测序

（1）全血 DNA 的提取

1）消毒所需使用的枪头（10 μl、200 μl、1000 μl）、EP 管（0.2 ml、1.5 ml），高压灭菌后室温放置晾干水分，待其完全干燥后再使用。

2）将从深低温冰箱中取出的血液标本放入 37℃ 水浴锅内，使其溶解。

3）震荡血液标本，使其充分混合，取 50 μl 全血于消毒过的 1.5 ml EP 管中。

4）加入 200 μl Genomic Lysis Buffer 于上述 EP 管中，漩涡混匀 4~6 s，室温放置 5 min，瞬时离心。

5）将上述内容物轻移至 2 ml 收集管的圆柱 Zymo-Spin 内，离心 10000 rpm 1 min，弃滤液。

6）在柱中加入 500 μl g-DNA Wash Buffer，离心 10000 rpm 1 min。

7）将圆柱放入 1.5 ml 离心管，加 50 μl Elution Buffer。室温放置 5 min，离心 10000 rpm

1 min。离心后滤液即为 DNA。

8）将提取的 DNA 分装在 0.2 ml 消毒过的 EP 管中。保存在−20℃或−40℃低温冰箱中。

（2）PCR 扩增体系：将提取的 DNA 送入测序公司公司扩增，测序。

（3）*CYP2C19* 基因测序用 PCR 引物序列（表3）

表3　*CYP2C19* 基因测序引物序列

基因	引物序列
CYP2C19*2 （G681A）	正向引物 F1：5'-CAGAGCTTGGCATAITGTATC-3' 反向引物 F2：5'-GTA AAC ACA CAA CTA GTC AAT G-3'
CYP2C19*3 （G636）	正向引物 F1：5'-AAA TTG TTT CCA ATC ATT TAG C-3' 反向引物 F2：5'-ACT TCA GGG CTT GGT CAA TA-3'

（4）测序图谱的读取（图3、图4）

1）*CYP2C19*3*：读取 140 左右 CCCCCTG 之后的碱基。

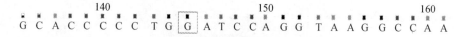
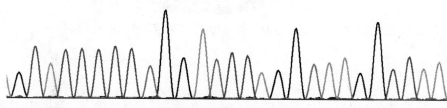

图3　CYP2C19*3 测序图

2）*CYP2C19*2*：读取 70～80 之间 TTTCCC 之后的碱基。

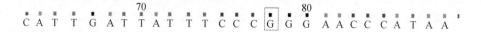
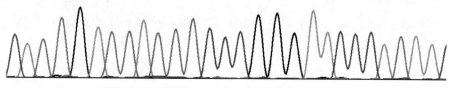

图4　*CYP2C19*2* 测序图

2　结果

2.1　肾移植患者 *CYP3A5* 基因型分布

21 例移植随访患者 *CYP3A5*3* 等位基因变异频率为 73.8%，其中 *CYP3A5*1/*1* 患者为 1 例基因频率为 4.76%，*CYP3A5*1/*3* 患者数 9 例的基因频率 42.9%，*CYP3A5*3/*3*

的患者数 11 例基因频率为 52.4%，具体分布结果见图 5。

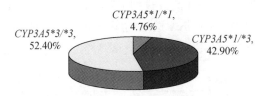

图 5　肾移植患者 CYP3A5 基因型分布

测定 *CYP2C19* 基因型，测得的 21 例移植患者中 *CYP2C19 PM* 的突变频率仅为 5.29%，本研究中共有 21 例患者，其中有 8 例患者的基因型为 *CYP2C19* $^*1/^*1$，1 例患者的基因型为 *CYP2C19* $^*2/^*3$，12 例患者的基因型为 *CYP2C19* $^*1/^*2$，其中 $^*1/^*1$ 代谢型有 8 例所占的比例为 38.1%，$^*1/^*2$ 代谢型有 12 例所占的比例为 57.1%，$^*2/^*3$ 代谢型有 1 例所占比例为 4.76%，具体的基因分布频率情况见图 6。

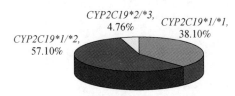

图 6　肝、肾移植患者 *CYP2C19* 各个基因频率分布图

2.2　VOZ 对 TAC 浓度的影响

11 例肾移植患者在服用 VOZ 前 TAC 的药物浓度均已经达到了稳态，在服用 VOZ 之前 1 天患者的 TAC 开始减量，减少的剂量占原剂量的 50%~83.3% 不等，在服用 VOZ 后测定一次 TAC 的药物浓度，根据测定的 TAC 的药物浓度结果再调整 TAC 的剂量以维持 TAC 的药物浓度在 3~8 μg/L 范围内。对第一次调整剂量后测得的 TAC 的 C_0 与服用 VOZ 前的 TAC 的 C_0 进行统计学分析，结果显示两组药物浓度之间有明显的统计学意义（$P=0.000<0.05$）。同时对服用 VOZ 之后第一次测得的 TAC 的 C_0/D 与服药以前 TAC 的 C_0/D 进行比较，结果同样显示具有明显的统计学意义（$P=0.001<0.05$）。说明在肾移植患者中在服用 VOZ 后即使 TAC 的剂量减少原剂量的 50%~83.3% 后测得的 TAC 的 C_0 也比原来的 TAC 的 C_0 高，且两组之间具有统计学意义，结果见表 4。

表 4　肾移植患者服用 VOZ 前后第一次测得的 TAC 的 C_0、C_0/D 的比较

	服用 VOZ 前	服用 VOZ 后
TAC C_0（μg/L）	5.20±2.790	12.14±3.891 **
TAC C_0/D（μg/L 或 mg/kg）	0.031±0.0307	0.179±0.122 **

注：服用 VOZ 前与服用 VOZ 后比较，** $P<0.01$

2.3　VOZ 对 TAC 剂量的影响

11 例肾移植患者在服用 VOZ 前 TAC 的药物浓度均已经达到了稳态，在服用 VOZ 之前 1

天患者的 TAC 剂量减量，减少的剂量占原剂量的 50%~83.3% 不等，在服用 VOZ 后测定一次 TAC 的药物浓度，根据测定的 TAC 的药物浓度结果再调整 TAC 的剂量以维持 TAC 的药物浓度在 3~8 μg/L 范围内。肾移植患者在服用 VOZ 后根据检测结果不断调整 TAC 的用药剂量，到使得 TAC 的 C_0 维持在 3~8 μg/L 范围内不再变化为止，患者的 TAC 的减少剂量为原剂量的 50%~87.5% 不等（图7）。

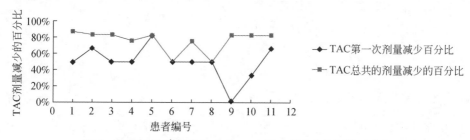

图7　肾移植患者服用 VOZ 前 TAC 第一次减少的剂量百分比

2.4 VOZ 对 TAC 影响程度的个体间差异

将 11 例肾移植患者测得的 TAC 的谷浓度 C_0 分为服用 VOZ 后第 5 天、10 天、15 天不同时间段内，分别计算 11 例患者在第 5 天、10 天、15 天时与服用 VOZ 前已经达到稳态的 TAC 相比较得到 TAC 的 $\Delta C_0/D$。11 例患者中第 1 例患者服用 VOZ 的剂量为每天 200 mg，其余患者 VOZ 的服用剂量均为每天 400 mg。除第 1 例患者服药剂量为每天 200 mg 外，其余患者均服用相同剂量的 VOZ（每天 400 mg），服用相同剂量的 10 例肾移植患者的 TAC $\Delta C_0/D$（浓度/剂量增长量）的平均值为 422.74 μg·kg·mg/(L·d) ［7.4~1860.2 μg·kg·mg/(L·d)］，$\Delta C_0/D$ 最大值是最小值的 25037.8%。由图 7 可以看出，11 例肾移植患者在不同时间段内 TAC 的 $\Delta C_0/D$ 并不是集中在某一段区域内，而是在各个区段都有分布，说明除去第 1 例患者与其他患者的服用 VOZ 的服药剂量不同外，剩余的患者即使给予相同剂量的 VOZ，TAC 的 $\Delta C_0/D$ 的影响程度也不尽相同。同时对 11 例患者所监测的 VOZ 药物浓度与同一时间测定的 TAC 的 $\Delta C_0/D$ 做相关性分析，得知 VOZ 药物浓度与 TAC$\Delta C_0/D$ 并无显著相关性（$\rho=0.184$，$P=0.438$），说明并不是体内 VOZ 的浓度越高，TAC 的 $\Delta C_0/D$ 越高。

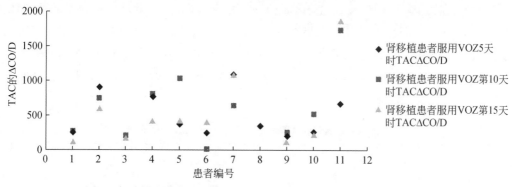

图8　肾移植患者服用 VOZ 在不同时间段内 TAC 的 $\Delta C_0/D$（$n=11$）

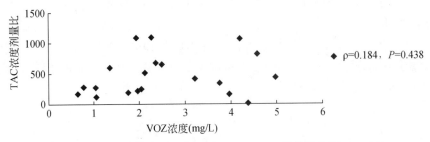

图 9　肾移植患者体内 VOZ 浓度与 TACΔC_0/D 相关性分析（$n=11$）

2.5　VOZ 对 TAC 影响程度的个体内差异

将 11 例肾移植患者第 10 天、15 天测得 TAC 的 ΔC_0/D 分别与 5 天的 TAC 的 ΔC_0/D 做比较，计算第 10 天、15 天相对于第 5 天 TAC 的 ΔC_0/D 波动百分数，对两组波动百分数之间做配对 t 检验，评估 VOZ 对 TAC C_0/D 影响大小的个体内差异的大小。结果显示患者在第 10 天的 TAC 的 ΔC_0/D 波动百分数与第 15 d 时 TAC 的 ΔC_0/D 波动百分数并无统计学差异（$P=0.326>0.05$）。但是患者在第 10 d 时的药物浓度的波动百分数的平均值为 66.67%（4.82%~183.03%），第 15 天的波动百分数平均值为 50.10%（55.64%~175.7%），虽然第 10 天和第 15 天的 TAC 的 ΔC_0/D 波动百分数相比较在统计学上无统计学意义，但是从第 10 天以及第 15 天的 TAC 的 ΔC_0/D 波动范围我们可以看出，进一步的说明患者存在较大的个体间差异。

2.6　CYP3A5 酶的基因多态性对联合用药时药物浓度以及影响程度的影响

由于 TAC 主要药物代谢酶为 CYP3A5，因此考虑两种药物的相互作用也受 CYP3A5 药物代谢酶的影响。CYP3A5 不同基因型 TAC 的 C_0 在不同的时间段内呈现出以下的特征：在服用 VOZ 后第 5 天、10 天时 TAC 的 C_0 AG>GG，而在服用 15 天后则是 AG<GG，且两组之间在不同的时间段均无统计学差异（$P>0.05$），同时 AG 组的 C_0 随时间的增长呈现逐渐减小的趋势，GG 组的 C_0 随着时间的增长呈现增加的趋势。TAC 的 C_0/D 在第 5 天为 AG 组的值稍大于 GG 组，在第 10 天、15 天时的患者的 C_0/D 为 AG<GG，如果是总体观察的话 TAC 的 C_0/D 为 AG<GG，并且两组之间并无显著性差异（$P>0.05$）。同时 TAC 的 ΔC_0/D 组我们可以看出，CYP3A5 AG 的 ΔC_0/D 只有在第 10 天时大于 GG，在 5 天、15 天均小于 EM 代谢组，同样总体的 TAC 的 ΔC_0/D 是 GG>AG。由于 CYP3A5 AA 仅仅只有 1 例患者，因此未做比较。

表 5　CYP3A5 酶的基因多态性对 TAC C_0/D 的影响

考察指标	时间	AA（$n=1$）	AG（$n=5$）	GG（$n=6$）
C_0（μg/ml）	5 天	15.0	10.920±5.32	7.1±2.09
	10 天	4.0	9.638±1.09	7.1±4.96
	15 天	2.3	5.425±2.70	7.68±5.40

考察指标	时间	AA（$n=1$）	AG（$n=5$）	GG（$n=6$）
D［mg/（kg·d）］	5 天	0.052	0.0148±0.004	0.0132±0.0050
	10 天	0.004	0.0143±0.005	0.0132±0.0051
	15 天	0.004	0.0181±0.013	0.0016±0.012
C_0/D［μg·kg·mg/（ml·d）］	5 天	870.0	698.08±409.04	694.56±422.53
	10 天	907.2	771.80±236.94	785.48±724.48
	15 天	521.6	757.04±447.68	813.37±709.27
$\Delta C_0/D$	5 天	771.14	449.25±414.99	463.63±310.06
	10 天	808.34	613.37±325.02	593.12±696.72
	15 天	422.74	451.85±437.84	627.31±709.59

注：AG 与 GG 之间进行 t

3　讨论

3.1　VOZ 对 TAC 浓度以及剂量的影响

关于 VOZ 对于 TAC 的影响目前国内外已有研究报道，多数集中在单个病例的研究，研究发现服用 VOZ 后 TAC 的药物浓度均有不同程度的升高。本研究提示 VOZ 对于 TAC 的药物浓度的影响程度分析主要基于 11 例的肾移植患者，能够从一个比较大的群体的角度描述 VOZ 对 TAC 的影响程度。

本研究的 11 例肾移植患者在服用 VOZ 前 TAC 的药物浓度均已经达到了稳态，在服用 VOZ 之前 1 d 患者的 TAC 剂量减量，减少的剂量占原剂量的 50%～83.3% 不等，在服用 VOZ 后测定一次 TAC 的药物浓度，根据测定的 TAC 的药物浓度结果再调整 TAC 的剂量以维持 TAC 的药物浓度在 3～8μg/L 范围内。对第一次调整剂量后测得的 TAC 的 C_0 与服用 VOZ 前的 TAC 的 C_0 进行统计学分析，结果显示两组药物浓度之间有明显的统计学意义（$P=0.000<0.05$）。同时对服用 VOZ 之后第一次测得的 TAC 的 C_0/D 与服药以前 TAC 的 C_0/D 进行比较，结果同样显示具有明显的统计学意义（$P=0.001<0.05$）。说明在肾移植患者中在服用 VOZ 后即使 TAC 的剂量减少原剂量的 50%～83.3% 后测得的 TAC 的 C_0 也比原来的 TAC 的 C_0 高。肾移植患者在服用 VOZ 后根据检测结果不断调整 TAC 的用药剂量，到使得 TAC 的 C_0 维持在 3～8 μg/L 范围内不在变化为止，患者的 TAC 的减少剂量为原剂量的 50%～87.5%。

研究结果显示患者在服用 VOZ 后到使得 TAC 的 C_0 维持在 3～8 μg/L 范围内 AC 的减少剂量为原剂量的 50%～87.5%，这说明 VOZ 对于 TAC 的影响存在着个体间差异，我们很难通过群体的研究来确定在肾移植患者中当 VOZ 与 TAC 联合应用时 TAC 需要减少的剂量的确切的值。这就说明以往的既定原则 TAC 与 VOZ 联合应用时 TAC 要减少原剂量的 1/3 的原则已经不适用[20]。

VOZ 与 TAC 相互作用的机制在体内与体外早有研究，TAC 在肝中的主要的药物代谢酶为 CYP3A5、CYP3A4 酶，另外还是肠道中的 P-gp 的底物，因此与是 CYP3A4 酶以及 P-gp

底物的药物能够显著的影响 TAC 的药物浓度。VOZ 同样作为 CYP3A4 的底物通过对 CYP3A4 酶的抑制作用来影响 TAC 的药代动力学。另外也有研究指出 VOZ 还对 CYP3A5 酶也有抑制作用，但是对 CYP3A5 酶的抑制作用相对于 CYP3A4 酶的抑制作用相对较弱。因此综合前人的研究，在肾移植患者中 VOZ 主要通过抑制肝以及胃肠道中的 CYP3A4、CYP3A5 来影响 TAC 的药代动力学。

3.2　VOZ 对 TAC 影响的个体间、个体内差异

11 例患者中第 1 例患者服用 VOZ 的剂量为每天 200 mg，其余患者 VOZ 的服用剂量均为每天 400 mg。11 例患者服用 TAC C_0/D，平均值为 406.9 $\mu g \cdot kg \cdot mg/(L \cdot d)$ ［7.4 ~ 1860.2 $\mu g \cdot kg \cdot mg/(L \cdot d)$］，除第 1 例患者服药剂量为 200 $mg \cdot d^{-1}$ 外，其余患者均服用相同剂量的 VOZ（每天 400 mg），服用相同剂量的 10 例肾移植患者的 TACΔC_0/D（浓度/剂量增长量）的平均值为 422.74 $\mu g \cdot kg \cdot mg/(L \cdot d)$ ［7.4 ~ 1860.2 $\mu g \cdot kg \cdot mg/(L \cdot d)$］。同时对 11 例患者所监测的 VOZ 药物浓度与同一时间测定的 TAC 的 ΔC_0/D 做相关性分析，得知 VOZ 药物浓度与 TACΔC_0/D 并无显著相关性（$\rho = 0.184$，$P = 0.438$），说明并不是体内 VOZ 的浓度越高，TAC 的 ΔC_0/D 越高。这些研究数据说明 VOZ 对 TAC 的影响具有明显的个体间差异。

在研究 VOZ 对 TAC 的影响的个体间差异的同时还研究了影响程度的个体内差异，11 例患者的 TAC 的 ΔC_0/D 第 10 天时的药物浓度的波动百分数的平均值为 66.79%（4.82% ~ 183.03%），第 15 天的波动百分数平均值为 50.09%（6.19% ~ 175.7%），虽然第 10 天和第 15 天的 TAC 的 ΔC_0/D 波动百分数相比较在统计学上无统计学意义（$P = 0.261 > 0.05$），但是从第 10 天以及第 15 天的 TAC 的 ΔC_0/D 波动范围我们可以看出，进一步的说明患者存在较大的个体间差异。

VOZ 对 TAC 的影响程度存在着明显的个体间差异的原因：①VOZ 本身的药代动力学是非线性代谢，目前的研究表明 VOZ 无论是口服还是静脉给药 VOZ 的药代动力学都呈现出其可变性。给予相同剂量（除患者 1 外）VOZ 药物浓度的变化范围为 0.347 ~ 4.973 mg/L，VOZ 药代动力学个体间差异也导致了对 11 例患者所监测的 VOZ 药物浓度与同一时间测定的 TAC 的 ΔC_0/D 做相关性分析，VOZ C_0 与 TAC ΔC_0/D 并无显著相关性（$\rho = 0.184$，$P = 0.438$）。VOZ 的药物浓度主要由 CYP2C19 酶代谢，CYP2C19 酶的基因多态性导致其药代动力学存在着个体间差异因此对 TAC 的影响也存在着个体间的差异。②VOZ 与 TAC 相互作用的药物代谢酶 CYP3A4 酶的基因多态性是导致 VOZ 对 TAC 影响程度存在明显个体差异的主要原因[8-10]，另外 CYP2C19 酶为慢代谢型时体内的 VOZ 药物浓度越高，那么对 TAC 的影响程度越大，但是在本研究中 VOZ 药物浓度与同一时间测定的 TAC 的 ΔC_0/D 相关性不强。其可能的原因可能为 VOZ 不仅仅抑制患者肝中的 CYP3A4 酶而且口服 VOZ 还可以抑制肠道中的 CYP3A4 酶，对 TAC 的首过效应产生影响，提高 TAC 的生物利用度，而对肠道和肝中的药物代谢酶对药物的相互作用却是独立调节。③患者的肝、肾功能不同，饮食习惯、身高、体重等都是导致 VOZ 对 TAC 影响程度个体间差异明显的原因。

3.3　CYP3A5 酶的基因多态性对联合用药时 TAC 的影响

由于 TAC 的主要药物代谢酶 CYP3A5，因此本研究中主要考察了 CYP3A5 酶不同基因型

对两种药物的相互作用。实验结果显示，TAC 的 C_0 在不同的时间段内呈现出一下的特征：在服用 VOZ 后第 5 天、10 天时 TAC 的 C_0 AG>GG，而在服用 15 天后则是 AG<GG，且两组之间在不同的时间段均无统计学差异（$P>0.05$）。在未服用 VOZ 的肾移植患者中的研究中指出 TAC 的 C_0 是 AG<GG，这次研究所呈现出的结果与以往的研究结果不同，其主要的原因是由于 VOZ 的存在以及患者不断调整剂量，因此具有参考意义的是 C_0/D 以及 $\Delta C_0/D$。TAC 的 C_0/D 在第 5 天为 AG 组的值稍大于 GG 组，在第 10 天、15 天时的患者的 C_0/D 为 AG<GG，总体的 TAC 的 C_0/D 为 AG<GG，并且两组之间并无显著性差异（$P>0.05$）。同时 TAC 的 $\Delta C_0/D$ 组我们可以看出，CYP3A5 AG 的 $\Delta C_0/D$ 只有在第 10 天时大于 GG，在 5 天、15 天均小于 EM 代谢组，同样总体的 TAC 的 $\Delta C_0/D$ 是 GG>AG。这些都说明 VOZ 对 TAC 的 C_0/D、$\Delta C_0/D$ 的影响与 CYP3A5 有关，CYP3A5 酶 GG 代谢型中 VOZ 对 TAC 的影响程度更大。

本部分的研究旨在阐明 TAC 与 VOZ 相互作用的机制，本研究中 TAC 的 C_0/D 与 $\Delta C_0/D$ 在 CYP3A5 AG 与 GG 组中结果显示 AG<GG 且无明显统计学差异。造成这种结果的主要原因可能是：①VOZ 主要通过对肝 CYP3A4 的抑制作用来升高 TAC 的药物浓度，TAC 的主要代谢酶是 CYP3A5、CYP3A4 酶，当 CYP3A5 为 GG 代谢型时，CYP3A5 对 TAC 的代谢作用便会减少，其另一条代谢途径 CYP3A4 在此时也被抑制的话，则药物浓度就会显著升高。同样如果 CYP3A5 为 AG 代谢型时，其对 TAC 的代谢作用发挥主要作用，此时 CYP3A4 代谢途径被抑制对 TAC 的 C_0/D、$\Delta C_0/D$ 影响作用较小。②另外 Takehiko Mori[11]等人的体内研究也发现，VOZ 不仅抑制肝脏中的 CYP3A4 酶对 TAC 产生影响，还对 CYP3A5 有一定的抑制作用，对 CYP3A5 的抑制作用 GG>AG。

4 结语

我们对肾移植患者中 VOZ 与 TAC 联合应用进行了前瞻性的研究，虽然有不足之处，但是也可以为临床用药提供一定的参考：

针对 11 例肾移植患者 VOZ 的 C_0 的个体间差异的研究表明呈即使给予患者相同剂量的 VOZ，但是 VOZ 的 C_0、C_0/D 个体内差异无统计学意义，但是由于较大的个体间差异也有药物浓度过高或者过低的危险，也应该引起注意。提示我们在肾移植患者中服用 VOZ 应该对患者进行药物浓度监测，以防止药物浓度波动（过高、过低）带来的不良反应。在 CYP2C19 酶的基因多态性对 VOZ 的 C_0、C_0/D 的研究的结果与设想的结果不一致，具体的原因可能与研究涉及的样本量，监测的例次，用药的特殊性以及研究对象的特殊性有关，因此建议更进一步的研究以确定 CYP2C19 酶的基因多态性对肾移植患者体内 VOZ 的药代动力学的影响。

肾移植患者中 VOZ 对 TAC 有着显著的影响，在服用 VOZ 后测定 TAC 的药物浓度，根据测定的 TAC 的药物浓度结果再调整 TAC 的剂量以维持 TAC 的药物浓度在 3~8 μg/L 范围内 TAC 剂量需要减少原剂量的 50%~87.5%，惯例的 TAC 与 VOZ 联合应用 TAC 的剂量需要减少 1/3 的原则已经不适用。

肾移植患者中 VOZ 对 TAC 的影响有着显著的个体间差异，可能与 VOZ 本身的药代动力学以及二者相互作用的途径 CYP3A4/CYP3A5 酶的基因多态性有关。另外由于 IDSA 的指南推荐伏立康唑不仅作为侵袭性曲霉病的首选药物，指南汇总还提及有限的资料显示伏立康唑的需要浓度监测对优化伏立康唑的安全性（也包括疗效）起了重要作用[21]。因此在 VOZ 于 TAC 联合应用时需要定期监测患者体内的 TAC 的药物浓度，如果有条件的要同时监测伏立康唑的药物浓度，根据药物浓度及时调整用药剂量，通过个体化用药保证药物治疗的安全性和有效性。

参考文献

［1］徐艳萍，王新. 伏立康唑治疗移植后真菌感染研究进展. 医药导报，2008，2，27（2）：208-209.

［2］马培齐. 第二代三唑类抗真菌新药伏立康唑. 国外医药抗生素分册，2002，3，23（2）：90-92.

［3］Shan Cheng，Feng Qiu，Jia Huang. et al. Development and validation of a simple and rapid HPLC method for the quantitative determination of voriconazole in rat and beagle dog plasma. Journal of Chromatographic Science，2007，8（45）：409-413.

［4］南志成. 高效液相色谱法测定人血浆中伏立康唑浓度. 中国医院药学杂志. 2006，26（7）：836-838.

［5］张华峰，戴博，宋青，等. 高效液相色谱法测定人血浆中伏立康唑含量. 解放军药学学报，2010，26（5）：446-448.

［6］史卉妍，彭亮，谭志荣，等. 高效液相色谱法测定人血浆中伏立康唑浓度. 中南药学，2007，5（4）：305-307.

［7］冯光军，张庆. 伏立康唑引起他克莫司血药浓度升高 2 例. 今日药学，2011，2，21（2）：128-129.

［8］Trifilio SM，Scheetz MH，Pi J，et al. Tacrolimus use in adult allogeneic stem cell transplant recipients receiving voriconazole：preemptive dose modification and therapeutic drug monitoring. Bone Marrow Transplantation，2010，45：1352-1356.

［9］Mori T，Aisa Y，Kato J，et al. Drug interaction between voriconazole and calcineurin inhibitors in allogeneic hematopoietic stem cell transplant recipients. Bone Marrow Transplantation 2009，44：371-374.

［10］Mori，KJ，Yamane A. Drug interaction between voriconazole and tacrolimus and its association with the bioavailability of oral voriconazole in recipients of allogeneic hematopoietic stem cell transplantation. Int J Hematol，2012，95：564-569.

［11］Murayama N，Imai N，Nakane T. et al. Roles of CYP3A4 and CYP2C19 in methyl hydroxylated and N-oxidized metabolite formation from voriconazole，a new anti-fungal agent，in human liver microsomes. Biochemical pharmacology，2007，73：2020-2026.

［12］Niwa T，Shiraga J，Takagi A. Effect of Antifungal Drugs on Cytochrome P450（CYP）2C9，CYP2C19，and CYP3A4 Activities in Human Liver Microsomes. Biol. Pharm. Bull，2005，28（9）：1805-1808.

［13］Zhang S，Pillai VC，Mada SR，et al. Effect of voriconazole and other azole antifungal agents on CYP3A activity and metabolism of tacrolimus in human liver microsomes. Xenobiotica，2012，42（5）：409-416.

［14］Venkataramanan R，Zang S，Gayowski T. et al. Voriconazole inhibition of the metabolism of tacrolimus in a liver transplant recipient and in human liver microsomes. Antimicrobial agents and chemotherapy，2002，9：3091-3093.

［15］Yamazaki H，Nakamoto M，Shimizu M. et al. Potential impact of cytochrome P450 3A5 in human liver on drug interactions with triazoles. The British Pharmacological Society，2010，69（6）：593-597.

［16］Lee，Kim BH，Nam WS. et al. Effect of CYP2C19 polymorphism on the pharmacokinetics of voriconazole after single and multiple doses in healthy volunteers. J Clin Pharmacol，2012，52：195-203.

［17］Boussaud V，Daudet N，Billaud EM. et al. Neuromuscular painful disorders：a rare side effect of voriconazole in lung transplant patients under tacrolimus. The Journal of Heart and Lung Transplantation，2008，27：229-232.

［18］ Fujita Y,Araki T,Okada Y,et al. Analysis of cytochrome P450 gene polymorphism in a lupus nephritis patient in whom tacrolimus blood concentration was markedly elevated after administration of azole antifungal agents. Journal of Clinical Pharmacy and Therapeutics,2013,38:74-76.

［19］ Johnson HJ, Han K, Capitano B. et al. Voriconazole pharmacokinetics in liver transplant recipients. Antimicrobial agents and chemotherapy,2010,2:852-859.

［20］ Trifilio SM,Scheetz MH,Pi J,et al. Tacrolimus use in adult allogeneic stem cell transplant recipients receiving voriconazole:preemptive dose modification and therapeutic drug monitoring. Bone Marrow Transplantation,2010,45:1352-1356.

［21］ 肖桂荣,徐挺,吕晓菊. 遵循指南推广伏立康唑血浓度监测. 中国合理用药探索.2017,14(2):71-77.

论临床药师专业服务能力的提升

（刘世坤　中南大学湘雅三医院）

摘　要　目的：了解目前我国临床药师服务能力的现状，为提升药师专业服务能力提供依据，同时探讨提升专业服务能力的方法。方法：设计"关于药师药学服务能力"问卷调查表，分别向全国多家医疗机构内的药师、医护工作者和患者发放，填写完成后收回，统计分析。结果：医疗机构内的药师、医护工作者和患者普遍认为临床药师药学服务是必要的，但同时也认为目前医院临床药师药学服务能力还有待提升，特别是临床药师群体本身对自己的药学服务能力信心不足，分析了制约其能力的因素，也提出提升其服务能力的建议。结论：目前我国临床药师专业服务能力有待提升。

关键词　药师；临床药师；药学服务

　　临床药学，是指药学与临床相结合，直接面向患者，以患者为中心，研究与实践临床药物治疗，提高药物治疗水平的综合性应用学科[1]。临床药师是指以系统药学专业知识为基础，并具有一定医学和相关专业基础知识与技能，直接参与临床用药，促进药物合理应用和保护患者用药安全的药学专业技术人员[1]。"临床药学"和"临床药师"起源于 19 世纪 60 年代的美国[2]，而得到国际认可的临床药学是 1977 年的临床药学专题讨论国际会议[3]，我国是在 1979 年中国药学会第四届学术年会中首次提出"临床药学"这一概念，进入 80 年代才有临床药学相关的学术论文发表[4-5]，1987 年，原国家卫生部（现国家卫生健康委员会）批准了 12 家重点医院作为全国临床药学试点单位，从此开展了我国临床药学的新篇章；2011 年原国家卫生部制定的《医疗机构药事管理规定》中对药师工作职责进行了规定，"药师应该：参与临床药物治疗，进行个体化药物治疗方案的设计与实施，开展药学查房，为患者提供药学专业技术服务；参加查房、会诊、病例讨论和疑难、危重患者的医疗救治，协同医师做好药物使用遴选，对临床药物治疗提出意见或调整建议，与医师共同对药物治疗负责"[1]。目前全国大部分二级以上医院相继开展了临床药学工作，但因我国临床药学教育的滞后，临床药师整体的专业素养不高，临床医师、护士和患者对药师工作的认知和认可度不高，同时临床药师对自身工作性质、工作模式和工作效果也不很清楚，因此，有必要就临床药师专业服务能力的现状和未来提升这种能力的途径和方法进行探讨。基于这一目的本文进行了相应的研究。

1　资料与方法

　　清华大学医院药事创新管理高级研修班（第八期）课题组在全国范围内就我国医院药学技术人员的核心能力及工作现状进行调研，调研对象、范围与方法参见第 1 章中的"医院药学技术人员核心能力调查与分析"基本内容。

2　结果

从选出的对临床药学服务相关性大的 18 个问题的原始资料，又按其关联性归纳成 13 个讨论内容进行分析，得到以下结果：

2.1　医院药师从事药学服务工作的主要内容

调查结果显示（图 1）：药师在医院从事的药学服务工作主要包括医嘱审核、门诊患者用药咨询、用药教育、药品调剂、药学监护、不良反应上报、血药浓度监测、治疗药物剂量调整、药物经济学评价等。医嘱审核、门诊患者用药咨询、用药教育、药品调剂的工作认知度都超过了 55%。可能部分药师认为药学监护、不良反应上报、血药浓度监测、治疗药物剂量调整等已有专职临床药师负责，其他药师不太关心。

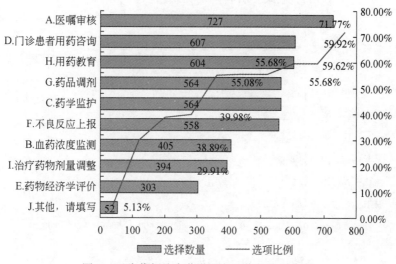

图 1　医院药师从事药学服务工作的主要内容

2.2　临床医师、护士、患者分别向药师咨询最多的药学信息类别

从图 2~4 中可知，临床医师、护士、患者向药师咨询最多的药学信息类别为药物用法用量，对于临床医师而言，第二关注的是药物相互作用，其次是药物不良反应、药代动力学、药物适应证；对于护士而言，第二关注的是药物不良反应，其次是药物相互作用、药物适应证、药物作用机制；对于患者而言，第二关心的和护士一样是药物不良反应，其次是药物适应证、药物相互作用、药物作用机制。以上说明临床医师、护士和患者或家属都对药物的用法用量有较多的信息需要，药物不良反应信息也是他们所需要的。其他方面则不同群体的需求有所差别，此结果提示以后药师开展临床药学服务或用药教育时，应针对不同群体而有所侧重。

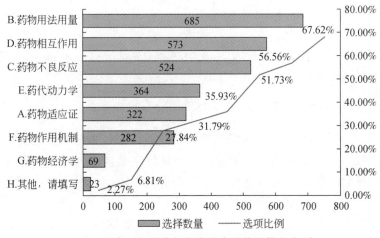

图2　临床医师向药师咨询最多的药学信息类别

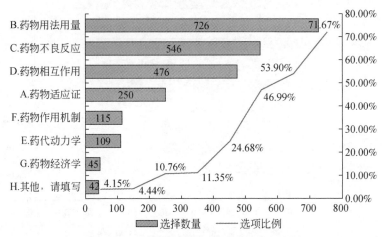

图3　护士向药师咨询最多的药学信息类别

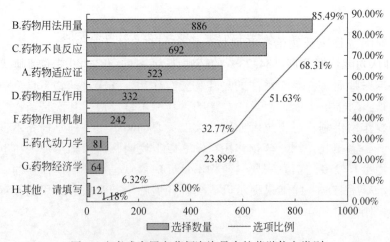

图4　患者或家属向药师咨询最多的药学信息类别

2.3 临床药师与医师、护士、患者或家属的交流情况

从图5~7结果可知，临床药师自认为与一起工作的医师、护士以及患者或家属交流情况较好的占41%以上，而且在三个群体中的认可比例较相似，但自认为很好的不到20%。

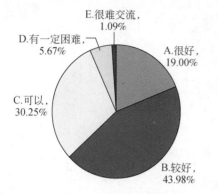

图5　临床药师与一起工作的医师交流情况　　图6　临床药师与一起工作的护士交流情况

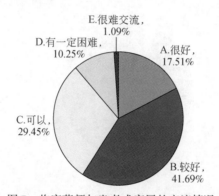

图7　临床药师与患者或家属的交流情况

2.4 医院药师对临床药物治疗开展技术服务自身能力的认知

由医院药师围绕临床药物治疗开展技术服务的自身能力认知调查结果可知（图8），52.50%的药师认为能较好开展，34.73%的药师认为一般，仅6.49%的药师认为自身能力很强。总之，医院药师认为自己能较好开展此项工作的不到60%。说明对此问题将近一半的药师信心不足。

2.5 对门诊患者用药咨询时，药师是否能够正确指导患者

从图9可见，当门诊患者向药师咨询如何合理使用药物时，虽然仅24.13%的药师表示完全能够正确指导患者，但仍有67.80%的药师认为基本能够正确指导患者。说明目前药师对门诊患者用药咨询解决能力较强。

2.6 在发药时药师对所发药品的常见不良反应向患者交代的情况

调查结果显示（图10），在发药过程中，34.96%的药师经常会对所发药品的常见不良

反应向患者做用药交代。33.37%的药师不忙的时候会，只有11.75%的药师每次都会。上述结果说明药师在发药过程中向患者交代药物常见不良反应并非做到完善。

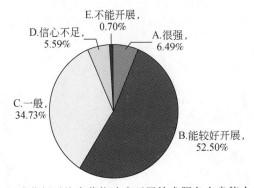

图8　医院药师对临床药物治疗开展技术服务自身能力的认知

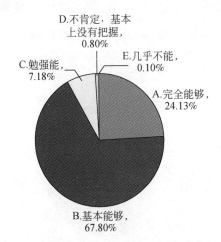

图9　药师是否能够正确指导门诊患者的用药

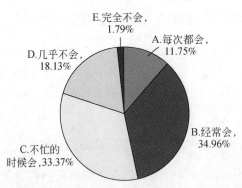

图10　药师发药时是否对所发药品的常见不良反应向患者交代

2.7　药师能否胜任对患者或医护人员提供必要的用药交代与咨询信息

调查结果显示（图11），35.77%的药师认为自己应该可以胜任向患者或医护人员提供必要的用药交代与咨询信息，33.81%的药师认为基本可以，仅26.08%的药师认为完全能回答患者和医护人员的咨询。这说明40%的药师对患者或医护人员所需的必要用药交代与咨询信息不能肯定是否能胜任。

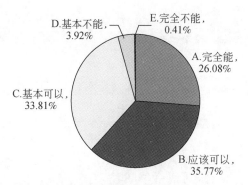

图11　药师能否胜任对患者或医护人员提供必要的用药交代和用药咨询服务

2.8　药师工作时向患者或医护人员做用药交代和提供咨询信息的难点

从图12可知，药师平时工作时向患者或医护人员做用药交代和提供咨询信息的难点，认为调剂药品太过忙碌，无暇进行用药交代和提供信息的比例最高，占69.40%；其次为没有专职人员培训，或专职人员未在临床一线工作经验不足，占52.22%。由结果可见，我国药师平时主要时间和精力都在调剂药品，而对专业性较强的用药交代和用药咨询则无时间顾及，另外也有不少的药师认为自己专业知识和能力不够，无法进行用药交代和用药咨询工作。

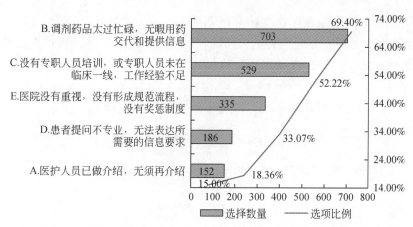

图12　药师工作时向患者或医护人员做用药交代和用药咨询服务时的难点

2.9　向患者做用药交代和提供咨询信息时，药师与医护人员相比较的优势

药师从其实际工作中体会到，向患者做用药交代和用药咨询服务时，药师与医护人员相比较，最重要的优势是药师对药物信息了解多（占73.84%）；药师调剂是医疗环节中的最后一步，用药交代和用药咨询可以结合前面的环节，更加准确（占71.17%）；医护人员

多为专科人员，不如药师的药学知识全面（占56.62%）；药师用药交代和用药咨询可以减少临床医护人员繁忙的工作负担（占51.14%）；药师能提供最新的药物信息（占40.28%）（图13）。从药师的体会中可知药师在进行用药交代和用药咨询服务方面，有足够的信心。

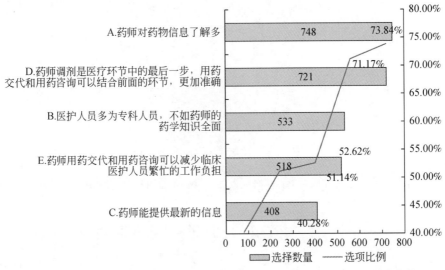

图13 向患者做用药交代和用药咨询服务时，药师与医护人员相比较的优势

2.10 目前制约临床药学工作开展的主要因素及临床药师知识结构方面存在的问题

从图14和15可知，药师认为目前制约临床药学工作开展的主要因素依次为国内临床药师的地位与待遇，医院领导重视程度，临床药师队伍建设和人员素质。临床药师在知识结构方面存在的问题依次是临床医学与治疗学知识、交流沟通能力、药学专业知识等。药师最为关注的国内临床药师的地位与待遇，医院领导重视程度，科室及医护人员接受程度等，都与目前临床药师队伍建设、人员素质有待提高有关，有为才有位，能为临床解决问题才

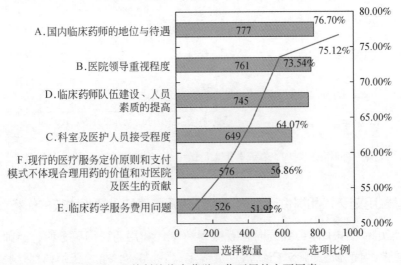

图14 目前制约临床药学工作开展的主要因素

会被医院领导、医护人员及患者接受和认可。目前我国临床药学教育重化学知识而轻医学知识。药师，特别是临床药师，自身医学基本知识的不足制约了其服务的能力，也制约了医、护、患等群体对药师的信任。因此有必要改革我们的临床药学教育模式，使药师通医精药。

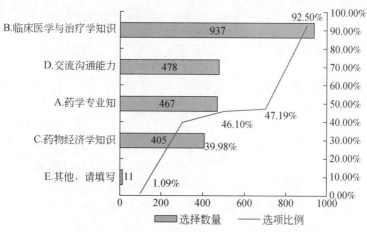

图15 临床药师知识结构方面存在的问题

2.11 提升药师职业素养的途径

调查结果显示，药师认为提升药师职业素养的途径依次为多与临床医师、护士和患者沟通交流，参加医院之间的学术交流，科室内部有针对性的定期常态的培训，国内进修、自学、国外进修等（图16）。说明大部分药师都认为多参与临床实践、学术交流及培训才是提升药师职业素养的首要途径。

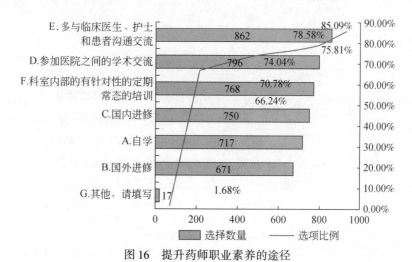

图16 提升药师职业素养的途径

2.12 临床药师最主要的工作职责

调查结果显示，临床药师认为最主要的工作职责为协助医师做好合理用药（占

85.88％），指导患者用药（占84.11％），为医师提供药物相关信息（占77.20％），致力于患者安全、高效、经济用药（占75.91％），进行药物不良反应监测（占72.85％）（图17）。

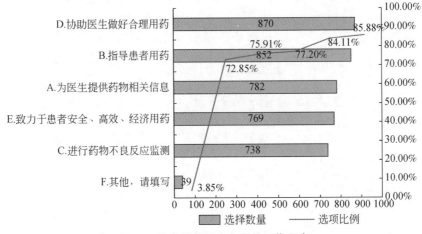

图17　临床药师最为主要的工作职责

2.13　临床药师在协助医师做好合理用药工作中，采取的方式方法

图18显示，临床药师在协助医师做好合理用药工作中，采取的方式与方法依次为：做好医嘱审核工作、做好相关药物最新进展在科室的宣讲工作等。

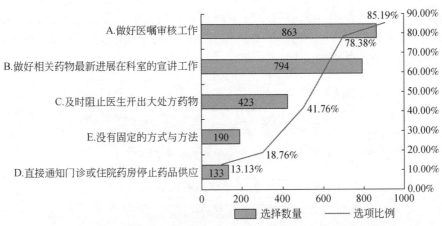

图18　临床药师在协助医师做好合理用药工作中，采取的方式方法

3　讨论

我国《医疗机构药事管理规定》中明确规定了医疗机构药师的工作职责[1]，这是对医疗机构所有药师岗位全面的要求，但不同岗位的职责不同。医院药学服务工作有调剂、制剂、临床药学等，本次的调研是以全部药师（调剂和临床药师等）为研究对象，通过分别让医院药师、医护人员和患者填写表格，将医院药师工作的基本内容考虑在内。

从上述调查结果可见，受调查者都认为目前医院药师队伍建设、人员素质有待提高。那么如何提升药师专业服务能力，是我们目前要思考的主要问题。按沈群红教授课程"人力资源管理"中职务分类基本思想，医院药师因工作性质、工作岗位不同，可将分为调剂药师、临床药师、制剂药师、药品配制药师等，其中临床药师制是近年国家卫生健康委员会大力推行的工作，也是医院药学与国际接轨的重要切入点。但从上述调查结果结合实际工作分析，临床药师的胜任力和职业素养有待提高，而导致此类情况的原因是多方面的，其中我国药学教育模式以往是以重化学知识培养而轻医学知识培养，这是一个最重要的原因。

临床药师自身医学基本知识的不足制约了其胜任力和职业素养，也影响医、护、患等群体对其信任。如我们在带临床药师进行临床工作时，发现有一例患者血钾低（3 mol/L），且出现了严重的心律失常，当时要临床药师分析一下原因和机制，临床药师无一人能准确回答。此患者严重的心律失常是因血钾低导致，而此血钾低的原因是由药物引起，我们建议医师更改此药。两天后此患者的血钾恢复正常，严重的心律失常也消失了。对此患者，临床药师不能分析血钾低的原因，首先是他们不了解血钾代谢病理生理过程，也不了解心脏电生理过程。其次，交流沟通能力不强也是制约临床药师胜任力和职业素养的因素，这常常表现在专业知识交流沟通能力不强，但真正认为顺畅的不到 20%。在美国的药学教育中有 2 年的交流学课程，包括普通的交流和专业的交流，而我国临床药师在工作中的交流靠自己的领悟，特别是自己对某个专业问题不是很清楚时或有时提建议医护人员认为不正确或不能接受时。基于沈群红教授课程"人力资源管理"中对临床药师药学服务能力的能级分层理论，可以认为此案例是临床药师中级能力的不足，临床医学基础知识的不足。

综上所述，我们认为目前临床药师的专业服务能力有待提升，首先要有必要改革我们的临床药学教育模式，增加医学相关知识的学习，培养通医精药的临床药师；加强药物治疗学的教学，使临床药师更能懂得药物的治疗；增加交流、沟通技巧等方面的学习，使临床药师能很好地与医、护、患三方面人员的沟通交流；加强参与临床患者治疗的意识，尽量多参与医护人员的治疗过程，提升临床药师的药物治疗水平。另外，多参加培训，掌握新的医学药物治疗学和药学专业知识。

参考文献

[1] 卫生部、国家中医药管理局、总后勤部卫生部，《医疗机构药事管理规定》，卫医政发〔2011〕11 号.

[2] Jenkins GL, et al. Clinical Pharm, a Text Book for Disp Pharm. New York McGraw Hill：1966.

[3] E. Van der Kleijn, et al. Clinical Pharm. Elsevier/N-Holland Biomedical Press, 1977.

[4] 刘国杰. 国外临床药学的发展和临床药师的培养. 药学通报, 1980, (15)3：97-99.

[5] 汪国芬, 张楠森, 沈百余, 等. 阐述临床药学. 药学通报, 1980, (15)4：145-149.

第3章 医院药师合作能力调查与分析

第1节 总 述

多方合作提高药师核心竞争力

（王大果 深圳市人民医院）

摘 要 目的：探讨在临床服务中，药师与医院内外各方良好合作对提高药师核心竞争力的影响。方法：对 18 个省市 65 家医院的药师、医护人员分别发放问卷，回收后进行数据分析。结果：药师和医护人员对于医院药学发展中怎样开展多方合作在某些方面有不同观点。结论：参考医护人员的建议，加强药师与各相关部门合作，才能提高药师核心竞争力，更好促进医院药学发展。
关键词 合作；核心竞争力；药师

药师核心竞争力包括药师药学服务能力、药师科研能力和医院药学合作能力。前两项为药师安身立命之本，重要性不容置疑。随着医院药学的发展和服务模式的改变，药师的合作能力是否能提高药师的核心竞争力以及怎样开展多方合作成为亟须解决的重要问题。清华大学医院药事创新管理高级研修班（第八期）课题组在全国范围内就我国医院药学技术人员的核心能力及工作现状进行调研，分别从服务能力、科研能力和合作能力三个方面设计了患者用、药师用、医护人员用《医院药学技术人员核心能力书面调查表》，调研对象范围和方法见第一章。此文重点从医院药学技术人员的合作能力方面进行问卷调查分析，以期了解了我国医院药学技术人员的合作能力及工作现状，同时提出了一些思路和建议。

1 调研对象、范围和方法

调研对象、范围和方法见第 1 章中的"医院药学技术人员核心能力调查与分析"基本内容。

2 调研结果

2.1 调研对象基本情况

2.1.1 药师基本情况

所学专业：药学占比 62%，药理学占比 24%，药剂学占比 8%，临床药学占比 6%（图 1）；初级职称 38%，中级职称 41%，副高级 16%，正高级 4%，其他 1%（图 2）；主要工作内容 43% 为调剂（含静脉配制），28% 为获得证书的临床药师，17% 从事研究工作，管理岗位 9%，其他 3%；1% 未标明。

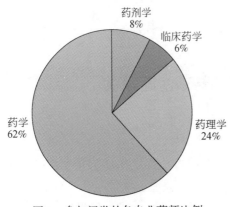

图 1　参与问卷的各专业药师比例

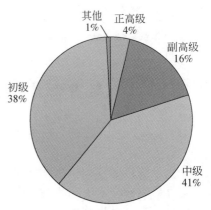

图 2　参与问卷药师职称比例

2.1.2　医护人员基本情况

医护人员 44% 来自内科，23% 来自外科，6% 来自 ICU，2% 来自儿科，1% 来自急诊，其他 24%。其他各方面情况见表 1。

表 1　药师、医护人员工作年限、性别、最高学历一览表

职务	工作年限			性别		最高学历			
	1~10 年	10~20 年	20~30 年	男	女	大专	本科	硕士	博士
药师	60%	28%	10%	30%	69%	4%	45%	40%	11%
医护人员	46%	28%	13%	31%	67%	10%	41%	26%	18%

2.2　药师与院外合作调研

2.2.1　在医院药学发展中，与哪些单位或部门的合作是有必要的

药师认为在医院药学发展中，政府部门起主导作用，其次为社会公众和患者，再次为药品生产企业和媒体；医护人员认为首先应为社会公众和患者，其次依次为政府部门、药品生产企业、药品经销企业、社会团体、媒体、药品零售企业。

2.2.2　在医院药学发展中，与政府部门，特别是主管部门最能获取支持的沟通方式

政府部门召开征求意见会在药师的问卷里评分最高，然后为学术交流会议、论坛、直接对话；医护人员则认为直接对话为最好的沟通方式，其次是学术交流会议、论坛、政府部门召开征求意见会。

2.2.3　在医院药学发展中，与哪些行业合作最有帮助

药师认为与计算机信息技术行业合作最有帮助，其次是行业协会、联盟、律师行业、物流行业；医护人员认为行业协会比计算机技术行业更有帮助。

2.2.4　医院药学发展需要政府部门从哪些方面支持

药师认为促进药师立法最迫切，其次为加大人才培养，制定或完善国家药物政策，支持学科建设，加大财政投入，开展临床药师在职培训；医护人员认为加大人才培养最重要，

其次促进药师立法，加大财政投入，支持学科建设，开展临床药师在职培训，制定或完善国家药物政策等。

2.2.5 医院药师如何与社会团体合作，促进药学服务能力提升

若要促进药学服务能力提升，医院药师应积极参与继续教育培训、开展药学国内外学术交流、参与药学科普宣传，这三项措施成为药师和医护人员的共识。

2.2.6 医院药师如何与其他医院合作，从而更好地参与临床合理用药

药学学术交流、药学监护经验交流、医院药学管理交流、参观学习、科研项目合作、组成联合工作团队是药师认可的几种方式（评分从高到低），而在医护人员中药学监护经验交流的认可度低于参观学习。

2.2.7 医院药师如何与药品企业之间的合作

药师与医护人员均认为开展药物治疗安全性、有效性评价、上市后再评价，新药评价工作为首选，其次也需要开展药物配伍研究，各类药物的用药动态和最新进展获取等其他方面的合作。

2.2.8 医院药师如何与社会公众合作，开展药学服务

药师与医护人员均认为开展药学服务的方式主要为对特殊患者用药进行指导、宣传合理用药知识、帮助公众理解用药目的和重点、提高用药依从性、开展用药咨询、讲座等社区药学服务等。

2.2.9 医院药师如何与药店执业药师合作，提高对公众的服务能力

药师与医护人员均认为连接服务网、学术交流、促进发展是较好的方式。

2.2.10 药院药师如何与媒体合作，从而更好地开展药学服务

药师认为与媒体的合作方式主要为参与媒体有关合理用药稿件审核、加强与媒体沟通、参与媒体对合理用药的宣传、接受媒体宣传方式培训，对记者等媒体人开展药学科普知识培训，邀请媒体参与医院药学活动。医护人员则认为对记者等媒体人开展药学科普知识培训为首选，其次为加强与媒体沟通，接受媒体宣传方式培训，参与媒体有关合理用药稿件审核、参与媒体对合理用药的宣传。

2.2.11 医院药师如何与药品经销企业合作，以提高效率、保障药品的供应和安全

药师认为给予学术交流，继续教育支持是与药品经销企业最有效的合作方式。此外，还需考虑供应商的保供能力，需要供应商在药品运输过程中的监控，需要对供应商进行年度评价，需要考虑供应商的企业规模，需要供应商加大对科研方面、硬件设备、医院药学的投入。医护人员认为供应商在药品运输过程中的监控是最重要的。

2.3 药师与院内合作调研

2.3.1 与医院领导，特别是主管院长沟通的重要性（评分标准从1到5，重要性依次递增）

56.66%药师选择5分，16.09%选择4分，9.67%选择3分，0.39%选择1分，0.69%选择0分，平均分3.85分；医护人员选择5分的有47.65%，选择4分的有23.38%，选择

3 分的有 13.79%，选择 2 分的有 6.99%，选择 1 分的有 1.2%，选择 0 分的有 0.8%，平均分 3.88 分。

2.3.2　需要医院领导从哪些方面支持医院药学发展

针对此问题，药师的回答较分散，医护人员认为医院领导应从支持学科建设，引进专业人才，建立科研平台，开设用药咨询门诊，增加 TDM 检测项目，加强医院药学信息化管理，增加临床药师人数，支持临床药师到临床参与合理用药，增加自动化发药设备，建立药物基因组检测实验室，加强药物在医院内的物流信息化管理等方面支持医院药学发展。

2.3.3　需要临床药师参与临床药学服务的科室

药师填写的前 10 位依次为呼吸、心血管科、感染科、肿瘤科、内分泌科、肾科、儿科、ICU、血液科、神经内科；医护人员填写的前 10 位为呼吸、感染科、心血管科、肾科、肿瘤科、儿科、内科、血液科、ICU、内分泌科。

2.3.4　临床药师应该如何与临床医师合作

参与医师查房、药师医嘱点评分析、开展用药教育和咨询服务、患者合并用药分析、临床药师借助 TDM 检测结果、参与疑难杂症病例分析、参与药物治疗方案制定、参与死亡病例讨论、患者药品不良反应收集及分析等依次为药师所选与临床医师合作的方式；临床医师认为合作的方式首先为患者药品不良反应收集及分析，然后参与查房，医嘱点评等临床医疗活动。

2.3.5　医院药师之间的合作

药师与医护人员一致认为经常经验交流，配置中心处方审核讨论，住院药房处方审核讨论，小组合作，开展联合科研，开展月工作分析，举办晨读会是医院药师之间合作的主要方式。

2.3.6　药师应该如何与护理队伍合作

药师和医护人员一致认为共同举办药学知识讲座、共同承担药品不良反应监测、用药教育手册编写、经常性座谈交流、参与护理查房是药师与护理队伍之间较好的合作方式。

2.3.7　药师还需要与哪些医院所属人员进行合作

药师与医护人员一致认为首先是信息技术人员，其次是医院管理人员、工程技术人员及后勤服务人员。

3　讨论

长期以来，我国医院药师的主要工作为配方和调剂，近年随着医院药学的发展，药师的工作逐步向临床渗透，参与临床治疗。以人为本的药学服务模式也已形成，与各方的合作显然成为药师工作中不可或缺的能力。通过对问卷结果分析发现，药师与医护人员在与哪些部门、行业合作受益最大，怎样与政府部门沟通，获得哪些方面的支持，怎样与临床医护人员合作等问题的回答有较大分歧。

关于与哪些部门合作，医院药学与政府部门怎样沟通的问题反映了药师、医护人员在社会被关注程度上的区别。因为在我国，社会公众对药师及其职责认知不够，和美国等发达国家相比有较大差距[1]，意识到这个问题，药学人员在这方面做了大量的调研，各个地区的药师[2-3]通过问卷调查等形式调查公众用药满意度水平，分析其影响因素，提出对策。媒体对公众有重要的导向性，与媒体合作，做好安全合理用药知识的普及，也能提高社会公众对药师的信任感。所以以政府机构为主导，促进药师立法，提高社会公众对药师及其职责的认知，加强与媒体沟通，建立共识是药师院外合作的主要任务。政府机构作为政策的决策者，邀请药学人员参与有关政策制定、实施及反馈过程对于保证药品质量和药学服务质量，具有非常重要的作用。

对于与哪些行业合作以及需要与哪些医院所属人员进行合作的问题，无论院外、院内合作，药师都觉得计算机信息技术行业是最有合作帮助的行业。计算机网络信息系统是医院现代化管理的重要标志，也为医院药学发展提供坚实的基础。主要表现在提升服务品质、支撑药物利用分析、加速供应链运行、提高医院药学管理效率四个方面[4]。

在问及药师与临床医护人员的合作方式的问题时，得到的是一个互补的答案。受所学专业的限制，医疗、护理、药学各自独立但临床中又相互关联。药师希望在参与医师查房过程中更好地了解药物的临床应用，而医护人员则希望收集和分析患者用药不良反应，处理药患纠纷，过程和结果互相重视，这种合作形式带来的成效得到广泛认可。而由药师、医师和护士组成品管圈来解决临床的具体问题也是药师院内合作的完美体现。

综合问卷调查，作为药师，应该加强自身专业水平提高，留心并思考工作中的问题及可持续改进方案，与院内外多方合作提高药师竞争力，更好促进医院药学发展。

参考文献

[1] 程红霞,黄泰康,常精华.美国药师培养体系对我国的启示.中国药师,2008,11(10):1241-1242.

[2] 叶桦,徐鹤良.上海地区医疗机构开展药学咨询服务的现状与分析.药学服务与研究,2004,4(4):301-303.

[3] 刘佐仁,黄兰萍.广东省公众用药满意度调查研究.中药材,2013,36(7):1203-1209.

[4] 屈键,刘高峰,朱珠,等.我国医院药学学科的建设与发展(上).中国医院药学杂志,2014,34(15):1241-1242.

第 2 节　药师合作能力

临床药师在药物治疗工作中的团队合作

（邱凯锋　中山大学孙逸仙纪念医院）

摘　要　目的：探讨临床药师在临床治疗工作的角色与地位，最大限度地发挥药物治疗团队的合作精神与作用。方法：结合临床药师工作实践，从临床药师发挥团队合作精神的作用与意义、临床药师在药物治疗团队的职责与任务、临床药师与医师、护士开展合作的工作模式，合作中的注意事项等进行讨论分析。结果：临床药师作为医师的参谋助手，护士可信任的药学专业人员，可以为患者的合理用药发挥积极作用。结论：临床药师应明确自身的定位和职责，努力提升自身能力，树立"以患者为中心"的服务意识，开展优质药学服务，实现自身价值，保障药物使用安全、有效、经济、适当，才能成为临床治疗团队中的重要一员。

关键词　临床药师；药物治疗；团队合作

临床药学是医院药学的重要组成部分，是促进医药结合、药护结合，提高临床药物治疗水平，推动医学与药学共同发展的桥梁学科。2011 年的《医疗机构药事管理规定》提出：临床药师应当全职参与临床药物治疗工作；对患者进行用药教育，指导患者安全用药。该规定还指出医疗机构应当建立由医师、临床药师和护士组成的临床治疗团队，开展临床合理用药工作。由此表明，国家有关部门已充分意识到临床药师的重要作用与意义，对临床药师在药物治疗工作中的发挥和发展给予了很大期望。但现实情况是，过往临床药师往往未得到医师甚至是护理人员的充分认可，作用发挥不突出。因此，临床药师如何协调处理好与医师、护士和患者的关系，充分利用自身药学专业优势，积极融入临床治疗团队，发挥临床药师在临床治疗工作中的角色和作用，是目前亟待解决的问题。

1　团队与团队合作的概念

1994 年，美国圣迭戈大学管理学教授、组织行为学权威专家斯蒂芬·罗宾斯对"团队"的定义为：为实现某一目标而由相互协作的个体所组成的正式群体[1]。团队应合理地利用每一个成员的知识和技能协同工作，解决问题，达到共同的目标。团队的特点包括[2-5]：

（1）团队要有共同的总目标：每个团队都有一个共同认可且合力完成的目标。通常把总目标分成若干个小目标，再具体分配给各个团队成员，团队成员对目标应该有统一的认可和理解。

（2）人是构成团队的核心力量：在人员选择时要考虑选择能够胜任、技能可以互补以及有一定经验的人员组成。团队成员通过分工合作共同完成团队目标。

（3）团队的工作要有计划地实施：严谨地按照计划落实操作，团队才能逐步地实现目标。

（4）团队实现目标的过程就是不断解决冲突和挑战的过程：团队内部和外部都面临着许多冲突，同时在实现目标的过程中不断面临着新的挑战。

2 临床药师在药物治疗团队中的定位与作用

《医疗机构药事管理规范》中将临床药师定义为"以系统药学专业知识为基础，并具有一定医学和相关专业基础知识与技能，直接参与临床用药，促进药物合理应用和保护患者用药安全的药学专业技术人员"。美国临床药学会（American College of Clinical Pharmacy，ACCP）指出，临床药师依托其临床药学知识和临床药物治疗经验，向患者直接提供以优化药物治疗、改善健康状况和生活状态以及预防疾病为目标的临床药学服务[6]。

临床药师在临床药物治疗工作中担当的角色包括：临床用药的指导者、药物安全的监督员、药物应用的评价员、药学知识健康教育的宣传员等[7]。在整个药物治疗团队中，临床医师是药物治疗的主体和主要负责人，而临床药师则是药物治疗的参与者、合作者[8]。在对患者实施治疗的过程中，临床医师主要运用临床医学尤其是病理学知识和临床治疗经验对患者的病情进行诊断并制订临床治疗方案。而临床药师主要运用其临床药学知识，特别是药理学知识和临床用药经验对患者的用药情况进行把关，确保临床用药合理与安全。因此，临床医师和临床药师是临床药物治疗工作中互补互助的医疗伙伴关系，通过发挥各自的专业优势，建立良性的临床用药沟通协商机制，从而为患者制订安全有效的用药方案。

在临床药物治疗工作中，临床药师的作用主要体现在三个方面[9]：

（1）保证临床用药有效：临床药师在参与临床药物治疗的过程中，要对患者的用药情况进行把关，降低药物使用的错误率，保证其有效性。

（2）保证用药安全：用药既要看到治疗效果，还须考虑药物对患者所带来的不良影响。临床药师要审核用药方案是否规避了用药风险。若用药方案存在不恰当之处，则要协助临床医师改进治疗方案。

（3）保证用药经济 即临床药师要运用药物经济学方法研究如何合理选择和利用药物，寻求以最低治疗成本，获取最佳药物治疗方案。

3 临床药师积极参与药物治疗团队合作的意义

3.1 团队合作有利于提高药学服务组织效能

积极参与药物治疗团队工作，可以通过优势互补、相互激励、整合资源等手段达到治疗团队绩效的最大效应，从而提高药学组织在医疗工作中的适应力和竞争力，最终推动药学事业的发展。

3.2 团队合作有利于药师个人专业的提升

临床药师在药物治疗工作中由被动变为主动，从窗口一线变成临床一线，直接为患者提供专业的药学服务，为临床药物治疗提供帮助，同时促进了临床药师在药学专业上的自我提升。

3.3　团队合作可增加药学人员专业自豪感和组织归属感

临床医师积极学习、讨论的氛围，促使临床药师努力将自身知识、技能和智慧纳入团队资源。在团队工作中临床药师获得不断提高和实现个人价值的机会，从而感受到专业满足感，进一步激发不断进步的动力，并增强了组织归属感。

4　临床药师在药物治疗中的工作方式

临床药师在治疗团队的工作重心就是开展"以患者为中心"的全程化药学服务[10-11]。

4.1　药学信息提供

临床药师提供的药学信息范畴不仅包括以往定期编制药讯、药物信息整理，更包括面对临床药物治疗问题时，主动向临床医师提供高质量的用药决策依据。

4.2　开展合理用药质控

除了处方点评，用药专项监控等常规工作，临床药师还应借助网络信息技术手段开展处方前置审核及实现实时干预。

4.3　深入临床，参与临床合理用药

在药学查房中，临床药师应开展重点患者药学监护工作。关注用药疗效、不良反应，查找有无重复性给药，药物选择是否适宜，药物相互作用，有无潜在有肝肾损害等情况，及时反馈给临床医师，协助医师优化用药方案。

4.4　开展患者用药教育

临床药师开展患者用药教育，特别是对特殊群体如老年、小儿及孕妇、哺乳期妇女的用药教育，有助于提高用药依从性，减少不良反应发生，提高药物疗效；定期开展合理用药宣传、编写宣传手册和常用药物的用药教育，以提升药师的认知度。

4.5　开设药师门诊

通过药师门诊，实施药物重整，解答患者用药疑问；对患者用药过程中的不当之处进行干预，提高患者用药安全性与依从性[12-13]。

4.6　开展血药浓度监测与药物基因检测[14]，以及药品不良反应监测

根据监测结果，协助临床医师设计个体化的治疗方案，为临床用药提供科学依据。通过收集、汇总、分析、评估院内 ADR 信息，及时发现临床用药安全隐患。

4.7　开展药物经济学研究

充分利用经济信息网络的各种数据，开展用药计划、用药方案、用药风险与效益比较的评估工作[15]。

4.8 开展循证药学研究，进行药物评估

在面对药物治疗决策或用药疑难问题时，临床药师应通过系统收集文献，评价药物研究证据，获得药物疗效、安全性、经济性等资料，评估其在制定合理用药方案中的作用，为临床药物治疗提供决策依据[16-17]。

5 临床药师与医护团队的协作模式

5.1 合理用药合作

5.1.1 开展药学查房及医嘱审查，做临床合理用药的把关者

临床药师参与所在临床科对患者的日常性查房、会诊、病例讨论，提出对药物治疗的意见或建议，帮助降低临床用药风险和优化给药方案。

争取加入临床治疗多学科诊疗团队，参与全院疑难病例、特殊级抗菌药物使用和癌痛管理等会诊工作，对相关治疗方案的拟定与实施提供用药建议。将临床药学服务纳入临床路径管理，共同促进临床路径"医、护、患"一体化。临床药师重点负责修订和审核临床路径中的药物相关医嘱，对选药适宜性、给药方式和用法用量等多方面进行的用药合理性管理。

另外，开展处方医嘱前置审核，在收费前发现问题及时与医师沟通交流，提高临床处方质量。有研究表明，前置性处方审核的干预对于处方质量有着积极作用[18]。

5.1.2 开展面向医师、护士的用药咨询及药学专题讲座

内容可涉及专科及非专科药物、相关疾病治疗指南、药物相互作用、药物使用注意事项、新药介绍等多方面内容，架起"医、药、护"之间沟通的桥梁，发挥信息药师的作用。

5.1.3 药、护协作开展患者用药教育，提高患者用药依从性

临床药师积极与护理人员配合，利用自身较扎实的药学知识，以讲座、现场咨询等形式对患者开展药物正确服用、注意事项、药物相互作用、不良反应、药物特殊剂型的正确使用等各方面的用药教育，各尽其责，减轻护理人员、医师在此方面不必要的工作量。

5.2 治疗药物监测合作

临床药师与医师密切合作联系，及时向临床反馈报告结果，发现危急值时提供用药方案调整建议。指导护理人员掌握相关 TDM 知识，包括取样时间、取样部位，从而确保血药浓度监测结果准确性。

5.3 药物不良反应监测合作

临床药师在 ADR 监测工作中，为医师提供重要临床信息及诊疗依据，对于新发生、重大 ADR 报告，及时采取相应措施，定期汇总、评估本院药物 ADR 信息，编制药品用药警戒、药品不良反应通报。开展重点药物 ADR 监测，提醒对不同患者个体情况慎重选择药物，减少 ADR 发生率及群体隐患。

5.4　药品质量管理合作

在药品质量监督方面与护理人员紧密合作。临床药师定期到病区检查药品有效期及存放情况，指导药物储存知识及药品质量相关问题，共同保障患者用药质量安全可靠。

6　临床药师在药物治疗团队中与医师、护士、患者的关系处理

6.1　临床药师应成为医师得力的用药参谋和助手，积极参与用药全过程

临床药师与医师有着一致的工作目标和服务对象，彼此的合作都围绕着"以患者为中心"。临床药师须提高沟通能力，在向医师提出修正药物治疗方案时，应以建议和讨论的方式提出，对不明确的问题应在查阅有关循证资料之后再给予答复，切勿不懂装懂。

另外，目前药师与医师大多分开执业办公，造成地理隔离、沟通不佳、共同团队合作时间较少，建议有条件的医院可尝试临床药师与医师共同办公模式，可有效提高专业间沟通和合作的效率[19]。

6.2　临床药师应积极支持护理人员工作，主动取得其信任和支持

在临床工作中，药师和护理人员都是医师的助手，关系更加紧密，都是为了患者的疾病康复各尽其责。护士是医嘱执行者，病区药品的最后把关者，但相对缺乏药品管理与合理用药方面的系统知识，包括药品的特殊储存管理要求、药物的给药时间、给药途径及配伍禁忌等。临床药师可发挥自身优势，让护理人员相信我们是去帮助她们的，主动介绍药品管理与合理用药方面的知识，从而获得护士的信任和支持。

6.3　临床药师应成为患者信赖的朋友

临床药师在日常药学查房工作中应主动与患者交谈，了解患者心理、精神状态，掌握患者用药情况，并及时发现患者用药不当之处与药物疗效情况。通过直接面对患者，与患者诚恳、贴心交流，临床药师将获得患者及其家属的信任和配合，成为患者可信赖的朋友。

7　小结与展望

临床药师加入治疗团队，参与临床药物治疗，是医疗模式发展的必然趋势。目前，临床药师制在我国还处于起步和摸索阶段，临床药师整体水平有待提高。但临床药师的培养和成长是一个漫长和循序渐进的过程，我们要有充分的决心和信心。临床药师要成为治疗团队的一员，应明确自身的定位和职责，努力提升自身能力，树立"以患者为中心"的服务意识，开展全方位的药学服务，保障药物在临床使用过程的安全、有效、经济，逐步体现自身价值，才能成为治疗团队中不可替代的重要组成部分。

参考文献

[1] Katzenbach JR, Smith DK. The wisdom of teams. Small Business Reports, 1993, 18(7): 68-71.

［2］Dyer JL. Team research and training：A state of the art review［A］. In F. A. Muckler，Human Factors Review［C］. Santa Monica，CA：Human Factors and Ergonomics Society，1984：285-323.

［3］Salas E，Dickinson TL，Converse SA，et al. Toward an understanding of team performance and training［A］. In R. W. Swezey，E. Salas，Teams：Their Training and Performance［C］. Norwood，NJ：Ablex，1993：3-29.

［4］Orasanu JM，Salas E. Team decision making in complex environments［A］. In G. Klein，J. Orsanu，R. Calderwood，Decision Making in Action：Models and Methods［C］. Norwood，NJ：Ablex，1993：327-345.

［5］Cannon-Bowers J. A. ，Tannenbaum S. I. ，Salas E，et al. Defining competencies and establishing team training requirements［A］. In R. A. Guzzo, E. Salas, Associates, Team Effectiveness and Decision making in Organizations［C］. SanFrancisco，CA：Jossey-Bass，1995：333-380.

［6］American College of Clinical Pharmacy. The definition of clinical pharmacy. Pharmacotherapy，2008，28（6）：816-817.

［7］陈桂香. 临床药师开展药学服务的角色定位. 中国当代医药，2012. 19（17）：130-131.

［8］王祥领. 关于开展临床药学工作的几点思考. 中国药房，2007，18（20）：1596-1598.

［9］苏兰，唐尧. 临床治疗团队中临床药师应有的基本要素界定. 中国药房，2010，21（30）：2794-2795.

［10］辛海莉，杨阳，滕爽. 我国临床药学发展现状及对策建议. 中国药业，2014，（18）：94-95.

［11］袭辰辰，张弨. 基于临床需求的针对性临床药学工作模式探索. 中国临床药理学杂志，2016，32（18）：1719.

［12］郑志华，王勇. 广东药学门诊工作的推进. 今日药学，2018，28（8）：576.

［13］曾英彤，杨敏，伍俊妍，等. 药物服务新模式–处方精简. 今日药学，2017，27（6）：390-393.

［14］边佳明，陈艳，安广文，等. 中国187家医院治疗药物监测和个体化给药基因检测调查. 药学服务与研究，2018，18（3）：168-172.

［15］蒋均德. 药物经济学在医院药事管理中的应用. 中国现代药物应用，2013，7（02）：139.

［16］万君，崔洁. 循证药学在医院临床药学实践中的运用. 中国医药导报，2018，15（32）：164-167.

［17］陈耀龙，沈建通，李琳，等. 循证医学术语介绍Ⅳ. 中国循证医学杂志，2009，9（04）：376-383.

［18］刘兴才，李彩云，李健，等. 前置性医嘱审核及干预对门诊输液处方质量的影响. 实用药物与临床，2016，19（10）：1316-1319.

［19］薛婷，许俊羽，马凌悦，等. 我国临床药师工作现状再认识. 临床药物治疗杂志，2017，15（6）：85-88.

浅议如何加强医院药师与医师的临床合作

（卢　智　南方医科大学南方医院）

摘　要　作为医师，要想临床用药做到安全、有效、经济，得到满意的治疗效果，除了自己要有扎实的专业知识，准确的临床诊断外，合理的用药更为关键。由于可选用药物品种众多，临床疗效各有侧重；有时临床医师的用药方案不一定是最佳用药方案，若此时向相关的临床药师咨询一下，也许能得到更为合理的给药方案。因为药师对药物的性能及功效、毒副作用、不良反应及适应证也许比医师更为了解，因为专业各有所长。本文通过调查问卷，调查南方医科大学南方医院医师与药师加强合作的认知与必要性，并通过综合分析，强调医师与药师在临床上加强合作的必要性与迫切性，并提出几点加强合作的建设性意见。希望通过医师与药师的通力合作，让患者的用药更安全、有效、经济。

关键词　医师；药师；合作；合理用药

医疗的质量与安全在过去的十几年中越来越受到挑战。人口老龄化、更加复杂的医药市场、贫困地区医疗资源缺乏，以及医疗保险覆盖面不足等因素，使得医疗人员背负着沉重的负担。而在这种粗放式的医疗行为中，暴露出大量与用药有关的问题，比如药物相互作用、药品不良反应、过期药品、老年与儿童用药交代等。如何保证患者的用药安全，使其得到及时有效的治疗，给医院医师与药师带来了非常严峻的考验。为解决这些难题，很多国家开始加强医师与药师之间的合作。2012 年 Geurts D 等人针对医师与药师合作做了一篇系统综述，表明患者能通过医师与药师的合作而得到更好的治疗[1]。此外，美国一项随机对照试验研究结果表明，在对患者的直接治疗过程中，医师团队与药师合作能显著提高患者的用药依从性[2]。

药师是通过正式教育并取得资格证书来调配药物与提供药品信息的专业人员，他们是药品专家。在传统卫生医疗工作中，医院药师的主要职责是按照医师处方调配与发放药品，工作比较单一。随着现代医学技术的发展，对医院药师的职能提出了新的要求，不仅要做好药物调剂，而且要为患者提供药学服务，同时还要与医护人员建立协作，开展临床药学工作，实施药学监护，促进医院药学服务水平的提高。

本文通过设计《临床药师的认知度和需求情况调查表》，调查本院医师与药师加强合作的认知与必要性，并通过查阅文献，来评价某些疾病通过医师与药师合作后，取得治疗上的提高和改善。通过综合分析，强调医师与药师在临床上合作的必要性，并提出几点加强合作的建设性意见。

1　资料方法

1.1　调查对象

调查对象为南方医科大学南方医院开设有临床药师科室的住院医师以及以上人员，药师以及以上人员。

1.2 调查内容

调查内容主要为：调查对象的基本情况，看待临床药学工作的态度，对临床药师的信任度，以及与临床药师合作的期望。调查采用调查问卷表，均为客观性问题，由单选题或多选题构成。发出调研问卷 120 份，回收有效问卷 109 份，回收率 90.83%，并通过 Excel 软件进行数据统计分析。

2 结果

2.1 医师对药师参与患者治疗中专业角色的认可度

据调查统计发现，大部分的医师（89%）认为，药师应该从一个简单的药品调配人员或者药物的配料员，向一个面向患者、为患者服务的专业人员转变。他们同时也认为（76%），药师应该接受过充分的药理学专业知识教育，患者能因此得到更好的治疗结果，医师也因药师参与药物治疗过程而减轻负担。但也有医师（45%）认为，药师也许对人类疾病还缺乏足够的知识。

2.2 医师对药师提供服务的信任度

大部分医师非常同意药师是教育患者用药安全性与适宜性最专业的人员（89%），同时他们也认为药师是帮助患者选择合适非处方药的最佳助手（64%），但不少医师不同意药师在调配药品过程中，向患者提供所有必要的药品信息（55%）。

2.3 医师对与药师合作的期望

绝大部分医师强烈认为，处方中存在任何问题都应听取药师的专业意见（96%）。同时，医师也认为在新药临床试验与医院药事管理与药物治疗学委员会中，药师扮演着非常重要的角色（89%）。临床医师同时也很乐意在临床治疗过程中听到药师的声音（61%）。

3 讨论

医疗行业中具有各种知识背景的专业人员相互合作，能显著改善对患者的治疗水平。从历史上说，医师负责诊断并开具处方，而药师只负责制药与发药，但逐渐地，随着医疗过程中多学科交叉的需要，药师在临床医疗行为中起着更加重要的专业作用。而今，没有人不看好医师与药师相互合作的美好前景。

在日本的一项随机对照试验中，研究者考察了医师与药师合作对心血管患者血压控制的改善作用。共 132 名符合纳入标准的高血压患者，随机分为两组，一组为医师治疗组，另一组为医师与药师合作治疗组。医师与药师合作治疗组中包括 5 名临床医师与 1 名药师，在治疗的 6 个月中，患者均分别会见医师和药师，药师给患者提供药物使用说明，用药剂量调整，饮食等嘱托，给医师提供降压药物的选择，以及一起制定治疗策略。经过 6 个月的随访治疗发现，两组患者收缩压下降程度无显著差异，但舒张压下降程度医师与药师合作治疗组明显大于医师治疗组，医师与药师合作治疗组 53% 的患者血压得到了有效控制，而医师治疗组为 47%。医师与药师合作治疗组中患者能减少降压药使用的比例高于医师治疗组，而且更少患者需要调整药物或者剂量。此外，医师与药师合作治疗组患者更能降低身高质量指数、减少盐摄入量以及停止吸烟[3]。这项研究充分说明，医师与药师合作能显著改善患者的治疗结果，提升患者的生活质量。

对医师而言，目前与临床药师合作的必要性仅停留在理论上的理解，没有转化为实际工作上的行为。因此，应当通过临床医学实践、对临床药学依存度的日益凸现和临床药师所起的重要作用，来体现临床药学的价值，才能得到相关部门与医师的认可、支持、配合与合作。因此，作为临床药师，我们也应注重自身的知识储备以及与临床医师的合作沟通的技能。临床药师的医学知识薄弱，缺乏临床实践经验，这是眼下不争的事实。虽然部分药师经过多年努力，在临床药师工作岗位上做出了一定的成绩，但就全国而言，人数还很少。临床药师的岗位就在各临床专科中，临床上患者的病情千差万别，且都处在动态变化中，临床药师只有深入临床，了解掌握第一手临床信息，医药协同才能提出适宜的给药方案，实现合理用药的目的。临床药师应当认识到自身的长处与弱点，在临床知识的掌握上狠下功夫，才能真正与医师有共同语言，才能使临床药学工作顺利开展。

3.1　加强临床药师的教育与培养

临床药师要不断提高临床专业水平，培养与临床医师沟通的技巧，这些都需要各高等医学教育机构和大型综合性医疗机构为培训临床药师创造必要的培训条件和课程。传统的高等药学教育以化学模式培养学生，使之与现代临床药学无法接轨，因此，高等医药院校应当打破局限，努力创办并办好临床药学专业[4]。

3.2　加强临床药学服务

临床药师查房可分为跟随临床医师查房和临床药师单独查房两种。跟随临床医师查房可重点了解患者病情和治疗难点，查房结束应参加医疗小组的讨论。临床药师单独查房主要针对有特殊情况（如发生药品不良反应、危重患者、药物治疗复杂及严重肝肾功能损害者等）的重点患者，查房中可结合查阅病历、与医师及患者或陪员沟通了解病情、建立药历并做好工作记录。每周至少进行 1 次单独药学查房，每月独立深入临床查房应不少于 10 次，每次不少于 2h。

临床药师参与危重患者的抢救、病案讨论及会诊前，应事先查阅病历和相关资料、问诊、了解病情、计算药物使用剂量并做好记录。以提出科学谨慎的观点，协助临床医师提高救治效果。临床药师应积极参加和旁听所在临床科室的其他相关会诊。

临床药师应积极进行药学情报咨询，对医师、护士和患者提出的问题都应积极给予答复，若当时不能给予解答，应及时记录，事后咨询有关专家或查阅资料尽量给予满意答复。对重点咨询或典型问题应有详细记录，年终有总结。

3.3　举办相关业务培训

对医师和护士进行药学知识的培训，举办有关抗菌药物合理应用学术讲座，从理论上让每位临床相关人员能了解各类抗菌药物的药理特性与用法，使全体医药技术人员密切配合，做到安全、有效、经济、适当使用抗菌药物。举办最佳的给药时间及方法讲座，归纳总结我院餐前、餐中、餐后、餐时服用的药物,使护士准确给药。举办药品与饮食禁忌讲座,讲清药物与烟、酒、醋、茶、咖啡、牛奶等的禁忌,指导患者用药期间的饮食[5]。

3.4 开展职业道德教育

一是开展经常性职业道德教育,使药师认清职业道德在医院药学工作重要性,切实在工作中做到尊重患者、依法执业;二是通过张贴宣传画、悬挂职业道德制度牌,以及组织开展演讲比赛、向先进典型学习等活动,营造浓厚氛围,树立良好的职业道德观;三是时刻心系患者,对待患者态度要诚恳耐心,充分利用各种途径加强与患者的沟通交流,以达到最佳的用药效果。

医、药、护是医院的"三驾马车",共同推动着医院的发展。医师与药师有着密切的联系,但由于工作性质的不同及知识结构的差异,他们对同一件事往往有不同的处理方法。但临床给药方案只有一个,此时医师和药师应从不同的角度探讨治疗方案,求同存异,以理服人,把更成熟、更有效的治疗方案应用到患者身上。随着科学技术的进步,药物的品种、剂型不断推陈出新。医师在临床中面对大量的患者,工作压力重,由于精力和时间的限制,面对纷繁复杂的新药,有时在用药方面难免考虑不周。当药师发现此类问题时应善意提醒医师,必要时可私下指出其中的不足或提供一个更合理的方案供医师参考。若遇到违规处方时要求医师改正并做好解释工作,不要让医师觉得药师有故意刁难的感觉。同时医师亦应该理解药师的工作,如《药品管理法》的有关规定是每个医务人员都应该遵守的,药师严格执行有关规定是对大家负责。药师深入临床并不是掣肘医师,目前更多是相互学习,并通过药师对药物专业知识与医师专业知识互补,以便更好地实施药物治疗,预防药品不良反应,保障患者的健康。

4 结语

开展临床药学服务工作是一个非常艰难的过程。现代医疗机构要充分开展临床药学服务,不仅要依靠自己的长期不懈的探索,同时也需要来自各行各业,包括获得社会、政府甚至医药企业等各方面的支持和帮助,充分利用自己的资源,形成有效的临床药学服务,并与临床医师加强密切合作,缓解医患矛盾,以提高患者的满意度。

参考文献

[1] Geurts MM, Talsma J, Brouwers JR, et al. Medication review and reconciliation with cooperation between pharmacist and general practitioner and the benefit for the patient: a systematic review. Br J Clin Pharmacol, 2012,74(1):16-33.

[2] Chisholm-Burns MA, Kim LJ, Spivey CA, et al. US pharmacists' effect as team members on patient care: systematic review and meta-analyses. Med Care,2010,48(10):923-933.

[3] Tobari H, Arimoto T, Shimojo N, et al. Physician-pharmacist cooperation program for blood pressure control in patients with hypertension: a randomized-controlled trial. Am J Hypertens,2010,23(10):1144-1152.

[4] 叶桦,张梅蓉,徐鹤良. 上海医院医师对临床药师开展临床药学工作的态度分析. 中国临床药学杂志, 2005,14(5):310-312.

[5] 邱美珍. 住院药房做好临床药学服务促进合理用药. 海峡药学,2013,25(7):232.

临床药师与医师合作的现状与展望

（李中东　复旦大学附属华山医院）

摘　要　医院药师最初的工作内容主要以配发药品为主。随着医学技术的发展和专业化需求的增加，部分药师参与临床查房，提供药学信息服务，进行药物治疗监测与疗效评价，进行用药教育，参与疑难病例会诊等工作，临床药师成了医院药学发展的主流。上述工作内容，都离不开临床药师与医师的密切合作。临床药师与医师一起，深入到临床中，系统地运用临床药学专业知识与技能，发现、解决或者预防药物治疗相关的问题，促进临床合理用药。

关键词　临床药师；医师；合作

在我国，药师是一个有悠久历史内涵的汉语词汇，而临床药师则相对较新。临床药师的工作职责主要是为患者的药物治疗提供面对面服务，以期获得安全、有效、经济、适当的药疗结果。尽管我国开展临床药学工作已 20 年有余，实施临床药师制也有 10 多年，但从总体上来看，临床药学这一学科的发展还是相对薄弱和滞后的，随着临床药师进一步走进临床，药师的专业能力、医疗文书的书写能力、病情描述与分析总结能力以及与医师、护士及患者的交流沟通能力，融入医师和护士团队，提供强有力的用药支持显得格外重要。

1　临床药师的发展

美国临床药师的兴起和工作模式，对我国药师尤其临床药师的发展起到了积极的推动作用。

1.1　美国药师的起源和发展

1.1.1　药师与药学从医学的分离

1752 年，美国宾西法尼亚医院出现了历史上第一个带薪药师——Jonathan Roberts 药师。他当时并没有自己专属的工作，主要是做医师的学徒[1]。在殖民地期间，医院的药师除了干着配药的工作外，有时迫于环境还干起了主治医师、服务员，甚至是给新学徒做老师的工作。工作相对比较自由，但限于环境制约，药师还是没有自己固定的工作内容[1]。

后来，Jonathan Roberts 的学生 John Morgan，在工作中受到启发，提出了医院应该把药学从医学中分离出来使之成为单独的学科[2]。直到 1811 年，在纽约的医院才出现了全职的药学从业者[2]，初步实现了药学从医学分离的第一步。

但是 19 世纪的美国，大多数人生病后都在家接受治疗，在医院开展药学工作是非常困难的。直到 19 世纪末 20 世纪初，Charles Rice 和 Martin Wilbert 两位药学先辈极大地推动了药学行业的发展。美国内战时期，他们在生产和购买药物制剂方面积累的丰富经验，使得医院药剂师崭露头角，医院药剂师的数量迅速增加，甚至翻倍[2]，这也促进了医院药剂师逐步有了自己特定的工作内容。

美国内战后期，医院药剂师成为了医院药物制剂不可或缺的供应者和生产商[2]。当时美国药房的主要作用与社会职责是调配和发售药品，药师必须确保售出的药品是达到含量标准、非劣质，并正确调配等要求。

然而随着制药工业的发展，处方调剂逐渐被制药工业取代。同时，处方用药和非处方用药的区分，使得治疗药物的选择完全由医师决定。因此，药房的传统作用被逐渐减弱，药师的职责逐渐受到了很大限制。

20世纪20~30年代，Edward Spease 和 Harvey A K Whitney 对医院药学的进一步发展做出了重要的贡献，推动了医院药剂师向真正的当代医院药师的角色转变[3]。Edward Spease 首先提出学校对于医院药师的培养工作应进行调整。1927年，第一个医院药房实习项目便开展起来[3]。20世纪20~30年代，美国相继成立了一些国家级药学或药师类协会，直到30年代末美国医院药剂师的水平已基本能满足医院所需[3]。

1.1.2 临床药学的兴起和临床药师制

在20世纪60年代，美国率先建立了临床药学这一新兴学科，药学教育的重点由"药"转向了"人"。在此期间，药师极力寻求各种途径，试图实现"自我价值"。一些药学先锋开始倡导药师担任崭新的社会角色，提出药师最终必须走向临床，才能实现他在对患者进行药学监护中的重要作用。与此同时，也有人提出了"以患者为中心的药学服务"这一新的说法。1990年提出的药学监护（pharmaceutical care，PC）的概念，将临床药学的工作推向了新的高度。与此同时，药源性问题的发生、药源性发病率和死亡率的增加，引起了众多关注，并进一步促使药房向"以患者为中心"的药学监护时期发展[4]。此后，临床药学这一学科在国外尤其是在美国得到蓬勃发展。美国一些大的医疗中心普遍设有临床药学服务机构，规定某些专业一名或几名医师必须配备一名临床药师共同工作，医疗机构无临床药师的加入就不允许开业[5]。经过约10年的发展，在2001—2003年，美国75%的州已确立临床药师制，确认临床药师为新医疗团队中的成员之一，并且越来越多的国家卫生管理部门凭着对药师的信任，授予药师处方权[6]，以便使他们能够随访部分特定的患者，在药物治疗过程中发挥更加积极的作用。

1.2 我国临床药师的兴起和发展

西方发达国家在20世纪60年代就开始设置临床药学专业，我国临床药学的开展则始于20世纪70年代末。在2000年以前，临床药学在中国的开展相当缓慢，药师的工作以配发药品和制剂为主。2002年原国家卫生部和国家中医药管理局颁布了《医疗机构药事管理暂行规定》，开始逐步建立临床药师制[7]。2005年原国家卫生部开始启动临床药师培训试点工作，2006年1月临床药师培训试点工作正式开始，2007年12月原国家卫生部批准公布了在19个省市44家医院进行临床药师制试点，并于2008年1月正式开始试行临床药师制[8]。截至2014年6月，有153家试点基地在进行临床药师培训试点工作，到2015年10月已达197家试点基地，基本上实现了临床药师在二三级医院全覆盖。

随着学校对临床药学教育模式的转变，以及医院药学对临床药师下临床的重点培养，药师的职责已不再仅仅是传统的按方发药，药师已开始走向临床，参与药物治疗方案的制订与疗效的评估、疑难与死亡病历讨论、医疗事故的鉴定等工作。

1.3　临床药师与医师合作的迫切性

临床药师要发挥作用，离不开与医生、护士的有效合作。

目前我国从正规临床药学专业毕业的临床药师数量并不多，远远不能满足医院临床需求。目前，大部分临床药师是药学本科或硕士毕业，即使是博士毕业，其具有的大部分都是药物基础知识，对于临床上药物的安全与合理使用的知识知之不多，经验也不够。

首先，药学人员自身的专业素质现状限制了临床药师事业的发展。国内的药学教育长期偏重于药物的生产、检验和研究的知识积累，较多地强调学生实验室技能的培养。一些与临床相关的病理生理知识、药物使用知识、疾病基本诊断与护理知识，以及对药物治疗结果预测、分析和评估能力、药物不良反应处理能力尚待提高，药学教育与临床药师实际所需的知识存在一定的脱节。

其次，临床药学专业的毕业生，即使分配到医院工作，有时也致力于药物的基础研究，与医护人员联系甚少，或者仅仅致力于药物制剂的配制。在医院，药师与临床各专业人员沟通和协作能力一直不被重视，这既限制了临床药师自身的发展，同时也给临床用药带来了更多的风险，这些都已成为困扰医院药师发挥药学服务专长的重要因素。

有一些研究已经表明，临床药师走入临床，参与患者用药，可以减小用药风险，减少治疗成本，并且有助于改善患者的预后效果[9-10]。

因此，要想让临床药师更好地参与患者合理用药，减少药源性疾病和不良反应的发生，必须促进临床药师和医师的密切合作。只有密切地合作才能更好地为患者提供服务，保障患者的用药安全。

2　临床药师与医师的合作

作为一名临床药师，要具备多学科的知识，以及与医师、患者有效沟通的良好能力。现在各级医院的临床药师现状并不令人乐观。有的临床药师要么埋头搞科研，要么就是跟在医师后面亦步亦趋，这些并不是临床药师的真正出路。临床药师的出路在于，能够面向患者并全心全意地为患者的合理用药负责。利用自己的药学专业知识，深入临床、主动参与临床药物治疗方案的制订，对可能发生的临床用药风险提出干预，减少药源性疾病的产生和药物不良反应的发生，保障患者用药的安全与合理。

复旦大学附属华山医院（简称华山医院）临床药师与医师的合作情况调查及结果分析

华山医院在 2015 年进行了一项主要针对医院临床药师与医师之间该如何合作的问卷调查。选取了 20 名医护人员和 20 名药学工作者作为调查对象，涉及了主治医师、护士、主任药师、临床药师等。调查问卷在临床药师应该如何与临床医师合作，从而更好地参与临床合理用药的问题上，设置了 13 个方面的调查内容，并设定了评分值，根据各项内容得分情况汇总计算得到每一项内容获得的平均分值（表 1）。

华山医院通过这项调查了解临床药师和医师对他们之间密切合作的观点，以及他们认为应该促进哪一方面的合作，为后续临床药师的培养指明方向。

表1　临床药师与临床医师合作调查内容及平均得分值（评分值0～5分）

序号	内容	平均得分
1	参与医师查房	4.17
2	参与疑难杂症病例分析	4.08
3	参与死亡病例讨论	4.07
4	药师或药师小组主动查房，参与患者合理用药	3.95
5	药师医嘱点评、分析	4.13
6	参与药物治疗方案制定	4.08
7	患者合并用药及药物相互作用分析	4.11
8	患者药物不良反应收集与分析	4.07
9	参与药物不良反应和药物相互作用后，患者用药再选择	4.02
10	临床药师借助TDM检测结果，向临床医师和患者解释结果，参与合理用药过程	4.09
11	临床药师借助药物基因检测结果，向临床医师和患者解释结果，参与合理用药过程	4.02
12	开展用药教育和咨询服务	4.13
13	参与临床医师对患者的用药史调查	3.89

3　调查结果分析

从表1可见"参与医师查房"平均得分4.17分，是大家认为的最重要的合作方式。临床药师深入到科室，熟悉有关医疗专科的诊疗内容，能够为以后更好地工作打下坚实的基础。临床药师参与医师查房，可以提供自己的用药建议，医师开处方，临床药师可以审核处方，检查医师在医嘱中的药物种类、剂量、服药时间、服药间隔等是否正确，如果医师所开处方中有任何的偏差，可以咨询医师并根据实际情况加以干涉，以保障患者的合理用药。

"药师或药师小组主动查房，参与患者合理用药"选项，平均得分3.95分。之所以出现比"参与医师查房"平均得分低，其原因可能有两个：一是药师本身的不自信，认为自己缺乏能力自主查房，这可能与药师的教育培养着重于化学模式，与临床为主的药学教育模式差距很大，造成了当代中国的临床药师偏重于科研；二是中国的法律法规没有就开展临床药学工作及临床药师的岗位职责提出相应的请求，对临床药师的临床工作无法有确切的保障。在美国，药师可随医疗团队一起查房，也可独立查房，临床药师已经成为实现安全、有效、适当、经济的合理用药不可缺少的资源[11]。

"药师医嘱点评、分析"和"开展用药教育和咨询服务"选项平均得分较高，均为4.13分。用药医嘱不合理在医院是比较多见的问题，其不合理性可能主要包括：药物用法用量不恰当、溶媒种类及剂量不当、配伍禁忌、重复给药等问题。这种隐患问题的存在，轻则使药物无效或者给患者带来较轻的不良反应，重则会使患者中毒，有生命危险。一项调查研究显示，临床药师对于医嘱的点评和分析可以及时发现医嘱不当的地方并且及时改正，这些都有利于患者的用药安全。在类似越南这种发展中国家，大约有1/3的静脉内给药的医嘱有错，或在用量上，或在重复给药方面，此类情况在发展中国家尤其严重[12]。

临床药师对用药医嘱的审核，可以及时发现不合理用药现象，促进临床合理用药。临床药师"开展用药教育和咨询服务"，是解决患者用药问题的需要，是疾病防治工作的需要，是现代医药发展的需要，不仅利于患者安全准确用药，还可缓解医患关系，让患者享受更好的医疗服务。

4 讨论

4.1 临床药师专科化培养到医药结合的特色药学服务

临床药师不论就职于哪一个科室，在患者用药前都应该对患者的用药过敏史、曾经使用过的 OTC 药物、膳食补充剂、保健品、中草药或饮食，以及其他家庭成员的用药史，做好详细的询问。临床药师需要根据询问患者的这些用药史等以及其他临床或实验室检查的一些数据来确认并解决患者出现的与用药有关的一些问题，比如重复治疗、药物与药物或者药物与食物之间的相互作用、药物禁忌证、潜在的不良反应、用药不当或者患者没有遵照医嘱服药等。临床药师需要掌握最新的药物应用等各方面的信息，与临床医师共同合作参与用药决策，并且向患者提供药物基本信息，保障患者安全合理用药。

临床药师与临床医师一起进去某个科室时，临床药师要能够向患者提供关于药物及药物相关器材如何应用的信息，并且能够在生活方式上加以指导。例如内分泌科的临床药师要对糖尿病的患者就关于如何合理使用胰岛素笔针、合理注射胰岛素、饮食上的限制以及生活方式上的改变等提出相应的建议[13]；小儿、新生儿科的临床药学服务显得更为重要，因为他们的身体还未发育健全，各个脏器还不完善，尤其肝、肾功能对药物的代谢排泄还不完全，因此对药物的剂型、剂量等有更为严格的要求。临床药师便需要根据婴幼儿的年龄、体重、体表面积给医师提供婴幼儿选择药物及确定药物剂量的建议。

临床药师专科化培养非常有必要，临床药师专科化是指医院药师在从事临床药学及药学监护活动中，在全面了解药学基础知识的前提下，熟悉某医疗专科的诊疗内容及实践方法，掌握并擅长该临床专科的理论基础、发展动态及应用实践，能熟练地应用临床药学的工作方法为该专科医师及患者提供药物应用指导、监督、咨询、宣传等药学服务，从而保证患者用药的安全、有效、经济与适当[14]。从事该项药学活动的专科药师，他们的工作目标不再是单纯地保证药品质量，而是以患者为中心，以药学–医学相结合的工作方法为手段，与临床医师一起把药物的危险性减少到最小，把药物的疗效和益处增加到最大[15]。

由于目前学校在临床药学方面的培养，仍未完全脱离传统的药学培养模式，重在药学基础和科研，比较缺乏系统的临床医学知识。在没有系统临床知识的基础上，若一味过早地强调专科化，将无益于临床思维的建立，亦或容易导致思维局限，进而限制药师与医师的交流。因此，临床药师应该以全科为基础，以专科为重点，在具体临床实践中，培养临床思维，拓宽知识范围，锻炼沟通能力，尤其作为经验不足的临床药师可能获益更多。

4.2 从国内外临床药师的培养差异中探索我国的特色培养模式

4.2.1 国外临床药师的培养

以美国为例。美国从 20 世纪 70 年代开始进行临床药师的培养工作。全国药学院校确立了药学博士（Pharm. D）课程，即完成学士（B. S）学位学习后，再继续学习 2~3 年，取得 Pharm. D 学位。目前，Pharm. D 已经成为临床药师的"准入学位"或"上岗学位"，即必须具有该学位才能成为临床药师，否则只能在制药企业等其他领域从事药学工作。美国 Pharm. D 毕业后，还需进行为期 2 年的临床规范化培训，并在临床药师工作岗位接受强制性和终身性继续教育。美国临床药师实行 2 年注册 1 次的制度，至 2007 年底，全美已经注册登记临床药师 30 余万名，为药物合理使用提供了保障。日本自 2006 年起将大学药学教育从 4 年延长到 6 年，前 4 年进行知识、技能及态度教育；后 2 年，要通过计算机基础考试和实务工作考试，并要在医院药剂科和社会药房实习 5 个月，以增加学生的临床工作基础[16-17]。由此可见美国和日本对于临床药师的培养还是有相对比较严格的制度的，而对于中国来说，对临床药师的培养模式一直在探索中。

4.2.2　探索国内的特色模式

国内对于药师的培养模式进行了一系列的探索[18-19]。这一系列的探索是为了能够培养出适合中国医院的，能够在临床有用武之地的临床药师。为此，原国家卫生部（现国家卫生健康委员会）也颁布了一系列关于临床药师培训的项目。

中国人民解放军总医院为了适应临床药学的快速发展并且提高临床药学的服务质量，于 2009 年设立了临床药学部，并招聘全职临床药师[19]。这些临床药师开始做的最主要的工作是"药物不良反应监测"和"治疗药物监测"，这些工作都比较好的改善了临床药师的服务质量[20-21]。

国内有些医学院校 20 世纪 80 年代尝试设立临床药学专业，定位是培养毕业后从事临床合理用药、治疗药物监测和临床药学研究的临床药师。1987 年华西医科大学率先在我国设立临床药学专业，并于 1989 年开始在全国招生，这是我国举办的第一个 5 年制的临床药学本科专业[18]。临床药师在走进工作岗位以后，许多医院也会尝试各种方法对临床药师进行培养。为此，有些医院为临床药师准备了一系列的工作流程图和标准的工作登记表，同时还有临床药学信息支持系统。这些都将支持临床药师，及时将自己所见、所思、所学记录下来，供后续的临床药师参考查阅，逐渐形成完整的系统，以期更好地为患者服务[19]。

国家卫生健康委员会也曾颁布了一系列的临床药师培养标准，来提高临床药师提供药学服务的质量。临床药师应该丰富他们自身的临床经验和理论知识，定期地参加临床实践、病例讨论和一些临床专家见面会。同时，临床药师还应该多参加相关的培训项目，比如临床药学部门举办的一些论坛，及时更新自己的临床用药知识和用药技巧，提高自己的职业素质，胜任医药结合的特色药学服务要求，更好地为患者服务，保障用药安全。

参考文献

[1] Williams WH. Pharmacists at America's first hospital. Am J Hosp Pharm,1976,33(8):804-807.

[2] Higby GJ. American hospital pharmacy from the Colonial period to the 1930s. Am J Hosp Pharm,1994,51(22): 2817-2823.

[3] Berman A. American hospital pharmacy:a bicentennial perspective. Am J Hosp Pharm,1976,33(2):129-133.

[4] 印绮平. 美国药学监护进展. 中国临床药学杂志,1999,8(3):198-199.

[5] 张晓玲,毛德莉,邹明华. 国内外临床药师的差距浅析. 西部医学,2007,19(6):1169-1170.

[6] Avery AJ,Pringle M. Extended prescribing by UK nurses and pharmacists. BMJ,2005,331(7526):1154-1155.

［7］ 童志远,袁明勇,颜晓燕. 基于《医疗机构药事管理规定》与《医疗机构药事管理暂行规定》的比较谈医院
药学发展. 中国医院药学杂志,2014,34(1):66-69.

［8］ 孙淑娟. 国内外临床药师工作概况及 SOAP 模型在药师会诊中的应用. 中国药物应用与监测,2010,7(5):
309-311.

［9］ Bond CA,Raehl CL. Clinical pharmacy services,pharmacy staffing,and hospital mortality rates. Pharmacotherapy,
2007,27(4):481-493.

［10］ Hatoum HT,Hutchinson RA,Witte KW,et al. Evaluation of the contribution of clinical pharmacists:inpatient
care and cost reduction. Drug Intell Clin Pharm,1988,22(3):252-259.

［11］ Bruce BK,Savitz LA,Maddalone T,et al. Evaluation of patient care interventions and recommendations by a
transitional care pharmacist. Ther Clin Risk Manag,2007,3(4):695-703.

［12］ Nguyen HT,Pham HT,Vo DK,et al. The effect of a clinical pharmacist-led training programme on intravenous
medication errors:a controlled before and after study. BMJ Qual Saf,2014,23(4):319-324.

［13］ Francis J,Abraham S. Clinical pharmacists:Bridging the gap between patients and physicians. Saudi Pharm J,
2014,22(6),600-602.

［14］ 潘晓春,汪小林. 临床药师专科化的探讨. 中国药房,2000,11(6):256-257.

［15］ 应静,宋继红. 加快医院药师工作职责的转变. 现代中西医综合杂志,2007,16(4):572-573.

［16］ 胡晋红. 实用医院药学. 2 版. 上海:上海科学技术出版社,2007:581.

［17］ 胡晋红,石力夫. 国内外临床药师培养与临床药学工作进展. 人民军医,2010,53(11):805-807.

［18］ 汪燕燕,许杜娟,夏泉. 临床药师培养模式的探索. 中国医院药学杂志,2009,29(22):1946-1948.

［19］ Zhu M,Guo DH,Liu GY,et al. Exploration of clinical pharmacist management system and working model in
China. Pharm World Sci,2010,32(4):411-415.

［20］ 郭代红,刘皈阳,孙利华. 医院药学管理与文化支撑. 中国药物应用与监测,2009,6(1):52-54.

［21］ 郭代红,刘皈阳,陈超,等. 我院专职临床药师竞聘上岗机制的实施与管理. 中国药师,2008,11(10):
1237-1239.

第 4 章　医院药师科研能力调查与分析

第1节　药师科研能力现状

国内三甲医院药学人员科研能力调查及现状分析

（李　健　南部战区总医院）

摘　要　科研工作是医院药学工作的重要组成部分，尤其是在新的医改政策条件下，药学人员的科研工作更成为个性化给药、精确医学等现代医疗理念实施的基石。为全面了解我国三甲医院药学人员的科研现状，本文通过对全国65家三甲医院调查问卷，对医院药学人员科研现状进行分析。研究结果表明三甲医院的药学人员科研能力普遍不强，由此推断三级以下医院的状况更加不容乐观。即便是发达地区排名靠前的医院药学人员，科研能力强的药学人员占比也很低。而要破解上述难题，则需要医院和科室相关管理人员顺应时代潮流，充分利用现有法规制度提供的平台和潜能，建立高度专业的自动化和信息化药品管理和调配体系，将药学人员从繁重的调剂工作中释放出来，同时建立一系列有利于药学科研发展的土壤和平台。

关键词　医院药学；科研现状；药师职能

科研工作是医院药学工作的重要组成部分，尤其是在医药卫生体制改革相关政策条件下，医院药学的发展方向从以供应、配置药品为中心向以服务患者为中心、合理用药为核心的临床药学工作转型，药学人员的科研工作更成为个性化给药、精确医学等现代医疗理念实施的基石[1-3]。

1　调查方法

调研对象、范围与方法参见第1章中的"医院药学技术人员核心能力调查与分析"基本内容。

2　调查结果

2.1　调查医院的总体情况

2.1.1　调查医院的分布情况

1013份药师用《医院药学技术人员核心能力书面调查表》来自于63家医院，主要分布在我国经济比较发达的地区，包括北京、上海、广州、天津、重庆、杭州、长沙等一线城市、直辖市和省会城市（表1）。

表1 参与调查医院（或机构）分布情况

序号	所在省份及城市	医院名称	序号	所在省份及城市	医院名称
1	北京	中国人民解放军总医院	32	湖南长沙	中南大学湘雅医院
2	北京	空军总医院	33	湖南长沙	中南大学湘雅三医院
3	北京	北京大学第三医院	34	湖南长沙	中南大学湘雅二医院
4	北京	北京大学人民医院	35	辽宁大连	大连医科大学附属第一医院
5	北京	中国医学科学院肿瘤医院	36	辽宁沈阳	中国人民解放军北部战区总医院
6	北京	首都医科大学附属北京同仁医院	37	山东济南	山东省立医院
7	北京	首都医科大学附属北京朝阳医院	38	山东青岛	青岛大学附属医院
8	北京	中日友好医院	39	山东济南	山东中医药大学附属医院
9	北京	北京协和医院	40	山东青岛	青岛市市立医院
10	北京	中国药学会	41	山东济南	山东省千佛山医院
11	重庆	重庆医科大学附属第一医院	42	山东济南	中国人民解放军第960医院
12	重庆	重庆医科大学附属第二医院	43	陕西西安	西安交通大学第一附属医院
13	重庆	重庆市大坪医院	44	上海	上海交通大学附属第一人民医院
14	福建福州	福建省立医院金山分院	45	上海	上海交通大学医学院附属新华医院
15	福建福州	福建省立医院			
16	福建福州	福建医科大学附属第一医院	46	上海	上海市第六人民医院
17	广东广州	中山大学附属第一医院	47	上海	上海市东方医院
18	广东广州	中山大学附属第三医院	48	上海	复旦大学附属华山医院
19	广东广州	广东省人民医院	49	上海	复旦大学附属中山医院
20	广东广州	中山大学附属肿瘤医院	50	上海	上海长海医院
21	广东广州	中山大学孙逸仙纪念医院	51	四川成都	四川省医学科学院．四川省人民医院
22	广东广州	南方医科大学南方医院			
23	广东深圳	深圳市人民医院	52	江苏苏州	南京鼓楼医院
24	广东广州	中国人民解放军南部战区总医院	53	江苏苏州	江苏省人民医院
25	河南郑州	河南省人民医院	54	江苏苏州	南京市第一医院
26	河南郑州	河南省肿瘤医院	55	天津	天津市第一中心医院
27	黑龙江哈尔滨	哈尔滨医科大学附属第二医院	56	天津	中国医学科学院血液病医院
28	湖北武汉	华中科技大学同济医学院附属同济医院	57	新疆乌鲁木齐	新疆医科大学第一附属医院
			58	新疆乌鲁木齐	乌鲁木齐市第四人民医院
29	湖北武汉	华中科技大学同济医学院附属协和医院西区	59	云南昆明	昆明医学院第二附属医院
			60	浙江杭州	浙江大学医学院附属第一医院
30	湖北武汉	中国人民解放军中部战区总医院	61	浙江杭州	浙江省人民医院
31	湖北武汉	华中科技大学同济医学院附属协和医院	62	浙江杭州	杭州市红十字会医院
			63	浙江杭州	杭州市中医院

2.1.2　调查医院的类型

63 家医院或机构中，58 家为综合医院，4 家为专科医院。根据 2014 年复旦大学医院管理研究所公布的全国医院百家排行榜（http://www.fudanmed.com/institute/news2013-2.aspx.），上述 29 家医院名列榜内，占 46%。而其余未在榜单内的医院基本属于当地最好的医院，可见此次调查的医院可以代表我国整体三甲医院的水平。

2.2　医院药学人员基本情况

在收回的所有药学人员有效问卷中，调剂岗位占 43%，拿到证书的临床药师占 28%，科研岗位占 17%，管理岗位占 12%，基本符合调查设计的人员岗位分布。这些药学人员中，第一学历和最高学历为专科的分别占比 16% 和 4%，明显低于之前的调查；第一学历和最高学历为本科的占比 68% 和 45%，最高学位为硕士的占比高达 40%，而博士学位也占比到 11%，这说明我国三甲医院药学人员的学历水平远远高于全国医院的一般水平。在最高学历所对应的专业分布方面，药学占比 62%，药理学占比 24%，药剂学占 8%，临床药学占 6%，说明医院药学需要的人才多数集中在药学通识教育上，而更高一级的人才需求则体现在临床用药与药理学方面，说明医院药学的发展方向是临床合理用药为主，而药剂学的低占比意味着医院制剂的没落。这些药学人员中，女性占比 69%，男女比例低于 1:2，这与绝大多数医院药学部门的情况相符。工作年限的分布方面，10 年以内的占比 60%，11~20 年的占比 28%，21~30 年的占比 10%，31~40 年的占比 2%。职称分布上，初级占比 38%，中级占比 41%，副高级占比 16%，正高级占比 4%，呈金字塔状。以上数据说明大型三甲医院的药学部门主要以工作年限不长的较年轻女性为主，鉴于年龄不大，因此职称也基本分布在初、中级。

2.3　医院药学人员科研现状

在医院药学是否需要科研工作的问题上，76% 的药学人员认为是需要科研工作的。对于应该在哪些领域开展科研工作，90% 的人员选择了合理用药，68% 选择了循证药学，50% 选择了药物经济学，45% 选择了基础药学，说明合理用药需要研究的思想已经植根医院药学人员的内心。而在医院已经开展的科研工作里，85% 选择了临床合理用药，50% 选择了药学基础研究，43% 选择了医院制剂开发，38% 选择了药物经济学，说明当前三甲医院已经在大量实践着合理用药的科研工作，同时还有一半医院从事着基础药学工作。在对药学人员的科研能力调查方面，主要从近 5 年内获得院内外基金数目，发表到国内外杂志的文章数目和档次以及获授权的专利数量三大指标进行了调查。获批院内外基金方面，项目数为 0 的分别占比为 82% 和 71%，项目数为 1 的占比 11% 和 14%，项目数为 2 的占比 5% 和 9%。发表的国内外文章方面，发表 0 篇文章的分别占比 30% 和 73%，发表 1~3 篇的分别占比 45% 和 19%，发表 4 篇及以上的分别为 25% 和 3%。获授权专利方面，数量为 0 的占比 87%，数量为 1 的占比 8%，数量为 2 的占比 3%。

以上数据表明这些三甲医院药学人员的科研成果主要体现在发表国内杂志的文章上，对于发表国外期刊、申请专利和各类基金的能力尚比较欠缺。提到药师开展科学研究最大的困难在哪里，51% 的调查人员选择了实验条件达不到，25% 选择了没有研究方向，17% 选择了自身能力欠缺，约 5% 选择了领导没有给机会。最后对药学人员与医护人员科研能力进行比较的数据显示药学人员与医护人员的科研能力无显著差异（表2）。

表2 药师与医护的科研能力比较

调查项目	药师	医护
近五年申请获批的各种院外基金项目为零	70.78%	66.80%
近五年申请获批的各种院内基金项目为零	81.89%	71.30%
近五年获授权的专利数量为零	87.19%	83.90%
近五年撰写刊登于国外杂志的论文数量为零	73.16%	70.00%
近五年撰写刊登于国内杂志的论文数量≤3篇	74.63%	81.46%
近五年SCI论文影响因子累计为零	73.76%	69.81%

3 医院药学人员科研现状分析

自1985年原国家卫生部启动第一轮医改以来，我国医院药学的发展经历了一系列不间断的变革：医院制剂从遍地开花到2000年左右的盛极而衰，继而持续萎缩；医院收入的药占比从超过50%到三甲医院必须控制在45%以下，直至现在所有医院实行"零加成"；静脉药物配置、药物临床试验、治疗药物监测、药品不良反应报告、临床药学服务等一系列新业务的开展，使得医院药学部门的工作模式走向以合理用药为核心的临床药学服务[4-5]。然而，作为合理用药基石的医院药学科研工作，却始终落后于医院药学的发展趋势。究其原因，可归结于当前的医疗制度还存在众多缺陷，与快速发展的社会现实和市场经济存在矛盾。

3.1 医院药学人员职能定位模糊，专业水平不足，无法满足临床需求

医院药学部门属于非临床辅助科室，人员众多，是医院利润的重要来源，长期以来"以药养医"的药品加成政策奠定了药学部门采购供应的职能部门地位，却模糊了药学部门的专业技术定位，导致药师自身定位也认为"药师即是发药"的尴尬局面，严重阻碍了医院药学的发展。同时医院领导和临床科室也对药师的工作存在误解，认为发药只要识字即可胜任，因此药师岗位招聘大量的中专生、大专生和本科生，这些人员缺乏系统科研训练，科研兴趣不强，导致科研水平总体低下。而对于近年来扩招引起的人才井喷，较多具硕士学历的人员也被招聘进医院的药学部门，以替换退休的老工作人员，但由于医院编制有限，这些人员还是处于任务繁重的调剂岗位。此外，即便有个别高学历人员进入科研岗位，也会因为医院和科室不能提供适合的实验平台和科研氛围而日趋失去科研兴趣，进而退化到科室主要业务的边缘，同时又会加深药学人员对医院药学科研无发展前景的误解，形成恶性循环。药师作为药品调配的技术工后，无时间更新自己的知识结构，临床知识匮乏，用药理论也大多停留在药品说明书上，没有用药的实践和经验，因此在与临床医师沟通的过程中，处于知识的劣势，导致药师在治疗患者的过程中作用缺失，药师的专业和学术地位无法获得相应的尊重。

3.2 医院药学人员药品调剂任务繁重，自动化和信息化程度低

由于分级诊疗制度尚没有得到施行，居民就医首选三级医院，随着三甲医院门诊及住

院患者数量的快速上升，药品调剂任务异常繁重，占用了医院药学部门大多数的人力资源和场地。调剂工作成为医院药学人员的主要业务。大型三甲医院一般有超过一千张床位，日门诊量过万。虽然建立了初级的医院信息系统（HIS）、取药叫号系统甚至自动摆药机等信息化和自动化设备，但相较美国等发达国家高度自动化和信息化的设备和技术依然处于落后地位[6-7]。

面对医院巨大的就医患者，药学人员的药品调剂工作强度仍然很高，工作内容重复度大，无法从工作中解放出来进行以临床合理用药为核心的药学科研。

3.3　医院临床药学服务人员配备不足

临床药师处于药学科研的主体地位，但是根据 2011 年颁布实施的《医疗机构药事管理规定》要求，三级医院需配备不少于 5 名临床药师，二级医院不少于 3 名临床药师。相较三级医院 50 个以上的临床科室、1 000 张以上的住院病床，临床药师的配备远远不能满足临床需求，而在职临床药师的事务性工作占据了其大量的工作时间，使其很难发挥应有的作用。

4　提高医院药学人员科研能力的途径

4.1　明确医院药学部门职能，加强药学人员的对专业定位的认知

国家卫生部门先后颁布的《医疗机构药事管理规定》《药品管理法》《处方管理办法》等相关法律制度，对医院药学部门的定位很明确：既是负责药品供应管理和使用监督的职能科室，又是药学研究和合理应用的专业技术科室。医院药学人员不仅供应和管理药品，还应成为医院"以患者为中心，以临床合理用药为核心"的专业技术队伍的重要组成部分，其主要职责是：为患者提供准确的、个性化的药物治疗服务；与临床医师讨论制定安全、有效、经济、适当的药物治疗方案；为临床护士提供药物配制、药品不良反应等方面的专业知识支持。

4.2　建立高度专业的自动化和信息化药品管理和调配体系

当前我国的具体国情是在较长时间内还不可能完全实现零加成和分级诊疗制度。因此药品的调剂和过程管理仍将是医院药学部门主要的日常工作。通过积极向国内外优秀的医院药学部门以及大型物流公司和现代服务企业（如阿里巴巴）学习，应用药品条形码、"互联网+"等先进信息技术和理念，做到药品供应链的全过程可追踪和溯源，提高过程管理水平和工作质量，减少人力消耗，为科研工作提供人力资源支撑。此外，电子病历系统、自动化调剂系统如各类自动摆药机、智能输液泵等设备的使用不仅能减少人为差错，同样也能释放大量人力资源进行科学研究。

4.3　加强医院和科室相关管理人员对药学科研关注的意识

作为医院和科室相关管理人员，应严密分析国家、医院、学科、临床医护人员和患者的相关需求，顺应历史潮流，准确把握医院药学未来的发展方向和目标，打破固有的思想理念的束缚，充分利用现有法规制度提供的平台和潜能，建立一系列有利于药学科研发展

的土壤和平台，如引进优秀人才，制定激励计划、培训已有人才、引导院内外多学科合作及定期交流和增大经费投入建立高标准的实验室等[8-12]。

5 结语

　　医院药学学科的发展离不开科研工作，药学科研是整个医院药学工作的重要组成部分。新医改形势下，医院药师的职能从调剂工作转向以患者为中心的临床药学服务，迫切需要医院药学人员大量开展科研工作以促进临床合理用药。通过对全国范围内具代表性的三甲医院的药学人员进行科研现状调查，可看出三甲医院的药学人员科研能力普遍不强，由此推断三级以下医院的状况更加不容乐观。即便是发达地区排名靠前的医院药学人员，科研能力强的药学人员占比也很低。究其原因，这与当前僵化的医疗制度息息相关，以药养医，分级诊疗的缺失是造成此现象的最主要因素。而要破解上述难题，则需要医院和科室相关管理人员顺应时代潮流，充分利用现有法规制度提供的平台和潜能，建立高度专业的自动化和信息化药品管理和调配体系，将药学人员从繁重的调剂工作中释放出来，同时建立一系列有利于药学科研发展的土壤和平台。

参考文献

［1］肖华,宋洪涛.医院药学科研的重要性及科研思路的开拓.海峡药学,2006,18(4):250-252.

［2］屈建,刘高峰,朱珠,等.我国医院药学学科的建设与发展(上).中国医院药学杂志,2014,34(15):1237-1246.

［3］屈建,刘高峰,朱珠,等.我国医院药学学科的建设与发展(下).中国医院药学杂志,2014,34(17):1423-1433.

［4］胡明,蒋学华,吴永佩,等.我国医院药学服务及临床药学开展现状调查(一)——医院药学服务一般状况调查.中国药房,2009,20(1):72-74.

［5］罗新根,李健.基于需求分析探讨我国医院药学的发展路径.中国药房,2014,25(17):1558-1560.

［6］Powell MF,张伶俐,全淑燕,等.美国医院药学教育与实践.中国药房,2015,26(13):1729-1735.

［7］陈盛新,栾智鹏.美国医疗机构药房信息系统与自动化.药学实践杂志,2010,28(3):235-238.

［8］王晶,葛卫红,方芸.三级医院药学部开展科研工作的思考.药房管理,2012,23(1):39-41.

［9］胡晋红,医院药学技术人员核心能力调查与分析.药学服务与研究,2015,15(5):321-328

［10］李焕德.临床药学研究与学科发展.中南药学,2011,9(1):3.

［11］石晓萍.医院药学科研的现状及对策.北方药学,2012,9(10):74-75.

［12］王文森,孙洁,尹晓飞,等.运用激励机制提高医院药学科研能力.中国药业,2011,20(18):9-10.

医院药学科研现状分析

（曾大勇　福建医科大学附属第一医院）

摘　要　目的：调查分析我国医院药师，医师及护士对医院药学科研现状的认识。方法：采用问卷调查的方法，从药学科研的临床需求、认知、方向、能力及成果等方面，分别对来自全国部分三级以上医院的药师及医护人员进行问卷调查。参与调查对象的职业、岗位、学历及职称等比例分布较合理。结果：调查对象中83.05%的医护人员认为开展医院药学科研十分重要，且62.16%的医护人员认为其对临床工作很有帮助；48.35%的医护人员不知道有药师从事科研工作。在药学科研主要方向，科研能力提高的重点，科研中最大困难及科研切入点等方面，药师与医护人员有较一致的看法；获得院外各项基金支持的药师比例（29.22%）低于医师（50.1%），高于护士（15.13%）；近五年有发表国内论文的药师比例（70.25%）与医师（76.97%）相比差距不大，但曾发表 SCI 论文的药师比例（26.84%）与医师（46.36%）相比还有差距；专利申请数上医药护的比例均不高。结论：我国医院药学科研工作取得了一定的成绩，逐渐得到了临床的认可和需要。在医院药学服务转型的背景下，医院药师更应立足本职，结合临床，做好科研，服务临床。

关键词　问卷调查；药师；医师；护士；医院药学科研

医院药学是与医院临床工作相接触的药学工作，包括药事管理、药品调剂、制剂、临床药学、药物研究、药品检验与质控、药物信息、药学科研与教学、药学人才培养和职业道德建设等，药学科研是其重要组成部分。一方面随着医药卫生体制改革的不断深化，正在逐步进行破除以药补医机制为核心的医疗体制改革，使得医院药学部门从盈利学科变成了成本部门；另一方面医院药学工作的中心已经不再局限于保障药品供应，而转向以患者为中心，在保障药品供应的基础上，以提供药学专业技术服务、参与临床用药为中心。因此，新时期推动药学科研工作有序开展，提升药师的自身能力和水平，增强药学核心竞争力，成为当前医院药学工作的重要任务。本文通过问卷调查方式对医院药学科研现状进行分析，以期为更好促进药学科研工作提供参考。

1　对象与方法

清华大学医院药事创新管理高级研修班（第八期）课题组在全国范围内就我国医院药学技术人员的核心能力及工作现状进行调研。调研对象、范围与方法参见第 1 章中的"医院药学技术人员核心能力调查与分析"基本内容。从对药学科研的临床需求、认知、方向、能力及结果等方面，设计医院药学科研能力调查表。调查表共 15 个项目，药师与医护人员调查项目仅 1 项不同，详见表 1。调查表由调查员发给调查对象，简单讲解填写须知，由调查对象独立完成，避免互相影响。

表1 医院药学科研能力调查项目

编号	项目
1	您认为医院药师是否需要进行科研？
2	您身边的药师有承担科研项目吗？
3	您认为药师需要从事哪方面的科研工作？
4	您医院药学开展科研的主要方向？
5	您认为药师需要提高哪方面的科研工作能力？
6	您认为药师开展科学研究最大的困难？
7	您认为药师如何与医师共同进行科学研究？
8	您认为药师与医师共同进行科学研究的最佳切入点？
9	您近五年申请获批的各种院外基金项目数量？
10	您近五年申请获批的各种院内基金项目数量？
11	您近五年获授权的专利数量？
12	您近五年撰写刊登于国内杂志的论文数量？
13	您近五年撰写刊登于国外杂志的论文数量？
14	您近五年SCI论文影响因子累计？
15（药师）	您认为药师对医师进行科学研究有无帮助？
15（医护人员）	您对科研立项的资助申请熟悉吗？

2 结果

参与调研问卷的人员情况见表2。

表2 参与问卷调查人员基本情况

职业	人数（比例%）	性别		第一学历				职称		
		男	女	专科	本科	硕士	博士	初级	中级	高级
药师	1005（50.8）	307	698	35	438	385	106	386	415	198
医师	503（25.4）	301	202	9	283	143	59	147	160	190
护士	472（23.8）	10	462	262	161	—	—	—	—	—
合计（比例%）	1980	618（31.2）	1362（68.8）	306（16.2）	882（46.9）	528（28.1）	165（8.8）	533（35.6）	575（38.4）	388（25.9）

调查表第1项目和第15（医护人员）项目用于分析药学科研的临床需求，结果见表3和表4。第2项目用于分析对药学科研工作的认知，结果见表5。第3、4项目用于分析药学科研方向，内容有所重叠，进行合并处理，结果见表6。第5、6、7、8、9、15（药师）项目用于分析开展药学科研的重要因素，结果见表7~13。第11、12、13、14项目用于分析科研成果，结果见表14~17。

表 3　不同职业对医院药学科研的需求情况

选题	药师		医师		护士		医护人员	
	人数，比例（%）		人数，比例（%）		人数，比例（%）		人数，比例（%）	
A. 非常需要	269，26.79		197，38.70		190，39.67		387，39.17	
B. 需要	497，49.50		231，45.38		205，42.80		436，44.13	
C. 态度不明确	137，13.65		63，12.38		64，13.36		127，12.85	
D. 不太需要	87，8.67		16，3.14		15，3.13		31，3.14	
E. 完全不需要	14，1.39		2，0.39		5，1.04		7，0.71	

表 4　医护人员对医院药学科研对临床帮助的认识

选题	医师	护士	医护人员
	人数，比例（%）	人数，比例（%）	人数，比例（%）
A. 非常有帮助	167，32.80	143，29.97	310，31.44
B. 有帮助	271，31.84	242，29.83	513，52.03
C. 一般	41，7.06	54，9.49	95，9.63
D. 不需要	2，0.37	6，1.16	8，0.81
E. 不知道	28，5.21	32，6.28	60，6.09

表 5　不同职业对医院药学科研工作的认知度

选题（药师/医护人员）	药师	医师	护士	医护人员
	人数，比例（%）	人数，比例（%）	人数，比例（%）	人数，比例（%）
A. 很多/很多	149，14.87	127，24.95	97，20.25	224，22.67
B. 较多/不多	297，29.64	143，28.09	108，22.55	251，25.40
C. 一般/不知道	356，35.53	225，44.20	258，53.86	483，48.89
D. 较少/几乎没有	179，17.86	9，1.77	6，1.25	15，1.52
E. 没有/没有	10，1.00	5，0.98	10，2.09	15，1.52
F. 不知道/-	11，1.10	—	—	—

表 6　不同职业对医院药学科研方向认识

选题	药师	医护人员
	人数，比例（%）	人数，比例（%）
A. 药物经济学	383，37.81	413，41.26
B. 基础药学	511，50.44	561，56.04
C. 合理用药	860，84.90	834，83.32
D. 医院制剂开发	686，67.72	652，65.13
（循证药学）	（439，43.34）	（496，49.55）
E. 其他	8，0.79	16，1.6

表7 不同职业对医院药师加强科研能力方面的认识

选题	药师	医护人员
	人数，比例（%）	人数，比例（%）
A. 文献查阅能力	772，76.21	604，60.34
B. 循证文献/实验解读能力	778，76.80	729，72.83
C. 基础实验能力	510，50.35	539，53.85
D. 外语阅读能力	694，68.51	458，45.75
E. 实验技术方法	497，49.06	396，39.56

表8 不同职业对药师开展科研工作困难的认识

选题	药师	医护人员
	人数，比例（%）	人数，比例（%）
A. 实验条件达不到	501，51.44	696，69.53
B. 没有研究方向	243，24.95	482，48.15
C. 自身能力欠缺	161，16.53	309，30.87
D. 领导没有给机会	46，4.72	187，18.68
E. 不感兴趣	23，2.36	155，15.48

表9 不同职业对药师与临床共同开展科研工作的认识

选题	药师	医护人员
	人数，比例（%）	人数，比例（%）
A. 不知道	91，9.15	174，17.58
B. 不需要与医师合作研究	13，1.31	32，3.23
C. 主动找医师建立合作	310，31.19	61，6.16
D. 最好医师主动找我们合作	41，4.12	141，14.24
E. 积极加强沟通，寻找切入点	539，54.23	582，58.79

表10 不同职业对药师与临床共同开展科研工作切入点的认识

选题	药师	医护人员
	人数，比例（%）	人数，比例（%）
A. 基础研究	84，8.41	99，10.05
B. 临床研究	721，72.17	689，69.95
C. 开发新药	38，3.80	34，3.45
D. 转化医学	103，10.31	70，7.11
E. 不知道	53，5.31	93，9.44

表 11 不同岗位药师对科研立项的资助申请熟悉度

选题	科研药师 人数，比例（%）	管理药师 人数，比例（%）	临床药师 人数，比例（%）	调剂药师 人数，比例（%）	合计 人数，比例（%）
A. 不熟悉	25，13.51	22，20.56	61，21.18	196，46.01	302，30.07
B. 不太熟悉	25，13.51	14，13.08	70，24.31	121，28.40	230，22.91
C. 一般	51，27.57	35，32.71	75，26.04	83，19.48	244，24.30
D. 较熟悉	52，28.11	23，21.50	65，22.57	21，4.93	161，16.03
E. 多次实践	32，17.30	13，12.15	17，5.90	5，1.17	67，6.67

表 12 不同职业近五年获得院外基金项目情况

基金数（项）	科研药师 人数，比例（%）	管理药师 人数，比例（%）	临床药师 人数，比例（%）	调剂药师 人数，比例（%）	小计 人数，比例（%）	医师 人数，比例（%）	护士 人数，比例（%）
A. 0	121，65.41	54，50.94	161，55.71	376，88.26	712，70.77	254，49.90	404，84.87
B. 1	35，18.92	18，16.98	61，21.11	29，6.81	143，11.00	134，26.33	33，6.93
C. 2	14，7.57	16，15.09	43，14.88	13，3.05	86，7.43	64，12.57	11，2.31
D. 3	7，3.78	11，10.38	19，6.57	3，0.70	40，3.73	34，6.68	14，2.94
E. >3	8，4.32	7，6.6	5，1.73	5，1.17	25，2.42	23，4.52	14，2.94

表 13 不同职业近五年获得院内基金项目情况

基金数（项）	科研药师 人数，比例（%）	管理药师 人数，比例（%）	临床药师 人数，比例（%）	调剂药师 人数，比例（%）	小计 人数，比例（%）	医师 人数，比例（%）	护士 人数，比例（%）
A. 0	133，71.89	77，72.64	225，78.13	389，91.31	824，81.99	312，61.42	391，82.14
B. 1	36，19.46	16，15.09	39，13.54	20，4.69	111，9.35	110，21.65	47，9.87
C. 2	11，5.95	7，6.60	15，5.21	13，3.05	46，4.27	46，9.06	14，2.94
D. 3	3，1.62	3，2.83	6，2.08	4，0.94	16，1.55	23，4.53	14，2.94
E. >3	2，1.08	3，2.83	3，1.04	0，0	8，0.78	17，3.35	10，2.10

表 14 不同职业近五年获得专利项目情况

专利数（项）	科研药师 人数，比例（%）	管理药师 人数，比例（%）	临床药师 人数，比例（%）	调剂药师 人数，比例（%）	小计 人数，比例（%）	医师 人数，比例（%）	护士 人数，比例（%）
A. 0	146，78.92	84，78.5	250，86.51	399，93.66	879，87.20	405，79.57	422，88.66
B. 1	29，15.68	14，13.08	25，8.65	13，3.05	81，8.04	60，11.79	23，4.83
C. 2	6，3.24	6，5.61	8，2.77	8，1.88	28，2.78	31，6.09	17，3.57
D. 3	2，1.08	1，0.93	1，0.3	6，1.41	10，0.99	7，1.38	10，2.1
E. >3	2，1.08	2，1.87	5，1.73	0，0	9，0.89	6，1.18	4，0.84

表15 不同职业近五年撰写刊登于国内杂志的论文人数

论文数（篇）	科研药师 人数，比例（%）	管理药师 人数，比例（%）	临床药师 人数，比例（%）	调剂药师 人数，比例（%）	小计 人数，比例（%）	医师 人数，比例（%）	护士 人数，比例（%）
A. 0	35，18.92	17，16.04	45，15.63	206，48.36	299，29.75	117，23.03	235，49.47
B. 1~3	90，48.65	42，39.62	138，47.92	179，42.02	451，44.88	258，50.79	189，39.79
C. 4~6	39，21.08	28，26.42	63，21.88	30，7.04	161，16.02	87，17.13	39，8.21
D. 6~10	11，5.95	11，10.38	28，9.72	8，1.88	58，5.77	28，5.51	9，1.89
E. >10	10，5.41	8，7.55	14，4.86	3，0.7	36，3.58	18，3.54	3，0.63

表16 不同职业近五年撰写刊登于国外杂志的论文人数

论文数（篇）	科研药师 人数，比例（%）	管理药师 人数，比例（%）	临床药师 人数，比例（%）	调剂药师 人数，比例（%）	小计 人数，比例（%）	医师 人数，比例（%）	护士 人数，比例（%）
A. 0	100，54.05	67，62.62	190，65.97	381，89.44	738，73.35	272，53.65	415，87.55
B. 1~2	55，29.73	34，31.78	68，23.61	34，7.98	191，14.99	174，34.32	41，8.65
C. 3~4	22，11.89	3，2.8	13，4.51	8，1.88	46，4.24	38，7.5	4，0.84
D. 5	3，1.62	1，0.93	11，3.82	3，0.7	18，1.73	16，3.16	11，2.32
E. >5	5，2.70	2，1.87	6，2.08	0，0	13，1.27	7，1.38	3，0.63

表17 不同职业近五年SCI论文影响因子累计情况

影响累计（分）	科研药师 人数，比例（%）	管理药师 人数，比例（%）	临床药师 人数，比例（%）	调剂药师 人数，比例（%）	小计 人数，比例（%）	医师 人数，比例（%）	护士 人数，比例（%）
B. 1~3	27，31.03	23，63.89	49，52.69	30，63.83	129，49.05	134，56.07	37，66.07
C. 4~6	29，33.33	8，22.22	23，24.73	13，27.66	73，27.76	62，25.94	8，14.29
D. 7~10	18，20.69	2，5.56	12，12.9	1，2.13	33，12.55	32，13.39	10，17.86
E. >10	13，14.94	3，8.33	9，9.68	3，6.38	28，10.65	11，4.6	1，1.79

3 讨论

3.1 医院药学科研的临床需求与认知

调查对象中83.30%的医护人员认为临床工作是需要药学科研的，且83.47%的医护人员认为其有助于临床工作。但仍有少部分医护人员（3.85%）认为是不需要的，而药师占比更高，达到10.06%。这与他们对医院药学科研工作认识不当有关，包括认为科研是高不可攀的，认为药师开展科研工作意义不大，认为搞科研是不务正业等。这些不正确的认识都可能会制约和影响药师开展科研工作的积极性。因此对科研工作必须有一个正确的认识。开展药学科研的重要性在于不仅有利于药学学科的发展和整体业务水平的提高，促进科室人才队伍建设，还可影响并推动医院药学工作的开展，体现了药师的价值，改变临床对药师能力不足的看法。如药事管理研究有利于提高工作效率，降低劳动强度，体现药学工作的技术含量，使药事管理工作更加科学，更具人性；医院制剂研究有利于开发特色制剂及解决市场上部分儿童专用剂型不足的问题等；临床用药研究能有效解决临床用药问题，提高临床用药水平，促进合理用药。

调查中发现有 51.93% 的医护人员不知道，甚至觉得没有药师从事科研工作，这说明临床虽然很需要药学科研的支持，但是科研成果不多，成效有限，只能得到部分医护人员认可。这可能是由于目前开展药学研究的领域局限，许多研究偏向基础，未能结合临床等因素，导致科研工作未能受到临床认同与重视。

3.2　医院药学研究方向

药师和医护人员在药学科研方向的认识基本一致，按比例排名依次为合理用药、医院制剂开发、基础药学、循证药学和药物经济学。合理用药所占比例很大，包括个体化给药（治疗药物浓度监测、药物基因组学研究和药代动力学等）等，这与医院药学工作重点和临床需求直接相关。

药学科研涉及多种学科，范围极其广泛，不同的研究方向会影响研究选题，而选题好坏经常会决定研究工作的成败。选题正确与否不仅决定了研究的目标和重点，而且也决定了研究成果的价值和大小，甚至从某种程度上决定了研究方法[1]。

3.3　开展药学科研的重要因素

开展科研工作会遇到很多困难，51.44% 药师和 69.53% 的医护人员都认为实验条件达不到是最大的阻碍。长期以来医院药学的重点没有放在科研工作上，也未能得到医院的重视，因此造成了现阶段大多数医院药学部门的科研工作基础薄弱，缺乏高素质的人才和必要的仪器设备。药学部门虽然不是专业科研机构，但是能结合自身条件和特点，利用临床病例资源，还是可以开展很多有价值的研究工作[2]。医护人员认为药师自身能力因素上不足（包括研究方向、自身能力欠缺、不感兴趣）的比例都大大超过药师自我认识。现结合本次调查，分析开展药学科研的几个重要因素。

3.3.1　科研能力

做好科研工作，人才是决定性因素。好的设备，好的环境，如果没有人会使用和利用就是资源浪费。调查结果表明科研的核心能力排序依次为循证文献/实验解读能力、文献查阅能力、外语阅读能力、基础实验能力和实验技术方法。除了药师认为外语阅读能力高于基础实验能力外，其余与医护人员基本一致。这些说明随着科技的进步，科研能力不再仅限于实验能力的高低，更多是综合能力的提高，特别是对信息知识的更新、获取和理解。

3.3.2　项目合作

科研工作是一项复杂工作，往往是不能由 1 个人或 1 个科室来完成的，好多项目往往都需要与不同人、不同科室甚至不同单位合作，才能顺利完成，尤其在有限条件下，更应注重科研协作[3]。但是长期以来，医院药学以调剂和制剂为主，以保障药品供应为中心，与临床交流很少，结果造成临床科室对药学部门缺乏了解，认为药师只是药品的搬运工，能力匮乏，即使有相关课题也不会主动寻求合作。一旦得不到临床的支持，药学科研工作的开展势必受到很大限制。调查中 54.23% 的药师和 58.79% 的医护人员都认为药师需要积极加强与临床沟通，寻找科研切入点。更可喜的是 31.19% 的药师会主动找医师建立合作，还有 14.24% 医护人员会主动寻找药师合作。这些表明不仅药师主动寻求临床合作的积极性很高，而且临床也需要得到药学科研的支持，医药护的合作关系逐步形成。72.17% 的药师和 69.95% 的医护人员都认为合作的切入点集中在临床研究，这很符合实际需求。

3.3.3　资金支持

开展科研工作需要经费的保障，目前科研课题经费的主要来源是获得国家、各级政府及地方的基金资助。但是调查中发现 52.98% 的药师对科研立项的资助申请不熟悉或不太熟悉，其中调剂岗位的药师所占比例最高（59.81%）；多次参与基金申请的药师以科研药师和临床药师为主，这可能与人才层次结构有一定关系，科研药师和临床药师学历多为硕士和博士，而调剂岗位的药师学历多为大专和本科。且不同岗位的药师工作重点并不相同，投入科研时间和精力也有限。但也有 27.02% 科研岗位的药师对资助申请并不熟悉，这反映在对科研人员的绩效管理上有一定不足，导致部分人员缺乏科研动力。

只有 29.23% 的药师能获得院外各项基金的支持，低于医师（50.10%），高于护士（15.13%）。而在获得院外基金支持项目的药师中，临床药师比例最高，达到 44.29%，说明临床药师深入临床，更有机会发现并提出好的研究思路，因此得到科研项目也更多；调剂药师也占 11.74%，说明即便在药品调剂的普通岗位上，只要有想法，有行动，一样会有收获。由于院内基金项目比较少，获得的比例会相对低些。

3.4　科研成果

发表论文数及获得专利数是科研成果的表现形式。

3.4.1　论文

70.25% 的药师近五年发表国内论文，与医师（76.97%）的差距不大，但 SCI 论文发表数上的差距就较大，药师（26.65%）远低于医师（46.35%）。已发表的国外杂志论文数均以 1 或 2 篇为主，篇数越多，药师与临床医护人员的比例差距反而越小；发表 5 篇以上国外杂志论文的药师甚至还略多于临床医护人员，这也表明药学队伍高尖人才的科研能力并不弱于临床医护人员。

利用中国学术期刊网络出版总库（CNKI）专业检索系统检索年作者单位包含"药剂科""药学部""药房""药械科""药品保障中心"或"药局"的全部文献。检索结果显示，药学部门发表论文数量呈快速递增之势，每 5 年翻一番，核心期刊文献量亦是每 5 年翻一番，说明医院药学部门开展的科研工作在数量和质量上均有较大提升，成为重要的药学科研力量。2010—2014 年期间总文献 6 236 950 篇，医务人员发表 2 099 858 篇（33.67%），其中涉及医院药学的共 76 818 篇（3.66%），属于核心期刊的 21 600 篇（28.12%）。主要研究领域的文献量：合理用药（包含临床研究，不良反应，药学服务，治疗药物监测，药事管理）32 853 篇（43.94%），基础药学（动物试验，中药材，稳定性，药代动力学）20 000篇（26.75%），医院制剂（制剂，质量标准）19 448 篇（26.01%），循证药学 1796 篇（2.40%），药物经济学 679 篇（0.91%）。药物临床疗效、药物不良反应、药事管理和药物利用研究，为涉及药品使用、管理的医院药学软科学研究，基本不需仪器设备等硬件支持，各级医院药学部门均有条件开展，因此这些领域的文献量最多。目前我国药学人员还是以药物的化学知识学习为主的培养模式，擅长于从事药品制剂的研发和基础研究，因此在基础药学和制剂领域的文献量也相对多。

3.4.2　专利

科研工作大多数都是进行创造性劳动的过程，成果能产生好的技术效果，能带来好的社会效益，就可以申请专利。但调查发现仅 12.80% 的药师、20.43% 的医师及 11.34% 的护士有 1 项及以上专利。说明大部分人在科研过程中，往往仅想到撰写文章来体现科研成果，却很少有人以专利形式来展示科研成果。

医院药学是医院的重要组成部分，是医、药、护三大骨干学科之一，应利用新形势下医院药学转型的契机，不断提高自身素质，立足于本职工作，结合临床，积极开展医院药学科研。只有这样，才能促使我们更好地开展以患者为中心的药学服务工作，改变医院药学认识的偏差，使医院药学始终立足于医院三大骨干学科之中，争取到药师在医院和社会中应有的地位。

参考文献

[1] 郑利光. 回溯性文献分析探讨国内医院药学科研的发展. 中国卫生事业管理, 2011, S1: 146-148.

[2] 陈军, 方芸, 刁雨辉. 加强医院药学科研工作的思考与措施. 江苏药学与临床研究, 2003, 03: 53-55.

[3] 王晶, 葛卫红, 方芸. 三级医院药学部开展科研工作的思考. 中国药房, 2012, 01: 39-41.

国内 53 所三甲医院临床药学科研现状分析及思路探讨

（卢来春　重庆大学生物工程学院中心实验室）

摘　要　目的：了解国内三甲医院临床药学相关科研的现状及其影响因素，并探讨其科研思路。方法：通过分析临床药师整体科研现状，同时进一步研究性别、学位、年龄、职称不同，是否会对科研态度、科研现状、科研方向、能力提升四个方面造成差异，并对临床药学科研思路进行探讨。调查结果采用 IBM SPSS Statistics 22.0 软件进行统计分析；计数资料以例数格式呈现；统计学方采用卡方检验、Fisher 精确概率法、kruskal-wallis 检验或 Mann-Whitney U 检验；所有结果修约为小数点后两位；$P<0.05$ 代表差异具有统计学意义。结果：通过对我国部分三甲医院临床药师进行问卷调查，发现临床药师对待科研的态度上较为积极，除临床药师的学位外，其性别、年龄、职称差异并未导致其在科研态度上的差异。科研现状方面，目前临床药师整体科研成果表现形式单一，主要集中于发表国内杂志论文，科研质量相对较低。科研方向方面，临床药师的性别、学位、年龄、职称不同，选择的科研方向基本相似。临床药师认为临床研究和转化医学是与临床医师共同开展科研的最佳切入点，合理用药和循证药学是其主要从事的科研工作。能力提升方面，无论性别、学位、年龄、职称差异，文献查阅能力和循证文献/实验解读能力都是临床药师最需要提升的自身素质，但是外语阅读能力因性别、学位、年龄、职称不同，表现出了明显的差异性。结论：为提高临床药师的科研能力和临床药学的学科发展，医院药学管理人员应该提高对临床药师的学位和职称要求，同时提供必要的科研平台，结合临床药师的自身需求给予针对性的科研能力培训。另外，临床药师的科研除目前合理用药、循证药学、药物经济学外，还可以从药学服务、药学决策、转化医学和医疗大数据中寻找新的切入点。

关键词　临床药学；临床药师；科研现状；科研思路

美国临床药学协会（American College of Clinical Pharmacy，ACCP）对临床药学的定义为"关于合理用药方面的科学研究与实践的药学领域"[1]，这一定义概括了临床药学学科发展的两个方面，即合理用药的科学研究与促进合理用药的药学实践。ACCP[2]认为临床药学像其他学科一样，科学研究对促进其发展至关重要，临床药师不仅要掌握临床药物治疗相关的知识，也要具备生物科学研究的能力。我国临床药学从 20 世纪 80 年代初兴起，30 多年来，经过几代人的努力，临床药学的发展与发达国家的差距逐渐缩小，其发展主要经历了 3 个主要阶段：①以药物动力学为中心的实验室研究的初级阶段；②以药学情报及病历与处方用药分析为中心的供给阶段；③以药物治疗为中心的临床药学服务与实践阶段[3]。尽管临床药师的工作内容不断拓展，但是通过开展科学研究，减少用药差错、改善患者预后并有效利用医疗资源等，是促进临床药学学科发展的重要手段[4]。为了解我国目前临床药学的科研现状并探讨其科学研究的新思路，清华大学医院药事创新管理高级研修班（第八期）课题组在全国范围内就我国医院药学技术人员的核心能力及工作现状进行调研，其中涵盖了临床药学相关科研的现状及其影响因素的研究。本文重点对临床药学相关科研现状进行分析和探讨。

1　调研对象与方法

调研对象、范围与方法参见第 1 章中的"医院药学技术人员核心能力调查与分析"基本内容。

2　调查结果

282 名参与调查的临床药师基本情况和调查问卷内容见表 1 和表 2。

表 1　282 名参与调查的临床药师基本情况

统计量	性别		年龄			职称			学位		
	男	女	22~31 岁	32~41 岁	42~51 岁	初级	中级	高级	学士	硕士	博士
人数（n）	77	205	89	157	36	68	151	63	79	161	42
构成比%	27.30	72.70	31.56	55.67	12.77	24.11	53.55	22.34	28.01	57.09	14.89

表 2　调查问卷内容

项目	A	B	C	D	E
科研态度					
1. 您认为医院药师是否需要进行科研	非常需要	需要	态度不明确	不太需要	完全不需要
科研现状					
2. 您近五年申请获批的各种院外基金项目数量	0	1	2	3	>3
3. 您近五年申请获批的各种院内基金项目数量	0	1	2	3	>3
4. 您近五年获授权的专利数量	0	1	2	3	>3
5. 您近五年撰写刊登于国内杂志的论文数量	0	1~3	4~6	7~10	>10
6. 您近五年撰写刊登于国外杂志的论文数量	0	1~2	3~4	5	>5
7. 您认为药师开展科学研究最大的困难在哪里	实验条件达不到	没有研究方向	自身能力欠缺	领导没有给机会	不感兴趣
科研方向					
8. 您认为如何与医师共同进行科学研究	不知道	不需要与医师合作研究	主动找医师建立合作	最好医师主动找我们合作	积极加强沟通，寻找切入点
9. 您认为与医师共同进行科学研究的最佳切入点在哪里	基础研究	临床研究	开发新药	转化医学	不知道
10. 您认为药师需要从事哪方面的科研工作〈多选〉	药物经济学	基础药学	合理用药	循证药学	其他
11. 您医院药学开展科研的主要方向为〈多选〉	医院制剂开发	临床合理用药	药学基础研究	药物经济学	其他
能力提升					
12. 您认为药师需要提高哪方面的科研工作能力〈多选〉	文献查阅能力	循证文献/实验解读能力	基础实验能力	外语阅读能力	实验技术方法

通过对回收的 282 份调查问卷进行统计分析发现：①科研态度方面：临床药师认为非常需要和需要科研的分别占参与调查的 24.11% 和 48.94%，但仍有 26.95% 对科研态度不明确或不需要进行科研。②科研现状方面：近五年获批的院外基金数为 0、院内基金数为 0、获授权专利数为 0、国内文章发表数为 0 和国外文章发表数为 0 的临床药师比例分别为 55.67%、77.30%、86.52%、15.96%、65.25%，表明临床药师的科研成果主要是在国内发表文章，提示其科研成果相对单一；关于开展科学研究的最大困难，51.42% 的临床药师认为是实验条件达不到，27.30% 和 13.83% 的临床药师认为没有研究方向和自身能力欠缺。③科研方向方面：关于如何与医师进行科研合作，50.35% 的临床药师认为应积极加强沟通，寻找切入点，36.88% 的临床药师选择主动找医师合作。关于与医师合作进行科研最佳切入点，73.40% 的临床药师认为是临床研究，其次 10.99% 的参与者认为是转化医学。参与调查的临床药师认为需要从事的科研方向主要为合理用药和循证药学，分别占 89.01% 和 73.76%，但其所在医院目前开展的科研方向主要是临床合理用药、药学基础研究和药物经济学，分别占 85.46%、46.10% 和 37.23%。④能力提升方面：参与调查的临床药师认为需要循证文献/实验解读能力、提升文献查阅能力和外语阅读能力，所占比例分别为 79.08%、78.01% 和 67.02%。具体题目选项构成比见表 3，问卷题目和选项内容与表 2 相对应。

表 3　题目选项构成比（$n = 282$）

题号	A%（n）	B%（n）	C%（n）	D%（n）	E%（n）
单选题					
1	24.11（68）	48.94（138）	15.60（44）	9.22（26）	2.13（6）
2	55.67（157）	21.99（62）	13.83（39）	6.74（19）	1.77（5）
3	77.30（218）	13.83（39）	5.67（16）	2.13（6）	1.06（3）
4	86.52（244）	8.51（24）	2.84（8）	0.35（1）	1.77（5）
5	15.96（45）	47.16（133）	22.34（63）	9.57（27）	4.96（14）
6	65.25（184）	24.11（68）	4.61（13）	3.55（10）	2.48（7）
7	51.42（145）	27.30（77）	13.83（39）	4.61（13）	2.84（8）
8	6.03（17）	1.77（5）	36.88（104）	4.96（14）	50.35（142）
9	8.16（23）	73.40（207）	1.42（4）	10.99（31）	6.03（17）
多选题					
10	54.96（155）	36.17（102）	89.01（251）	73.76（208）	0.00（0）
11	33.69（95）	85.46（241）	46.10（130）	37.23（105）	0.00（0）
12	78.01（220）	79.08（223）	43.62（123）	67.02（189）	41.84（118）

注①：选项构成比=选择了某选项的人数/参与调查的总人数 * 100。

为进一步分析临床药师性别、学位、年龄、职称不同，是否会对科研态度、科研现状、科研方向、能力提升四个方面造成差异，我们对调查结果采用 IBM SPSS Statistics 22.0 软件进行统计分析，计数资料以例数格式呈现，统计学方采用卡方检验、Fisher 精确概率法、kruskal-wallis 检验或 Mann-Whitney U 检验，结果修约为小数点后三位，并认为 $P < 0.05$ 代表

差异具有统计学意义，结果见下文。

2.1　性别

　　经过调查统计发现：回复问卷的临床药师中男性 77 名，女性 205 名。①科研态度方面：临床药师的性别差异并未影响其选择（$P>0.05$）。②科研现状方面：除近五年授权的专利数目上表现出了性别的差异外（获得专利的男性临床药师占 27.27%，女性为 8.29%），近五年申请的院内外基金数目及国内外论文发表情况上均无统计学差异（$P>0.05$）。③科研方向方面：对于问题 8 如何与医师共同进行科学研究及问题 9 与临床医师共同科研最佳切入点上，临床药师的性别差异并未影响其选择（$P>0.05$）。调查发现，科研方向的选择上，性别差异并未在药物经济学、基础药学研究、合理用药的选择上造成差异（$P>0.05$），但女性临床药师似乎更倾向于循证药学方面的研究（$P<0.05$）。④能力提升方面：女性临床药师在循证文献/实验解读能力、外语阅读能力和实验技术方法方面认为需要提升自我能力比男性多，且差异有统计学差异（$P<0.05$）。具体统计学结果见表 4 和表 5。

2.2　学位

　　参与答卷的临床药师中，有学士学位 79 人，硕士学位 161 人，博士学位 42 人。经过统计学处理发现：①科研态度方面：临床药师的学位不同，对待科研的态度上有统计学差异（$P<0.05$），学位越高，对待科研相对越积极。②科研现状方面：临床药师的学位不同，在近五年基金数目、授权专利数、论文发表数目上有统计学差异（$P<0.05$），学位越高，申请基金数目、专利数、论文发表数目上相对越多；但是由于学位不同在申请院内基金数目、专利数以及国内论文发表数目上的差异较院外基金和国外论文发表数目上缩小。关于目前开展科学研究最大的困难的调查，学位不同，所存在的困难基本相同，选择上无统计学差异（$P>0.05$），主要是因为实验条件达不到、没有研究方向和自身能力欠缺。③科研方向方面：学位的差异在对待与医师进行科研的态度和最佳切入点的选择上无统计学差异（$P>0.05$）。关于药师需要从事的科研工作上，学位的差异没有导致选择上的明显差异（$P>0.05$），临床药师主要选择的科研方向是合理用药和循证药学。调查对象所在医院药学目前开展的主要方向上，64.29% 的博士选择基础药学研究，高于 45.34% 的硕士和 37.97% 的学士，且差异有统计学差异（$P<0.05$）。④能力提升方面，学位的差异只在外语阅读能力和实验技术方法上表现出了统计学差异（$P<0.05$），但统计结果似乎与预计情况不相符（博士选择需要提升外语阅读能力和实验技术方法比硕士更多），其余均认为需要提升自身的文献查阅能力、循证文献/实验解读能力，认为需要提升基础试验能力选择人数相对较少。具体统计学结果见表 4 和表 5。

2.3　年龄

　　参与本次调查的临床药师年龄在 22～51 岁，其中 22～31 岁之间的 89 人，32～41 岁之间的 157 人，42～51 岁之间的 36 人。经过统计学处理发现：①临床药师的年龄差异并未在科研态度、科研现状和科研方向的绝大多数项目中表现出明显的差异（$P>0.05$），但是在科研现状中的近五年获批的院外基金数目、发表于国内杂志和科研方向中所在医院开展科研的主要方向上表现出一定的差异，且有统计学意义（$P<0.05$）。32～41 岁之间的临床药师

近五年都没有获批院外基金人数最少，其次是 42～51 岁之间；但 42～51 岁之间的临床药师近五年都没有在国内杂志发表文章人数最少，其次是 32～41 岁之间。②能力提升方面，只有在外语阅读能力选项上，表现出了一定得差异，年龄越大选择越需要提升该项能力的越多（$P<0.05$）。具体统计学结果见表 4 和表 5。

2.4 职称

填写本项问卷的临床药师中，初级职称 68 人，中级职称 151 人，高级职称 63 人。经过统计学处理发现：①科研态度和科研方向方面，临床药师的职称差异未在这两方面表现出统计学上的差异（$P>0.05$）。②科研现状方面：临床药师的职称差异在近五年获批的院内外基金数目和发表于国内的文章上表现出了差异，且有统计学意义，职称越高，近五年有获批的院内外基金和国内发表过文章所占比例越高（$P<0.05$）；其他关于科研现状的选项统计没有表现出与临床药师的职称差异相关（$P>0.05$）。③能力提升方面，在基础试验能力和外语阅读能力上，临床药师的职称差异在选择需自我提升的能力上有一定差异，且有统计学意义（$P<0.05$）；初级职称的临床药师在基础试验能力方面最需要提高，其次是高级职称的临床药师，但是在外语阅读能力方面，高级职称的临床药师似乎更有需求，其次是中级职称和初级职称。具体统计学结果见表 4 和表 5。

表 4　分类因素不同对选项的差异性统计结果——单选题（$n=282$）

题号	分类项目	选项（n）					统计量	P	题号	分类项目	选项（n）					统计量	P
		A	B	C	D	E					A	B	C	D	E		
2.1 性别									2.2 学位								
1	男	23	31	15	6	2	7620.5	0.632	1	学士	14	42	12	10	1	6.145	0.046
	女	45	107	29	20	4				硕士	41	71	29	16	4		
	--	--	--	--	--	--	--	--		博士	13	25	3	0	1		
2	男	38	18	10	9	2	7031	0.118	2	学士	56	11	7	5	0	31.199	<0.001
	女	119	44	29	10	3				硕士	89	42	20	6	4		
	--	--	--	--	--	--	--	--		博士	12	9	12	8	1		
3	男	55	11	8	2	1	7189.5	0.115	3	学士	69	6	2	2	0	9.619	0.008
	女	163	28	8	4	2				硕士	123	22	11	3	2		
	--	--	--	--	--	--	--	--		博士	26	11	3	1	1		
4	男	56	12	7	0	2	6382.5	<0.001	4	学士	71	5	2	1	0	6.551	0.038
	女	188	12	1	1	3				硕士	142	11	4	0	4		
	--	--	--	--	--	--	--	--		博士	31	8	0	0	1		
5	男	12	31	18	11	1	7077.5	0.154	5	学士	21	36	15	5	2	8.568	0.014
	女	33	102	45	16	9				硕士	19	77	37	20	8		
	--	--	--	--	--	--	--	--		博士	5	20	11	2	4		
6	男	45	21	3	5	3	7070.5	0.109	6	学士	64	12	2	1	0	51.985	<0.001
	女	139	47	10	4	4				硕士	113	31	8	5	4		
	--	--	--	--	--	--	--	--		博士	7	25	4	4	3		

题号	分类项目	A	B	C	D	E	统计量	P	题号	分类项目	A	B	C	D	E	统计量	P
2.1 性别									**2.2 学位**								
7	男	33	22	14	6	2	5.496	0.230	7	学士	42	20	15	0	2	11.973	0.126
	女	112	55	25	7	6				硕士	76	48	21	11	5		
	--	--	--	--	--	--	--	--		博士	27	9	3	2	1		
8	男	6	1	33	4	33	3.082	0.548	8	学士	5	2	32	1	39	10.354	0.199
	女	11	4	71	10	109				硕士	12	2	58	12	77		
	--	--	--	--	--	--	--	--		博士	0	1	14	1	26		
9	男	6	60	0	7	4	1.624	0.834	9	学士	6	61	0	5	7	10.498	0.193
	女	17	147	4	24	13				硕士	15	115	3	18	10		
	--	--	--	--	--	--	--	--		博士	2	31	1	8	0		
2.3 年龄（低：22～31岁，中32～41岁，高42～51岁）									**2.4 职称**								
1	低	24	34	21	9	1	1.577	0.455	1	初	20	26	15	6	1	0.998	0.61
	中	36	80	21	16	4				中	36	70	25	16	4		
	高	8	24	2	1	1				高	12	42	4	4	1		
2	低	72	8	7	2	0	30.932	<0.001	2	初	54	6	5	3	0	27.045	<0.001
	中	67	48	25	12	5				中	80	42	20	8	1		
	高	18	6	7	5	0				高	23	14	14	8	4		
3	低	74	9	4	2	0	2.972	0.226	3	初	58	5	4	1	0	7.968	0.019
	中	118	27	8	2	2				中	119	21	6	5	0		
	高	26	3	4	2	1				高	41	13	6	0	3		
4	低	82	4	1	0	2	6.344	0.042	4	初	60	5	1	0	2	2.603	0.272
	中	135	14	6	0	2				中	133	14	3	1	0		
	高	27	6	1	1	1				高	51	5	4	0	3		
5	低	23	48	13	4	1	20.215	<0.001	5	初	27	31	6	3	1	43.715	<0.001
	中	19	68	42	21	7				中	13	81	41	14	2		
	高	3	17	8	2	6				高	5	21	16	10	11		
6	低	64	18	4	2	1	4.945	0.084	6	初	47	18	1	2	0	4.966	0.083
	中	102	37	5	7	6				中	103	31	7	5	5		
	高	18	13	4	1	0				高	34	19	5	3	2		
7	低	45	21	10	8	5	9.615	0.26	7	初	34	17	8	8	1	12.19	0.12
	中	80	46	23	5	3				中	79	38	23	5	6		
	高	20	10	6	1	0				高	32	22	8	0	1		
8	低	7	2	35	4	41	2.367	0.976	8	初	7	1	30	2	28	13.66	0.073
	中	8	3	57	8	81				中	7	2	56	5	81		
	高	2	0	12	2	20				高	3	2	18	7	33		

续表

题号	分类项目	选项 (n)					统计量	P	题号	分类项目	选项 (n)					统计量	P
		A	B	C	D	E					A	B	C	D	E		
2.3 年龄（低：22~31 岁，中 32~41 岁，高 42~51 岁）									2.4 职称								
9	低	13	64	1	6	5	9.32	0.272	9	初	11	45	1	6	5	8.899	0.314
	中	8	117	3	19	10				中	9	115	2	18	7		
	高	2	26	0	6	2				高	3	47	1	7	5		

3　讨论

3.1　临床药学科研现状分析

调查结果显示，临床药师对待科研的态度上较为积极，且临床药师的性别、年龄、职称差异并未导致其在科研态度上的差异，然而学位的差异在科研态度上表现出了一定的差异，学位越高，对待科研相对越积极，可能与其接受科研思维及科研方法的培训越多，同时学习过程中从事的科研工作越多有关。科研现状方面，目前临床药师整体科研成果表现形式单一，主要集中于在国内杂志上发表论文，科研质量相对较低。但临床药师学位越高，近五年取得的科研成果相对越多。临床药师的职称差异只在有无获批院内外基金和发表于国内杂志文章上有差异，职称越高，获批过院内外基金和发表过国内文章的人数相对越多。临床药师的年龄和性别差异对科研成果影响较小。目前临床药师最主要的科研困难依次是实验条件达不到、没有研究方向和自身能力欠缺，医院药学管理者需要从这些方面加强对临床药师的培训。科研方向方面，临床药师的性别、学位、年龄、职称不同，选择的科研方向基本相似。临床药师认为临床研究和转化医学是与临床医师共同开展科研的最佳切入点，合理用药和循证药学是其目前主要从事的科研工作。能力提升方面，无论性别、学位、年龄、职称差异，文献查阅能力和循证文献/实验解读能力都是临床药师最需要提升的自身素质。但是外语阅读能力因性别、学位、年龄、职称不同，表现出了明显的差异性，年龄越大、职称越高越希望提升这一能力；特别是女性比男性、博士比硕士更希望提升这一能力。

临床药学科研的开展除需具备完善的硬件设施及管理制度，还需开展持续的、多需求的、分类别的人员培训，以提升临床药师的科研能力[5]。Derek[6]等认为培养科学研究能力的六个原则是：通过培训和增加应用科研技巧的机会建立科研技巧与自信、支持接近实践的研究项目、研究者之间的合作、适当扩大研究结果的影响力、科研的可持续性、充足的科研设备。因此，为了提高临床药师的科研能力和临床药学的学科发展，医院药学管理人员应该提高对临床药师的学位和职称要求，同时提供必要的科研平台，结合临床药师的自身需求给予针对性的科研能力培训，从而使其树立正确的科研思路和寻找有价值的科研方向。

3.2　临床药学科研思路探讨

目前，临床药师认为其需要从事的科研方向主要为合理用药和循证药学，同时认为临床研究和转化医学是其与临床医师进行共同科研的主要方向。参与调查的临床药师中，

表 5 分类因素不同对选项的差异性统计结果——多选题

2.1 性别

题号	分类项目	10题 选择	10题 未选择	10题 P	11题 选择	11题 未选择	11题 P	12题 选择	12题 未选择	12题 P
A	男	37	40	0.153	28	49	0.560	55	22	0.102
	女	118	87		67	138		165	40	
B	男	28	49	0.967	67	10	0.650	52	25	0.003
	女	74	131		174	31		171	34	
C	男	66	11	0.279	34	43	0.688	35	42	0.703
	女	185	20		96	109		88	117	
D	男	47	30	0.003	24	53	0.197	44	33	0.031
	女	161	44		81	124		145	60	
E	男	0	77	—	0	77	—	24	53	0.026
	女	0	205		0	205		94	111	

2.2 学位

题号	分类项目	10题 选择	10题 未选择	10题 P	11题 选择	11题 未选择	11题 P	12题 选择	12题 未选择	12题 P
A	学士	37	42	0.065	29	50	0.225	63	16	0.743
	硕士	89	72		48	113		123	38	
	博士	29	13		18	24		34	8	
B	学士	25	54	0.465	67	12	0.870	62	17	0.287
	硕士	59	102		139	22		124	37	
	博士	18	24		35	7		37	5	
C	学士	71	8	0.597	30	49	0.021	39	40	0.215
	硕士	141	20		73	88		63	98	
	博士	39	3		27	15		21	21	
D	学士	56	23	0.159	28	51	0.705	59	20	0.004
	硕士	116	45		59	102		100	61	
	博士	36	6		18	24		30	12	
E	学士	0	79	—	0	79	—	44	35	0.006
	硕士	0	161		0	161		55	106	
	博士	0	42		0	42		19	23	

续表

2.3 年龄（低：22~31 岁，中 32~41 岁，高 42~51 岁）

题号	分类项目	10题 选择	10题 未选择	10题 P	11题 选择	11题 未选择	11题 P	12题 选择	12题 未选择	12题 P
A	低	40	49		28	61		70	19	
	中	95	62	0.062	56	101	0.729	123	34	0.895
	高	20	16		11	25		27	9	
B	低	29	60		76	13		67	22	
	中	62	95	0.420	133	24	0.814	127	30	0.567
	高	11	25		32	4		29	7	
C	低	77	12		36	53		42	47	
	中	144	13	0.590	76	81	0.427	64	93	0.557
	高	30	6		18	18		17	19	
D	低	64	25		27	62		47	42	
	中	120	37	0.087	64	93	0.260	114	43	0.002
	高	24	12		14	22		28	8	
E	低	0	89		0	89		31	58	
	中	0	157	——	0	157	——	70	87	0.258
	高	0	36		0	36		17	19	

2.4 职称

题号	分类项目	10题 选择	10题 未选择	10题 P	11题 选择	11题 未选择	11题 P	12题 选择	12题 未选择	12题 P
A	初	29	39		24	44		49	19	
	中	89	62	0.064	49	102	0.894	117	34	0.165
	高	37	26		22	41		54	9	
B	初	28	40		56	12		51	17	
	中	53	98	0.597	130	21	0.688	121	30	0.632
	高	21	42		55	8		51	12	
C	初	58	10		35	33		38	30	
	中	134	17	0.308	64	87	0.392	50	101	0.001
	高	59	4		31	32		35	28	
D	初	50	18		20	48		34	34	
	中	116	35	0.306	59	92	0.296	104	47	0.001
	高	42	21		26	37		51	12	
E	初	0	68		0	68		26	42	
	中	0	151	——	0	151	——	58	93	0.086
	高	0	63		0	63		34	29	

27. 30% 的临床药师认为开展科学研究的最大困难是没有研究方向，说明相当部分临床药师没有明确的科研思路。结合本次调查结果，笔者认为除目前临床药师的研究热点临床合理用药、循证药学和药物经济学外，临床药师的科研思路还可以从以下几方面着手：

3.2.1　药学服务相关的科学研究

欧洲药学服务委员会对药学服务的定义是"药学服务是药剂师在优化患者药物使用和改善患者健康结局过程中所做出的贡献"[7]。Berenguer 等认为，目前已经有部分药学服务项目被证实对改善患者健康状况有积极意义，但是仍有更多这样的项目需要去研究[8]。如国内冯斯平等研究了"药学服务干预对高血压病治疗效果的影响"[9]；辛传伟等研究了"在胰岛素治疗过程中，临床药师提高患者依从性的作用价值"[10]；国外 Renata 等研究了"为艾滋病患者提供药学服务的成本分析"[11]。可见药学服务项目众多，同一项服务面对的患者又多种多样，如何在这些项目中，寻找最有价值的药学实践，是非常有必要的。

3.2.2　药物治疗决策中的临床研究

临床药师的职责之一是为医师或患者提供安全、有效、经济的药物治疗决策，而正确的药物治疗决策应该以临床证据为导向的。目前国内临床药师们更多扮演的角色是现有证据的使用者，我们应该向证据的创造者转变。直至 2006 年 ACCP 仍认为所有成熟的临床研究成果中很少是由临床药师主导的，因此提出了"临床药学科学家"这一概念，希望到 2030 年临床药师将会成为申请科学基金的重要角逐者，并且将会更好的创造和利用新知识、新证据去指导药物治疗[2]。本次调查也显示，国内大多数临床药师均认为与临床医师最佳的科研合作方向是临床研究，但是国内的临床药师并未真正深入到临床的科学研究中去，更多的只是幕后资料的管理者，因此以药物治疗为中心的临床研究——创造临床药物治疗证据，将是临床药师今后科研的一个重要方向。

3.2.3　从转化医学思维中寻找临床药师的科研价值

近年来，转化医学是医学领域科学研究的热名词，它是指从实验室到临床的应用型研究，即是将研究结果、结论应用到临床及日常健康保健工作中，是将医学研究成果普及大众的过程，是医学研究的一个分支[12]。早在 2007 年，惠康基金会曾提出：我们现在正急需培养能把基础医药学理论、临床药理学和现代研究技术结合起来去解决临床复杂病理生理学问题的人才[13]。临床药学是介于药学与临床医学之间的纽带学科，临床药师恰好是实现转化医学的关键，一方面可以把临床问题转化到基础研究领域，另一方面又可以将基础研究的成果应用到临床实践中去[14]。如 Fishburn 认为，发现药物需求是研发新药的第一步，但是研发药物的学术机构、生物制药公司等与临床应用的医疗机构之间联系不紧密，无法接触发现药物的最前沿[15]。笔者认为，临床药师深入临床工作一线，具备临床医师欠缺的药学相关理论，同时对临床知识有一定的了解，这对研发新药、发现药物新作用、适应临床需求改变药物剂型等有很大的帮助，是临床药师融入转化医学研究中的新契机。

3.2.4　大数据时代临床药学的科研

2008 年以后，全球生物医药的数据呈直线上升趋势。传统的临床用药方法面临大数据的挑战，如何最大限度地利用这些数据为临床药学服务、提升临床合理用药水平，正是当前的研究热点[16]。但是临床药师应该明白，大数据不是单纯盲目的搜集大量医药学数据，而是从大量材料中甄别出对科研有价值的数据[17]，从而服务于我们的科研。如肿瘤患者的生存状况，作为疗效数据的一个部分，具有相当大的研究分析价值，但由于种种原因，这方面的数据常不完整，特别是缺乏包括药物的疗效、患者生活质量或肿瘤患者的生存状况等相关信息，或信息没有标准化而无法利用，因此临床药师可以从这些方面搜集随访肿瘤患者的数据，从而为评价肿瘤患者疗效的研究建立有价值的数据库。

通过本次调查研究发现，目前国内临床药学的科研水平相对较低，需要引起医院药学管理者的重视，另外，学科的建设与发展必须有科学研究为支撑，没有科研成果与基本要素的组成就不能称其为学科，科学研究与学科建设是长期的艰苦的任务[3]。

参考文献

［1］American College of Clinical Pharmacy. The Definition of Clinical Pharmacy. Pharmacotherapy,2008,28(6)：816-817.

［2］American College of Clinical Pharmacy. The State of Science and Research in Clinical Pharmacy. Pharmacotherapy,2006, 26(7):1027-1040.

［3］李焕德.临床药学研究与学科发展.中南药学,2011,9(1):1-3.

［4］张伶俐,张扬,曾力楠,等.美国临床药师的工作职责及定位.中国药房,2016,27(34):4753-4756.

［5］张凤,夏天一,高守红,等.CNAS-CL01 准则在临床药学教学和科研管理中的应用.中国药业,2016,25(18):11-14.

［6］Derek,Moza,Rouf,et al. Building hospital pharmacy practice research capacity in Qatar:a cross-sectional survey of hospital pharmacists. Int J Clin Pharm,2015(37):511-521.

［7］Allemann,Foppe van Mil,Botermann,et al. Pharmaceutical Care:the PCNE definition 2013. Int J Clin Pharm (2014)36:544-555.

［8］Berenguer B,La Casa C,Matta MJ,et al. Pharmaceutical Care:Past,Present and Future. Curr Pharm Des,2004, 10(31):3931-3946.

［9］冯斯平,冯伯伦,胡启均,等.药学服务干预对高血压病治疗效果的影响.中国医院用药评价与分析,2019,(01):112-114.

［10］Xin C,Xia Z,Jiang C,et al. Effect of pharmaceutical care on medication adherence of patients newly prescribed insulin therapy:a randomized controlled study. Patient Preference and Adherence,2015,9:797-802.

［11］Renata,Caroline,Marília,et al. Cost analysis of pharmaceutical care provided to HIV-infected patients:an ambi-spective controlled study. Journal of Pharmaceutical Sciences,2015,23:13.

［12］Xiangdong Wang. A new vision of definition, commentary, and understanding in clinical and translational medicine. Clin Transl Med,2012,1(1):5.

［13］Aronson JK,Cohen A,Lewis LD. Clinical pharmacology-providing tools and expertise for translational medicine. Br J Clin Pharmacol,2008,65(2):154-157.

［14］胡莹莹,张勇.转化药学在临床药师在校培养道路中的探索.药学教育,2016,32(6):16-19.

［15］Fishburn CS. Translational research:the changing landscape of drug discovery. Drug Discov Today,2013,18(9-10):487-94.

［16］杨谨成,王会凌,费小非.大数据在临床药学的相关应用与展望.中国药业,2017,26(19):1-4.

［17］Shin YL,Choi CL,Lee J. First Step to Big Data Research in Hospital. Stud Health Technol Inform,2015,216:924.

国内三甲医院药师从事科研工作现状分析

（封卫毅　西安交通大学医学院第一附属医院）

摘　要　本研究以问卷调查的形式，对药师及医护人员承担科研课题、论文发表、专利申请以及药师从事科研工作的困难等问题进行调查研究。结果发现，药师在承担院内外科研项目、在国内外期刊发表研究文章以及申请专利数量上均不及医护人员，其中在承担院内科研项目和发表 SCI 收录期刊的论文数量上差距较大；影响医院药学人员从事科研工作的障碍主要是实验条件、研究方向和自身能力；文献阅读的理解能力、文献查阅、实验能力和外文阅读是提高药学人员科研能力亟须提高的前几位因素；以临床研究为切入点，与医护人员加强沟通，则是医护人员认为药学人员科研的最佳途径。本研究为了解国内医院药学科研现状提供了部分基础数据。

关键词　三甲医院；药师；科研项目

作为我国医院分级管理标准中最高等级的三级甲等医院，不仅应承担日常的医疗工作，还应该是教学、科研的医疗技术中心。因此，对于大型三甲医院尤其在高等医药院校附属医院中，通常承担着一定的教学和科研任务，"医、教、研"是其日常工作的三个重要有机组成部分。其中科研能力是一个医院实力和核心竞争力的重要基石，为医院的学科建设、业务拓展和行业声誉提供重要支撑。通过对医疗工作过程中发现的科学疑难问题进行探索，提升医疗服务水平，带动和促进教学工作的不断进步。因此，科研指标越来越受到各家医疗机构的重视，不断被纳入学科评估、技术水平评比、医务人员晋升考核等方方面面的评价体系中。

医院药学作为"医、药、护"医院三大骨干学科之一，不仅在日常的医疗救治工作中具有举足轻重的作用，而且在医院的教学和科研工作中也扮演着重要角色，医院药学的科研工作已成为评价医院科研能力的重要组成部分。医院药学的工作内容庞杂，包含了传统的药品调剂、静脉用药调配、临床药学服务、药事管理、个体化用药监测、基础药理学和药剂学研究等内容。医院药师作为医院医疗工作者的重要组成部分，其以患者和医务人员为服务对象，除提供药物和咨询等基本服务以满足日益提高的医疗服务需求外，还承担着临床合理用药、用药安全评价、药物信息收集等方面的工作，需要与医师、护师协作共同为患者提供专业的医疗技术服务，保证患者获得最佳的治疗结果。与此同时，随着大量新药新制剂不断涌现，一方面，如何指导临床医师合理使用此类新药，如何在保证患者在得到治疗效果最佳的同时防止受到新的不良反应的伤害，如何控制过度上涨的医药费用等现实问题也不断出现，成为医院药学亟待解决的重要课题；另一方面，与治疗相关的基础药理学、药代动力学、药物基因组学等方面的问题和需求为药学工作者和药学研究提出了越来越多的挑战，同时对医院药师的科研能力和素质也提出了更高的要求。然而，截至目前对于国内大型三甲医院药师的科研现状还不清楚，尚未见到有相关的大型调查对此进行研究和分析。

因此，清华大学医院药事创新管理高级研修班（第八期）课题组在全国范围内就我国医院药学技术人员的核心能力及工作现状进行调研，通过问卷调查的形式对所调研医院药师承担科研课题、发表论文、申请专利等情况进行调查研究，同时对比药师与医护人员从事科研工作的差异，分析国内大型医院药师从事科研工作的能力和现状，并从医护人员的角度了解其对药学人员科研方向、科研合作等方面的一些观点和需求。

1 调研对象与方法

调研对象、范围与方法参见第 1 章中的"医院药学技术人员核心能力调查与分析"基本内容。

2 调研结果

2.1 药师和医护人员的科研现状

2.1.1 药师和医护人员对药师承担科研项目的认知情况

调查结果表明，有 44.5% 的受访药师认为身边的药师承担的科研项目很多和较多，35.5% 认为身边的药师承担的科研项目一般；受访的医护人员中，有 22.8% 认为身边药师承担的科研项目很多，48.7% 不知道身边药师承担的科研情况（表 1 和图 1）。

表 1　药师和医护人员对药师承担科研项目的认知情况

受访人员	很多（%）	较多（%）	一般（%）	较少/不多（%）	没有（%）	几乎没有（%）	不知道（%）
药师	14.9	29.6	35.5	17.9	1.0	/	1.1
医护人员	22.8	/	/	25.6	1.5	1.5	48.7

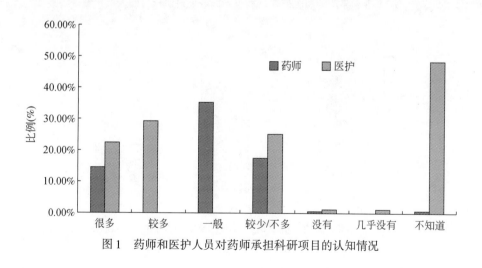

图 1　药师和医护人员对药师承担科研项目的认知情况

2.1.2 近五年承担科研项目情况

近五年来能够申请到院外各类科研项目和院内基金项目的药师比例分别为 29.2% 和

18.1%，而医护人员比例分别为 33.2% 和 28.7%；申请到专利的药师比例为 12.8%，而医护人员为 16.1%。结果表明大多数药师未承担任何科研项目。相比较而言，医护人员承担院内、外基金项目以及申请专利的比例均高于药师，表明药师在科研项目承担及专利申请上尚不及医护人员（表 2、图 2 和图 3）。

表 2　近五年药师和医护人员承担科研项目情况

科研项目	0 项		1 项		2 项		3 项		3 项以上	
	药师 (%)	医护人员 (%)	药师 (%)	医护人员 (%)	药师 (%)	医护人员 (%)	药师 (%)	医护人员 (%)	药师 (%)	医护人员 (%)
院外基金	70.8	66.8	14.2	16.8	8.6	7.7	5.0	4.9	2.5	3.7
院内基金	81.9	71.3	11.1	16.0	4.6	6.1	1.6	3.8	0.8	2.7
专利	87.2	83.9	8.1	8.4	2.8	4.9	1	1.8	0.9	1.0

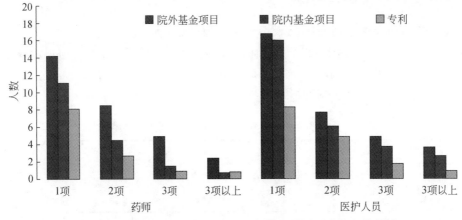

图 2　近五年药师和医护人员承担不同数量科研项目的人员比例

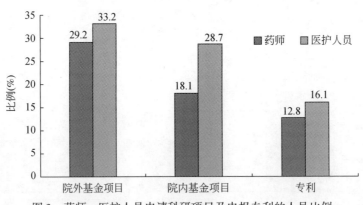

图 3　药师、医护人员申请科研项目及申报专利的人员比例

2.1.3　近五年发表论文情况

70.3% 的药师曾在国内杂志上刊登论文，医护人员的比例为 64.3%。药师在国内杂志上刊登论文的篇数和人数比例均略高于医护人员，表明药师在国内专业期刊发表科研论文

的产出情况优于医护人员。但也有73.2%的药师近五年未在国外杂志刊登过论文，高于医护人员的70.0%。这显示药师在国外专业期刊发表论文情况不及医护人员。结果详见表3。

表3　近五年药师和医护人员发表论文情况

	论文数量	0	1~3篇	4~6篇	6~10篇	10篇以上
国内杂志	药师比例（%）	29.7	44.9	16.0	5.8	3.6
	医护人员比例（%）	35.7	45.8	12.7	3.7	2.1
	论文数量	0	1~2篇	3~4篇	5篇	5篇以上
国外杂志	药师比例（%）	73.2	19.1	4.6	1.8	1.4
	医护人员比例（%）	70.0	22.0	4.2	2.7	1.0
	影响因子	无	1~3分	4~6分	7~10分	10分以上
SCI论文	药师比例（%）	73.8	12.8	7.3	3.4	2.8
	医护人员比例（%）	69.8	17.4	7.3	1.3	1.2

2.1.4　所在医院开展的药学科研方向

受访药师、医护人员所在医院开展的药学科研方向分布情况详见表4。药师和医护人员均认为"临床合理用药"应是医院药学的主要科研方向，比例均接近85%，位于首位，其次为药学基础研究和医院制剂开发。"其他"项中包含了治疗药物监测（therapeutic drug monitoring，TDM）、药物基因组学（pharmacogenomics，PG）、群体药代动力学（population pharmacokinetics，PPK）、个体化用药、临床药理、调剂及临床循证用药，所占比例小于2.0%。

表4　受访药师、医护人员所在医院开展医院药学科研的方向

科研方向	临床合理用药（%）	药学基础研究（%）	医院制剂开发（%）	药物经济学（%）	其他（%）
药师	84.9	50.4	43.3	37.8	0.8
医护人员	83.3	56.0	49.6	41.3	1.6

2.1.5　药师从事科研工作的困难点

受访药师对科研资助不熟悉和不太熟悉的累计占比为52.7%，一般熟悉比例为24.5%，三者合计比例高达77.2%，而有多次实践经验的人员仅仅只有6.7%；对于开展科研困难因素调查结果显示，"实验条件"是首要因素，占比为51.4%，其次为研究方向和自身能力。结果详见表5和表6。

表5　药师对科研立项资助申请熟悉程度

熟悉程度	不熟悉	不太熟悉	一般	较熟悉	多次实践
比例（%）	29.5	23.3	24.5	16.1	6.7

表6　药师认为开展科学研究最大的困难情况

困难因素	实验条件	研究方向	自身能力	领导没有给机会	不感兴趣
比例（%）	51.4	24.9	16.5	4.7	2.4

2.1.6　药师需提高的科研工作能力情况

医护人员认为循证文献/实验解读能力、文献查阅能力和基础实验能力不足是药师进行科研工作的三大主要障碍，所占比例均大于 50%，详见表 7。

表 7　医护人员认为药师需提高的科研工作能力情况

科研能力	循证文献/实验解读	文献查阅	基础实验能力	外语阅读能力	实验技术方法
比例（%）	72.8	60.3	53.9	45.8	39.6

2.1.7　医护人员与药师科研工作合作调查

近 60% 的医护人员认为医、药、护之间沟通不足，应积极加强联系和沟通，寻找科研合作切入点为进行科研合作的首要因素；但不知道如何进行科研合作的比例高达 17.6%（表 8）。对于认为"药师与医师共同进行科学研究的最佳切入点"的调查结果分析表明，69.9% 的医护人员认为药师与医师共同进行科学研究的最佳切入点是临床研究，其次为基础研究，比例为 10.1%（表 9）。对于"药师对医师进行科学研究有无帮助"的调查结果分析表明，83.3% 的医护人员认为药师对其科学研究有帮助或非常有帮助（表 10）。

表 8　医护人员认为药师与医师共同进行科学研究的方式分析

合作研究方式	积极加强沟通寻找切入点	最好药师主动找我们合作	困难太多	不需要	不知道
比例（%）	58.8	14.2	6.2	3.3	17.6

表 9　医护人员认为药师与医师共同进行科学研究的最佳切入点

合作研究切入点	基础研究	临床研究	开发新药	转化医学	不知道
比例（%）	10.1	69.9	3.5	7.1	9.4

表 10　医护人员对药师帮助其进行科学研究的认可程度

帮助程度	非常有帮助	有帮助	一般	不需要	不知道
占比（%）	31.4	52.0	9.8	0.8	6.1

3　讨论

3.1　科研氛围在医院药学部门已初步形成

近年来，随着国内医院药学尤其是临床药学的发展，医院药师越来越多地参与到以患者为中心的临床药学服务中，相关的一些需求如临床合理用药、药物经济学和药学基础研究等方面的科研课题也随之增加。此外，随着高校和医院之间竞争的加剧，学科评比、医院排名等各种考核压力也越来越大。由于科研是学科评估的重要标准之一，因此各家医疗机构越来越重视科研工作，其中很多医院将科研工作作为员工绩效考核、职称晋升的关键性指标，从客观上也刺激和引导大型三甲医院医疗工作人员投身科研的积极性，科研氛围在三甲医院药学部门也越来越浓厚。有文献报道显示[2]，1995—2009 年 15 年间，药学部门发表论文数量（包括核心期刊论文数）呈快速递增之势，每 5 年翻一番。本次问卷调查显示近 30% 的药师承担了院外科研项目，近 20% 的药师承担着院内科研项目，近 70% 的药师在国内杂志上发表了论文。药学科研项目的全面开展有力地促进了医院药学学科的发展。药师在药学工作中发现问题并通过科学研究予以解决，这些研究成果应用于临床后，有效提高了药学服务水平，提升了临床合理用药水平。

3.2 药学人员的科研能力与临床医护人员相比尚有一定差距，还需进一步提高

为方便比较，本次调查将医生和护士作为整体，并与药师进行对比。实际上药师的科研能力的调研相关数据介于医生和护士之间，由于调查的医生和护士人数基本一致，所得的医护人员数据大体相当于医生和护士的平均值。结果发现，近五年有 30% 的药师曾承担过院外科研基金项目，20% 的药师承担过院内科研基金项目。与此相对应，有 33% 的医护人员承担过院外科研基金项目，39% 的医护人员承担过院内科研基金项目。这表明药师承担的院外基金项目虽稍低于医护人员，但承担的院内基金项目比例仅为医护人员的一半。说明药学人员的科研能力与医护人员相比还有一定差距，尤其在医院内部科研能力等方面的认可度还明显较低。

高水平的论文和有影响力的科研成果才是科研实力的真实反映，缺乏有影响力的科研论文和科研成果也是目前大型三甲医院科学研究中普遍面临的挑战。本次调查发现，医院药师发表在国内期刊的论文数量并不少于甚至稍高于医护人员，但在国外期刊或 SCI 收录的论文发表数量则相对较少，同时药师申请专利的比例也低于医护人员。表明药师在科研产出的质量上与临床医护人员相比还有一定的差距。

调查还发现，药师对科研资助不熟悉、不太熟悉和一般熟悉的累计比例高达 77.2%，药师对科研的熟悉程度是影响药师进行科研的主要原因，这一结果与此前研究相近[3]。对循证文献/实验解读能力、文献查阅能力和基础实验能力不足是影响药师进行科研工作主要障碍。因此，要提高药师的科研能力，首先应从熟悉科研资助项目、提高科研论文阅读和查阅能力、培训实验技能等方面入手，引导药师逐步开展科研工作，而且此前有人针对此问题进行过一些有益的教学探索[4]。通过文献检索能够使药师及时掌握相关领域最新进展和最新成果，从而在提出科学问题的基础上，制订可行的研究方案，积极参与科研项目的申报和研究工作。

3.3 医护人员与药师的沟通平台需进一步加强，并深入合作

近十年来，随着临床药师制的建立和推广，医院药学工作模式和服务观念也发生着剧烈的改革和创新，药师与医护人员共同组成治疗团队，参与患者药物治疗方案的制订。此次回收的调查问卷中，83.3% 医护人员认为药师对其科学研究有帮助，表明药师的工作和服务也得到了团队成员的肯定。但同时也应注意到，近 50% 的医护人员不知道身边的药师承担科研项目情况，58.8% 的医护人员认为药师应积极加强沟通、寻找切入点与医师共同进行科学研究。其中临床研究被认为是药师与医师共同进行科学研究的最佳切入点。这表明药师与医护人员的沟通还需进一步加强，其在科研工作中的合作应以临床研究作为研究的重点突破方向[5]。

4　结语

　　科学研究是医院药学工作的重要组成部分，在不断促进药学服务的质量和水平中发挥着重要作用。医院药学工作者也应充分认识到从事临床科研工作是提高自身业务水平的一条重要途径。通过积极参与、努力创新，充分利用现有资源，结合临床实践开展科研工作，真正实现药学服务水平的全面提高。通过与临床医护人员加强沟通、申报高水平临床科研项目、撰写和发表高水平科研论文，可以使医院药学、药学科研工作与临床需求更好地结合起来，为优化治疗方案提供强有力的证据支撑。在药学人员与医护人员的共同探索、研究下，最终达到药物治疗方案安全、有效、经济、适当的目的，从而实现医疗水平和学科实力的明显提升。

参考文献

［1］胡晋红.医院药学技术人员核心能力调查与分析.药学服务与研究,2015,15(5):321-328.

［2］郑利光.回溯性文献分析探讨国内医院药学科研的发展.中国卫生事业管理,2011,28(S1):146-148.

［3］宁玉明,李范珠.基层医院药学科研开展现状调查.中华医学科研管理杂志,2016,1:41-45.

［4］蔡雪桃.药学专业实习人员科研能力培养带教方法探讨与实践.中国现代药物应用,2013,17:254-255.

［5］万景,师少军.医院药师与临床医师科研合作切入点的思考与体会.中国药师,2016,8:1574-1577.

基于药师科研能力的认知差异探讨医院药学科研的发展策略

（阮君山　福建省立医院）

摘　要　通过数据调研，分析了在全国 63 所三甲医院开展的医务人员药师核心竞争力——科研能力部分的问卷数据。进行了着重分析了高级职称医师与药师对药师药学科研能力的认知差异，并探讨了医药药学科研的发展策略。

关键词　科研；医院药学；发展策略

医院药学科研是医院药学的重要组成部分，有生气、有成效、多样化的医院药学科研工作，可以影响和推动医院药学其他方面工作的开展，推动学科发展[1-2]。但是当前对医院药师是否需要从事科研活动或者医院药学科研的重要性，认知不一[3]。近期，清华大学医院药事创新管理高级研修班（第八期）课题组在全国范围内就我国医院药学技术人员的核心能力及工作现状进行了调研，其中把药师科研能力作为重要的一项设计了相关问卷。调研结果显示医师对于药师是否要从事科研活动和药师自身对科研的认知存在着重大差异。厘清这一差异现象的存在的原因并思考相应的策略对于医院药学科研的发展具有重要意义。

1　调研对象与方法

调研对象、范围与方法参见第 1 章中的"医院药学技术人员核心能力调查与分析"基本内容。

2　调研结果

2.1　调研的基本情况

2.1.1　医院药师是否要进行科研活动

大部分的药师认为医院药师需要进行科研，只有 8.67% 的药师认为不太需要，1.39% 的药师认为完全不需要，令人吃惊的是有 13.65% 的药师态度不明。与药师的比例相仿，13.14% 的医护人员对药师是否需要科研态度不明，3.11% 认为不太需要，0.7% 认为完全不需要。说明对于大多数药师和医护人员来说，医院的药师需要进行科研活动（图1）。

2.1.2　对于药师承担科研项目、论文专利等情况

高达 70.78% 和 81.89% 的药师近五年申请的院外、院内基金数为 0（图2）。医护人员的比例则分别为 66.8% 和 71.3%，但是剔除护士的数据后，这一数据降到了 30.33% 和 40.17%。相比较具有极大的差异。

论文方面，药师近五年来在国内杂志发表论文数量为 0 的占 29.75%，大部分为 1~3 篇，在国外杂志发表论文数量则比较少，大部分为 0（占 73.16%），而医护人员的比例分别为 35.69% 和 70.00%。但是剔除护士的数据后，这一数据则变为 10.22% 和 40.14%。说明医师更加重视科研，在论文和获得的资助项目上都优于药师。

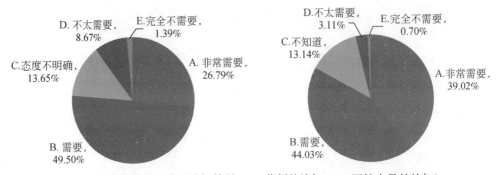

图 1　医院药师是否需要进行科研（A. 药师的认知，B. 医护人员的认知）

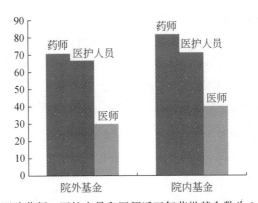

图 2　医院药师、医护人员和医师近五年获批基金数为 0 的比例

专利数量方面药师与医师相差不大，几乎 80% 以上的药师、医师均未有获得授权的专利。

这些数据说明相比较医师而言，药师的科研在诸如论文和项目资助等表现离医师还有很大的差距。

2.1.3　药师对医师进行科研有无帮助

大部分的医师认为药师对医师的科研有帮助或非常有帮助。

2.2　医护人员与药师对药师科研能力的认知差异

2.2.1　药师需要从事哪方面的科研工作

89.83% 的药师选择了合理用药，67.72% 的药师选择了循证药学，50.35% 的药师选择了药物经济学，44.92% 的药师选择了基础药学，约有 3.46% 的药师选择如静脉用药调配中心（PIVAS）药学人员工作安全防护、个体化给药、基因导致的个体化用药与临床实际结合、药事管理、工作流程优化、药物评价、不良反应分析、新药研发、药物药代动力学等（图 3）。

医师的选择排序前两位和药师的选择相近，之后主要是基础药学和药物经济学，从这里可以看出对于药师需要从事哪方面的科研工作，医师和药师的认知上面有着相似处。

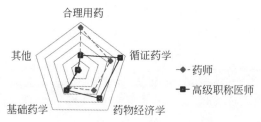

图 3　药师需要从事哪方面的药学科研工作

2.2.2　对于医院药学开展科研的方向

83.32％的医师认为医院药学科研开展方向为临床合理用药，其次为药学基础研究、医院制剂开发和药物经济学。

84.9％的药师选择了临床合理用药为医院药学科研的开展方向，其次是药学基础研究、医院制剂开发、药物经济学和治疗药物监测（TDM）、个体化用药、临床药理和调剂（图4）。

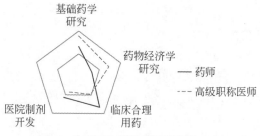

图 4　对于医院药学开展科研的方向

2.2.3　药师需要提高哪方面的科研工作能力

72.83％的医师认为需要提高循证文献/实验解读能力，65％的人选择了文献查阅能力，接下来是基础实验能力和外语阅读能力，最后是实验技术方法。

在提高哪些能力方面，药师的选择和医师相类似，依次为循证文献解读能力、文献查阅能力、外语阅读能力和基础实验能力及实验技术方法（图5）。

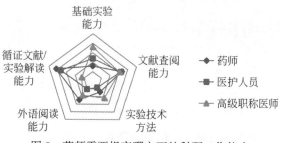

图 5　药师需要提高哪方面的科研工作能力

2.2.4　药师开展科研的最大困难在哪里

大多数医护人员认为药师开展科研的最大困难在于实验条件达不到，其实是没有研究方向、自身能力欠缺、领导没有给予机会，最后是不感兴趣（图6）。

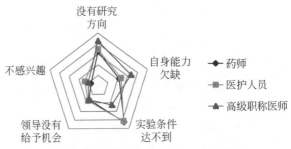

图 6 药师开展科研的最大困难在哪里

和医护的选择相类似，大多数药师认为开展科研的最大困难在于实验条件达不到、其次是没有研究方向和自身能力欠缺、领导没有给予机会，最后是不感兴趣。

2.2.5 药师如何与医师共同进行科研

药师和医护人员对于如何进行共同科研都选择了积极加强沟通，寻找切入点，其次为主要找医师建立合作。

2.2.6 最佳切入点在哪里

69.95% 的人选择了临床研究，10.05% 的人选择了基础研究，9.44% 的人选择不知道，7.11% 和 3.45% 的人选择了转化医学和开发新药。

最佳切入点方面，大部分的药师选择了临床研究，其后依次是转化医学、基础研究、开发新药，还有 5.31% 的人选择了不知道（图 7）。

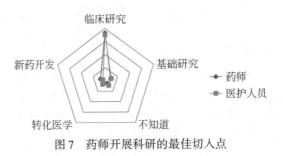

图 7 药师开展科研的最佳切入点

2.3 高级职称医师对药师科研能力的认知

考虑到医院的医疗团队中高级职称医师是核心，单独将高级职称医师的数据提取出来，比较发现高级职称医师对药学科研的认知和药学人员自身的认知存在着较大的差异。

2.3.1 认为药师需要从事哪方面的科研工作

与药师的选择不同，高级职称医师选择比例从高到低分别是，循证药学、基础药学、药物经济学和合理用药。分析其主要原因可能在于高级职称医师自身在药物的合理应用方面比较强势，因此在选择上首先是循证药学。而合理用药则放到了后面（见图 3）。

2.3.2 对于医院药学开展科研的方向

与上面的考虑相类似，89.25% 高级职称医师选择了药学基础研究，72.31% 选择了药物经济学研究，48.85%选择了临床合理用药，还有42.9%选择了医院制剂开发（见图4）。

2.3.3 药师需要提高哪方面的科研工作能力

高级职称医师中，72.83%认为需要提高基础实验能力，62%选择了文献查阅能力，接下来是实验技术方法和外语阅读能力，最后是循证文献/实验解读能力。我们推测高级职称医师大部分担任研究生导师，因此他们认为，循证文献的解读、外语阅读等通过他们的研究生都可以达到，反而是基础实验能力欠缺，这里也可以看出医院药学科研应该瞄准的突破方向（见图3）。

2.3.4 药师开展科研的最大困难在哪里

与医护人员的选择不同的是，高级职称医师大部分认为药师开展科研的最大困难在于没有研究方向，后面依次是自身能力欠缺、实验条件达不到、领导没有给予机会，最后是不感兴趣（见图6）。

2.3.5 药师如何与医师共同进行科研

与大多数医护人员的选择相同，高级职称医师认为与医师共同进行科研的方式是积极加强沟通，寻找切入点。

3 讨论

3.1 当前药学科研的现状及原因分析

从调研基本情况上看对于当前医院药学科研的现状不容乐观，主要表现在：①药学科研的立项少，项目资助发表的文章偏少；②药学科研内容的认知集中在医院制剂开发、临床合理用药、药学基础研究和药物经济学等方面，没有新的拓展；③医师对于药师从事科研的理解和药师对于科研工作的理解存在差异。药师认为需要重点加强科研能力，医师尤其是高级职称医师并不认同。

由于高级职称医师是医疗团队的核心，他们对药学科研的认识十分关键，这代表着药师在医疗团队中的作用，以及将来药师科研的方向。推测造成这一差异的原因在于药师在医疗团队中逐步边缘化。

从外部环境看，国家医改的药品零加成等举措导致医院对药学重视不够，同时医院的药师对于自身的发展定位也不够明晰[4]，多年来药品的医疗保障供应以及药品加成的实行使得药师的服务作用被掩盖。同时医院药学把临床药学独立出来作为一个学科，但是原先的调剂等学科建设没有做好，导致学科定位不明晰。进而使得医院药学科研的选题等方向不够明确，从而使得医院药学科研的发展受到质疑。

3.2 应对策略探讨

3.2.1 政策环境

当前医改的政策调整尤其是药品加成的取消，药事服务费的收取尚未实现，药师立法尚未完成，全国药品零加成于2017年7月1日实施，医院药学部门对医院的经济效益贡献降低，有的医院对药学部门的态度转变，使得药学的发展受到限制，医院药学科研的空间更是受到压缩。在这新政策影响下，药师应加深对政策的理解，寻找新的业务增长点，在专业上谋求发展、积极开展合理用药，为医院降低用药成本，提高药师的自身价值；各家医院可借助学会等平台积极向主管部门呼吁，以提升医院药学的地位，创造有利的政策环境。

3.2.2　搭建科研平台

调研结果显示，医师愿意与药师共同进行科研活动，同时寻找合适的切入点是最佳的方法[5-6]。各家医院应该广泛开展合作，共同针对一些临床关心的问题，进行全国性的多中心协作，加大研究的广度和深度，这样既能体现药师的科研水平，也能提高药师在医疗团队中的地位。

3.2.3　重视选题研究

药师应认真分析高级职称医师对药学科研的想法，将选题的重点放到如何解释药物作用机制，以及药物作用的循证证据上面，从而进一步取得医师的认同，提升药师的科研地位[7]。

3.2.4　重视沟通协作

医师是医院的主体，也是一个医疗团队的领导者，没有医师的支持，医院药学科研就很难贴近临床深入开展，故要注重与医师的沟通协作，才能寻找出最佳的切入点开展科研工作[5]。

4　结论

医院药学科研是医院药学发展的重要组成部分，在大数据和互联网+时代的背景下，药学技术人员要对自己所从事的事业有充分的认知并认真实践，才能取得更大的发展。

参考文献

[1] 任显华,王毅.医院药学的模式改革探索.内蒙古医科大学学报.2017.(S1):235-238.

[2] 黄金柱,胡小刚,卢来春,等.国内 63 家"三甲"医院临床药师科研现状的调查分析.中国药房.2017.28(06):733-737.

[3] 陈婧,王文清,邓丽,等.医院药学科研的思路.医药导报.2016.35(10):1153-1157.

[4] 刘小红.新医改形势下医院药学学科的职能转变.抗感染药学.2016.13(04):808-810.

[5] 万景,师少军.医院药师与临床医师科研合作切入点的思考与体会.中国药师.2016.19(08):1574-1577.

[6] 马葵芬,张幸国,王融溶,等.基于国家临床重点专科申报数据分析临床药学科研现状.中国现代应用药学.2016.33(01):94-97.

[7] 熊微,陈婧,邓丽,等.基于转化医学目的的医院药学科研思路与方法.中国药师.2016.19(06):1180-1182.

第 2 节　药师科研能力提升

医疗机构制剂现状及研发思路和策略

（李晋奇　四川省人民医院）

摘　要　通过对医疗机构制剂历史沿革、监督管理、许可、注册申报、再注册、成本与效益、市场竞争力的现状分析，确立在改善现有制剂室的软、硬件设备，加强制剂的人才培养，提高现有制剂的质量标准的同时，开展以补充申请注册、制剂的二次开发与创新、基于制剂的新药开发等研究，以期为医疗机构制剂的发展提供参考。

关键词　医疗机构制剂；医院制剂；现状；研发

医疗机构制剂是由医疗机构在监管部门的准许下，自行配制用于满足临床需要的制剂。医疗机构制剂是在医院药学的发展中应运而生，并作为医院药学的重要组成部分不断发展，以其疗效确切、安全性好、价格低廉的优势，在我国相当长的药品无法满足临床需求的时期内，发挥了重要的药品补充作用，为我国人民的生命健康做出了巨大的贡献。但随着医药产业的不断发展，临床对药品的要求不断提高，国家对药品的监管力度不断加大，医疗机构制剂面临着政策要求高、质量标准低、市场竞争力不足等一系列问题。清华大学医院药事创新管理高级研修班（第八期）课题组在全国范围内就我国医院药学技术人员的核心能力及工作现状进行调研，此调查数据显示，49.55% 的医护人员认为医疗机构制剂的研发应作为医院药学科研的主要方向[1]。为解决医疗机构制剂目前存在的问题，医院药师必须结合医疗机构制剂现状，确立创新的研发思路与策略，以实现其在医药市场的社会效益和经济效益最大化。现从医疗机构制剂现状及研发思路和策略撰文，以期为药师开展医疗机构制剂研发提供参考。

1　医疗机构制剂的现状

1.1　医疗机构制剂的历史沿革

新中国成立前，医院药学主要以药房为主，其工作的主要任务是处方调配和发药。新中国成立后，随着我国经济水平的逐步提高，医疗保健事业加速发展，用药量不断加大，为保障广大人民的用药需求，医疗机构制剂应运而生，随后以其处方灵活、剂型全、品种多、成本低廉、研制周期短、批量小、供应及时、可满足临床不同需求等优点得到长足发展，成为了医院药学的重要组成部分，在我国相当长的药品无法满足临床需求时期内，发挥了重要的补充药品作用，为我国人民的生命健康做出了巨大的贡献。近些年来，随着我国医药工业的不断发展和"新医改"政策的不断深入，人们对健康的要求逐步提高，医疗机构制剂的服务理念开始从"供应保障型"向"临床服务型"转变，制剂的生产研发从"劳力密集型"向"智能创新型"

转变，医疗机构制剂正向安全、有效、健康的方向努力迈进[2]。

1.2　医疗机构制剂的监督管理

我国医疗机构制剂的监督管理主要以国务院药品监督管理部门颁布的《中华人民共和国药品管理法》为依托。1985 年 7 月 1 日，《中华人民共和国药品管理法》的实施，标志着我国医疗机构制剂的监督管理走上了法制化管理的轨道，2000—2005 年间，药品监督管理部门相继颁布了多部医疗机构制剂的规章和指导文件，初步建立了制剂注册、配制和调剂以及使用全程的监督管理体系。

2005 年 6 月 22 日，原国家食品药品监督管理总局（现称国家药品监督管理局）下发了新中国成立以来的第一部针对医疗机构制剂注册管理的法规文件《医疗机构制剂注册管理办法》（试行）[3]。目前我国医疗机构制剂的监督管理法规与规范大致分以下几类：

（1）生产许可：《医疗机构制剂许可证》
　　　　　　　　《医疗机构制剂许可证验收标准》（试行）2005 年
（2）申报注册：《医疗机构制剂注册管理办法》（试行）2005 年
（3）生产经营：《医疗机构制剂配制质量管理规范》（试行）（GPP）2000 年
（4）质量标准：《中国医院制剂规范》1995 年
　　　　　　　　《中国人民解放军医疗机构制剂规范》2002 年
（5）管理规范：《医疗机构制剂配制监督管理规范》（试行）2005 年

1.3　医疗机构制剂的许可

医疗机构制剂许可包括两方面内容：

第一，《医疗机构制剂许可证》。我国在 2005 年和 2010 年分别进行了两次《医疗机构制剂许可证》换证工作，拥有《医疗机构制剂许可证》的医院从原来的 8398 家减少到了 4944 家，其中北京市由原来的 147 家减少到 49 家，减幅是相当大的。通过换发《医疗机构制剂许可证》，大大提高了医疗机构制剂的质量，也为医疗机构制剂的合法生产提供了依据，使得医疗机构制剂的生产、配制向法制化和规范化方向发展。

第二，《医疗机构制剂许可证验收标准》。这一标准要求从事医疗机构制剂研究、生产的相关工作人员和相关机构、生产厂房与设备、生产物料、卫生条件、配制环境、原料及成品质量等都必须严格按照《医疗机构制剂配制质量管理规范》（GPP）执行。当发现 1 年以上未配制制剂或未在规定期限内提出换证申请则均被认为不能满足《医疗机构制剂许可证验收标准》的要求。

1.4　医疗机构制剂的注册申报

目前新制剂的申报非常少，且以中药制剂为主，2007—2012 年北京市新批准制剂约 20 个。《医疗机构制剂注册管理办法》要求医疗机构制剂申报资料 17 项，含药学、毒效、毒理、临床等研究制剂注册要求接近新药。以 2012 年北京市某药品注册申请管理部门为例，2012 年该中心共接受医疗机构制剂注册申请 30 个，其中临床研究申请 1 个，配制申请 13 个，补充申请 16 个，2012 年注册品种数量与 2011 年基本持平，与 2010 年相比，减少较明显。总的来说，临床申请较之前大幅度减少，究其原因，不难发现，临床申请大都需要临床前研究和临床研究两个阶段，研究周期长，资金投入大，风险高，因此，医疗机构大多不愿研究开发这类产品[4]。

1.5 医疗机构的再注册

医疗机构制剂作为我国医药行业的一个特色产品，已经被全面纳入法制化管理轨道，近15年来药品监督管理部门先后修订《药品管理法》《医疗机构制剂许可证验收标准》（试行）和《医疗机构制剂配制质量管理规范》（GPP）等，从不同层面规范医疗机构制剂的生产、使用以及相关的审批、检验和监督管理。在此基础上，《医疗机构制剂注册管理办法》（试行）进一步明确了医疗机构制剂申报的范围，并对制剂再注册做出了明确规定。

医疗机构制剂的再注册导致制剂品种的大幅度缩减，尤以北京、江苏等地突出，北京2006年拥有制剂批准文号7000个，2012年下降到3440个，6年时间，下降数目为3560个；江苏2008年有制剂批准文号5862个，2012年降到了4274个，也下降了1588个，两地下降幅度之大，令人担忧。追其原因有三点：第一，重复品种较多，部分制剂品种与市售药品相同，如尿素乳膏质量标准陈旧低下，无法达到再注册的要求；第二，一些品种还未在临床生产，不符合再注册要求；第三，有少部分产品没有进行再注册申报。

1.6 医疗机构制剂的成本与效益

医疗机构制剂的生产成本相对比较高，有很多因素影响：①很多医疗机构药物研究生产部门的仪器设备比较陈旧，要更新现代化机器的投入成本会比较大；②医疗机构制剂的使用现状不容乐观，不能达到批量生产，配制数量较少，人员成本提高；③随着社会经济水平不断提高，生产制剂所需的原辅料也在不断涨价；④高科技尖端仪器的投入增加了质量检查分析的成本；⑤医疗机构制剂申报周期长，难度大。因为种种原因，直接影响了医疗机构制剂的成本，使它的成本几乎接近市售药品的售价，有的甚至超过了售价，出现"倒挂"现象。

1.7 医疗机构制剂的市场竞争力

从目前我国医药现状来看，市售药品的优势明显，利润较大，医院制剂品种逐步被市售药品取代。对于医疗机构制剂而言，在原料、生产和检验等环节存在安全隐患，使得其不良反应在临床时有发生。另外，《药品不良反应报告和监测管理办法》对医疗机构制剂的不良反应监测工作并未做出明确规定，使得医疗机构制剂在使用中的监测脱节，不能及时发现问题并解决问题，造成一种恶性循环，使其在医疗领域的使用受到制约。

然而，医疗机构制剂也有其不可替代的优势，医疗机构制剂的定位在于配制一些性质不稳定、效期短、销量少、利润低、药品生产企业不愿或无法生产同时临床又确切需要的药品。只有抓住这个重点，医疗机构制剂才能得以持续发展[4]。

2 医疗机构制剂的研发思路与策略

2.1 加强制剂室的软、硬件设备建设和人才培养，打造医疗机构制剂区域性生产中心

医疗机构制剂室的软、硬件和人员素质是制剂发展的基础[5]。随着国家对药品的监督

管理的加强，《医疗机构制剂配制质量管理规范》（GPP）工作的深入推进，目前大多数的医疗机构都面临着制剂室设备老旧过时，网络设施不齐全，人员素质参差不齐的状况，部分营运处于亏损状态。因此，首先，医疗机构应大力改善医院制剂的硬件设备，引进机械化及自动化技术，再结合网络技术，提升医疗机构的软件管理系统。将医疗制剂和现代化技术相融合，通过强大的信息技术应用实现医疗制剂的自动化管理，这对制剂的生产质量和效率都会有大幅度的提升，为医院服务水平的提高奠定扎实的物质基础；其次，医疗机构应当调整内部人员构成，使人员配备利用更加合理，并不定期开展专业知识学习，加强人员专业知识的认知度，同时可提高专业人才聘请的学历要求，寻觅高水准人才；再次，加强区域性制剂生产的合作，通过接受外院的委托加工，同时促进品种区域性调剂使用，降低医疗机构制剂的生产成本，打造医疗机构制剂的品牌，条件成熟的情况下，打造成医疗机构制剂区域性生产中心。

2.2　加强医疗机构制剂的不良反应监测，提高制剂质量标准

医疗机构制剂与临床息息相关，它来源于临床，也是为临床需求而生，制剂必须在临床科室的配合下紧密互通，才能保证其的长足发展。"是药三分毒"，药物的不良反应在临床上时有发生，临床上轻微的疏忽，不良反应也可以造成严重的后果。正因如此，临床上应当加强制剂不良反应的监测，更加完善不良反应监测相关的制度[6]，医护人员应当随时保持高度责任感，力求为患者带来更好的临床服务。

除此以外，各医疗机构应提高制剂生产及使用的管理措施和制度[7]，规范人员行为，采取一系列更加合理的管理手段，如：在加强成本控制的基础上，制定更为合理的制剂价格，改善制剂质量；加大制剂的质量标准研究，保证制剂的质量稳定可控。

2.3　基于医疗机构制剂进行补充申请注册

基于医疗机构制剂可进行补充申请注册，以恢复原有的优势品种的临床应用，同时能够适当降低成本，提高其在市场上的竞争力。如：根据实际情况及临床需求增加或变更适应证；变更用法用量或者变更适用人群范围；变更或增加制剂规格；变更制剂处方中的辅料；变更制剂配置工艺；修改制剂注册标准或试行标准转正；替代或减去制剂处方中的毒性药材或处于濒临状态的药材；变更或增加直接接触制剂的包装材料或者容器；变更制剂的有效期等。

2.4　医疗机构新制剂的开发

医疗机构新制剂的开发，需要临床前研究和临床研究两个阶段，研究周期长，资金投入大，开发成功率低。但随着 2016 年国务院发表《中国的中医药》白皮书，中医药发展上升为国家战略，中医药事业进入新的历史发展时期，为医疗机构中药制剂的开发打开了大门。

《中华人民共和国中医药法》于 2017 年 7 月 1 日正式实施，应用传统工艺配制的中药制剂品种和医疗机构委托配制中药制剂从行政许可改为备案制；2018 年原国家食品药品监督管理总局（现国家药品监督管理局）发布《关于对医疗机构应用传统工艺配制中药制剂实施备案管理的公告》（2018 年第 19 号），为医疗机构新中药制剂的开发和配制提供了法律依

据和具体办法。

2.5 制剂的二次开发与创新

医疗机构制剂与临床息息相关，医疗制剂的处方是来源于医院专家的长期临床实践，并通过多年临床验证并总结归纳出来的经验方[8]，具有很强的安全性和有效性，因此是新药开发的基础。我们可基于《医疗机构制剂注册管理办法》和《关于印发加强医疗机构中药制剂管理意见的通知》，针对现有的医疗制剂进行二次开发与创新。医院制剂的再开发应将关注点着力放在制剂本身的升级，针对其临床的使用状况，患者的反馈等，对处方工艺做出相应的优化调整，提高制剂质量。药物开发过程中，可集思广益，发散思维，开拓创新，避免思维的局限性。争取在保证临床用药安全性的情况下，开发出能更加符合临床上用药需求的新制剂。

2.6 基于医疗机构制剂的新药开发

新药研发一直都是医药事业的龙头，没有新品种的问世，医药企业无法立足与长期发展，医疗机构也将被日益增多的新型疾病困扰。医疗机构制剂是我国新药，特别是中药制剂的摇篮[8]，如三九胃泰，复方丹参滴丸等。医疗制剂来源于临床，并最终服务于临床，对新药的研发有着非常重要的现实价值，可大大缩短新药研发的周期。因此加强医疗机构制剂研究，对新药的开发有着重要的促进作用。

3 小结

长期以来，医疗机构制剂为我国医药卫生事业的发展做出了不可代替的贡献，在弥补市场供应不足，开发新制剂和新药等方面发挥着重要的作用。医疗机构制剂作为药品的一种补充形式，在日常疾病的预防和治疗中占有举足轻重的地位。

目前医疗机构制剂存在诸多不足，如：医疗机构制剂品种和数量较多、剂型发展不平衡；医疗机构制剂质量标准拟定依据滞后；制剂室的设施陈旧，软、硬件亟待加强；医疗机构制剂的审批权限过于集中，监管效率不高；创新研发动力不足等。随着药品生产的高速发展和国家对药品生产的监督力度的加大，医疗机构制剂面临的压力日益增强，我们必须正视医疗机构制剂发展中所存在的各种问题，坚持"缩小规模，保证质量，立足创新，突出特色"的方针，不断完善医疗制剂的监督管理制度，以提高医疗制剂的质量为目的，加强制剂的创新，争取研发出更多满足临床需求的新制剂。

参考文献

[1] 胡晋红.医院药学技术人员核心能力调查与分析.药学服务与研究,2015,15(5):321-328

[2] 王慧,张永文,李亚南.医疗机构制剂的现状与未来发展.齐鲁药事,2005,(5):291-293.

[3] 沈文娟,张珂良,汪丽,等.对我国医疗机构制剂管理现状的思考.中国药事,2012,(4):321-323,327.

[4] 于震,田晓娟,周立新,等.2012年北京市医疗机构制剂注册申请概况及申报中应关注的若干问题.首都医药,2013,(10):6-7.

［5］朱殿雨. 新形势下医院制剂的现状与发展思路分析. 技术与市场,2014,(7):330.

［6］杨志福,李生轶,高洁,等. 我国医疗机构制剂的现状分析与发展策略. 中国药房,2014,(9):778-781.

［7］张静. 四川医疗机构制剂现状分析及发展对策研究. 成都中医药大学,2014.

［8］陈旭,张雪,申琳,等. 医疗机构中药制剂研发现状与展望. 中华中医药杂志,2015,(7):2281-2286.

一种新型临床试验用药品管理模式的探索

（杨　丽　北京大学第三医院）

摘　要　目的：探索一种新型的医院临床试验用药品管理模式，促进新药临床试验规范化实施，保证试验结果的准确性、可靠性和科学性，提高临床试验质量。方法：介绍我院药物临床试验机构中心药房的软硬件建设情况，阐述试验用药品集中化管理的经验和效果，利用相关管理工具不断优化试验用药品管理流程，同时借助信息化系统的技术支持，探索一种新型管理模式，既能满足标准化和规范化的试验用药品管理要求，又能体现多样化和个性化的项目管理特点，最终总结出药品管理与项目管理相结合的新型管理模式，以满足我院 20 多个专业上百个不同项目临床试验用药品集中化管理需求，实现从源头把住临床试验的质量关。结果：新型试验用药品集中化管理模式成功应用于全院 100 多项临床试验，取得了很好的效果，降低了管理成本，提高了试验质量，并获得全国首家评级为"优秀"的示范中心药房，在全国起到引领作用。结论：标准化和规范化药品管理与多样化和个性化项目管理相结合的新型试验用药品集中化管理模式提高了我院临床试验用药品管理的效率，保证了临床试验的质量，也充分体现了药师在临床研究中的药学服务能力。

关键词　试验用药品管理；标准化流程管理；多样化个性服务；新型管理模式探索

创新药物是指未在国内上市销售的药物，同时还必须具有原创性、自主知识产权专利的药物。对创新药物人体临床试验进行良好的管理，有效控制风险，有助于创新药物的开发研究。为了促进临床试验规范化的发展，各国相继制订出法规规范和指导原则，我国目前实施的是 2003 年 9 月 1 日颁布的《药物临床试验质量管理规范》（Good Clinical Practice，GCP）[1]，是临床试验全过程的管理规定，包括方案设计、组织实施、监查、稽查、记录、分析总结和报告。GCP 中明确规定临床试验（clinical trial）是指任何在人体（患者或健康志愿者）进行的药物的系统性研究，以证实或发现试验药物的临床、药理和（或）其他药效学方面的作用、不良反应和（或）吸收、分布、代谢及排泄，目的是确定试验药物的安全性和有效性。新药研究开发上市必须经过临床试验，其研究资料和结果是药品注册上市的主要依据，直接关系到人的生命健康及安全。创新药物临床试验必须严格遵循 GCP，保证药物临床试验过程规范，结果科学可靠，保护受试者的权益和安全。

试验用药品管理是 GCP 实施过程中的重要环节，GCP 第 13 章"附则"规范了试验用药品（investigational product）含义，是指用于临床试验中的试验药物、对照药品或安慰剂。第 10 章 56—60 条明确了试验用药品的管理要求。试验用药品管理也是药品注册现场核查[2]、药物临床试验机构资格认定[3-4]与复核检查[5-6]、药物临床试验数据自查核查[7]中所关注的重要内容之一。2016 年对 GCP 进行修订，修订稿[8]中可搜索出 88 条"试验用药品"的词条，相比 2003 年版的 GCP 的 24 条，试验用药品在法规中的提及有了显著性增加。

试验药物尚未上市，安全性和疗效尚无法确定，其管理和使用的规范与否直接影响到临床试验的质量，可能一个小的错误都会导致整个试验以失败告终，并直接关系到受试者的安全。临床试验的复杂多样性，决定了试验用药品管理的复杂多样性，且贯穿于临床试验实施的每一个环节与步骤，包括试验用药品的接收、储存、发放、回收、退回、销毁的全过程管理，特别要求在试验用药品管理过程中产生的所有相关的文件记录，应确保及时、真实、准确、完整的记录并符合逻辑顺序及方案要求。原国家食品药品监督管理总局（现国家药品监督管理局）食品药品审核查验中心于 2017 年 7 月发布的《药物临床试验数据核查阶段性报告》[9]，显示了在历次临床试验数据现场核查中发现试验用药品管理过程与记录方面的问题占 11.6% 。因此探索适合实际需求的试验用药品集中化管理模式，从源头保证和提高新药临床试验的质量将尤为重要。

1　目前国内外试验用药品管理模式现状

1.1　国外试验用药品管理模式

国外试验用药品管理任务主要由试验药房（investigational drug service，IDS）专职药师负责，并遵从《药物临床试验质量管理规范》（GCP）、《药物生产质量管理规范》（Good Manufacturing Practice，GMP）以及其他法律法规要求。IDS 主要任务包括药品采购、药品储存与库存管理、药物分发与计数、随机和盲法控制、重新包装与标签设计、药物调剂与给药、提供药物信息与服药指导、接受稽查与各级检查、参与研究方案设计、参与伦理审查等。

有文献表明[10]，IDS 专职药师的参与显示了良好的效果收益，使得临床试验协议的审查受理增加，入组的受试者也明显增加，计算机的投入使用也使得药品服务得到更好更高效的实施。根据试验方案设计的要求，IDS 专职药师负责药品接收（reception）、储存（storage）、调配与计数（administration）、退回或销毁（return or destruction）等环节的操作与记录，从而把控临床试验的质量。

1.2　国内试验用药品管理模式

现阶段，尽管我国有详细而严格的规定，各家药物临床试验机构均认真参照执行，临床试验用药品管理也在随着实际需求进行着变化，由于各地人员、地域、场地、政策、经验等差异较大，对试验用药品的管理模式的理解和操作也存在差异，临床试验用药品的管理仍然存在很多问题，尚无统一模式。国内试验用药品管理的模式多种多样，主要分为 3 类管理模式[11]：

1.2.1　药物临床试验机构集中管理模式

由药物临床试验机构设置专门的中心药房，负责全院新药临床试验用药品的集中管理。其管理模式与药剂科相似，药品保存设备齐全，条件可控，由药学专业技术人员专职负责，药品管理质量有保证，其管理流程可操作性更强，减少了各方沟通与协调的环节，是目前药监部门推荐的管理模式。

1.2.2　医疗机构药剂科代管模式

药剂科设置专门的临床试验用药品药库，药品保存设备齐全且条件可控，并配备专业药学技术人员兼职负责试验用药品的接收、调配、发放、回收，可实施分工协作，能较好实现 AB 角来管理模式。但兼职药师本职工作相对繁忙，而且缺乏 GCP 意识，且药物临床试验机构与药剂科的工作沟通与协调受限，在一定程度上存在监管问题。

1.2.3 专业组自行管理模式

在药物临床试验机构的监督下，由各专业科室自行管理试验用药品，配备相对独立的药品柜和药用冷藏柜，由主要研究者授权任命研究护士或研究医师、部分授权各专业组的临床药师作为该项目的药品管理员，基本上保证试验用药品的安全。但药物临床试验机构监管较难，各专业可控条件差异较大，管理质量参差不齐，存在管理人员多为兼职且流动性大、药学专业知识缺乏、对管理法规及操作规程不熟悉等问题，使得专业组管理模式逐渐较难符合试验用药品管理的要求。

2 北京大学第三医院试验用药品管理模式的探索

2.1 中心药房建设与管理模式的需求分析

2.1.1 中心药房建设的必要性

实现试验用药品集中管理之前，北京大学第三医院主要以各专业组自行管理试验用药品为主。我们通过回顾性分析药物临床试验机构既往对各专业的运行项目现场项目检查情况、机构质控团队日常监督检查情况、各专业结题资料审查情况、中心药房运行中发现的问题等原始资料，将所发现的问题进行梳理、分类和分级统计，并对所收集的数据进行根本原因分析，着重分析了药品管理相关问题，查找问题根源。

我们应用鱼骨图分析法，从五个方面（即人员、机器、材料、方法和环境）寻找临床试验质量问题产生的原因，发现在所有问题中，除了科室层面质控管理薄弱、过程管理薄弱、研究者 GCP 意识薄弱等方面，药品管理问题最多，将近90%的项目发现了药品管理相关问题（原因分析详见图1），有些涉及保存不符合要求而无法保证试验用药品的质量，有些是给药不遵循试验方案要求破坏随机原则而导致方案实施的严重违背，极大影响了整个临床试验的质量。基于上述基线情况调研和问题分析，使得我们下定决心要从药品集中管理入手，从根本上解决全院临床试验的质量问题。

2.1.2 中心药房建设的可行性

2012 年下半年，北京大学第三医院药物临床试验机构面临资格复核现场检查，原国家食品药品监督管理总局（现国家药品监督管理局）也提出了试验用药品集中管理的初步要求，各专业也给药物临床试验机构提出了此类需求；同时医院获得了重大专项课题经费支持，医院各级领导高度重视，在原本非常紧张的医疗空间内，将刚腾挪出来的病房药房空间划拨给药物临床试验机构用作中心药房的建设。上述内外环境及"天时地利人和"的优势都为药物临床试验机构成立中心药房提供了机会。药物临床试验机构在国内尚无管理经验可借鉴的情况下，派出专业人员前往国际上这方面管理好的国家如韩国临床研究中心学习，引进先进管理经验，探索一条适合自身需求的试验用药品集中化管理模式。

我们采用 SWOT 分析方法，充分分析了北京大学第三医院建设中心药房的优势、劣势，以及我们所面临的机遇与挑战（图2），探讨了建设中心药房的可行性，使得后续工作更好

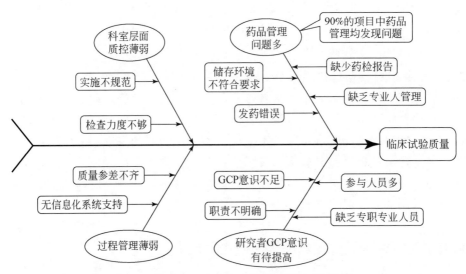

图 1   临床试验质量存在问题的鱼骨图分析结果

开展。

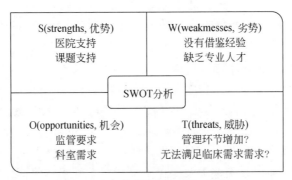

图 2   中心药房建设 SWOT 分析

2.1.3   中心药房的定位

经过上述基线问题分析和可行性分析，结合北京大学第三医院实际需求，我们将中心药房定位于全院临床试验药物中心化管理技术服务平台，为全院临床试验提供专业化和标准化的药品管理服务，同时提供多样化和个性化的项目管理服务。

2.2   中心药房的建设

2012 年底，在医院各级领导的大力支持下，北京大学第三医院成立了临床试验中心药房，并根据要求对中心药房软硬件进行全方位建设，建设思路详见图 3。

2.2.1   中心药房的硬件设施与环境建设

参照医院药剂科药房设计要求和 GCP 有关试验用药品的管理要求，中心药房环境实现了不同功能分区管理（如接收区、发放调配区、回收药品区、退回区、隔离区等），避免试验用药品的管理差错和相互污染影响；装有门禁、摄像监控系统、一键式报警系统等安全

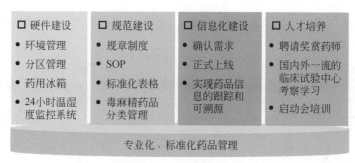

图3　中心药房建设思路

保障设施，还配备了必要的设备（药用冰箱、密集柜、回收柜、文件柜、传真机、扫描仪、复印机、UPS 等），配有 24 小时实时温湿度监控和超温报警系统，以保证试验用药品的保存和管理符合 GCP 要求。

2.2.2　中心药房规章制度和标准操作规程（SOP）的不断完善

根据实际工作的经验积累以及各专业不同临床试验的需求，不断完善中心药房的试验用药品管理规章制度和 SOP 共计 50 个，优化操作流程，实现全过程把控试验用药品管理的各个环节，包括接收、储存、使用、发放、回收、退回、销毁、召回等，以满足Ⅰ期、Ⅱ期、Ⅲ期和Ⅳ期试验、甚至生物等效性试验的不同需求，实现了药品管理的标准化与流程化控制。

试验用药品的管理记录可实现临床试验管理全过程的数据溯源，是药品管理的核心文件。根据工作需要，中心药房不断优化和统一记录表格内容和格式，使其满足不同临床试验的要求，同时形成中英文双语对照版，以方便国际和国内药厂使用，与国际接轨，提升规范化管理水平。

2.2.3　中心药房信息化系统的建设

随着服务科室数量和承接项目数量逐渐增多，传统的手工管理模式已满足不了实际工作的需要，药物临床试验机构在原有的"药物临床试验项目信息化管理系统（Clinical Trial Management System，CTMS）"上构建了中心药房专用信息化管理模块，实现了从试验用药品接收核对入库、临床医师开具试验专用处方、药师调配发放与回收、药品储存计数与有效期管理、试验结束后药品退回与资料归档等，所有操作均可在系统中体现，保证操作的规范性，满足了管理的流程化要求；与此同时，系统还运用唯一条形码识别等技术实现了每一盒试验用药品的可溯源性，保证了药品管理的准确性；药品管理信息的共享，实现了多种记录即刻新与完成，提高了工作效率，大大减少了药师手工记录的工作量，降低了手工管理的差错率；作为整体 CTMS 的重要组成模块，中心药房信息化管理系统在国内首次实现了药品管理、项目管理、药房管理的信息一体化管理模式（图4），为全院临床试验的实施提供药品集中管理与质量保证平台的服务，在国内处于领先地位。

2.2.4　中心药房管理团队的建设

2.2.4.1 专业团队组成　药物临床试验机构专门设立了中心药房管理团队，由机构副主任负责，由 1 名主管药师、2 名药师组成管理团队，负责进行中心药房的日常管理工作。

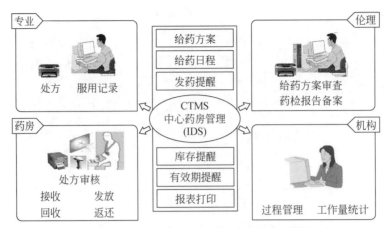

图4 以信息化技术支持中心药房全流程标准化管理

2.2.4.2 人员分工明确 试验用药品管理由专职人员负责,经过 GCP 培训,由药师以上且具有一定的临床试验经验的药学技术人员负责全院的试验用药品管理工作;中心药房的具体管理工作由主管药师负责,两位药师协助,明确中心药房各人员职责,分工明确且彼此积极配合,加强团队协作精神,使得管理效率提高。中心药房管理构架及职责如图5和图6所示。

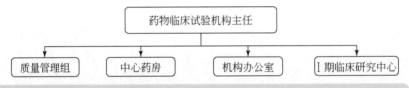

机构中心药房的主要职责:
1. 试验启动前的准备工作:试验启动前,工作人员熟悉方案,与研究者充分沟通,制作临床研究专用处方,建立独立的试验用药品管理文件夹,做到专项专夹专柜。
2. 参加项目启动会,做好药品管理相关培训:在启动会上做药品管理相关培训,确认管理流程和工作表格,明确授权分工,做好试验前的质控工作。
3. 试验实施中的药品管理:负责试验用药品的接收、分发、回收、退回等工作,每个环节双人核对,填写相关管理表格,确保药品使用规范,保证临床项目的药品供应和质量。
4. 结题资料归档:试验结题时,由GCP中心药房工作人员与机构办公室直接交接试验用药品管理资料,保证资料完整性、真实性、可靠性。
5. 药房日常管理:定期库存盘点、有效期检查,定期进行内部质控管理工作。
6. 参与全院试用药品质控管理工作:会同机构质控管理组,参与定期对全院运行项目的药品管理进行质控,对发现问题及时沟通,并积极帮助研究者不断完善。
7. 接受机构、第三方和药监部门各级检查。
8. 参与机构组织的GCP培训,负责试验用药品管理相关培训。

图5 中心药房管理职责

2.2.4.3 加强人员专业培训 工作人员的素质与技能是管理的基础,因此加强中心药房人员的专业培训和日常管理尤为重要。

(1)重视新员工的专业培训(包括法律法规相关培训、GCP 培训、药品管理相关培训、CTMS 培训、沟通演讲培训等),新员工经考核合格后方可独立上岗。为使新员工全面了解临床试验实施各个环节,我们还特意送其参加了"临床研究护士和临床试验协调员高级管理研修班",使其全面了解研究协调员(clinical research co-ordinator,CRC)的工作内容和

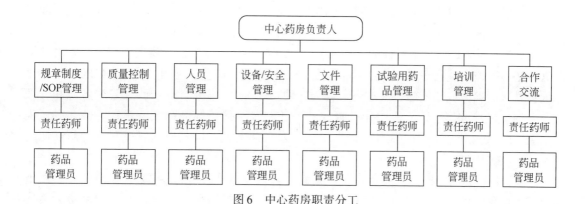

图6　中心药房职责分工

工作要求、药物不良反应判断与上报、I 期临床试验等要求，提升其外语沟通交流的能力，更重要的是使其深刻理解研究团队成员对药品集中化管理的服务要求，增进相互理解与合作。

（2）对管理骨干的培训提出更高要求，鼓励其积极国内会议投稿，并作大会发言，锻炼其表达沟通能力、应变能力以及领导力。中心药房管理骨干参加了"中国药学会药物临床评价研究专业委员会 2015 年年会"，并于"临床研究药物中心化管理培训班"上做大会发言，分享了北医三院的管理经验，很好地提升了北医三院在业内的影响力。

（3）积极举办以"中心药房建设与管理"为主题的国家级继续教育培训班、市级/区县级、院校级培训班，全面而系统地讲述临床试验中心药房管理的工作要求、规章制度、标准操作规程等，尤其突出管理理念的讲解。全国 66 家单位（包括北京协和医院、北京医院、北京大学第一医院、北京大学人民医院、中国人民解放军总医院、上海复旦大学附属中山医院等知名医院）均派学员前来参加学习。通过参观交流及新颖的互动模式、现场模拟操作和案例解析，满足了全国各家兄弟医院建设中心药房的实际需求，充分实践了"授人以鱼不如授人以渔"的培训理念。连续 4 年举办学习班，共有 342 名学员完成了培训，将管理经验和管理模式进行推广和辐射，即顺应了国家对临床试验用药品集中管理的要求，也在全国起到了引领示范作用。

（4）接收来自全国各地各兄弟单位的进修学员近 30 名，从理论知识到实际操作，手把手地进行指导，并逐渐形成系统的培训体系。

2.3　试验用药品集中管理新模式的探索

2.3.1　试验用药品管理模式的变化历程——由分散变集中

中心药房的管理模式是通过实践工作经验的不断积累以及根据需求变化不断修正改进逐步形成的。在中心药房建设之前，药物临床试验机构为加强全院临床试验用药品管理，指定专职药师负责，加强试验实施过程中的药品管理；在成立中心药房后，管理内容和管理要求有了很大变化，由原先的分散式管理改为集中式管理。截至 2014 年底，实现了全院各项临床试验用药品的集中管理。

2.3.2　PDCA 循环式持续改进，探索试验用药品集中化管理新模式

为了在试验用药品全管理周期中贯彻落实"全面质量管理"（total quality management,

TQM）理念，我们采用 PDCA 管理循环方法，应用于全面质量管理活动的全部过程，即将质量管理分为四个阶段，即计划（Plan）、执行（Do）、检查（Check）、处理（Act）。

2.3.2.1 明确目标，制订计划（Plan）　　在中心药房建设之初，我们即制定有针对性的改进计划：首先明确既定目标，要求中心药房在 2 年内实现承接项目数量达到 100% 集中化管理；其次明确采取的措施，通过各方努力，使得研究者/申办方逐步改变管理观念和管理习惯，逐步接受试验用药品集中化管理模式；还明确了评估标准和绩效考核方法，以正确评估工作效果；最后强调在实施过程中应及时发现问题、积极分析问题、并有针对性地进行预防和改进措施。

2.3.2.2 以重点科室为试点单位，探索新型管理模式和多种服务模式（Do）　　根据不同科室不同项目的需求，中心药房提供了形式多样的技术服务。根据试验方案制定个体化管理模式（药品分发、回收、计数、处方）、根据需求提供送药上门服务、根据试验特点提供 24 小时 on-call 值班服务、直接面向受试者提供用药指导与教育服务等。

为尽快在全院推广集中化管理，我们以重点科室为试点单位，探索管理模式。首先选择项目实施较多的泌尿外科为最初试点单位，尝试与科室层面共同管理项目模式。积极与科室领导进行面对面的沟通，首先征得科室领导的支持；然后利用其科室集体查房的机会进行集中宣讲，让全科医师了解中心药房的基本情况和药品集中化管理流程，初步获得科室的认可并接纳集中化管理模式；再次以项目为突破点，集体讨论试验用药品管理方案、协助培训科室研究协调员、对药品集中管理各环节注意事项进行培训、尝试受试者直接到中心药房取药、利用信息系统支持受试者访视工作安排等，使得研究者在项目实施过程中感受到试验用药品集中化管理带来的便利；根据科室研究者的需求与反馈及时调整服务模式和管理流程，以满足不同试验的多样化需求。

对于特殊项目，根据实际需求提供多方位技术服务。通过心内科、消化科、儿科、成形科等项目管理与实施，探索在特殊情况下如何根据试验要求和实际操作需求提供多方位服务，例如急诊用药、儿童用药、医疗器械管理等，提供个性化的药学服务，逐步扩大集中化管理服务科室的范围。

通过完善中心药房信息化管理系统，实现临床试验质量和临床试验管理效率的双重提升。根据试验用药品集中化管理的需求，2013 年构建了 CTMS 中心药房管理模块并全面上线，实现了从医师开具处方、到药品接收/发放/回收/退回/计数管理/效期管理自动化管理，保证了临床试验各项活动的自动化执行、管理流程的规范化实施和临床试验数据的及时自动化更新与存储，提高了管理效率和服务能力，为试验用药品集中化管理模式的推广起到了重要的技术支持作用。

2.3.2.3 积极反馈质控问题、及时追踪整改情况、不断改进（Check）　　中心药房运行过程中及时汇总各方意见与需求，不断改进管理模式。通过中心药房药师的日常工作、机构质控人员的日常沟通、与科室研究者申办方的沟通等，及时反馈各方需求，及时调整管理流程，以提供多样化服务，满足不同项目管理需求。

以重点科室和重点项目为突破口，逐步实现全院试验用药品集中管理。逐步扩大试点单位，积极向承接项目数量较多的科室进行宣传和提供服务，如肿瘤科、血液科、眼科等，使得上述科室逐步接受药品集中管理模式，以减轻上述科室自行管理药品的压力，减少相应的药品管理成本（包括硬件设施成本、管理人力成本等）。

以信息化技术为支持，不断完善信息系统功能建设。利用 CTMS 实现试验用药品的自动化、流程化、一体化管理，并根据不同试验方案设计与实际使用要求，不断优化系统，使其更趋完善，操作更为便捷。

2.3.2.4 总结经验、不断调整、逐步形成国内领先的中心药房管理模式（Act）　**不断完善中心药房管理模式和优化流程**。加强临床试验中试验药物的集中化管理，借助信息化系统的支持优化流程，使得药品管理各环节标准化和规范化；根据项目需求提供多样化技术服务，满足各专业及临床试验的不同需求；同时探索了标准化药品管理与多样化项目管理相结合的管理模式，确保临床试验的质量。

应用新技术助力高效率、高质量的药品管理。在信息化系统 CTMS 支持下，实现调配、核对、技术、记录实时更新，实现 3 名药师承接全院 100 多项目的药品管理工作；同时增加受试者随访日历管理和条形码识别技术管理，实现每盒药品使用信息均可溯源与追踪，以及相关信息的多方核对，避免调剂差错的发生，为临床试验实施的质量做好有利的技术支持。

2.3.3　新管理模式的总结

根据四年实践经验的积累和管理模式的不断探索，我们归纳总结出中心药房管理模式是药品管理与项目管理相结合。

2.3.3.1 标准化、规范化的药品管理模式　GCP 中明确要求对药物临床试验全过程进行标准化管理，其中包括试验用药品管理，要求研究过程规范合理、记录完整、真实，分析结果可靠，以保证临床研究的质量。因此，中心药房不断总结经验，优化管理流程和记录表格，从药品接收、发放、回收、退回各个环节建立了 22 项管理制度 10 个工作表格及 28 项标准操作规程和 33 个标准记录工作表格，以确保药品管理各环节操作符合 GCP 要求和试验方案要求，体现了药品管理本身要求的标准化和规范化。

2.3.3.2 多样化、个性化的项目管理模式　北京大学第三医院是综合性医院，专业数量多，承接项目数量多，涉及新药 I 期、II 期、III 期、IV 期等各期临床试验，不同项目有不同试验方案设计和给药要求，这给中心药房集中化管理带来极大的挑战。为了实现试验用药品集中化管理，就必须满足不同专业不同项目的需求，在管理好药品的基础上，需提供更多更灵活的服务，体现在药师作为研究团队当中不可缺少的一员，参与项目实施的各个阶段：从项目立项之初即参与该项目的管理，积极与研究者/申办者进行多方及时沟通，重点理顺药品管理各个环节，强调管理要点和注意事项；启动会上由药师进行药品管理相关培训；实施过程中根据试验方案要求进行调配，及时完整准确记录；结题阶段整理归档药品相关文件；在试验实施各阶段做好质控工作，并接受各方检查，保证项目管理的需求（图7）。

2.3.3.3 药品管理和项目管理相结合的新型管理模式　作为中心药房，必须同时满足上述药品管理和项目管理的要求，因此我们将两种管理模式相结合，探索出一种新型的试验用药品集中管理模式，体现在依托信息化系统技术支持，实现了标准化和规范化的药品管理，保证了药品储存和使用的要求，同时结合多样化和个性化的项目管理要求，保证了临床试验实施的质量，实现了药房管理与试验管理相统一（图8）。

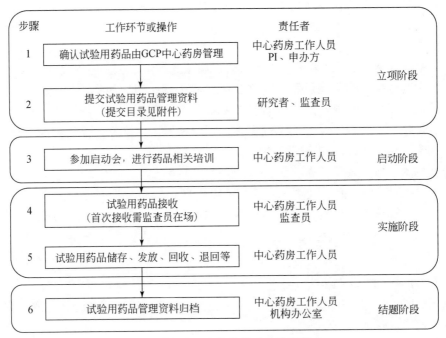

步骤	工作环节或操作	责任者	
1	确认试验用药品由GCP中心药房管理	中心药房工作人员 PI、申办方	立项阶段
2	提交试验用药品管理资料 (提交目录见附件)	研究者、监查员	
3	参加启动会,进行药品相关培训	中心药房工作人员	启动阶段
4	试验用药品接收 (首次接收需监查员在场)	中心药房工作人员 监查员	实施阶段
5	试验用药品储存、发放、回收、退回等	中心药房工作人员	
6	试验用药品管理资料归档	中心药房工作人员 机构办公室	结题阶段

图 7 多样化和个性化的项目管理模式

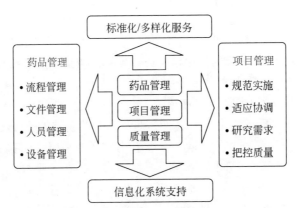

图 8 新型试验用药品集中化管理模式——药品管理+项目管理

2.4 新型试验用药品集中化管理的成效

2.4.1 两个提升——承接项目数量和提供服务能力的逐年攀升

北京大学第三医院药剂科中心药房于 2012 年 12 月成立,至 2014 年 12 月底已实现全院包括神经内科、内分泌、消化科、肾内科、呼吸科、感染科、心内科、儿科呼吸、儿科消化、泌尿外科、普外科、皮肤科、骨科、妇产科、整形外科、血液科、眼科、风湿免疫、Ⅰ期临床研究中心共 19 个专业 105 个项目试验用药品的集中管理。截至 2018 年 12 月,中心药房服务于全院 22 个专业 355 个项目的试验用药品管理工作,服务科室和项目数量逐年攀升 (图 9)。中心药房不仅负责全院临床试验用药品的集中管理,还承接了部分医疗器械临床试验的器械管理，如整形外科、眼科等器械项目，服务能力不断拓展。

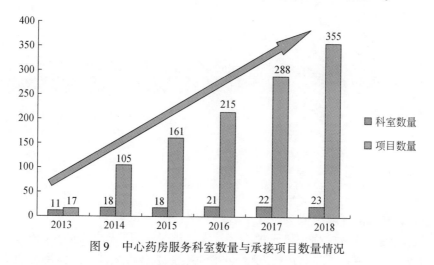

图 9　中心药房服务科室数量与承接项目数量情况

2.4.2　两个降低——药品管理成本和管理问题的降低

2.4.2.1 药品管理成本的降低　中心药房的成立节约了药品管理空间及设备成本，$100m^2$ 的面积与 5 台药品专用保存冰箱的合理应用解决了全院临床试验用药品的集中化管理问题，仅眼科和血液科两个科室即减少了 11 个科研用冰箱，还节约了药品管理的人力成本，3 名药师承担了全院临床试验用药品的集中管理任务，与原先专业自行管理模式相比，平均每个科室减少了 1~2 名药品管理员。

2.4.2.2 药品管理问题数量的减少和严重程度的降低　我们回顾性分析了成立中心药房前后药物临床试验机构对各专业现场检查发现的药品管理相关问题，比较了药品集中化管理实现前后的问题情况，发现药品管理问题无论是数量还是严重程度都有了显著降低。根据 2014 年机构对各科室临床试验项目实施过程中的质控记录统计分析，由中心药房集中管理的项目与由研究者自行管理的项目相比，发现与药品管理相关问题的项目数量减少一半，问题数量占比减少 73%，严重程度为中-重度的问题数量占比也降低了 64%（图 10 和图 11）。

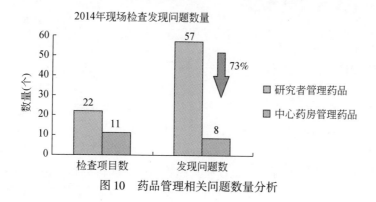

图 10　药品管理相关问题数量分析

2.4.3　研究各方人员对试验用药品集中化管理的满意度提高

中心药房作为项目研究团队中的组成成员，主要负责该项目的试验用药品管理，同时

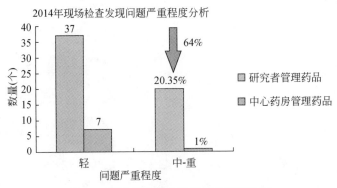

图 11　药品管理相关问题严重程度分析

作为药物临床试验机构管理组成员，还承载着对全院临床试验项目的管理职能，所服务的对象既包括我院研究者（医师、科研护士、技术人员等）、研究协调员（CRC），也包括申办方（包括监查员、稽查员和公司代表），同时也接受来自第三方或药监部门的稽查或现场检查，因此对于服务各方的需求了解是中心药房管理的重要基础。

2014 年底，我们采用调查问卷形式分别对已经提供集中化管理服务的科室研究者、申办方代表等进行服务满意度（对中心药房各方面的服务需求和满意度，服务质量满意度）的调研，一共发放了 100 份调查问卷，回收了 83 份，调研结果显示 96% 被调研人员对中心药房各项服务均表示满意（图 12 和图 13）。

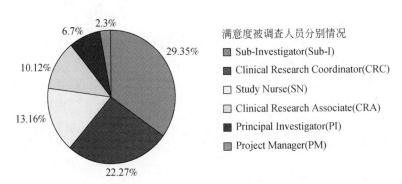

图 12　满意度调查人员分布情况

中心药房自 2012 年 12 月正式成立以来，接受了项目稽查近 40 次，分别来自西安杨森制药有限公司、拜耳医药保健有限公司、Arla Foods amba、Q-Med AB、ONYX、艾尔建、武汉五景药业等；同时接受了系统稽查，分别来自 AZ 和西安杨森公司；接受了原国家食品药品监督管理总局（现国家药品监督管理局）审核查验中心、北京市药监局、海淀区药监局等检查 10 余次；接受了药物临床试验机构联盟组织的中心药房示范项目现场示范与现场检查各 1 次。中心药房的管理流程、管理模式和管理理念均得到相关部门及检查人员的高度认可。经过四年的不懈努力，研究者认为试验用药品必须由中心药房进行管理；多次经受的药监部门的临床试验数据现场核查，未发现药品集中管理相关问题。我院还参与制定试验药房等级评定标准和现场检查流程并发表[12]。

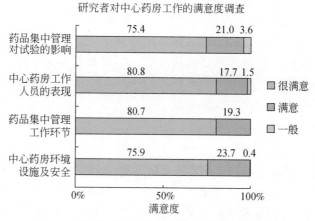

图 13　研究者对中心药房工作的满意度调查情况

2.5　管理模式的创新点

2.5.1　药品管理与项目管理相结合

根据我院实际情况和各方需求不断进行调整和完善，探索以信息化系统为支持的标准化、规范化管理与多样化、个性化服务相结合模式，也充分体现了药师在新药临床研究中的药学服务能力，不仅关注药品本身质量，更加关注药品使用和临床试验实施过程中的质量，作为研究团队不可缺少的一员，充分发挥药学专业人员的优势，为临床研究提供更加专业化、多样化的药学服务，提升药师的影响力。

2.5.2　中心药房信息化系统

牛晓也等[13]研究显示，在保证药品管理的规范性前提下，加强信息化系统建设，可提升临床试验的质量和效率。同时中心药房药师也配合机构进行日常质控和人员培训，为全院临床试验的实施提供药品集中管理与质量保证平台的服务，进一步提升了管理效率。中心药房的信息化系统建设走在了国内领先地位，实现了药品管理、项目管理和药房管理集成化和一体化。

3　试验用药品集中化管理新模式的未来发展与展望

3.1　规范化与信息化

试验用药品管理的终极目标是规范临床试验中试验用药品管理模式和管理流程，保证试验过程规范、结果科学可靠，保障受试者的权益和安全。但真正实现以临床试验专用中心药房的集中管理模式，是一项需要长期努力、多方协调才可能达成的目标。

临床试验用药品的规范化管理是确保药物临床试验能否成功的关键环节，也是未来发展的重中之重。临床试验用药品集中化管理为临床试验用药品的规范化管理提供了条件。临床试验用药品管理的信息化是临床试验发展到一定阶段后的必然趋势。通过信息化管理，临床试验用药品管理流程更加规范便捷，对受试者的保障也上升了一个台阶。

在 2019 年 1 月 17 日由"重大新药创制"科技重大专项实施管理办公室发布的《新药专项示范性药物临床评价技术平台建设课题工作要求》（国卫科药专项管办［2019］3号）[14]中明确规定"设立软硬件设施符合标准的药物临床试验中心药房，配备至少 2 名药师，负责接收、分发、回收药物临床试验药品。"，标志着要落实中办、国办下发的《关于深化审评审批制度改革鼓励药品医疗器械创新的意见》（厅字［2017］42 号）[15]的文件精神，做好试验用药品集中化管理的示范工作。

3.2 国际化

国家对于药物临床研究学科建设和发展支持力度很大，"重大新药创制"科技重大专项中"新药临床评价研究技术平台"资助了 40 多家大型综合性医院的药物临床试验机构 GCP 平台建设，随着我国药物临床试验经验的不断积累、医院管理层的认识程度逐步提升、资金投入力度越来越大以及国际多中心试验的实施，不断带来更新更科学临床研究思维方法，中国的药物临床研究正在逐步与国际接轨，药品管理是其中重要环节，必须满足国际化管理要求，应采用新技术、新方法、新模式，涉及包装管理、物流管理、供应链管理、库存管理、质量检测、中央随机等。临床试验用药品集中化管理模式的运行，必将带动临床试验质量规范化管理的进程，缩小我国临床试验与国外临床试验的差距，开辟适合我国国情和特色的管理方法，同时也实现与国际接轨。

参考文献

［1］国家食品药品监督管理局.药物临床试验质量管理规范［S］.2003.09.01

［2］国家食品药品监督管理局.药品注册现场核查管理规定［S］.2008.06

［3］国家食品药品监督管理局.药物临床试验机构资格认定办法(试行)［S］.2004.02.19

［4］国家食品药品监督管理总局食品药品审核查验中心.药物临床试验机构资格认定检查细则(试行)［S］.2014.09.05

［5］中华人民共和国卫生部,国家食品药品监督管理局.关于开展药物临床试验机构资格认定复核检查工作的通知［S］.2009.05.05

［6］国家食品药品监督管理局.药物临床试验机构资格认定复核检查标准［S］.2009.11.05

［7］国家食品药品监督管理总局.关于开展药物临床试验数据自查核查工作的公告(2015 年第 117 号)［S］.2015.07.22

［8］国家市场监督管理总局.关于公开征求《药物临床试验质量管理规范(修订草案征求意见稿)》意见的通知［S］.2018.07.17

［9］国家食品药品监督管理总局食品药品审核查验中心.《药物临床试验数据核查阶段性报告》［S］.2017.07.21

［10］Vogenberg FR,Schwarz PA,Kaul AF,et al.Expansion of an Investigational Drug Service.Drug Intell Clin Pharm,1983,17(12):912-913.

［11］程晓华,杨茗钫,刘丽忠,等.临床试验中试验用药品管理模式探讨.医药导报,2013,32(5):692-693.

［12］李树婷,杨丽,张黎,等.临床研究药物中心化管理现场评估标准.药物评价研究,2016,39(3):335-344.

［13］牛晓也,张晓婷,高玉玲,等.利用信息化技术实现临床试验用药品中心化管理质量与效率共赢［J］.中国新药杂志,2018,27(19):2281-2285.

［14］国家食品药品监督管理总局.药物临床试验机构管理规定(征求意见稿)［S］.2017.10.27

［15］中共中央办公厅和国务院办公厅.关于深化审评审批制度改革鼓励药品医疗器械创新的意见［S］.2017.10.08

药师在药物临床试验中的作用与机遇

（张　黎　上海长海医院）

摘　要　目的：分析药师在药物临床试验中的作用与机遇。方法：通过问卷调查，统计并分析药师在科研工作方面的现状，探讨药师在药物临床试验方面存在的问题、前景与机遇，并提出相应的对策。结果：采样的 63 家医院中从事科研工作的药师较少，5 年内发表过 SCI、获得基金资助或专利授权的药师更是凤毛麟角。70% 左右的药师和医护人员均认为临床研究是医院药师从事科研工作的切入点，积极加强沟通寻找适合的切入点是药师与医护人员合作进行临床科学研究的主要途径。结论：药师应将药物临床试验作为从事科学研究的重要途径，在提高临床研究水平的同时推进自身职能的转变。

关键词　药师；药物临床试验；科研

药师是依法从事医疗机构药学专业技术活动的专业人员，其职责除了传统的药品供应、调剂、配制、制剂和质量监测外，还包括临床药学、药学咨询、药学研究等[1]。近年来，医院药师群体一直在致力于转变服务模式和职业重构，在临床药学服务、药学临床应用研究、药物利用评价、新药临床试验和新药上市后监测等领域积极拓展业务[2]。清华大学医院药事创新管理高级研修班（第八期）课题组在全国范围内就我国医院药学技术人员的核心能力及工作现状进行了调研，以便了解三甲医院药师工作现况，重点探讨药师在药物临床试验中的作用和发展前景，为拓展药师的专业技能与职业范围提供新的方向。

1　调研对象与方法

调研对象、范围与方法参见第 1 章中的"医院药学技术人员核心能力调查与分析"基本内容。

2　结果

2.1　调查问卷基本情况

回收的药师用调研表主要来自 63 所医疗机构，三甲专科医院 4 所，三甲综合性医院 58 所，三乙专科医院 1 所；其中为药物临床试验机构的 54 家，占总医院数量的 85.7%；非药物临床试验机构的医院为 9 家，占总医院数量的 14.3%（图 1）。调研对象以临床药师和调剂部门药师为主，药师学历和职称情况如图 2 所示，本科及以上学历的药师占 88.9%，硕士及以上学历的药师占 46.60%，副高级和正高级职称药师共占 20.04%。

2.2　药师科研工作现状

2.2.1　科研产出

尽管超过 76% 的药师和超过 83% 的医护人员认为医院药师需要进行科学研究工作

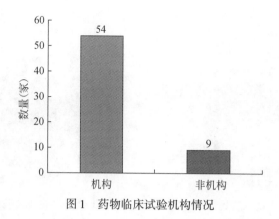

图1 药物临床试验机构情况

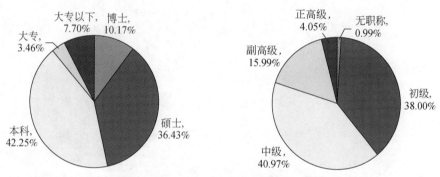

图2 药师学历（A）和职称（B）情况

（图3），然而5年内获得科研基金资助或专利授权的医院药师数量不足30%（图4～6）。5年内近半数的药师在国内杂志发表文章1～3篇，但73.16%的药师从未在国外杂志发表过论文（图7、图8）。表明药师从事科研工作，特别是高水平科研工作的人数较少；按照当前的基金论文等绩效评价体系，总体科研能力水平较低。

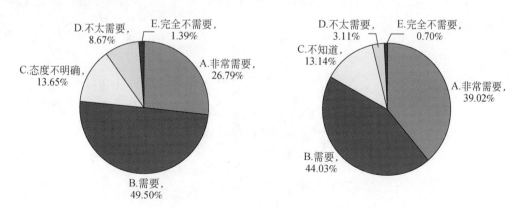

图3 药师和医护人员对药师是否需要进行科研的比例

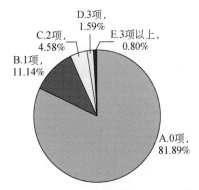

图 4　药师 5 年内申请院内基金项目情况

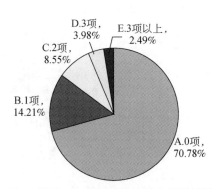

图 5　药师 5 年内申请院外基金项目情况

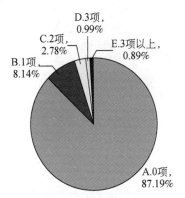

图 6　药师 5 年内获得授权的专利情况

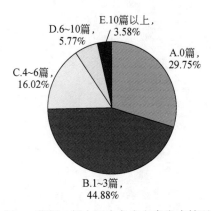

图 7　药师 5 年内国内杂志文章发表情况

2.2.2　科研条件

超过 51% 的药师认为药师开展科学研究最大的困难在于医院实验条件不足，除此以外，也包括没有研究方向、科研能力欠缺等自身因素（图 9）。此外，药师自身对科研工作缺乏积极性，半成以上药师不熟悉科研立项的资助申请流程，只有 6.7% 的药师多次申请过科研立项资助（图 10）。

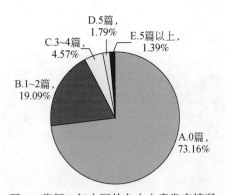

图 8　药师 5 年内国外杂志文章发表情况

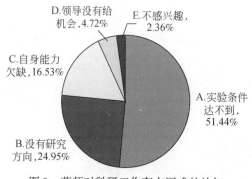

图9　药师对科研工作存在困难的认知

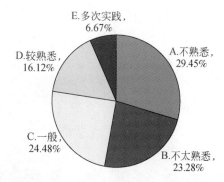

图10　药师对科研立项资助申请的熟悉程度

　　调查结果显示，超过半数的药师认为应该积极与医师共同进行科学研究（图11），主动与医师建立合作关系，积极加强沟通，努力寻找切入点是药师克服自身不足，发挥自身潜力的主要途径，且这条途径也被医护人员充分认可（图12）。70%左右的药师和医护人员均认为医师与药师之间进行科研合作的切入点是临床研究（图13、图14）。超过83%的医护人员认为，药师对医师进行的科学研究有帮助，相信药师与医护人员的临床研究合作将取得双赢的效果。

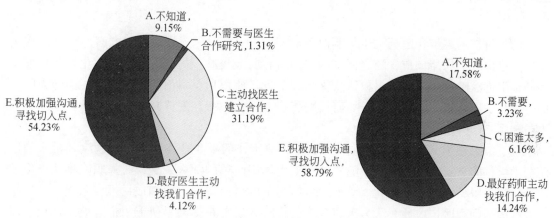

图11　药师对医药科研合作途径的认识情况　　图12　医护人员对医药科研合作途径的认识情况

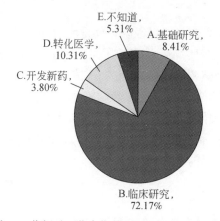

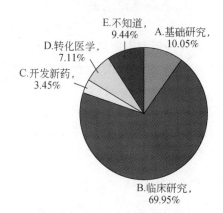

图13　药师对医药合作科研切入点的认识情况　图14　医护人员对医药合作科研切入点的认识情况

2.3　药师临床研究工作现状

从 60 家医疗机构回收的患者用调查表结果显示，仅有约 8% 的患者知晓并参加过药物临床试验（图 15）。

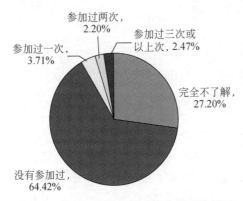

参加过两次，2.20%

参加过三次或以上次，2.47%

参加过一次，3.71%

完全不了解，27.20%

没有参加过，64.42%

图 15　患者知晓并参加药物临床试验情况

3　讨论

随着科技的进步和医药卫生体制改革（"新医改"）的深入开展，一方面，2017 年底公立医院全部取消药品加成，随之而来的是药材科收入锐减；另一方面，自动化发药机器被不断地引进医院药房，自动化和信息化的调配方式使得药材科面临人员缩编，药师在医院的生存与发展受到一定的威胁。如何拓展药师的工作领域，发挥其专业特长是药学部管理人员和医院药师亟待解决的问题。

调查结果显示，绝大多数药师认识到了科研工作的重要性，这与"新医改"带来的医院药学学科的重新定位相一致。随着医药卫生体制改革的深入开展，药师职能将从操作型向药学技术服务和科研型转化。然而，目前药师的科研工作方向和成果不容乐观。虽然绝大多数的药师和医护人员都认为医药合作进行临床研究是提高科研能力最有效的途径，但是开展何种形式的临床研究合作并没有达成共识，也没有明确的方向。药物临床试验工作可能是三甲医院药师新的职能方向。

目前，我国药物临床试验机构已逾 700 家，绝大部分三甲医院均已是原国家食品药品监督管理总局（现称国家药品监督管理局，简称国家药监局）认定的国家药物临床试验机构，可以从事新药 I ~ IV 期注册类药物临床试验。此次被调研药师所在的 63 家医院中，54 家医院为国家药监局认定的药物临床试验机构。但是即使是在认定的药物临床试验机构中，参与到药物临床试验过程中的药师还是少之甚少，大部分药师对药物临床试验不熟悉。参与药物临床试验的患者比例也非常低，患者调研表显示，仅 8% 的患者参与过药物临床试验。因此，在药物临床试验机构中，药师具备良好的发展需求和前景。

3.1　药师在药物临床试验中的优势

药师在药物临床试验中的优势体现在：首先，具有药学专业教育背景和专业技能。药师具有系统的药学学习和工作经历，对药物信息的掌握更加全面而扎实，且相对于医师临床思维和护士的专业技能，针对药物而言药师思维模式具有更加严谨的逻辑思维能力和扎实的科研素养[3]。其次，药物学家是药物研发的核心人员，具有药学教育背景的专业人士是新药研发、生产、流通和监管线的骨干，因而药师可能比其他人员有更加高效率的沟通优势。在欧美等药物临床试验发展位于世界先进水平的国家和地区，药师是药物临床试验团队中不可或缺的重要角色。对加拿大 129 家医院的 325 例重症监护科药师参与临床试验情况的调查显示：15.7% 的药师经常参与临床试验，54% 的药师有过参与临床试验的经历。

药师凭借自身优势，在药物临床试验中的多个方面可以发挥巨大作用，如试验用药物管理、临床试验中与药学相关的质量控制管理，以及药物管理方面的培训工作。

3.2 药师参与药物临床试验的主要环节

3.2.1 试验用药物管理

药物的规范管理是保证药物有效性和安全性的重要因素之一。近年来试验用药物的运输、保存、发放、回收以及销毁等已成为新药审批核查的必查内容之一。我国《药物临床试验质量管理规范》（GCP）中明确规定试验用药物须有专人管理，并必须将剩余的试验用药物退回申办者。近几年由具备资质的药师取代研究护士管理临床试验用药物已经成为各大临床试验研究机构的主流之举[4]。药物接收环节，除了对药物进行名称、规格、剂型、数量、批号、有效期在内的常规检查之外，还要根据 GCP 的要求，核对药检报告并检查药物在运输过程中的温度是否符合方案要求。试验用药物的储存实行专人、专柜、专锁、专册管理，药师要确保药物的储存满足申办方规定的温湿度要求，并做好相应的温湿度记录、出入库和盘点记录。药师还需按照临床试验药物管理制度和标准操作规程（SOP）对过期、不合格药物进行处理和记录。特别是在发药环节，药师须严格按照试验方案的要求认真审核处方的用药方法和用药量，并对取药者进行身份确认和用药嘱托。专职药师在发药环节的介入，可以减少研究者的方案违背，提高受试者的依从性，促进药物临床试验规范实施。回收与返还环节，药师应与研究者或监查员共同核对剩余药物数量和空包装，清点无误后由监查员返还申办方。以上各个环节都是以药师的日常药品管理工作为基础，并结合 GCP 的要求，对试验药物的管理实现集中化、专业化和规范化，充分体现药师的专业优势。目前由专职药师进行临床试验药物管理已经被国家药监局和行业内所认可，国家药监局已经于 2014 年颁布的《药物临床试验机构资格认定检查细则》（试行）和 2015 年颁布的《药物临床试验机构管理规定》（征求意见稿）有了明确的要求，对于医院药学部管理者而言，加强药师的临床试验药物管理培训和技能储备，设立专职的临床试验药物管理药师岗位，不仅可以满足法规要求，更可以促进药师的岗位职能转变，增强药师在医院的科研竞争力。

3.2.2 与药学相关的质量控制管理

药物临床试验的质控工作是保证其质量的重要环节。科学的试验方案设计是药物临床试验成功的基础和保障，除了需要临床专家和统计学专家参与外，也需要临床药理学家应用药理学、药物代谢动力学、毒理学、药剂学等知识参与设计和完善药物临床试验方案，而药物代谢动力学、药效学和药理学等知识正是药师的专业特长，药师可以用这些知识作为武器，帮助研究者改进试验方案的设计，对药物的安全性和有效性进行预测和评估，更好的保护受试者的安全。临床试验专职药师除了管理药品的接收、发放、回收过程外，药师可以参与指导受试者服药，解答临床试验中受试者对药品的疑虑，观察药品不良反应。药师与医师、护士的沟通交流可减少临床试验用药物在使用中的错误，如给药方法、药物配制中的特殊要求等[5]。

在临床试验项目实施过程中，质量控制涉及试验的所有环节，如受试者的筛选与入组、检验检查异常值的临床意义判断、不良事件与试验药物相关性的判断、用药依从性、合并用药等，药师一方面可以在药物相关的环节发挥其专业特色，保证试验药物使用的规范性与依从性；另一方面，研究医师由于日常临床工作繁忙，经常只重点关注临床研究项目的关键环节，如受试者入组、异常值和不良反应的判定，很难保证试验全过程的规范性，如原始资料收集和记录、试验数据修改的规范性等。而这些也是临床研究质控的重要关注点。药师在质控中，可以通过与研究医师多沟通，加强研究医师的法律法规意识和 GCP 规范培训，协助临床研究协调员，减轻研究医师的工作量，提高临床研究项目的质量和水平。

3.2.3　药物管理的培训工作

医院药师是医院用药的管理者，是临床用药的监督者，经过 GCP 和试验方案培训的药师更是试验用药物管理制度和标准操作规程的制订者与实施者，也是临床试验质量管理团队的重要成员。药师具有丰富的药学知识，熟知药物的药理、毒理及药物管理的法律法规专业知识，特别是涉及特殊药品（如毒麻药），或需要特别处理的药物（如有较大毒性的抗肿瘤注射剂）时，专职的药剂师尤为必要和重要。因此，在 GCP 培训中药师应承担对试验药物的管理制度和管理流程的培训；针对每一个项目的试验药物的特征，药师应当对相关科室参与药物临床实验的医师和护士进行培训[6]。

3.3　药师在临床研究中的主要困难

目前我国药师在药物临床试验中的参与度并不高。究其原因，一方面由于药物临床试验管理部门在医院的整体发展规划战略中并没有十分准确的定位，使得从事临床试验管理的药师如何适应新的医疗模式和环境，在认知上仍处于探索阶段，对于行业规划和学科建设仍缺乏高度而清晰的认识[7]；另一方面，因为相对于临床一线的医师与护士，药师缺乏系统、规范的临床知识与技能且在医疗决策中的地位相对较低，药师仍然被传统药学学科的固有思维模式所束缚，从其他角度拓展自身工作职能的积极性尚需提高[3]。对于目前仍处于职能转型过程中的药师，通过参与新药临床试验获得临床实践的机会，加强与医护人员的科研合作，有望成为增加自身职业发展并赢得临床医师的好感和认同的最好途径[8]。

随着新药注册法律法规和技术评价体系的不断健全与完善，以及药物临床试验国际化步伐的加速，我国医药产业用于临床研发的资金投入逐年增加，药物临床试验项目数量大量增加，承担临床试验临床的医疗机构也在逐渐形成一个竞争市场。随着国人法律和维权意识的逐步增强，文化多元化的走向，药物临床试验将越来越多地涉及法律、伦理与医学等问题，而医院药学的发展同样要遵循健康与保健事业的发展轨迹，这些都为药师的职业发展提供了新的路径和平台。

面对这些机遇和挑战，政府和医院管理层应明确思想认识，认识到药师在药物临床研究中的优势和潜力，增加学科建设和加强临床研究型药师人才的培养与交流。药师自身应扬长避短，发挥自己的专业特长，更需要克服自身的缺点，夯实药学知识，加强临床知识的学习，以临床研究作为切入点，加强与临床医师的交流和合作，与医师共同进行有效的科学研究。

4 结语

以 63 家医院药师和医护人员为调研对象，进行关于药师从事科研工作情况的调查结果显示，从事临床科研工作的医院药师人数较少，总体水平也不高。药师和医护人员一致认为加强沟通，进行临床研究是科研合作的主要途径。药物临床试验可能是药师岗位职能新的发展方向和最佳切入点。药师在药物临床试验中的多个环节可以发挥巨大的作用。在应对新的岗位需求时，药师应扬长避短，加强临床专业知识的学习，加强与临床医师的合作交流，加强临床研究相关法律法规的学习，药师在临床研究方面必然大有作为。

参考文献

[1] 卫生部,国家中医药管理局,总后勤部卫生部.关于印发《医疗机构药事管理规定》的通知(卫医政发〔2011〕11 号)〔Z〕.2011.

[2] 李学林,徐涛.我国医院药师在医疗机构中的定位与作用.中国药房,2014,25(5):388-390.

[3] 陈志刚,甄健存.药师在药物临床试验中的实践与机遇.中国药房,2009,20(17):1355-1357.

[4] 礼嵩,周铁,唐守艳,等.药师干预泌尿外科新药临床试验用药效果评价.药学服务与研究,2018,18(5):336-336,350,363.

[5] 唐铭婧,梅和坤,江学维,等.专职药师在临床试验用药品管理中的重要作用.中国新药杂志,2017,26(22):2710-2713.

[6] 赵伟杰,张彤群,刘婧,等.药师在药物临床试验中的作用概述.中国药师,2016,19(7):1348-1350.

[7] Kowalsky SF. Opportunities for pharmacists in clinical research. Pharm Pract Manag Q,1996,16(2):1-3.

[8] 王瓅珏,范华莹,荆珊,等.药师在药物临床试验中的机遇与挑战.中国新药杂志,2014,23(21):2577-2580.

医疗失效模式与效应分析在静脉用药调配中心扩大配液规模中应用

（丁庆明 北京大学人民医院）

摘 要 静脉用药调配中心（Pharmacy Intravenous Admixture Service，PIVAS）在扩大配液规模的过程中，需要应对配液品种、数量和服务科室的快速增长，原有的工作流程无法应对这一变化，可能出现差错和潜在风险的激化，需要进行质量改进。某三级甲等综合医院利用医疗失效模式和效应分析这一前瞻性质量管理工具，成立专项工作小组，总结评估流程中潜在风险的风险优先指数（risk priority number，RPN），利用 3~4 个月时间，集中人力、物力，对 RPN 排名靠前的风险进行优先、集中干预和改进，未雨绸缪，在保证工作安全无误的前提下，短时间内完成了增加配液品种和配液数量的既定目标。

关键词 静脉用药调配中心；医疗失效模式和效应分析；质量管理；差错

失效模式与效应分析（failure mode and effects analysis，FMEA）是源自工业生产领域的前瞻性质量管理工具[1]，FMEA 模式由潜在失效模式（potential failure mode）和后果分析（effects analysis）两部分组成，前者是技术人员在产品设计、制造和装配中认识或感觉到可能存在的隐患，后者是指当一种失效模式若发生后会给用户带来的危害有多大。通过对隐患产生危害的严重度（severity，S）、发生频次（frequency of occurrence，O）和隐患起因的"不"可探测程度（likelihood of detection，D）的量化，3 者相乘，得到失效模式的风险优先指数（risk priority number，RPN），$RPN=S \times O \times D$。完成 RPN 评估后，可以①能够容易的、低成本的对设计、流程进行修改，从而减轻事后修改中面临的更大危机；②对危害过大的一个或几个失效模式找到能够避免或减少其发生的措施[2]。

美国退役军人事务局在传统 FMEA 的基础上创建的适合医疗服务行业的医疗失效模式与效应分析（healthcare failure mode and effect analysis，HFMEA）模式，HFMEA 简化了传统 FMEA 的计算，用决策树替代可探测程度（D）的量化，用危害矩阵替代风险优先指数，使之更适用于医疗机构的前瞻性风险分析[1,3-4]。某三级甲等综合医院静脉用药调配中心（PIVAS）在扩大配液规模的过程中，需要应对配液品种、数量和服务科室的快速增长，为了能有效降低差错和风险，利用 HFMEA 质量管理工具，前瞻性评估工作流程中潜在风险 RPN，然后在其他质量管理工具的辅助下，集中人力、物力，对 RPN 排名靠前的风险进行优先、集中干预和改进，未雨绸缪，在保证工作安全无误的前提下，短时间内完成了增加配液品种和配液数量的既定目标。

1 时间节点与方法

时间节点：质量改进实施时间为 2014 年 8 月至 12 月。

方法：采用分步实施法。HFMEA 实施分 6 步：选择要改进的流程、组建多学科小组、搜集整理流程并绘制图形化流程图、完成潜在风险点的 RPN 分析、流程再造和改进、改进效果追踪。

2 质量管理过程

2.1 流程的选择

PIVAS 运营初期承接了全院 50% 左右的细胞毒药物和 50% 左右的全肠外营养（total parenteral nutrition，TPN）的配制，计划扩大配液规模的任务有 2 个，一是承接院内余下的细胞毒药物和 TPN 配制，二是承接抗菌药物配制，计划服务十余个临床科室，2 项任务合计后预计每日增加 1000 组配液任务，因抗菌药物配制工作模式类似的细胞毒药物配制，故选择将现有的细胞毒药物和 TPN 流程进行质量改进。

2.2 组建多学科质量管理小组

由 PIVAS 编制内的药剂师和护士、临床科室护士长和值班护士、信息科软件工程师共 9 名成员组成 HFMEA 小组。

2.3 列出流程详情

小组成员共同讨论，列出所有子流程，包括医嘱、配液、发药、临床用药等各个子流程，并用流程图详细展现各个子流程（略）。

2.4 失效模式和效应分析过程

找出 2.3 流程中的所有可能/潜在的失效模式。利用头脑风暴、因果图等多种手段辅助小组成员，罗列出可能导致流程失效的所有可能出错的所有风险点。风险点的识别可来源于经验或个人经历，也可来自逻辑推理或相关文献的报道；失效可能是已经发生过的，也可能是从未发生过的；而且既要考虑到一般情况下发生的情况，也要考虑到极端条件下发生的可能。讨论的最后结果必须是小组每个成员都认可、同意的。总结了源自人和设备的两类失效模式（表 1、表 2 的第 1 和第 2 列）。

推测每个失效模式发生后可能/潜在的后果。使用严重等级表，确定每个后果的严重程度（参数 S），并登记在 HFMEA 表格中（表 1、表 2，第 3 列"严重性"）；使用概率评级表确定每个潜在原因的发生概率，即参数 D（表 1、表 2，第 4 列"频率"）。评定发生概率时要综合分析某个失效模式的多种潜在原因，潜在原因多的，发生率相应增加；通过将严重程度参数 S×概率分数 D，确定危害指数（表 1、表 2，第 5 列"危害指数"）。

使用危险决策矩阵（表 3）确定失效模式是否需要采取进一步的措施，如果分值为 8 或更高，应考虑制定相应行动计划（表 1、表 2，第 6~8 列"决策分析"）。设备设施相关的改进措施见表 2，第 9 列"改进措施"。

3 质量改进措施的实施和结果

根据 FMEA 分析结果，在 3~4 个月内，实施了两方面的改进，一个是基于信息化手段的软件功能开发，二是对设备设施的升级改造。

3.1　软件功能开发

开发医嘱交互追踪功能　在 PIVAS 调配和临床护士给药过程中，通过在每个流程开始前，用掌上电脑（personal digital assistant，PDA）PIVAS 药品标签，会提示相关医嘱是否已由医生急停，避免了 PIVAS 误配液，临床护士误用已经急停但已经配好的药物。

医师工作站：医嘱开具时自动提示配伍禁忌和极量；

药师工作站和 PDA：在 HIS 的药师审方和计费界面，用颜色自动标识出 HIS 根据事先规则自动筛选出的"可疑"的配伍禁忌或重复收费等异常信息行，用颜色提醒药师进一步核实"可疑"行的真伪；采用彩色输液标签，利用字体颜色和字体背景颜色，对不同的科室名称、给药途径、半支量、货位差异（一品二规）、特殊加入药品、特别注意事项（如避光、冷藏等）等分色打印[5-6]。

3.2　为 PIVAS 开发 PDA 功能

高警示药品货位上添加二维码，含高警示药品的一组液体，在首次取药调配时，需用 PDA 扫货位上的二维码后才能进行下一步操作，尽管不能解决数量差错，但能完全杜绝药品的品种错误，出于劳动量的考量，非高警示药品的调配自动简化掉了扫货位码的步骤。

在 PIVAS 每步操作是，用 PDA 扫标签的操作替代手工签章，减少操作耗时，同时自动记录了操作者和操作时间，后续可追溯；利用 PDA 扫描，操作者也能及时识别出临床已急停的药物，避免了配液浪费。

打包装箱流程中，也利用 PDA 先扫描箱子上的科室二维码，再逐一扫描 PIVAS 输液标签，杜绝了装箱差错。

3.3　设备设施的升级改造

PIVAS 前期运行中，多次出现设备设施的故障导致宕机或工作延迟，在这次扩大配液规模的质量改进中，也相应地进行了设备设施的升级改造，详细内容见表 2，第 9 列"改进措施"。

表 1　操作相关的 FMEA 分析表

失效模式	失效原因（按工作流程排序）	风险评价			决策分析			改进措施
		严重性	频率	危害指数	之前已干预	风险已受控	要优先干预	
医生	体外配伍禁忌	4	3	12	是	是	是	培训
	一日内重复给药	4	1	4	否	否	否	
	剂量过大	4	1	4	否	否	否	
	给药途径有误	1	3	3	否	否	否	
	频次、给药时间有误	2	3	6	是	是	否	
	停医嘱后，护士不知已停药	4	4	16	否	否	是	软件 + PDA 床旁核对

失效模式	失效原因（按工作流程排序）	风险评价			决策分析			改进措施
		严重性	频率	危害指数	之前已干预	风险已受控	要优先干预	
护士	忘记撤回作废医嘱	4	4	16	否	是	是	软件
审方岗	工作量记录表登记有误	1	4	4	是	否	否	
	未发现问题医嘱	4	4	16	是	否	是	人工
	漏审、漏打印标签	3	2	6	是	是	否	
	"半支药"标注错误	4	2	8	是	是	是	标签颜色管理
	未识别出"打包"药物	4	3	12	是	是	否	
	标签分科错误	1	2	2	否	否	否	
	药品计费有误	2	2	4	否	否	否	
	辅材计费有误	1	1	1	否	否	否	
摆药岗	取错药（一品双规）	4	3	12	是	是	是	标签颜色管理 + PDA 扫货位码
	数量有误	3	2	6	是	是	否	
	遗漏"摆药单"	2	1	2	否	否	否	
	误用"卡文"替换了脂肪乳	2	4	8	否	是	是	标签颜色管理，成品总重量复核
复核岗	未发现药品错误	4	3	12	是	是	是	人工
	未发现数量错误	4	1	4	否	否	否	
配液岗	漏加药品	3	1	3	否	否	否	
	多加药品	3	2	6	否	否	否	
	未按"半支药"加药	4	1	4	否	否	否	
	TPN 混合顺序有误，产生沉淀	4	2	8	是	是		
	忘记盖操作者签章	1	1	1	否	否	否	
成品检查	未发现数量和其他差错	4	2	8	否	是	是	人工
	未发现成品中有异物	3	2	6	是	是	否	人工、暗箱检验
按科室装箱	配送科室错误	4	3	12	是	否	是	PDA
	忘贴冷藏标志	1	1	1	否	否	否	
	成品袋数统计有误	2	2	8	是	否	否	PDA
	未加保护，配送破碎	3	1	3	否	否	否	
给药护士	给错患者	4	1	4	是	是	否	
	继续误用（已配制）停止医嘱的药物	4	3	12	否	否	是	软件 + PDA 床旁核对

表 2　设备设施相关的 FMEA 分析表

失效模式	失效原因	风险指数			决策分析			改进措施
		严重度	频率	危害指数	之前已干预	风险已受控	要优先干预	
新风系统	初效、中效过滤网灰尘堵塞	4	3	12	是	是	否	滤网更换周期由3个月缩短至2个月
	风机皮带断裂	4	2	8	是	否	是	选购高质量皮带
	通风管脱落	4	1	4	是	是	否	每月目测一次
	空调宕机	1	3	3	是	否	否	和季节相关，夏季高发
	空调蒸发器堵塞	2	3	6	否	否	是	用蒸馏水替代自来水
生物安全柜	线路故障，宕机	4	4	16	是	否	是	申请购买更新（现有4台中，已有1台停用）
	早晨无法自动启动通风	1	3	3	是	否	否	可手动启动
	内部小物件损坏	1	4	4	是	是	是	增购易损件，发现损坏后，可当即更换

表 3　HFMEA 危害风险矩阵评判标准

	严重度			
	极为严重	严重	中等严重	轻度严重
经常	<u>16</u>	<u>12</u>	<u>8</u>	4
偶尔	<u>12</u>	<u>9</u>	6	4
不常见	<u>8</u>	6	4	2
罕见	4	3	2	1

4　改进效果追踪

在 3~4 个月的质量改进后，实现了配液品种、数量和服务科室的大幅度增加，日配液袋数增加 3~4 倍，而相应的各种差错、宕机、配液延迟等不良事件的发生例次并无增加，仍只需要一名 PIVAS 主班药师即可回答和解决当日所有问题。特别是设备设施的改造升级后，完全杜绝了新风系统的故障的发生。

5 讨论

5.1 FMEA 和 HFMEA 在医疗质量管理中的价值

医院质量管理工具主要包括：全面质量管理（total quality control，TQC）、质量环（PDCA 循环）、六西格玛、品管圈（quality control circle，QCC）、根本原因分析、失效模式与效应分析（FMEA）等，FMEA 是一个特别的质量管理工具，特别性体现在对风险的前瞻性分析和干预；另外通过 FMEA 的 RPN 计算，在时间紧张，人力和资金投入有限的情况下，优先干预 RPN 高的潜在风险，可实现较少投入、更大受益，性价比最高；而且 FMEA 具有预防损失发生的特点，和其他质量管理工具相比，更适合对安全事件零容忍的医疗行业使用[4]。

5.2 应用 HFMEA 的紧迫性和必要性

PIVAS 运营初期，只开展了细胞毒药物和 TPN 配制，计划逐步增加承接全部细胞毒药物、抗菌药物和普通输液的配制。先前 PIVAS 的运营基本采用了先上马项目、出现问题、再解决问题的被动管理方式，尽管有惊无险地解决了所有的问题，但本质上还是"亡羊补牢"，暴露了质量管理经验的不足，这样的方式肯定不能再用于 PIVAS 这样的高风险性流程工作。考虑到我们已经能经验性归纳各种风险点的特点，短期内要承接新的任务，给我们的改进时间有限，选择 FMEA 成为必然。

FMEA 早期源自航天和国防工业生产等高风险或零缺陷要求的行业，PIVAS 的工作流程符合高风险性流程的几个定义：高复杂性和多步骤——PIVAS 内部从审方到配送至少需要 7 个独立步骤；高差异性的工作——处方习惯、（护士）医嘱处置、药师审方方式、配液种类都不尽相同；未标准化的工作——工作开展初期还未能形成标准化；紧密相扣的工作——7 个独立步骤环环相扣缺一不可；作业时间间隔太紧——7 个步骤一般要在 1 小时内全部完成；高度依赖人员的判断和决定——审方、配液和成品检验环节需要操作者频繁的主观判断医嘱合理性和配液质量。

5.3 HFMEA 和 FMEA 的异同

FMEA 源自工业生产，细分为侧重生产工艺（含材料）和侧重生产流程两方面的风险管理。而 HFMEA 推出时，强调只侧重医疗的流程展开评估和质量改进；我们在使用 HFMEA 的过程中，发现 PIVAS 确有设备设施不良造成的隐患，应归于生产工艺（含材料）的范畴，因此将相关的内容独立于表 2 处理，是对 HFMEA 和 FMEA 的一种有益尝试。

5.4 失效模式的罗列是 HFMEA 应用的最重要环节

失效模式，即潜在问题（风险）的罗列过程，尽管是"潜在"，但罗列过程体现了从业者的经验、教训和认知，是一个团队集体参与的体现，也正是大家思维的碰撞，才能讨论出最佳和认同度最高的预防措施，另外业内资深专家的参与也能进一步提高风险识别的准确性和对策的有效性。

5.5　优先采用信息技术完成质量改进

这次质量改进中，优先采用信息手段解决的隐患，而不是单纯利用投入更多人力、增加更多人工核对流程，否则除了人力投入的问题，过多的人工过程会进一步增加潜在风险。

5.6　HFMEA 在提高医疗安全上的前景

2016 年的全国医院品管圈大会上宣布：在中国医院品管圈联盟原有的六个专业委员会的基础上，计划再增设六个专业委员会（追踪评价工具专业委员会、根本原因分析专业委员会、六西格玛专业委员会、失效模式与效应分析专业委员会、平衡积分卡专业委员会和疾病诊断相关组专业委员会），未来 HFMEA 将在提高医疗安全上起到独特的作用。

参考文献

[1] 马丽平. 现代医院管理务实. 北京：中国商务出版社,2016：340.

[2] Robin EM, Raymond JM, Michael RB. The Basics of FMEA, 2nd Edition. New York：Productivity Press；2009.

[3] VA National Center for Patient Safety. The Basics of Healthcare Failure Mode and Effect Analysis[EB/OL]. (2002-11-21)[2015-9-5]. https：//www. patientsafety. va. gov/docs/hfmea/FMEA2. pdf

[4] 蒋银芬, 丁力. 运用医疗失效模型与效应分析提高高危药的应用安全. 中华医院管理杂志,2012,28(1)：21-23.

[5] 白淼. 设计心理及行为中的提供局限与差错应对. 设计艺术研究,2014,4(1)：22-25.

[6] 刘爱婵. 颜色标识化管理在 ICU 护理工作中的应用与效果分析. 临床医学工程,2014,21(2)：236-237.

[7] 陆秀文, 徐红, 楼建华. 条形码给药系统降低给药错误的有效性研究. 护理学杂志,2012,27(11)：32-33.

[8] 杜洁珊, 宋春霞. 静脉药物配置中心发生差错的原因分析及护理干预. 护理实践与研究,2013,10(14)：103-104.

医疗机构中药代煎质量管理探讨

（李　俐，刘　慧　南京鼓楼医院）

摘　要　通过对医疗机构中药代煎服务质量的影响因素分析，探索医疗机构中药代煎服务规范化管理的方法，即建立和完善规章制度、严格执行各环节标准操作规程、加强煎药质量管理和规范化质量控制体系建设，以提高代煎服务的水平，保证中药汤剂的药品质量。

关键词　中药代煎；质量控制；规范化管理

近年来，随着人们对中医在各种慢性病治疗中的日益重视，中药汤剂的使用需求日趋增加。而传统的家庭煎药方式却无法适应人们快节奏的生活，因此，中药代煎服务应运而生。自 2010 年起，国内部分三甲医院相继与医药公司合作，以中药代煎服务方式向患者提供专业、快捷、方便的服务，取得了良好的社会效益。但是，如何做好代煎中药的质量控制，保证患者临床用药安全、有效显得尤为重要。本文通过对中药代煎前后质量影响因素的分析，提出建立必要的质量控制体系，以完善中药代煎的质量管理。

1　代煎服务方式的优点

1.1　采购渠道规范，保证饮片质量

由于中药饮片的生产过程复杂，产品质量的监管存在一定难度，中药饮片市场存在品种混乱、产地不清、炮制不规范、以假充真、以次充好、经营流通混乱等问题时有发生；在以往的医院采购过程中，经常发现供货单位的资质证明不齐全、不完善[1]，给中药饮片质量带来隐忧；综合性医院普遍缺乏中药专业人员，在饮片采购中往往验收把关不到位，导致中药饮片质量参差不齐，直接影响中药汤剂的疗效。代煎服务方式的兴起，通过医药经营公司规范的管理、而后中药饮片的采购、验收以及加工炮制都是由专业人员按照规范的工艺操作，保障了中药饮片的质量。

1.2　配套设施完善，保证服务质量

由于综合性医院中医门诊量有限，医院对煎药室的硬件和人员的投入通常很难达到国家标准要求[2]，而中药代煎的业务部门是煎药中心，是由第三方医药公司承办，拥有规范的工作场地、配套的软硬件设施，专业化的人力投入，不仅在服务质量上有所保证，而且根据本地区的服务需求，整合最有效的资源，满足日益增长的中药代煎需求。

1.3　服务快捷方便，患者获益

在代煎服务中，患者只需在药房进行登记确认，即可在预定时间领取到代煎后的汤药。汤药使用真空包装，并以单剂量进行分装，方便患者携带和服用，有效提高患者的满意度，取得良好的社会效益。

2　代煎服务尚须克服的问题

随着中药代煎服务的逐步推广，业务量增长过快，代煎过程中饮片的储存、煎药操作流程的质量控制等方面，也逐渐凸显出许多不足，尚存在亟待解决的问题。

2.1　操作员工煎药技能不规范，缺乏专业的技术岗位培训

中药饮片各有特性，如何煎煮大有讲究，中药汤剂质量的好坏直接影响到临床治疗效果。在代煎服务中为节约人力成本，在实际工作中仅有部分骨干员工符合专业技术资质，大多数操作人员缺乏系统的专业技能培训，对各类中药饮片的特性掌握不熟练，处方调剂以及煎药规范化水平相对较低。且为提高工作效率，每位员工都须同时负责几台煎药机械，如果专业基础不扎实，很容易忙中出错，造成严重的后果。故员工岗位技能培训是首要工作。

2.2　完善操作规程和工作质量标准

煎药中心虽然拥有完善的硬件设施，但在具体的操作流程方面仍然不够规范，工作质量缺乏标准化。员工习惯以经验操作代替标准化的 SOP，特别是新员工更为明显。由于工作繁忙，煎药中心没有专职员工从事质控管理，其质控自查流于形式。

2.3　二级库养护管理不到位，缺乏持续的质量监管

由于代煎工作量大，对饮片的日常贮藏、养护往往忽视或疲于应付。库房内部卫生条件较差，饮片摆放杂乱，错斗、混斗情形时有发生。在二级库的维护管理中虽有明确的质量标准，但执行过程中缺乏持续的质量监管。

2.4　药品配方称量、处方复核率不能时时监管

随着代煎处方量日益增加，但煎药中心具备中药师及以上职称的人员储备明显少于医疗机构，如何保证每一张处方调配的正确率、保证每张处方是否做到药师复核，是保证患者安全用药的基础。而医疗机构也无法做到每天现场的监管，需要有措施加以监管。

3　完善代煎服务的质量管理控制体系

作为汤剂质量的第一责任单位医院药学部门，应积极与煎药中心沟通，保持密切的业务联系，逐步建立完善的质量管理控制体系，确保代煎汤剂的质量。

3.1　严格执行中药煎药管理规范

原国家卫生部、国家中医药管理局于 2009 年出台了《医疗机构中药煎药室管理规范》，它对医院煎药室的人员资质、设施设备和操作方法等做出详细规定[2]。这也是煎药中心必须遵循的法规，只有不折不扣地执行、方可保证汤剂的质量和代煎业务的发展。

3.2　加强中药代煎服务的硬件及软件建设

2017—2018 年，医院药学部门指导煎药中心就以往检查中发现的问题，寻找解决方案。协助煎药中心现代化改造，配备 112 台智能 "十功能自动煎药机"，通过设备改造，严格控制润药时间及煎药时间，由系统规范人员行为，大大提高了煎药质量。通过购进大型空调机组及 "温湿度记录监控" 设备，做到温湿度超标预警，确保饮片储存条件符合要求。通过安装高清摄像头并在医院客户端安装监控 APP，确保药师复核处方品种及重量在监控范围下完成，保证每张处方调配的准确性。通过引入电子标签（条码）的方式，可以查询到该标签内药品的批号、效期，中药饮片通过扫码上斗，有效避免中药饮片混斗或上错药斗的风险。

3.2.1　提高员工专业水平，完善技能岗位培训

由医院选派专业的中药师全面负责代煎服务中心的业务指导和质量监督管理。定期对操作人员进行理论知识及岗位技能培训，通过考核合格后上岗，保证员工资质及专业技术水平。同时，注重增强员工以 "患者为中心" 的服务意识和职业道德教育。

3.2.2　制定严格的操作规程和规范的工作质量标准

完善代煎部门的质量管理，并将其纳入到医院药事管理的范畴。制定严格的工作制度、岗位职责和标准化操作规程，诸如处方的审核与调配、饮片的浸泡与煎煮、成品的分装、查漏、贴签以及清场和配送等各个环节[3]（表1）。通过对各项工作环节的标准化，完善饮片代煎的服务规范、尽可能地杜绝人为差错，保证代煎汤剂的质量。

表1　中药饮片代煎各环节质控要点

检查项目	检查标准	检查方法
采购管理	按规定从合法的经营单位购进中药饮片 做好中药饮片品名、规格、产地等信息维护，并保证与医院药学部信息一致	检查厂家或公司资质 检查药品信息维护记录
入库管理	①对购进的中药饮片按品名、规格、数量、产地、生产企业、产品批号、合格标识、质量检验报告书等，逐项检验核对并逐一登记、签字。检查包装有无严重破损、散漏，包材是否符合要求 ②按照国家药品标准或药品监督管理部门制定的标准和规范进行验收，严格检查中药饮片的真伪优劣，是否掺假、霉变、走油、生虫、变色、风化、变质等	①每月随机抽查验收登记情况 ②随机抽查 5 个品种最小包装情况
在库管理	中药饮片按货位存放，不窜斗、混放等	现场检查
	严控温度、水分，保证在库饮片的质量	① 现场检查存放 ② 温湿度记录情况
煎药质量	按照《医疗机构中药煎药室管理规范》要求，每方煎药有一份反映煎药各环节的操作记录，内容真实、数据完整	检查记录本
	严格执行调剂规范，每剂重量误差±5%，对饮片清洗与浸泡，时间充分	①随机抽检 3 份药方及误差率 ②现场检查浸泡时间

续表

检查项目	检查标准	检查方法
煎药质量	根据《煎药岗位标准操作规程》严格操作规范，根据方剂功能和药物功效确定煎煮时间；并对医嘱中有特殊处置的药材，按照要求处置	现场检查煎药人员操作
	①煎药成品装灌剂量准确，包装封口良好，并贴正标签 ②煎煮后的药渣不得出现糊块状、白心、硬心等	随机抽查成品包装及煎煮后的药渣
汤剂配送	成品按照时间要求及时下送至药房，并做好交接登记，包括送达时间、数量等	检查记录本

注：清场管理、质量改进等略。

3.2.3　建立代煎服务的质量保证体系

由选派的专业中药师每月定期对煎药工作质量进行质控检查，根据检查情况，及时发现问题及时纠正；药学部负责人每季度不定期地进行现场抽查，按照《质控检查评分标准》予以评估打分，并纳入药事质控的管理考核之中；随机开展面向患者和医务人员的、针对煎药质量的工作评价，不断改进煎药服务工作。

4　结语

代煎中药是一项专业技术性很强的工作，严格煎药过程中每个环节的管理，对保证患者用药安全有效起着十分重要的作用。目前，越来越多的医院积极开展医院煎药外包工作，其趋势方兴未艾，这有利于发扬我国中医药的传统优势，对此，要总结经验、扬长避短、重质保效，即通过建立完善的质量管理体系，从中药饮片采购、员工培训、饮片在库养护、煎药操作等各个环节，由专人、专业及完备的规章制度进行质量监管，形成全方位、多层次的、精细化的质量控制体系，才能保证代煎中药的质量，提高患者和医务人员对汤剂质量的满意度，由此获得良好的经济效益和社会效益。

参考文献

[1] 王曼.中药房中药饮片管理现状及对策探讨.亚太传统医药,2010,6(3):2-3.

[2] 卫生部国家中医药管理局.医疗机构中药煎药室管理规范.2009.03.16.

[3] 解庆东,吴辉彬,秦玲.加强医疗机构中药煎药室规范化管理的实践.中国药业,2012,21(6):80-81.

我院药品运营的信息化管理与用药安全

（王永庆　南京医科大学第一附属医院/江苏省人民医院）

摘　要　为实现医院药品运营的全程信息化管理，加强药品可溯源化管理，保障临床用药安全，引入射频识别（radio frequency identification，RFID）技术，通过医院内部供应链管理（supply chain management，SCM）、仓储管理系统（warehouse management system，WMS）等药品管理信息化平台的构建和运行，达到了简化工作流程，提高工作效率，降低药品损耗，保障临床用药安全等优质管理目标。全方位的医院药品信息化建设，有利于加强药品可溯源化管理和患者用药安全。

关键词　药品运营；信息化；用药安全

随着信息技术越来越广泛的应用于医药卫生领域，为适应不断变化的社会和医疗环境对医院药品管理工作提出的新要求，我院将现代化物流管理模式引入医院药品管理，通过信息平台的构建与运行，结合射频识别（radio frequency identification，RFID）技术的应用，实现了药品采购、仓储、使用三大环节流转信息的全程可溯源。医院信息系统（hospital information system，HIS）、供应链管理（supply chain management，SCM）、仓储管理系统（warehouse management system，WMS）等信息系统的建设和使用，推进了我院药品管理的规范化、标准化、精细化发展，同时为促进临床合理用药，提高用药安全，构建以患者为中心的全程、优质、高效的药学服务体系提供了保障（图1）。

1　药品采购的信息化管理

1.1　SCM 信息化平台的构建

SCM 平台是我院药品集中采购信息发布的门户，通过这个平台形成了医院药品采购供应的业务网络，实现了医院与药品配送企业之间资源共享、信息交换等数据服务。在医院内部，SCM 平台是药品运营中心对全院药品运营进行实时监督和动态管理的决策平台，通过"库存控制策略""日常采购与补货""院内药品调度""绩效分析""紧急事务处理"等模块的实时运作和统一处理，为医院提供了更加高效和安全的药品供应链服务。

1.2　基于 SCM 平台的药品自动采购计划与监管

HIS 作为信息技术在医院管理信息化方面的成功实践，是医院使用最早的信息系统，而 HIS 中的药品采购模式大多依赖人工判断和手工操作，采购计划受主观因素影响大、工作量大、耗时长、差错率高，易造成缺货或者库存积压，已不能满足现代化医院药品运营的采供要求[1]。

随着江苏省医疗机构药品网上集中采购与监管平台这一药品电子商务平台的出现，我院积极进行相关信息系统的合作研究，通过与 HIS 药品信息的数据对接，建立了基于 SCM

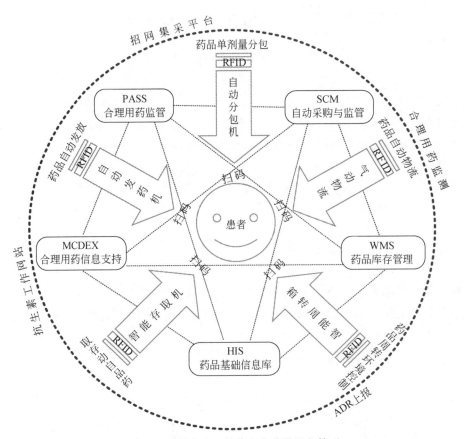

图 1　以患者为中心的信息化药学服务体系

系统的药品采购新模式。SCM 系统每周自动生成药品采购计划草案，其触发是药品库存数量到达预先设定的下限，计划数量是由上一年同期药品采购量和上一个月、上一周药品消耗量的变化规律综合分析进行需求预测的结果，并以最小订货量为单位产生，使库存数量到达预设上限。SCM 系统自动采购计划的产生策略结合了季节发病率的历史用药规律、新近药品购销情况、药品消耗的实时库存等各种因素，较原来仅凭库管经验制定的手工采购计划更加科学、合理、高效。

自动生成的采购计划草案在 SCM 平台工作主页的待处理事务区显示，须经药品运营中心审核，不符合要求的品种将被拒绝而从计划中取消，送货地点、送货时间等根据各库的工作安排作进一步修改确认，再经药品运营中心主任和药学部主任逐级审核，确定为正式采购计划后发送。药品采购计划发送完成后配送企业通过平台可即时查看，经其接收、确认后，配送信息回传给医院，届时药品运营中心在 SCM 平台上可以追踪药品的配送进程，而对于供应商计划数量不足或缺货的药品，也将实时得到信息反馈，以便及时联系其他采购渠道。这种基于 SCM 系统自动采购计划的药品采购模式减少了由于采供双方信息不对称造成的误差，避免了不确定因素，增加了采购的灵活性，大大提高了采供效率[2]。

另外，在药品运营中心通过 SCM 平台对全院一级库、二级库的统一监管的基础上，一部分消耗量大且金额相对稳定的药品，采用由供应商直接配送到药房二级库的方式，减少了药品在医院内的转运环节，大大降低了库存量，提高了库存管理质量，也为达到药品管理"零库存"的理想状态作出了一定程度的可行性尝试[3]。

2 药品出入库、仓储的信息化管理

WMS 是我院药品仓储管理的软件系统，按照既定的规则，通过"入库预验收""出库作业指示""库存管理""盘点计划"等业务模块的操作运行，实现药品货位、库存、批号、效期的有序、高效信息化管理。

2.1 引入 RFID 技术

RFID 技术是非接触式自动识别技术的一种，可以实现对单个包装药品的跟踪并能快速读取 RFID 标签中的全部药品信息[4]。目前我院药品流通过程中使用的 RFID 条形码主要指药品配送企业在药品包装箱上贴的 RFID 标签和医院一级库、二级库药品货位上贴的 RFID 标签（即货位码）。药品配送单元包装箱上的条形码预先通过软、硬件程序写入了药品名称、规格、生产企业、批号、效期、发票号以及药品在医院 HIS 中的编码、货位码等药品入库相关信息，这些信息对于每一批次配送药品的品种识别来说是唯一的，所以药品包装箱上的 RFID 标签就像是药品在流通过程中的身份证。医院药品验收入库采用射频（radio frequency，RF）手持终端操作，扫描包装箱上的 RFID 条形码后，其包含的药品信息就在手持终端上立即显示，可以快捷、无误的进行药品核对，方便货位查找与摆放，提高药品入库的工作效率。药品出库以及向临床发放时也通过 RF 手持终端操作，扫描货架上的 RFID 货位码，显示该货位上药品的全部信息，方便、准确的完成药品复核。药品入库、出库扫码生成的药品相关信息上传至 WMS，自动完成信息的同步、库存的增减，保证了药品即时库存的准确性。

RFID 条形码作为连接药品各个流通环节的信息载体，也是药品信息识别和追溯的标识，药品名称、规格、批次、数量等全部信息通过每一次出入库转运时 RF 手持终端的扫码操作不断更新并传输和存储至系统中，从而实现了整个药品运营过程的动态管理，也为实现药品运转的全程可溯源、提高用药安全提供了科学依据。

2.2 WMS 库存管理新模式

单纯使用 HIS 进行库存管理的时代，解决了之前人工记录、统计、分析药品各项数据的繁杂、低效，打开了库存管理信息化的大门，但是其精细化程度并不高，只能做到金额管理，不能对库存数量进行准确的统计和实时监控，因此库存盘点只能做到核对账实金额的相符性，这种粗放的库存管理模式带来的最大问题是：不利于药品的溯源管理，即缺乏药品从采购到使用历经的每一个环节中可供追溯的信息标识，患者使用的药品无法溯源是临床用药的一大安全隐患。

在 WMS 的库存管理新模式中，不论在一级库还是二级库，药品的每一次出入库都通过 RF 手持终端扫描，并同步传输信息在 WMS 中完成自动上架、扣库等行为，保证了每一种药品的库存信息准确到最小发放单元，实现了药品库存的实时动态管理，使我院药品的库存管理从"金额管理"转变为"品种管理"的精细化管理模式。在药品流转的每一个环节

RF 手持终端扫描所形成的信息数据也成为溯源管理的依据，为药品临床使用提供了科学、有效的安全保障。

2.3　药品效期的 WMS 管理

在 HIS 中药品的效期管理效果是不理想的，缺乏效期监控措施及查询功能，完全依靠人工录入、统计与监管，误差率大。WMS 中药品的效期信息在各个转运环节以 RF 手持终端扫码时同步传送，全程可追踪；入库操作时，如药品效期在 3 个月以内，WMS 将自动拒绝入库；通过"近效期报告"可以查询到设定时间内的近效期药品及库存现状，便于各二级库之间及时调拨、平衡消耗以减少药品过期损耗，也能杜绝过期药品发放到临床；通过"呆滞期报告"则可以查看设定时间内临床未使用的药品，及时作退库处理，防止库存积压和过期。

3　药品发放、传输的信息化管理

在开展全程化药学服务的医院药学工作中，药师审方是保证药品安全、合理使用的重要环节，对于我院这样一个日门诊量超过两万人次的大型综合性医院来说，无论是门、急诊还是住院药房，日益增加的处方调配工作量，使得药师能够放在审方上的时间越来越少，这将影响到处方审核的正确性、合理性，影响患者的用药安全。为了提高药师的工作效率，从繁重的人工作业中解放出来，把更多的精力放到审方环节，提高审方的准确性，我院在推动药品自动化发放的进程中不断努力和尝试。近年来住院药房药品自动分包机的投入使用，解决了病区患者口服用药的单剂量发放这一最为复杂、工作量最大、安全风险最高的问题，迈开了我院药房智能化建设重要的一步。与人工摆药相比，自动分包机大大提高了摆药效率，降低了误差风险，其密封装袋处理也避免了药品在拆零发放过程中受到污染，保证了拆零药品的质量安全。

3.1　急诊药房药品智能存取系统

药品智能存取系统已在急诊药房投入使用，急诊患者的处方由药师审核并在 HIS 中确认后，处方信息传输到存取机，其通过垂直旋转运动，将需要的药品转动到药师面前，并亮灯提示所在位置，药师取药并核对无误后发给患者。由于急诊药房的特殊性，药房面积和空间布局受到一定限制，而且很多情况下药师必须单人发药，使得急诊患者用药存在一定的安全隐患。药品智能存取系统中药品的摆放方式充分利用了垂直空间，提高了急诊药房药品存储的空间利用率，自动控制、智能存取避免了人工找药在紧急忙乱下产生差错，为急诊患者安全用药提供了多一重保障。

3.2　门诊药房全自动发药机

全自动发药机通过与 HIS 对接，即门诊患者完成交费后，到取药报到机刷二维形码录入，处方信息直接传输到发药机，发药机自动选择、弹出处方药品，通过传输通道送达药师面前，并自动打印出用药指导单[5]。药师只需进行审方、核对，确认无误即可把药品发给患者，并进行口头用药交代。全自动发药机的使用在一定程度上避免了人工配方易产生的品种或数量上的差错，减轻了药师人工作业的强度，大大提高了门诊药品调剂的工作准确率，提高了患者用药的安全性。

3.3　住院药房气动物流传输系统

在住院患者的药品发放过程中，病区护士和工人取药、送药是极其耗时、耗力的一个环节，由于中间交接人手多，常发生丢药、破损、送错病区等问题，导致患者治疗时间耽搁，尤其对于危重患者，将造成严重后果。气动物流传输系统的启用，将药品运送过程变得简单便捷，药师将药品装入传输瓶中，通过住院药房气动物流传输系统终端（目的站点）发送传输指令，传输瓶就通过特定的传输管道直接到达目的地病区的终端（目的站点），在传输过程中，每一个管道交叉点均有路线转换终端（路线转换点）进行路线判断与控制，确保按正确的路线前进，整个传输过程均在气动物流调控中心的监管下完成，机房监控系统能够随时看到每一个传输瓶的实时位置，如有异常，可以及时干预（图2）。目前我院的气动物流传输通道已经连接了门诊和病区的几百个工作站，药品自动分包机出来的所有口服药品、整盒发放的口服药品、体积适合的注射剂药品、病区急需使用的药品等均可通过气动物流传输，大大提高了药品运送速度，减少了人工送药差错，避免了药品破损，保障了临床用药的及时、有效。

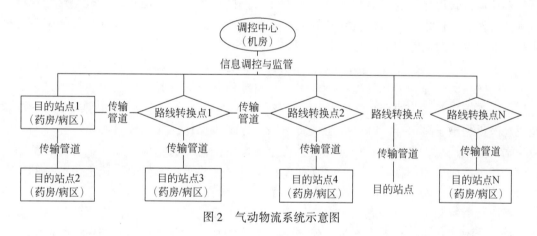

图 2　气动物流系统示意图

4　成效

作为江苏省内最大的综合性三级甲等医院，我院肩负着全省人民就医诊疗的重任，门诊量逐年迅速上升，在这样的严峻形势下，创造和谐稳定的医疗环境，提高药学服务的质量和效率，以患者为中心保障用药安全尤为重要。我院药品运营使用的全方位信息化管理模式的构建（图3），在简化工作流程，提高工作效率，降低药品损耗，保障用药安全等方面取得了显著成效。另外通过药品信息管理系统，能够及时准确地了解和掌握医院各类用药信息，根据用药分析数据，为临床合理用药提供依据[2]；对药品运营各环节的分析和评价数据，又可以为优化医院药品管理、科学形成决策提供可靠的信息支持，从而为医院药品管理作出正确的判断和决策、实现医院药品科学化管理起到十分重要的作用，使我院的药品运营工作逐步从单纯的保障供应向药学服务的方向转型，提升到一个新的高度。

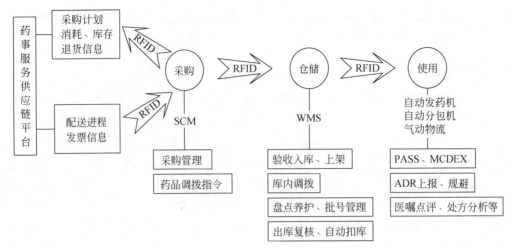

图 3　医院药品运营的信息化管理新模式

5　展望

　　药品运营管理是医院药品管理的重要方面，直接关系着临床用药的安全和疗效。信息技术的开发应用优化了药品运营管理的流程，提高了药品运营管理的效率[6]，临床不合理用药情况减少，药品管理工作的质量不断提高。

　　RFID 技术的引入解决了传统药品存储货位不固定，出入库随意性大，实时库存数据不准确等问题，大大提高了药品库存管理水平，但纸质条形码容易污染破损、扫码过程始终离不开人工操作等问题的存在仍造成资源浪费和人工重复劳动。目前药品货架上的 RFID 货位码已改进为电子显示屏，既可以与纸质条码一样扫码操作，又能够直接显示和存储相应货位上的药品信息。当药品货位变动时，可重新设置信息与其对应，比人工打印、粘贴一次性纸质条形码更加简便、灵活。尤其在库存盘点时，屏上可直接显示该货位药品的库存数量，将大大降低人工盘点的误差，并可以做到即时盘点。

　　总之，合理利用信息资源，实现数据共享，不断推进药品运营的信息化管理，从多方面来构筑医院药品的信息管理系统，保障临床用药安全，不断满足新时期医院药品管理的需求。

参考文献

［1］龙燕,王彧,杰钱铮,等.计算机信息化技术在我院药品物流管理中的应用.中国医药导报,2013,32(10)：161-164.

［2］陈瑶,肖芳,罗亚杰.浅谈医院药库中药品的信息化管理.中国药师,2012,15(7):1052-1054.

［3］廖丽文,吴昭仪,张志豪,等.条形码药品验收系统在我院"零库存"管理中的应用.中国药房,2014,25(17):1586-1589.

［4］马晓伟,马溪骏,余本功.射频识别在药品信息监管中的应用.中国医院药学杂志,2008,28(16):1391.

［5］王晓萍,周红成,熊存全,等.门诊药房智能化管理系统应用的体会.临床合理用药,2014,7(12):173-175.

［6］陈建中,张雁,陈传峰.医院药品管理的信息化建设实践.今日药学,2013,6(23):383-384.

我国医院药学信息系统的建设现状与思考

（金 丽 上海市东方医院）

摘 要 目的：通过对文献检索、分类和内容分析，探讨我国医院药学信息系统的发展现状及趋势。方法：查阅 2006 年 7 月 1 日—2015 年 6 月 30 日期间，在 CNKI 中国知网收录"医院药学信息系统"类文献被引频数较多的 4 种药学类核心期刊进行文献分析。结果：共纳入文献 346 篇，2011—2015 年期间，医院药学信息系统的文献数量环比增加 23.23%，文献内容涉及新模式、新框架、新设备和新技术的系统共 9 篇。从文献可知自动化调配系统成为近年的建设热点，药事质量管理系统间的整合程度明显提高，合理用药和不良反应系统分别从审查模式和技术上实现了突破，临床试验管理系统注重整体构架建设。临床药学服务系统从早年的药学信息网站、用药咨询系统和知识库的建设转向处方点评、移动药学服务和区域药学信息的建设，而合理用药系统仍是临床药学服务系统的重中之重。结论：在过去的 10 年中，医院药学信息系统实现了从广度覆盖到深度发展的转变，为适应学科的发展要求，结合现有的信息技术，从药学工作实际需求出发，建立一套既符合国家电子病历发展大环境要求，又能满足实际工作的医院药学信息系统，对药学工作的开展具有积极推动作用。

关键词 医院药学信息系统；合理用药监测系统；数据挖掘；临床决策支持

2015 年清华大学医院药事创新管理高级研修班（第八期）课题组在全国范围内就我国医院药学技术人员的核心能力及工作现状进行调研，主要涉及药学服务能力、科研能力和合作能力三方面，设计了患者用、药师用、医护人员用《医院药学技术人员核心能力书面调查表》，向全国 18 个省市的 65 所医疗机构下发 3840 份调查表。共收回书面调查表 3045 份。调研结果显示 84.35% 的药师认为药品管理信息化在实际工作中很重要；其中 72.85% 的药师认为 HIS 需要升级完善，以提高工作效率；在问及临床医生咨询最多的药学信息类别分别是药物用法用量占 67.62%，其次是药物相互作用 56.56%，药物不良反应 51.73%。

医院药学信息系统是最早开发和应用在 HIS 中，并成为 HIS 的重要组成部分。2006 年杨樟卫等[1]提出了医院药学信息系统的概念和内涵，以及基于目标管理的医院药学信息系统工程构建框架。经过了 10 年的发展，我国医院药学信息系统建设的现状如何？存在哪些不足？笔者对 2006 年 7 月 1 日—2015 年 6 月 30 日期间在 CNKI 中国知网收载的药学专业类核心期刊中涉及有关医院药学信息系统的文献进行检索，分类并对内容进行分析，以探讨医院药学信息建设发展的现状和趋势。

1 资料与方法

1.1 文献来源

所有文献来源于 CNKI 中国知网中文数据库，并选取其中收录"医院药学信息系统"

类文献被引频数较多的 4 种药学类核心期刊，检索 2006 年 7 月 1 日—2015 年 6 月 30 日期间发表的文献。

检索条件为：（JN＝'中国医院药学杂志'or JN＝'中国药房'OR JN＝'药学服务与研究'OR JN＝'药学实践杂志'）AND（SU％'信息系统'OR SU％'软件设计'OR SU％'系统设计'OR SU％'自动'OR SU％'信息化'OR SU％'信息技术'OR SU％'智能'OR SU％'移动查房系统'OR SU％'医嘱审核系统'OR SU％'合理用药软件'OR SU％'决策系统'OR SU％'数据挖掘'OR SU％'调剂系统'OR SU％'数字化'OR SU％'信息服务'OR SU％'开发'OR SU％'条码技术'OR SU％'管理系统'OR SU％'监管系统'）

纳入标准：文献中包含医院药学信息系统的理论研究、标准化建设、项目设计、需求分析、代码开发、功能介绍和效果评定。

排除标准：①非医院药学信息系统研究的文献；②Excel 在医院药学中的各种应用；③国外进展。

1.2　方法

对符合纳入标准的文献提取篇名、作者、来源、单位和发表年限等信息，建立医院药学信息系统文献表。除发表年限为日期型，其余均为文本型。

将涉及"医院药学信息系统"的文献分为 8 类，即①自动化调配系统；②供应链运行系统包括智能订单、供应商管理、PIVAS 管理、库房管理、调剂管理、条码管理；③临床药学服务系统包括合理用药辅助决策、药品不良反应监测、处方点评、用药咨询、移动药学服务、知识库和血药浓度监测；④药事质量管理系统包括药品监管、应急系统、数据挖掘和信息标准化；⑤临床试验管理系统；⑥制剂与分析管理系统；⑦药物经济学评价系统；⑧理论研究。

根据上述分类标准，对文献进行归类，然后以 5 年为时间段，比较各系统前后 5 年文献类别和数量随时间的变化情况；并将文献中涉及新模式、新框架、新设备和新技术的系统罗列为典型系统，进行重点讨论。

少数文献涉及多个医院药学信息系统，分类时按文献中描述的主要内容归类。

2　结果

2.1　文献数量和发表时间的关系

2.1.1　医院药学信息系统

共检索得到相关文献 2491 篇，根据文献纳入标准进行筛选，最终得到目标文献 346 篇。由表 1 可见，2011—2015 年期间，医院药学信息系统的文献数量环比增加 23.23％，其中临床试验管理系统文献数量环比增加 800％，自动调配系统文献数量环比增加 96％，药事质量管理系统文献数量环比增加 28％、临床药学服务系统文献数量环比增加 14.63％。供应链运行系统文献数量基本持平。

表1   不同类型药学信息系统文献数量与时间（年份）的关系

药学信息系统	2006—2010 年	2011—2015 年	环比
1 自动化调配系统	25	49	96.00%
2 供应链运行系统	47	49	4.26%
3 临床药学服务系统	41	47	14.63%
4 药事质量管理系统	25	32	28.00%
5 临床试验管理系统	1	9	800.00%
6 制剂与分析管理系统	4	0	−100.00%
7 药物经济学评价系统	1	0	−100.00%
8 理论研究	11	5	−54.55%
合计	155	191	23.23%

2.1.2   药事质量管理系统

由表2可见，2011—2015 年期间，药事质量管理系统中文献数量环比增加的内容包括药品监管和数据挖掘。

表2   各类药事质量管理系统文献数量与时间（年份）的关系

分类	2006—2010 年	2011—2015 年	环比
1. 药品监管	11	21	90.91%
（1）新药	1	0	−100.00%
（2）基本药物	1	1	0.00%
（3）高危药品	0	2	
（4）抗肿瘤药分级	0	1	
（5）麻醉用药	0	1	
（6）精麻药品	4	7	75.00%
（7）抗菌药	2	5	150.00%
（8）处方指标	3	4	33.33%
2. 应急管理	5	1	−80.00%
3. 信息标准化	4	1	−75.00%
4. 数据挖掘	5	9	80.00%
合计	25	32	28.00%

2.1.3   临床药学服务系统

表3可见，2011—2015 年期间，临床药学服务系统涉及处方点评内容的文献数量环比增加350%，移动药学服务的文献数量环比增加150%，合理用药系统的文献环比增加37.5%；涉及不良反应系统的文献环比减少了20%，并出现了区域药学信息服务新系统。

表 3　各类临床药学信息系统文献数量与时间（年份）的关系

分类	2006—2010 年	2011—2015 年	环比
合理用药系统	16	22	37.50%
电子药历	3	0	−100.00%
药学信息网站	6	0	−100.00%
不良反应监测系统	5	4	−20.00%
用药咨询系统	3	2	−33.33%
血药浓度监测	0	1	
知识库	4	2	−50.00%
处方点评	2	9	350.00%
移动药学服务	2	5	150.00%
区域药学信息	0	2	
合计	41	47	14.63%

2.2　典型系统

文献中涉及新模式、新框架、新设备和新技术的系统共 9 篇，详见表 4。

表 4　典型系统列表

序号	系统名称	作者单位
1	智能发药系统	浙江大学医学院附属第二医院
2	自动化配液系统	中国人民解放军第 302 医院
3	处方信息管理系统	上海交通大学医学院附属瑞金医院
4	医院药物利用多维数据系统	第二军医大学药学院药事管理学教研室
5	智能化用药监控警示互动系统	上海市东方医院
6	全静脉营养处方决策支持系统	成都军区昆明总医院
7	住院患者 ADE 主动监测与评估警示系统	中国人民解放军总医院药品保障中心
8	药品不良反应主动监测系统	安徽省立医院
9	多中心药物临床试验管理信息系统	广东工业大学

3　讨论

3.1　药学信息系统建设的现状

3.1.1　自动化调配系统成为近年医院药学信息建设的热点

从检索的文献数量看，2011—2015 年间自动调配系统的文献环比增加 96%。随着自动发药设备和智能药柜等硬件设备的推广，自动化调配系统成为近年医院药学信息工作的热点。在药品调剂工作中引入新型的技术和设备，通过多平台多系统的有机结合，实现了业务流程的优化组合和管理模式的规范化[2-4]。但仍存在部分设备的非本土化，设备附设的部分系统还未能完全被开发和利用[5]。

3.1.2 药事质量管理系统间的整合程度明显提高

表 2 显示，目前我国将计算机应用于药事质量管理领域的研究主要集中在药品监管、应急管理、信息化标准和数据挖掘四个方面。与 2006—2010 年相比，药品监管系统的开发从单一某一类药品的管理转向全方位的系统整合。如杨婉花[6]等通过采取信息化手段，结合法律法规和医保政策等要求，对基本药品、抗菌药物、抗肿瘤药物、皮试药物及血液制品等进行了全面的限控和规范，使医院药事工作真正实现了有效、科学管理。

数据挖掘从单一的药物数量和金额的分析转向从疾病、诊断、检验和药物多维度的进行关联、预测、聚类等模式的探索。傅翔[7]等以药品为中心，选择患者、机构和时间作为分析维度设计，初步构建多中心多维度的医院药物利用分析系统。甘永祥[8]等介绍了利用数据挖掘技术在自动化药房中预测销售、安排人员、设计药品储位和分析抗菌药物处方行为。

3.1.3 临床药学服务系统从审查模式和技术上实现了突破

从文献内容看，临床药学服务系统从早年的药学信息网站、用药咨询系统和知识库的建设转向处方点评、移动药学服务和区域药学信息的建设，而合理用药系统仍是临床药学服务系统的重中之重。早期文献[9-11]可知，PASS 已成功嵌入我国的 HIS，为国内用药监测的主流产品，但该系统主要是以"药物–药物"审查模式，可能导致一定量的警示信息与实际临床情况不符，从而普遍存在警示疲劳问题。智能化用药监测系统的研发[12-14]使合理用药系统产生突破性的发展，它以 ICD10 和药品说明书相互关联形成的知识库为基础，对住院患者的诊断信息、检验信息、用药信息等数据进行实时分析，依据问题的严重程度分别向医师、护士和药师发送警示信息，有效地降低可预防的严重不良药物事件发生率。徐帆[15]等根据 TPN 处方的要求，结合患者个体情况自主设计和开发 TPN 处方决策支持系统，确保了患者用药安全及临床治疗质量。

从文献数量看，不良反应监测系统环比减少了 20%，但药品不良反应监测系统已从信息采集，事后处理转向了利用触发器技术和文本信息提取技术，结合合适的检索策略主动监测药品不良反应的发生。陈超等[16]依托"军卫 1 号"，开发了住院患者 ADE 主动监测与评估警示系统。该系统完成了药物相关性血小板减少、贫血、肝损害、肾损害 4 个事件的自动识别规则设计，建立了集自动监测、用药审查、辅助评估、特征分析、高危筛选为一体的监测构架。耿魁魁等[17]初步构建了基于病历文本检索的 ADR 主动监测程序，通过设定关键词对病区电子病历进行 ADR 术语检索。

3.1.4 临床试验管理系统注重整体构架建设

临床试验管理系统的建设虽处于起步阶段，但系统设计整体构架清晰[18-19]。如范儒泽等实现了由基础层、数据层、支撑层、应用层和表现层五层结构组成，基于药物临床试验项目信息、受试者信息、药品管理、质量控制等主要环节的信息化管理，对确保药物临床试验管理的时效性、规范性和提高管理效率有重要意义。

3.2 思考

在过去的十年中，自动化调配系统成为近年的建设热点；药事质量管理系统间的整合程度明显提高；合理用药和药品不良反应监测系统分别从审查模式和技术上实现了突破；临床试验管理系统注重整体构架建设。医院药学信息系统的发展已经覆盖了医院药学范畴内的各种活动，为医院药学涉及的各个方面提供全面的、及时的、自动化的业务管理规范。

但是随着药师工作的不断深入，从文献看药学信息系统存在三方面的不足：①审核标准不统一：目前我国多数合理用药监测系统引进国外数据库如 Lexicomp、Medscape 和 Micromedex，结合国内医药信息数据资料，加入中成药和草药数据，最终形成具有中国特色的软件，实践中发现基于不同数据库的合理用药监测系统审核结果不一致。如替吉奥和卡培他滨合用，说明书"药物相互作用"栏中提示，"卡培他滨属于氟尿嘧啶类抗肿瘤药，替吉奥胶囊所含吉美嘧啶可抑制氟尿嘧啶的分解代谢，从而导致氟尿嘧啶血药浓度明显升高，早期导致严重造血功能异常，不得合用"。在 Lexicomp 数据库中仅仅提到了两药合用可延长 QT 间期，且推荐级别为无须采取措施，风险较小。在 Medscape 和 Micromedex 数据库中提示无相互作用。②审核结构设计有缺陷：如 2010 年原国家卫生部（现国家卫生健康委员会）发布的《电子病历功能规范（试行）》[20] 第 28 条要求电子病历实现药品用法用量的主动提示。一般合理用药监测系统系统对单次量或单日量的极量可以进行监控，但是由于恰当的剂量决定于患者的身高、体重、年龄、病种、病情轻重、患者的肝、肾功能状况等，而系统尚未达到高度的智能化。③审核结果有待验证：如奥氮平和多巴丝肼合用，可增加帕金森症状，但患者诊断为精神障碍和帕金森症，出于治疗的目的需要同时服药，可建议间隔时间给药，或调整多巴丝肼片的剂量。

因此笔者认为围绕电子病历，开发能够自由定制、本地维护和实时更新的审查规则基础数据库是药学信息系统建设的基础。充分发挥药师的专业优势，综合患者信息做出相应的判断，并与系统提示进行比较，从而发现问题，进行规则完善是药学信息系统建设的核心。

4　结语

笔者是在中国期刊全文数据库文献检索的基础上进行的有关医院药学信息系统的现状分析和展望，通过文献分析可见，在过去的 10 年中，医院药学信息系统实现了从广度覆盖到深度发展的转变，为适应学科的发展要求，医院药学信息系统仍需要进行不断完善和创新，建立一套既符合国家电子病历发展大环境要求，又能满足实际工作的医院药学信息系统，对药学工作的开展、医院药学总体水平的提高具有积极推动作用。

参考文献

［1］杨樟卫，胡晋红，陈征宇.医院药学信息系统的概念与内涵研究.中国药房,2006,17(20):1546-1549.

［2］李金,姚刚,汪火明,等.基于自动包药机的门诊药房管理流程优化及实现.中国医院药学杂志,2013,34(3):238-241.

［3］杜双全.中药智能存取系统在医院中药房应用的实践与体会.中国药房,2014,25(15):1436-1438.

［4］杨厚赐,徐翔.我院基于信息技术和自动化技术的药房服务新模式的创建.中国药房,2014,25(9):814-816.

［5］刘丽萍,韩晋,王依文,等.全自动配液设备在数字化药房中的应用.中国药房,2014,25(1):28-30.

［6］杨婉花,袁克俭,陈尔夏,等.我院规范处方开具行为的信息化实践.中国药房,2014,25(37):3467-3470.

［7］傅翔,杨樟卫,陈盛新,等.医院药物利用多维数据系统的设计与初步构建.药学实践杂志,2011,29(1): 45-57.

［8］甘永祥,张淑兰.数据挖掘在自动化药房中的应用.中国医院药学杂志,2013,13(19):1621-1630.

［9］刘丽萍,吴素体,谢进,等.构建"合理用药网络支持系统",加强医院药物警戒工作.药学服务与研究, 2007,7(4):317-318.

［10］张策,范青,李雪,等.PASS系统对我院临床合理用药情况的监测与分析.中国药房,2008,19(4): 313-315.

［11］郭代红,杜晓曦,陈珲,等.PASS监测用药风险警示的评估及成因分析.中国药物警戒,2010,7(4): 217-220.

［12］翟晓波,何志高,文传民,等.智能化用药监测系统的研发及体会.中国房,2008,19(35):2791-2794.

［13］翟晓波,何志高,严海东,等."智能化用药监控警示互动系统"在ICU病区试运行效果.药学服务与研究,2011,11(2):151-153.

［14］翟晓波,何志高,鲍思蔚,等."智能化用药监控系统"在减少可预防药物不良事件中的作用分析.中国药房,2012,23(1):4-8.

［15］徐帆,杨伶俐,徐贵丽,等.全静脉营养处方决策支持系统的设计与应用.中国药房,2012,23(29): 2703-2704.

［16］陈超,徐元杰,郭代红,等.计算机技术在医疗机构药品安全性监测中的应用进展.中国药房,2014,25 (5):461-463.

［17］耿魁魁,刘圣,沈爱宗,等.医院信息系统中药品不良反应主动监测系统的构建.中国医院药学杂志, 2012,32(14):1147-1149.

［18］陈燕銮,林忠晓,蒋爱烨,等.我院临床试验用药品信息化管理平台的构建与应用.中国药房,2014,25 (29):2699-2701.

［19］范儒泽,陈文戈,林忠晓,等.多中心药物临床试验管理信息系统的开发.中国药房,2014,25(5): 398-400.

［20］王羽.电子病历系统功能规范与分级评价标准解读.北京:人民军医出版社,2012.92-93.

第 3 节　与医师科研合作切入点

药师与医师科研合作切入点分析

（师少军　华中科技大学同济医学院附属协和医院）

摘　要　医院药学科研目的在于服务于临床，服务于患者，更好地提高临床合理用药水平。药师进行研究选题时应与临床紧密结合，在临床药学实践过程中，找准与医师进行科研合作的切入点。药师要积极主动参与"临床"工作，时刻留意临床"科研"价值，重点突出科研"临床"特点，与医师共同完成"应用性基础研究"课题。本文对药师和医师可合作开展的临床科研内容进行了探讨，重点分析了二者科研合作的切入点。
关键词　药师；医师；科研合作；切入点；临床研究；合理用药

近年来，众多媒体针对"药师是否需要做科学研究""药师如何进行科研选题"等议题开展过多次专栏讨论，引发了大家的热议。临床药物治疗中的一些共性问题、深层次问题只有通过药学科学研究才能解决。同时我们应明晰，临床药学科研只是手段，以解决临床药物应用中存在的问题和促进临床合理用药为最终目的，药师应积极主动与医师开展科研合作。本文将结合在全国三级甲等医院对药师、医护人员和患者进行的问卷调查结果，对药师与医师进行科研合作的切入点和研究内容进行分析。

1　调研对象与方法

调研对象、范围与方法参见第 1 章中的"医院药学技术人员核心能力调查与分析"基本内容。

2　结果

2.1　医院药师对科研的认识

大部分药师（76.29%）认为医院药师非常需要或需要进行科研，8.67% 的药师认为不太需要，1.39% 的药师认为完全不需要，13.65% 的药师态度不明确。同样，大部分医护人员（79.05%）认为医院药师非常需要或需要进行科研，13.14% 不知道，3.11% 认为不太需要，而仅 0.70% 完全不需要（图1）。

2.2　药师的科研主要方向

药师问卷显示，医院药学开展的科研主要方向为临床合理用药（84.90%），药学基础研究（50.44%），医院制剂开发（43.34%）和药物经济学（37.81%）。医护人员认为，药师需要从事的科研工作主要为临床合理用药（83.32%）、其次为药学基础研究（56.04%）、医院制剂

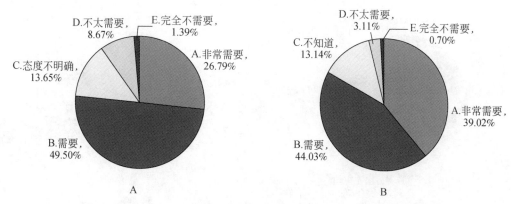

图1 药师（A）和医护人员（B）对医院药师是否需要科研调查结果

开发（49.55%）、药物经济学（41.26%）。药师与医护人员的观点非常一致（图2）。

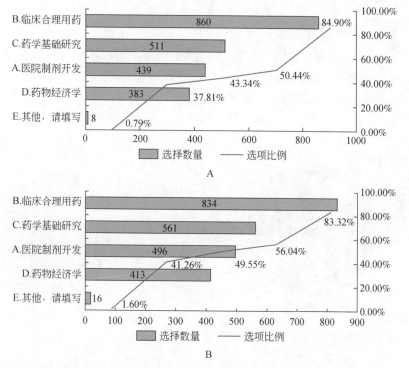

图2 药师（A）和医护人员（B）对医院药师科研方向调查结果

2.3 药师如何与医师共同开展科学研究

54.23%的药师认为与医师共同进行科学研究的方式主要为积极加强沟通，寻找切入点，其次为主动找医师建立合作。同样，58.79%的医护人员认为，药师与医师共同进行科学研究的方法主要是积极加强沟通，寻找切入点（图3）。

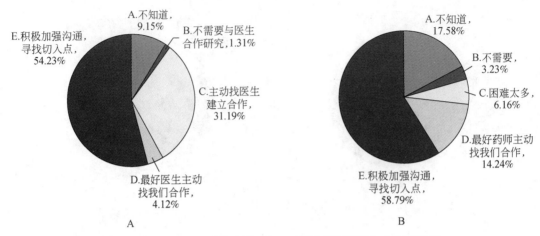

图 3　药师（A）和医护人员（B）对医院药师科研方向调查结果

2.4　药师与医师共同科学研究的最佳切入点

如图 4 所示，绝大部分药师（72.17%）和医护人员（69.95%）均认为药师与医师共同进行科学研究的最佳切入点为临床研究。并且，51.96% 的医护人员认为药师对医师进行科学研究有帮助，31.36% 的药师认为非常有帮助。

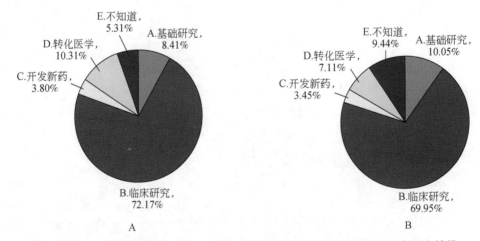

图 4　药师（A）和医护人员（B）对医院药师与医师合作科研最佳切入点调查结果

3　讨论

3.1　药师是否需要做科研

不少药师自己认为，调剂和临床药学实践工作十分繁忙，药师根本没有时间做科学研究，科研应是专职科研人员的职责。但药师应清楚认识到，尽管药师调剂经验丰富，但进行临床药学实践的经验均基于前人科学研究结果，现代药学的许多理论都是药学家们实验室的成果和这些成果临床转化的结晶。假若没有前人的系统科学研究，药师就不可能像现在这样进行临床药学监护。如果药师仅依靠别人的研究，而自己不懂科研或不去做研究，那么药学将不可能持久发展。总之，没有科学研究基础或支撑的药学学科将是无源之水，无本之木，难以发展壮大，没有生命力。

可喜的是，目前医院药学"以科研为基础、以科研为支撑"的观点逐渐被认可、被接受。如前文问卷显示，大部分药师和医护人员均认为医院药师需要进行科研[1]。问卷显示，大部分药师（76.29%）和医护人员（79.05%）均认为医院药师非常需要或需要进行科研。

3.2 药师如何做研究

问卷显示，24.95%的药师和48.15%的医护人员均认为药师开展科学研究最大的困难是没有明确的研究方向。临床药学研究，特别是正确的临床科研思维，将有助于药师更好地总结经验，探究规律，促进临床合理用药。目前倡导进行转化药学研究，就是要求药师从临床实践中发现问题、提出问题、研究问题、解决问题。事实上，临床上有许多问题都未得到解决，药师的研究题目很多，这需要药师去发现临床问题和考虑如何解决这些问题[2]。

唯有药师与医师通力配合，取长补短，发现临床所急需的药学科研课题，促进临床药学科研的发展。例如，临床需要询证药学、许多疾病需要有新的诊断方法和治疗方案获手段，这都需要药师和医师共同作为主体去解决。

3.3 药师与医师科研合作的切入点

问卷显示，大部分药师（54.23%）认为与医师共同进行科学研究的方式主要为积极加强沟通，寻找切入点。大部分医护人员（58.79%）也一致认为，药师与医师共同进行科学研究的方法主要是积极加强沟通，寻找切入点。

临床药师在工作中应与医师积极合作，真正解决药师和医师深层次上的需求，关注医药学科的研究进展，注重学科与自身长远的发展。药师和医师应不断加强科研素质与科研能力的培养，在参与临床实践中寻找与合理用药相关的科研项目。因此，药师的科研选题应服务于医院药学工作的宗旨，具有医院药学的特点、特色：以服务患者为中心，临床药学为基础，促进临床科学、合理、规范用药[3-6]。

3.3.1 主动参与"临床"工作

问卷显示，大部分药师（72.17%）和医护人员（69.95%）均认为药师与医师共同进行科学研究的最佳切入点在临床研究。药师可利用先进的 HPLC、LC-MS、TDX、基因测序等仪器设备，开展治疗药物监测（TDM）和基因检测，为医师临床合理用药提供支撑，共同指导临床个体化治疗。

3.3.2 时刻留意临床"科研"价值

药师要善于在临床实践工作中发现疑难的问题。也许书本上的所谓真理性的"机制"经不起反复的推敲，从而创新点就形成了。只有这样，药师才能做科研的"脑"，指导其他的基础科研工作者能够为你的新思路而工作。因此，药师要有科研的执著，要善于等待，更要善于思考，处处留意临床平凡日常工作的珍贵"科研"价值。

3.3.3 重点突出科研"临床"特点

临床上发现的问题和症结是科研真正的动力和方向。医院药师的研究应该把重点放在临床上，药师和临床医师应该从临床发生的问题和亟待解决的难题上来寻找思路，努力找到新的方法来解决这些问题，更深入一点上升到理论高度。医院药师应牢记医院药学科研的根本目的，是促进临床合理用药，更好地为患者服务。所以临床科研研究应围绕这一中心，时时刻刻突出科研的"临床"特点。

3.3.4　与医师共同完成"应用性基础研究"

国外的临床结合基础，大多是医院和基础实验室合作。药师应主动开展科研，也应经常关注相关科研的进展，多向医师和基础研究人员探讨一些研究项目的可行性，这样才能发挥协同作用。药师和医师要交流沟通，才能达到利益最大化，共同开展"应用性基础研究"。

4　结语与展望

医院药学科研作为药学服务的重要内容，对于药师个人，对于整个医院药学事业的发展和学科的建设，都具有重要的意义。医院药学科研选题应该密切结合临床药物治疗的需要，以促进临床合理用药为目的，注重选题的创新性、实用性及可行性。医院药学科研可将研究结果切实转化为解决临床药物治疗中的现实问题，使其不仅具有学术价值，更有临床应用价值。综上所述，医院药学科研工作离不开团队精神，只有药师和医师紧密联系，结合临床实际，优势互补，不断探究科研合作切入点，才能结出一个又一个科研硕果，更好地促进临床合理用药。

参考文献

[1] 李焕德.临床药学研究与学科发展.中南药学,2011,9(1):1-3.
[2] 何应军,贺梅,赵志刚.医院药学科研选题及其科研方向.药品评价,2010,7(24):6-10.
[3] 屈建.医院药学研究的选题方法与切入点(Ⅰ)——选题的方法与原则.中国医院药学杂志,2011,31(21):1747-1751.
[4] 屈建.医院药学研究的选题方法与切入点(Ⅱ)——临床药学方面的选题.中国医院药学杂志,2011,31(22):1833-1840.
[5] 屈建.医院药学研究的选题方法与切入点(Ⅲ)——药剂学与中药学方面的选题.中国医院药学杂志,2011,31(23):1913-1915.
[6] 屈建.医院药学研究的选题方法与切入点(Ⅳ)——软科学方面的选题.中国医院药学杂志,2012,32(2):81-90.

第 5 章　人才培养与绩效管理

第1节　人才培养

临床药师药学思维模式培训的探讨

（陈　杰　中山大学附属第一医院）

摘　要　目前国内临床药学教育的课程设置和培养模式尚不健全，使药学理论知识和临床实践不能充分结合，导致药师缺乏必需的临床药学思维，造成与医护人员交流沟通困难，难以深入地参与临床药物治疗。本文通过分析临床药师培训中存在的问题，同时结合调查问卷，探讨临床药师药学思维模式培训方式。研究结果表明临床药师培训中应设置相关的临床课程和加强临床实践，重视运用临床药学思维监护治疗全过程、重视药历书写等教学在培养临床药学思维中的作用、重视循证药学知识培养、重视沟通技巧培养，才能取得比较好的培训效果。
关键词　临床药学；临床药师；药学思维；临床培训

临床药学是以患者为对象，研究药物及其剂型与患者的相互作用，以及药物临床合理应用的综合性学科，其核心问题是最大限度地发挥药物的临床疗效，确保患者用药安全与合理。临床药师深入临床，利用自身药学专业知识，协助医师制订个体化给药方案，并全程提供药学服务，保证药物治疗的安全、有效、经济和适当。目前国内临床药学教育的课程设置和培养模式尚不健全，使药学理论知识和临床实践不能充分结合，导致药师缺乏必需的临床药学思维，与医护人员交流沟通困难，不能很好地解决临床上出现的用药问题，从事临床药学工作困难重重[1-2]。尽管原国家卫生与计划生育委员会（现称国家卫生健康委员会）2006年启动了为期一年的临床药师岗位培训，但是能真正胜任工作的临床药师比较少。针对目前临床药学培养模式现状，本文对临床药师药学思维模式的培养进行了探讨，以期为提高临床药师培训水平提供参考。

1　培训期间设置相关的临床课程和加强临床实践

美国临床药师培养实行6年制Pharm. D临床药学专业教育，并强调医学相关的学习内容。药学专业学生有了Pharm. D的准入制并完成住院药师培训后，才能成为临床药师，参与临床各项药物治疗相关的工作[3-4]。而目前我国药学院校专业课程设置偏重新药开发或制药工程，不能满足临床药学工作需要。临床药师培训指南规定临床药师在一年培训期间掌握培训专业"5个病种"的临床表现、治疗原则等。然而在药师培训过程发现，许多药师缺少相关临床专业知识，不能将各点面知识串起来思考问题，在临床上遇到各种问题，需在培训过程中，增加与培训专业"5个病种"相关的生理学、病理学、微生物学、诊断学、内科学等相关课程，以促进药学与医学的结合，提高学生临床药物治疗学的理论知识水平和基本技能。

清华大学医院药事创新管理高级研修班（第八期）课题组在全国范围内就我国医院药

学技术人员的核心能力及工作现状进行调研，调研对象、范围与方法参见第1章中的"医院药学技术人员核心能力调查与分析"基本内容。调查结果显示：临床药师在知识结构方面，认为缺乏临床医学与治疗学知识的占92.5%，认为缺少交流沟通能力的占47.19%，认为缺少药学专业知识的占46.10%，认为缺少药物经济学知识的占39.98%，认为缺少其他（检验，细菌耐药趋势等）的占1.09%（图1）。此调查结果体现了国内临床药师缺少临床药物治疗学相关知识学习和培训情况比较突出。

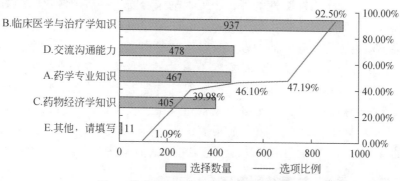

图1 临床药师在知识结构方面问题调查

临床医师从住院医师、主治医师、副主任医师、主任医师，直至专家，对专科病种的学习是重复成百甚至上千次的。他们经历了临床发生的各种情况，从中获得了丰富的临床经验，久而久之形成成熟的临床思维。

长期的临床实践证明，取得成功的住院医师培养方式就是管理好患者，书写病历。住院医师在实习期间及住院医师规范化培训阶段，通过自己管理患者，写详细的"完整病历或大病历"，来熟悉病历各项内容，不断重复学习病种。当其资历到了一定水平之后，住院医师继续写入院记录，仍然在重复学习病种，以促进临床思维的逐渐形成。长期的临床实践发现，一位见过十几例患者的医师，与见过几十例、上百例患者、上千例患者患者的医师相比，对疾病的理解和认识是截然不同的。这也就是住院医师与主任医师之间存在差距的原因之一。

同理，临床药师也须经过一段全面、系统的临床实践培训阶段，应安排临床药学专业的药师进入到临床药师培训基地，在有经验的临床药师指导下，参与查房、医嘱审核、用药教育、用药咨询和药历书写等工作。通过深入临床、参与患者患者管理、每天观察病情变化以对患者的病情及治疗进行全面的了解[5-6]。药师会发现自己在理论知识、病情了解程度以及用药学知识指导用药等方面的不足，从而促使其更进一步地深入临床，接触患者患者，寻找资料，学习理论。此时在带教临床药师的帮助下，药师才能学会对初始治疗方案进行正确的分析，对药学监护计划及用药指导等进行评估，并通过病情观察分析药学监护结果，对疗效和不良反应以及依从性做出判断，对治疗方案的修改提出建议和意见，出院时总结药物治疗的经验和教训，分析出院带药的合理性，开展出院后用药的指导，真正做到学以致用，不断提高自己的临床用药能力。这样经过反复的学习和训练，久而久之，药师既掌握全面的药学知识，又对医学知识有一定的了解，这样才能分析和理解临床用药方案，才能形成全面的临床药学思维[5-6]。

2　运用临床药学思维监护治疗全过程

2.1　临床药师要把了解疾病常规治疗方案、药物的选择、剂量、治疗结果等作为临床药学思维的切入点[7]

临床药师参与制订药物治疗方案时，可发挥专业优势，与医师具体分析所选药物的可能疗效和不良反应，并做出前瞻性的评价，根据临床诊断，参与个体化给药方案制订是临床药师参与临床工作的主要部分，临床药师在临床工作中通过观察患者体征和个体化用药临床治疗效果，提出药物治疗方面的建议，与医师通力合作选择治疗方案，并协助医师进行方案的修改、执行与评价，以达到最优[8-9]。药物的选择不但要根据疾病治疗方案使用还应结合患者个体特点、并发症和其他基础疾病等综合考虑合理选择药物。临床药师在参与诊疗时不但要掌握药物特征和正确把握药物剂量及用法，还要评估药物剂量高低对疗效的影响。临床药师对同类药品中的不同品种应有深刻了解，以便在临床用药决策时给予正确的、有价值的参考意见。特别对肝肾功能异常老年病患者应注意选择好药物及剂量。

2.2　强化临床分析思维，注重药物相互作用的监护

联合用药和药物相互作用也是临床药学思维的关注点。临床上常联合应用两种或两种以上药物，除达到多种治疗目的外，主要是利用药物间的协同作用以增加疗效或利用拮抗作用减少不良反应。仔细观察临床药物治疗效果，关注出现的新症状，减少药源性疾病发生也是临床药师的重要责任。

2.3　拓展临床分析思维，对患者进行有针对性的药学知识宣教

临床药师在做好医师用药参谋的同时，也有责任运用身所掌握的药学知识，告知患者及其家属药物治疗的相关信息并结合患者病情、个体差异为患者提供用药目的、药物疗效、可能出现的副作用及处理方法等信息，消除患者用药的疑虑，提高患者用药依从性。

2.4　通过实践-认识-再实践-再认识的过程学会临床思维

临床药师开始进入临床时，已具备了一定的专业理论知识，对某一疾病的病因、发病机制、临床表现、诊断及治疗有所认识，并对某一辅助检查方法的原理、操作方法、结果分析也有所了解，但尚处在一个纵向思维状态。在进入临床后，针对患者的症状、体征进行分析，由此引出若干与鉴别诊断相关的问题，再根据这些具体情况，设计较好的药物诊疗计划，逐渐培养横向的思维过程。在一个治疗方案中，运用所学的知识全面综合地评估药物治疗的风险和效果，并适时地进行合理性思考：①该方案是否符合相关指南、循证医学的治疗原则？是否是指南或循证医学推荐的？②方案中的药物是否存在配伍禁忌、理化反应、酶系统相互作用？药品不良反应有哪些？严重程度和发生率是多少？③药物的作用机制能否拮抗疾病的病理过程？能否改善患者的生理功能和预后？治疗效果与成本的比值是多少？④方案中是否存在可以不用的药物？有否选择的余地？⑤方案中的药物是否可以调整给药途径、给药剂量？⑥方案中哪些药物需要做药学监护？监测指标是什么？监测周期是多长？[10]通过慎重思考对临床药物治疗方案的制订提出建议。

3 重视教学及能力建设在培养临床药学思维中的作用

3.1 重视药历等教学在培养临床药学思维中的作用

对于临床药师来说，培养系统的临床思维的方式有多种，如药学查房、病例讨论、床旁教学、文献阅读、病例分析等。药历书写是一种行之有效的教学方法。临床药师培训指南规定临床药师在一年培训期间掌握培训专业"5个病种"的临床表现、治疗原则等，每个病种至少写5份教学药历。也就是说，临床药师对某一病种的学习只重复5次，这与住院医师进行的住院医师规范化培训相比，数量是非常少的。在一年的临床药师培训中，通过5个病种的学习达到培训目标使临床药师培训药师形成临床药学思维是具有很大挑战性的，因此往往需要带教药师认识到药历书写教学的重要性[11]。

写好教学药历要求临床药师通过深入临床，参与患者管理，每天观察病情变化，对患者的病情及治疗进行全面的了解。通过药历教学模式培训的学员会发现自己在理论知识、病情了解程度以及用指导用药等方面的不足，从而促使其更进一步地深入临床，接触患者，寻找资料，学习理论，不断提高自己的临床用药能力。这样经过反复的学习和训练，才能形成全面的临床药学思维[12]。

书写教学药历的同时参与患者管理，可使药师增强责任感、参与性、学习动力，观察病例全过程，深入理解疾病，保证药历书写及时、同步；通过管理患者，可拉近医患关系，掌握用药教育技能，使药师获得成就感。随着学习的深入，应尽量独立到患者床前问诊，从药学角度掌握第一手资料，培养职业敏感性，发现用药问题、发挥主观能动性。通过在临床观察病情，药师便于与管床医师或上级医师讨论，易于提高沟通能力，从而可以锻炼药师与医师交流、提高分析问题和解决问题的能力[13]。

3.2 重视循证药学知识积累在培养临床药学思维中的作用

循证药学是指将追求证据、遵循证据的理念与临床药学相结合，并全面应用于现代药物治疗实践过程中，以达到合理用药目的的综合应用学科。它强调以最新的、最可靠的客观证据指导药物治疗，根据现有的最好的研究结果评价治疗方案，制定治疗指南，以及修订与药品有关的医疗卫生决策等[14]。应用循证药学的方法进行药物应用评价研究，可以为临床提供准确的药学信息并提高合理用药的水平[15]。

随着医院药学逐渐从传统的保证药品供应模式转变为以患者为中心的药学服务模式，药物信息技能和循证药学已经成为药学教育的重要内容[5]。在美国，由美国药科大学协会、高级药学教育中心提供的课程指南鼓励药学教育过程中讲授基于药学证据的实践技能。然而，随着信息来源渠道和信息量的不断增多，辨识信息的准确性和有效性越来越困难。药物信息技能是一种使用循证药学的方法，即在临床治疗决策过程中辨识和使用"最有用"的信息，主要的步骤包括：提出问题，寻找证据，评价证据，应用证据，后效评价。在药学专业学生的临床实践过程中，应该有针对性地开设药物信息技能选修课，从而让学生掌握药物信息的系统化处理方法[15-16]。

该课程主要内容包括：①临床问题的获取：从提问者处获得信息，或者直接通过临床观察总结相关的临床问题；②临床问题的分类：鉴定临床问题相关信息的可靠性和有效性，评估临床信息，进一步澄清疾病为主证据或患者患者为主证据的结果或终点；③证据的查询：应用高质量、基于证据的搜索工具查询，辨识与要求主题相关的、有效的信息；④文献评估：对不同来源信息进行严格评估，包括研究方法和报道结果的适当性、可靠性和临床实践的可应用性评估。比较各种资源所推荐的治疗方法，包括指南、共同推荐和专有数据，评估所获资源在临床实践中的实用性和可操作性[17-19]。

3.3　重视沟通技巧能力建设在培养临床药学思维中的作用

临床医师在每日常规问诊、体检、病历书写和病例讨论中，既锻炼了归纳整理能力，又掌握了比较系统的口头表达技巧，而对于临床药师而言，由于临床知识掌握不足，发现问题往往比较局限，不能与患者整体病理生理状况有机结合，缺乏与临床医护人员沟通交流的信心。有的临床药师缺乏明确定位，以监督者或指导者身份与医护人员及患者进行交流，使其产生抵触情绪，致使临床药学工作不能顺利进行。因此药师融入临床一线，所处环境复杂，想要得到医护人员和患者的信任，除了应具备丰富的医药学知识外，基本的人际沟通技巧至关重要[20-23]。

本课题中的临床药师问卷调查显示：①药师与医师沟通情况。43.98%的药师认为目前临床药师与医师交流沟通较好，19.00%的药师认为很好，30.25%的药师认为可以，5.67%的药师认为有一定困难，1.09%的药师认为很难交流。②药师与护士沟通情况。临床药师与护士沟通情况，44.52%的药师认为较好，18.43%的药师认为很好，31.27%的药师认为可以，4.58%的药师认为有一定困难，1.20%的药师认为很难交流（图2、图3）。临床药师应充分认识自身不足，积极深入临床，根据需要不断调整并完善知识结构，努力学习并掌握相关临床医学知识和技能，学习医患沟通技巧，参与临床治疗用药各环节，做好临床医师的参谋。

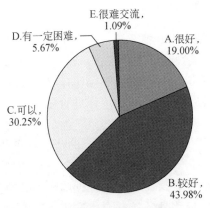

图2　临床药师与医师交流情况

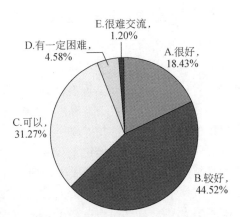

图3　临床药师与护士交流情况

药学专业人员与医护人员的沟通技巧主要表现在以下几个方面。①具备团队精神和合作精神：药学专业人员要把自己当作整个治疗小组的一员，积极参与治疗方案的讨论，不懂的问题虚心请教并积极查阅相关文献；当发现医疗工作存在错误或不足时，应在适当的时间和场合，用恰当的语气和语调善意提醒。②学会利用自身药学特长获得医师认可：药物的药动学特性和相互作用在临床药物治疗时容易被医师忽略，培训药师在临床实践中要注重这方面知识的积累和应用，适时提出自己的见解，做好医师的助手。③掌握交谈技巧：培训药师在实习期间要克服畏难情绪，勤奋学习，先学会做人，再谈做事[23-25]。

临床药师与不同的患者及家属进行沟通，沟通能否顺利进行，就取决于临床药师自身是否具备沟通的技巧。例如在对患者进行服药指导时，患者因为生病而容易产生情绪波动，有的患者会对治疗药物有抵触情绪，尤其是儿童，对药物一般采取抗拒态度。面对这种情况，临床药师如果没有一定的交流技巧，患者不但不能积极配合治疗，甚至会出现相反的效果，耽误治疗。

在清华大学医院药事创新管理高级研修班（第八期）课题组的调查结果中显示：41.69%的药师认为临床药师与患者或家属的交流情况较好，17.51%的药师认为很好，29.45%的药师认为可以，10.25%的药师有一定困难，1.09%的药师认为很难交流（图4）。

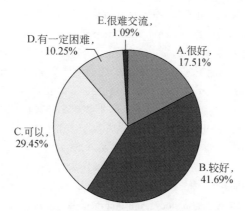

图4　药师与家属之间的沟通

对于患者及家属，先进行自我介绍，表明目的，取得理解和配合。具体沟通时应注意：①使用通俗易懂的语言以及比喻、类比等方式，避免使用专业性太强的术语，尽量用一些简单的例子说明问题；②不在患者面前谈论医护及其他患者用药问题；③特殊疾病患者事先与家属或监护人沟通；④存在沟通交流障碍患者，与家属沟通，增进交流；⑤存在潜在心理或精神障碍患者，需勤与家属沟通；⑥与患者患者沟通时，必须注意倾听，体会患者患者感受；⑦善用问句，引导话题，多用开放式提问；⑧对患者患者的提问要及时答复[25]。

4　结语

临床药学思维是医疗机构临床药师应该具备的技能，是适应医院药学发展的必备职业素质，也是药学教育的重点和难点。临床思维能力的好坏决定着临床药师参与临床能力的强弱。临床思维活动的正确与否直接关系到对患者诊疗的成败。因此，在一个医疗团队中，医师仍是核心人物，更偏重于诊断思维，力求诊断结果的准确度和精确度，而临床药师则侧重于药物治疗思维，力求药物治疗结果的安全性和有效性。两者有着共同的凤愿和目标，能够取长补短，在工作中相互依赖、相互依存，是真诚的合作伙伴。

参考文献

［1］ 邵宏. 美国临床药师培养模式初探. 中国新药杂志，2008，22（01）：79-82.

［2］ 李菌，张幸国. 美国临床药师服务模式的探讨. 药学服务与研究，2014，12（02）：94-96.

［3］ 颜青. 探索临床药师在职培养的模式与途径. 中国临床药学杂志，2014，23（4）：199-202.

［4］ 冯欣. 我国临床药师培养现状调查与分析. 中国医药，2014，9（3）：410-414.

［5］ 蒋学华. 我国临床药学学校教育的现状调查与分析. 中国新药杂志，2013，22（20）：2453-2460.

［6］ 巩纯秀. 基于儿童疾病特点的儿科临床药师培养模式探索. 中国药学杂志，2014，49（20）：1864-1866.

［7］ 朱珠. 美国 ACCP 临床药师实践标准. 中国临床药学杂志，2014，23（5）：316-318.

［8］ American Society of Health-System Pharmacists. ASHP guidelines on documenting pharmaceutical care in patient medical records. Am J Health-Syst Pharm，2003，60（7）：705-707.

［9］ American Society of Health-System Pharmacists. ASHP guidelines on a standardized method for pharmaceutical care. Am J Health-Syst Pharm，1996，53（14）：1713-1716.

［10］ 娄月芬，王晶，孙朝荣，等. 美国临床药师如何监测药物的治疗过程. 医药导报，2006，22（12）：1341-1342.

［11］ 葛文佳. 关于药历书写的几点思考. 解放军药学学报，2013，（6）：590-592.

［12］ 劳海燕. 教学药历书写常见问题解析. 中国医院药学杂志，2013，33（17）：1449-1450.

［13］ 王兰英. SOAP 药历管理系统的建立及其在药学监护中的应用. 首都医药，2013，（10）：44-45.

［14］ 钱宗玲. 网络药学信息检索. 南京：东南大学出版社，2011，85-158

［15］ 穆丽虹，陈晓毅. 药学信息检索与利用. 北京：海军出版社，2008，117-167

［16］ Munger MA，Walsh M，Godin J，et al. Pharmacist's demand for optimal primary care service delivery in a community pharmacy：the OPTi Pharm study. Ann Pharmacother，2017，51（12）：1069-1076

［17］ 昊红燕，孙业桓. Meta 分析方法在循证药学中的作用. 安徽医药，2007，11（2）：1022.

［18］ 李幼平，孙鑫. 循证医学系列讲座—第六讲循证药物评价. 中国医院，2002，6（11）：6011.

［19］ EggerM，Smith GD，Altman DG. Systematic reviews in health care：Meta-analysis in context 2nd edition. London：BMJ Publishing Group，2001.

［20］ 中国药学会科技开发中心，中国药学会继续教育专业委员会. 药学服务咨询. 北京：科学技术出版社，2011.

［21］ 冯端浩. 药学服务沟通与实践. 北京：人民军医出版社，2011.

［22］ Melane JR. 药剂师与患者沟通指南（第 2 版）. 段京莉，译. 北京：人民军医出版社，2012.

［23］ 林晓晓. 医院药师与患者有效沟通的技巧. 中国临床药学杂志，2011，20（3）：181-183.

［24］ 陈东生. 药师与患者沟通交流技巧. 今日药学，2010，20（6）：7-8.

［25］ 刘云霞. 药师与患者的沟通. 北方药学，2006，0（4）：34-35.

基于提高核心能力的调剂药师培养探讨
——对我国医院药师药学服务核心能力现状调查的思考

（符旭东　中国人民解放军中部战区总医院）

摘　要　本文在医院药师服务能力现状调查的基础上，分析了影响调剂药师专业技能提高的主要因素，针对制约调剂药师核心能力提高的主要因素和现阶段调剂药师核心能力亟须提高的现状，提出了有关调剂药师培养方式的几点建议：强化药师保障用药安全的责任意识；建立调剂药师的标准化培训机制；构建以服务质量为重要指标的调剂药师绩效管理体系；加强与外界沟通和合作，不断提升政府和公众对医院药师的认知度。

关键词　调剂药师；药学服务能力；处方审核；用药交代；用药咨询

随着国内医药市场的健全和繁荣，保障药品供应和满足临床用药需求已不再是医院药学部门最主要的工作任务，药学部门工作重心由供应保障向技术服务转化。近年来随着取消药品加成，增设医事服务费等医改系列试点工作的深入开展，使药品的销售使用从医疗收入变成医疗成本，医院从关注收入转变为有效控制成本[1]。随着技术的高速发展，电子商务等新的商业模式的运作冲击着传统的医院药房管理模式，全自动摆药机、自动发药机等自动化药房设备的运用日趋广泛，以往由药师承担的任务可以在很大程度上由机器完成。全社会日益增长的安全用药意识、新的医药格局和日新月异的技术进步，迫使药剂科必须加速转型。

医院药学的发展正面临着前所未有的挑战和机遇，在这场历史性的变革之中，药学人员的重新定位、人才的培养和队伍建设是医院药学部门能否成功转型的关键。为了促进药学部门更好地开展药学服务，加强药师队伍的建设，国家先后出台了一系列有关临床药学和临床药师培养的规定规范，临床药师的培养取得富有成效的进展。但是应该看到临床药师在医院药学队伍中的占比是非常有限的，医院大部分药学人员是在窗口从事处方审核、调剂和发药工作。而这部分药师并不是通常意义下的临床药师，业内习惯的叫法是调剂药师或窗口药师（本文称为调剂药师）。调剂药师直接接受医师处方并面向患者，承担处方审核和用药交代等职责，在用药安全的关键环节发挥作用。但是目前调剂药师还缺少像临床药师那样的规范化培训机制，高强度低技术含量的调剂工作使调剂药师在职业生涯发展中收获的经验也是非常有限的。如何尽快提高调剂人员的专业素质，使他们能更好实现药学人员的价值回归，本文在清华大学医院药事创新管理高级研修班（第八期）课题组进行的我国医院药学技术人员的核心能力及工作现状调研的基础上，针对制约调剂药师核心能力提高的主观因素，结合我院的工作实践，提出了有关调剂药师培养的几点建议。

1　资料与方法

1.1　资料

资料主要来源于我国医院药学技术人员的核心能力及工作现状调研[2]。此项调查涉及 7

项药学服务能力：药品供应和保障能力、处方（医嘱）审核于药品调剂能力、药品不良反应/药品不良事件（ADR/ADE）评价能力/用药交代与用药咨询能力、药学信息提供与使用能力、专科临床药学服务能力。调查对象包括药师、医护人员以及门诊和住院患者，分别各占约三分之一。

在接受问卷调查的药师调剂岗位（含静脉用药配制中心）占 43%，获得证书的临床药师占 28%，未获得证书的临床药师占 2%，从事药学研究的占 17%，管理岗位占 10%；药师最高学历为本科的占 45%，硕士占 40%，博士占 11%；38% 为初级职称，41% 为中级职称，20% 为高级职称。

其他资料来源于中国知网有关药师服务能力的调查。

1.2　方法

以药师自我认知高以及医护人员和患者有大多数需求的事项作为药师核心能力判定的依据。以药师自我认知与医护人员认可之间的差距、药师自我认知与患者需求之间的差距作为药师专业素质培养的切入点。调研数据采用 Excel 数据表形式，逐条录入调查结果后采用百分率进行统计分析。

2　结果

2.1　药师核心能力之一：审方能力

《处方管理办法》明确规定药师在调配处方的时候要对处方的适宜性进行审核。关于审方能力，药师的自我认知和医护人员以及患者的认可基本一致，处方（医嘱）审核是药师的核心能力。86.55% 药师自我评价能胜任审方任务，80.34% 的医师认可药师审核处方并按原则处理，91.55% 认可不合理处方的干预。超过 70% 患者会接受药师的审方意见。但是调查结果显示约有 13.44% 的药师认为由于医学和药学知识的缺乏履行审方职责比较困难；1.81% 医护人员表示由于药师审方专业能力不够，与治疗发生矛盾；高达 10.53% 患者认为药师没有权利拒绝调配医师开具的不合理处方。

处方点评是对处方合理性的事后评价，大量的处方点评文献显示尽管管理规定明确药师应对处方适宜性进行审核，但是依然有部分不合理处方甚至是严重不合理处方未及时发现并被阻止。从一项有关药师处方适时审核结果和带教老师事后处方点评结果的对比分析可以看出，尽管实时审核可以拦截部分不合理处方，但仍有部分不合理处方需要点评工作才能发现[3]。调查显示临床诊断与用药不符、抗菌药物使用不合理和药物剂型不适宜等不合理用药容易在适时审核中被发现，而对药品选择不适宜、联合用药不适宜、重复给药和用法用量不适宜等不合理用药容易在适时审核中被忽视，需要通过事后处方点评才能发现。从医护人员和患者对药师审方能力的认可程度以及对处方审核质量的自我评价可以看出药师在处方审核胜任能力以及实际履责行为来看，调剂药师还有很大的提升空间。

2.2　药师核心能力之二：用药交代和用药咨询能力

药师、医护人员和患者均认为有进行用药交代和用药咨询的必要性，但是在由谁来交代这个问题上药师的自我认知和医护人员以及患者的认可方面存在很大的差距。95.66% 的药师认为自己基本可以给患者提供用药交代和用药咨询，68.70%医护人员和42.56%认为是药师，25.51%医护人员和52.45%患者认为是应该由医师进行用药交代。

药学人员认为进行用药交代和提供用药咨询的难点依次为调剂药品太过忙碌，没有时间进行用药交代和提供信息（69.4%）；没有专职人员培训或专职人员未在临床一线工作经验不足（52.22%）；患者提供不专业，无法表达所需要信息要求（18.38%）；医护人员已做介绍，无需再介绍（15.00%）。

患者认为用药交代及用药咨询存在的不足主要集中在没有专门的用药咨询处（50.82%）、医院对用药咨询不重视（46.65%）、没有专业的用药咨询人员（45.78%）、提供用药咨询的人员和资质不足（31.04%）。

医师最希望药师提供的用药宣教信息是药物的相互作用、配伍禁忌（80.92%），其次是用法用量，特别是特殊患者的用法用量（77.82%），不良反应74.73%，注意事项占72.03%，储存条件（61.34%）等。患者认为用药交代主要涉及用法用量、不良反应和药物作用和适应证/特殊人群用药教育以及药物相互作用。

2.3　药师核心能力之三：不良反应 ADR/不良事件 ADE 评价能力

85.22%药师会定期关注药物不良反应，93.93%药师愿意承担 ADR 评价工作；89.96%医护人员会上报不良反应，其中32.12%认为应该由药师做进一步评价工作，高达93.08%患者发生不良反应时会将信息报告给医护人员。当患者服药后发生不舒服症状时，81.60%患者会求助医师，12.13%会咨询药师。

3　对我国医院药师药学服务核心能力现状调查的思考

3.1　制约调剂药师的核心能力提高的主要因素

审方和对患者进行用药教育的能力以及对不良反应/不良事件评价分析的能力是药师的核心能力。药师作为药学服务的提供者，这三项核心能力离医护人员和患者的要求有较大差距，特别是对患者用药教育能力，医护人员和患者认可度远低于药师的自我认知，在部分医护人员和患者眼中，药师的专业技术形象是模糊和缺失的，少数人甚至认为药师只是药品的搬运工或传递者，他们没有能力也没有责任或义务对用药的安全性负责。笔者认为制约调剂药师的核心能力提高的因素主要有以下几点，这些因素相互影响恶性循环在制约调剂药师职业发展的道路上发挥了协同作用。

3.1.1　高强度的药品调配发放任务

在我国大型三甲医院日门诊处方量可达万余张，发药窗口的压力可想而知，患者取药的等候时间也是各类满意度调查和测评的量化指标，如何在确保不发错药的前提下减少患者取药的等候时间，成为调剂药师的主要关注点。而对于在窗口外等候的取药患者来说，排队挂号看病已经耗去了不少时间，在药房尽快拿到药也是他们的期望，这些客观因素导致药师没有更多精力和条件对患者进行高质量的用药教育，只是机械式发药。在这种没有多少技术含量的机械式发药中，患者对药师职业的认可以及药师对自身职业价值的认可被严重低估。

3.1.2 　不合理的取药流程

目前大多数医院有关的处方开具的工作流程是在医师开具处方即进入收费环节，患者通过缴费和取药排队后，来到发药窗口时才进入审方环节，此时如果药师发现处方问题，让患者再去找医师修改处方，往往容易造成患者的不理解，由于拒绝调配流程的不顺畅，导致了药师对部分不合理处方的放行。审方环节的滞后的流程设计是管理层没有充分认识到药师在合理用药中可以发挥的作用，而这种传统的流程设计很大程度上弱化了调剂药师的职业担当。

3.1.3 　调剂药师对保障安全用药的责任意识不强

《处方管理办法》明确了药师在处方审核和药品发放中的责任和义务，药师应对处方的适宜性进行审核，对存在严重不合理用药的处方应拒绝调配；将药品发放给患者时候应对患者进行用药交代。调剂药师在疾病的诊疗过程中承担着把好安全用药最后一道关的作用，而实际工作中却有相当多的药师认为只要不发错药就是保证用药安全了；相当多的药师认为如果自己没发错药而出现药疗事故应由医师负主要责任[5]。因为责任意识的淡漠导致调剂药师在日常工作中没有认真履职，缺乏学习的动力和压力，尽管有多年工作经历，却难以形成有价值的药学服务经验。

3.1.4 　缺乏针对调剂药师的系统和规范化培训

药品调配一直是医院药学部门的主要工作，但是可能是由于技术含量低、工作强度大等原因，长期以来对药品调配人员的培养和人才队伍的建设没有得到足够的重视。过去药学部门重制剂生产药品研发，高级职称和高学历药师大多集中在制剂研究部门[5]；如今重临床药学，高学历药师大多集中在临床药学部门。这就造成了低年资的调剂药师在实践工作缺少专业技术能力强和高级职称或高学历药师的帮带，再加上缺乏针对调剂药师的系统化专业培训，最终导致调剂药师由于知识的局限，不能很好地胜任审方和用药咨询工作。

3.2 　基于提高药学服务核心能力的调剂药师培养

随着信息化手段的不断普及和医疗人力成本的精细化管理，药品调剂中不需要多少技术含量的工作将逐渐被电子商务、自动化设备和药学辅助人员所替代，医师开方到患者取药的流程再造和优化也非常容易得以实现，可以预见那些制约调剂药师职能发挥的客观因素将会逐渐消除，调剂药师所拥有的专业技能成为其能否提供高质量药学服务的决定因素。完善临床药学的教育体系，有针对性地改革我国的药学教育是培养满足医院药学人才需求的基础[6]，但是现阶段如何高效率快速提升调剂药师的核心能力，笔者认为可以从以下几个方面努力：

3.2.1 　强化药师保障用药安全的责任意识

药师在处方审核、调配、指导患者用药等一系列重要环节担负保障用药安全的责任，在药品使用的事前干预、事中监管和事中对患者用药教育中发挥不可替代的作用。2018 年由国家卫生健康委员会等 3 部门联合制定了《医疗机构处方审核规范》明确所有处方均应当经审核通过后方可进入划价收费和调配环节，未经审核通过的处方不得收费和调配，药师是处方审核工作的第一责任人。在法律体系日益完善的今天，药学部门应深刻意识到没有认真履职所导致的用药错误或药疗事故，都需要药师和医护人员共同承担相应的经济处罚和法律责任。

3.2.2　搭建调剂药师的服务平台

调剂窗口面对患者的时间是有限，但是药师提供药学服务的空间和时间是可以拓展的。我国临床药学界提倡的全程化药学服务理念[7]进一步拓展了药学服务的内容、对象和平台，通过开展门诊用药咨询、临床科室定人定点服务和安全用药宣教下社区等服务，可使患者和医护人员切实感受到药师的价值。而在药师在为患者和医护人员提供药学服务的过程中，也更容易收获职业的幸福感，同时也能更清楚地意识到面临的不足，由此激发他们主动学习的热情。药物治疗管理（medication therapy management，MTM）是指具有药学专业技术优势的药师对患者提供用药教育、咨询指导等一系列专业化服务，从而提高用药依从性、预防患者用药错误，最终培训患者进行自我的用药管理，以提高疗效。其核心要素包括药物治疗回顾、个人药物记录、药物相关活动计划、干预和/或提出参考意见以及文档记录和随访[8]。MTM于20世纪90年代在美国兴起，经过十几年的发展，目前已获得美国政府的认可，已在美国临床药学服务中取得了较好的成果。调剂药师也可以借鉴美国的MTM管理经验为门诊的慢性病患者提供药学服务。在人工智能和信息时代，调剂药师利用互联信息技术开展药物科普活动也是提供专业素养服务患者的良好方式。

3.2.3　建立调剂药师的标准化培训机制

通科临床药师培训和参与临床药学实践是提高调剂药师素质的重要手段，但是目前大医院都面临调剂任务繁重和人员紧张的问题，大规模的委派人员参与临床药师培训的可能性不大[9]。建立一套操作性强并行之有效的标准化培训机制是调剂药师素质快速提高的关键。"二八定律"是指在任何一组东西中，最重要的只占其中一小部分，约20%，其余80%尽管是多数，却是次要的。针对调剂药师的培养可以将培训的重点放在常见疾病的药物治疗和患者用药教育上，明确培训具体内容，如：常见疾病的药物治疗原则和指南或专家共识；常见药物用法和用量、主要与严重不良反应、配伍禁忌、联合用药等内容；针对具体药品和服务对象，所制定用药交代与用药教育标准化操作流程。培训教材和课件、用药交代与用药教育标准化操作流程（SOP）由实践经验丰富和专业素质高的药师负责编写，这也是调剂药师标准化培养的前提。用药交代与用药教育SOP让调剂药师在为患者和临床科室提供药学服务的时候有章可循，进而提高药学服务的效率和质量。SOP可以根据服务对象和服务时间的不同进行分层设计，使药师能根据具体情况提供更有针对性的服务。同时选拔一批高素质的药师在调剂岗位担任带教老师，通过上述标准化课程授课和带教实践实现调剂人员的基础培训，在此基础上选派具有培养潜力的人员参加高级别的临床药师培训，逐渐打造一支技术精良素质的调剂药师队伍。

3.2.4　构建以药学服务质量为重要指标的绩效管理体系

绩效管理是指各级管理者和员工为了达到组织目标共同参与的绩效规划、绩效评估、绩效反馈与绩效改进的持续循环过程，完善的绩效管理体系能够充分调动员工的主观能动性，达成组织和个人的双赢[10]。通过绩效管理体系的构建可以保证药学部门高效运转，实现医院药学学科建设愿景与个人的成长规划同步发展[11]。基于提高药学服务能力的绩效管理体系，应充分考虑服务质量指标对体系构建效率的影响，将对不合理处方医嘱的干预、用药咨询服务和用药宣教的质量作为重点评价指标，以持续督导促进药师尽责履职，激发调剂药师主动坚持学习实践，持续有效地提升药学服务能力。而对员工的激励除了物质激励外，还包括为精神激励，如优先提供学习进修和晋升机会等。

3.2.5 加强与外界沟通和合作，不断提升政府和公众对医院药师的认知度

医院药学技术人员核心能力是取得政府和公众信赖和行业发展的基础，而政府和公众信赖反过来又能进一步促进药学人员核心能力的提高。通过与政府、主管领导沟通，参与医药政策、药事管理、新药研发相关课题研究，与社会团体和公众积极合作[2]，加强药学知识的科普宣传，不断提升政府和公众对医院药师的认知度。

4 结语

医药卫生体制改革的不断深入以及自动化和信息技术的高速发展，促使医院药学必须加速由药品供应型向技术服务性转化，医院药师必须通过技术服务体现自身价值。临床药学服务绝不仅仅是几个专职临床药师的事，医院新药遴选、药品使用监测、门诊住院药品调剂以及药事管理处处涵盖着临床药学工作的内容[4]。无论是在重视药品供应医院制剂研发的过去，还是在重视临床药学研究的现在，调剂岗位的责任和专业价值被严重低估，有关调剂药师的人才培养和队伍建设被忽视，以致调剂药师的职业素养和专业技能难以满足新形势下对医院药师的要求，加快调剂药师的培养速度迫在眉睫。强化药师保障用药安全的责任意识，明确和不断拓展药学服务内容；建立调剂药师标准化培训机制，借助处方点评和参与临床药师实践等方式促进调剂药师服务能力快速提升；通过构建以服务质量为重要指标的绩效管理体系，进一步激发调剂药师的学习热情；加强与外界沟通和合作，不断提升政府和公众对医院药师的认知度。相信在不远的将来，调剂药师的价值能够得到真正的回归。

参考文献

[1] 杜广清,赵志刚,甄建存,等.新医改收入格局下药师价值与归属的探讨.中国医院,2013,17(4):67-69.

[2] 胡晋红.医院药学技术人员核心能力调查与分析.药学服务与研究,2015,15(5):321-325.

[3] 李洁,陈伟成,张立超,等.通过门诊处方审核与点评分析提高合理用药水平.药学服务与研究,2015,15(1):18-21.

[4] 张晓乐.试论新医改为医院药学工作带来的变革.中国处方药,2009,87(6):30-33.

[5] 张爱莉,胡晋红,唐仲进,等.上海市医疗机构药师队伍的现状调查.中华医院管理杂志,2003,19(11):665-668.

[6] 屈建,刘高峰,朱珠,等.我国医院药学学科的建设与发展(下).中国医院药学杂志,2014,34(17):1423-1433.

[7] 胡晋红.全程化药学服务.上海:第二军医大学出版社,2001:30-65.

[8] Pellegrino AN, Martin MT, Tilton JJ, et al. Medication Therapy Management Services:Definitions and Outcomes. Drugs,2009,69(4):393-406.

[9] 马瑞,牛素玲,潘习龙.药学标准化服务的构建.继续教育,2015,25(2-3):30-33.

[10] 朱姗薇,王淑玲,谢进,等.基于药学专业特色绩效管理体系的研究与探讨.首都食品与医药,2015年6月下半刊:12-14.

[11] 戴佩芳,叶岩荣,陈铭.医院药房绩效管理体系的建立与成效评价.中国临床药学杂志,2012,21(4):242-244.

对建立医院与高等院校合作的临床药学人才培养机制的探讨

（许　青　复旦大学附属中山医院）

摘　要　临床药学的发展需要大量的临床药学专业人才。医院药学通过多年的发展，积累了丰富的人力资源和临床药师培养经验，具备了参与高等临床药学教育的条件和优势。医疗机构药学部门加强与高等院校的合作，共同培养更多优秀的临床药学后备人才，是推动和促进临床药学事业快速稳步发展的重要保证。

关键词　医院；临床药学；药学教育

临床药学是指药学与临床相结合，直接面向患者并以患者为中心，研究与实践临床药物的治疗，以提高药物治疗水平的综合性应用学科。随着临床药学服务不断开展和深入，临床药学在临床药物治疗过程中的重要意义日益提升，人们对临床药学的认识亦不断增强，医疗机构对临床药学专业人才的需求也越来越大，临床药学教育已成为临床药学事业发展的关键环节之一。探讨符合国情的高等临床药学人才培养模式，加强医疗机构与高等院校的合作，发挥医院药师的优势，对于促进高等临床药学人才的培养具有重要意义。

1　我国临床药学发展情况

美国临床药学协会对临床药学的定义是：临床药学是一门研究药师为患者提供保健从而使药物治疗达到最优化、促进健康以及预防疾病的学科[1]。20世纪70年代末受国外临床药学和医院药学发展的影响，我国医院药学界有识之士纷纷思考和探索医院药学的发展道路，通过各种学术活动，提出和引入临床药学的概念和理论。之后由于种种原因，临床药学的发展道路并非一帆风顺，发展比较缓慢。2002年原国家卫生部发布的《医疗机构药事管理暂行规定》提出"药学部门要建立以患者为中心的药学管理工作模式，开展以合理用药为核心的临床药学工作，参与临床疾病诊断、治疗，提供药学技术服务，提高医疗质量"，并要求医疗机构"逐步建立临床药师制"，由此表明，国家已从政策高度对医院药学工作模式的转变予以关注。这一规定的出台有力地推动了临床药学的发展。此后，我国的临床药学工作有所起色，出现了专职临床药师队伍，相关制度也逐步建立起来。2011年3月1日《医疗机构药事管理规定》的正式实施，进一步强调了临床药师是临床医疗团队的成员，确立了临床药师在卫生事业工作中的重要地位。

2　我国临床药学学校教育发展状况

1989年，华西医科大学试办我国第一个五年制临床药学本科，我国高等临床药学教育开始萌芽。但由于诸多原因，该专业在1998年专业调整时被合并入药学专业[2]。直到2006年，经过教育部批准同意，中国药科大学开始招收5年制临床药学专业本科生，高校的临床药学专业又得以恢复，高等临床药学教育再次拉开序幕。根据国家教育部2012年对我国本科专业设置的调整，临床药学成为近年来国家人才培养特殊需求的特设专业，也是国家控制布点的 62 种专业之一[3]。

截至 2016 年底我国设置临床药学本科专业点的全日制高校一共有 42 所[4]，占全国设置涉药本科专业的高等院校总数的 9% 左右。这个比例与目前 Pharm. D 培养占药学教育总规模 90% 以上的美国相比，仍有很大差距。截至 2013 年 5 月，我国一共有 35 所高等院校招收临床药学专业（方向）硕士，分布在全国 23 个省市自治区。其中有 6 个招生单位设有教育部批准的临床药学硕士点，其余 24 所是在其他专业下设置临床药学方向[5]。

招收本科临床药学专业或方向的高等院校中，综合性大学有 9 所，医科院校有 28 所，药科院校有 3 所，还有 2 所中医院校。这与临床药学教育需要与医学紧密结合，进行临床实践有关；同时，也体现了其作为综合性学科的特征。开设临床药学专业的高校数量从 2006 年教育部恢复临床药学专业设置开始，以每年 1 所到每年 6 ~ 7 所的速度增加，这不仅与近年来我国对临床药学学科的认识及国外临床药学学科发展有关，更与原国家卫生部于 2002 年 1 月颁布的《医疗机构药事管理暂行规定》（简称《暂行规定》）密切相关。《暂行规定》的颁布，以及之后原国家卫生部 2005 年的临床药师培训试点工作和 2007 年的临床药师制试点工作，再到 2011 年《医疗机构药师管理规定》的实施，都极大地推动医疗机构临床药师制体系的建设，从而促使药学教育重点全面转变，而这种转变及发展趋势也得到了多数医药学专业人士的认可。

但是，由于传统药学教育以化学模式为主，主要培养药品研发、制造人员；在过去几十年的药学教育发展过程中，高等药学院校教师主要围绕药物分析、药物化学、药剂学、药理学等从事传统药学研究工作。教师普遍缺乏临床药学实践经验，师资数量也相当有限。2010 年统计数据显示，临床药学专业师资仅占全部药学师资人员的 1.92%[6]。因此，师资缺乏是高等临床药学教育面临的主要问题之一。而临床药学的学校教育中，药学服务实践环节教学也是目前的薄弱环节之一，加强实践环节教学工作已经成为临床药学人才培养亟待解决的重大课题。目前本科临床药学专业（方向）还没有统一的临床药学人才培养标准，不同学校的学制、学位、课程设置和临床实习有较大的差别，且教学力量不足、普遍缺乏师资。

3　我国临床药师培养现状

根据《中国药学年鉴》2011 版的统计，2010 年临床药学专业毕业生就业率达到 98.12%[6]，其中超过三分之二的就业去向为医疗机构，说明目前医疗机构对临床药学人才的需求量很大。为适应医疗机构改革发展对临床药学人才的需要，推动临床药师培养工作的落实，2005 年 11 月原国家卫生部医教司启动为期 3 年的临床药师培训试点工作，分批次在全国遴选了 50 家临床药学开展较好的三甲医院作为临床药师培训试点基地，开展为期一年的临床药师培训。试点工作结束后，又继续遴选新增培训基地工作，截至 2018 年已经在全国各省市建设了 245 家临床药师培训基地，设置了 15 个专科和 1 个通科临床药师培训专业。在稳步推进新增基地数量的同时加快推动原有培训基地扩大培训专业，以此促使培训规模有了大幅提高，培训能力从 2007 年的 80 人增加到目前每年的 3000 ~ 3500 人。

按照《医疗机构药事管理规定》对医院临床药师配备数量的要求[7]：三级医院不得少于 5 名、二级医院不得少于 3 名。而截至 2017 年末，我国现有三级医院 2340 个，二级医院

8422 个[8]，粗略估计，目前全国至少需要临床药师超过 60000 名。显然，临床药学人才培养的数量远不能满足现实需求，与《医疗机构药事管理规定》所要求的临床药师配备最低要求相比，仍相去甚远。

因此，通过对医院药师的在职岗位培训，使其掌握一定的临床药学工作所需的知识，具备开展临床药学工作的能力，是现阶段推动临床药学工作落实和发展的重要方式。但从临床药学的学科建设和长远发展来看，人才培养必须先行，临床药学学院教育的规模和质量必须有提高，才能为社会培养更多优秀的临床药师后备人才，从而促进和推动整个临床药学的发展。

4 建立院校合作的临床药学教学模式

清华大学医院药事创新管理高级研修班（第八期）课题组在全国范围内就我国医院药学技术人员的核心能力及工作现状进行调研，设计了患者用、药师用、医护人员用《医院药学技术人员核心能力书面调查表》，向全国 18 个省市的 65 所医疗机构（其中部队医院 8 所）下发 3840 份调查表。共收回书面调查表 3045 份，其中药师用《医院药学技术人员核心能力书面调查表》1013 份（涉及 17 个省市 63 所医疗机构）的调查结果显示：药师普遍认为医院药学的发展，加大人才培养是目前最需要政府部门提供支持的方面之一，其重要性仅次于促进药师立法。结合我国目前临床药学高等教育的发展现状和医疗机构临床药学工作发展状况及需求，医院药学部门有必要主动加强与药学院校的合作，共同培养临床药学人才，推动药学教育改革，从而从根本上改变临床药学人才培养的现状。

与高等药学院校师资相比，医院药学部门的临床药师长期工作在临床药学一线，对临床药学学科的理解和认识，对临床药师核心工作能力的认识都更为深刻；而这种实践经验和认识是高校教师在短期内难以学习的。因而，挑选部分高素质的临床药师充实到高等临床药学教育的师资队伍里来，是改善目前高等临床药学教育师资缺乏局面的有效途径。

原国家卫生与计划生育委员会自 2010 年开始试点举办带教药师培训基地，先后在全国遴选了 17 家医院作为带教药师培训基地，对申请承担带教的药师进行 8 周集中脱产培训。截至 2016 年初，共培训合格带教药师 1149 名，培训能力达到每年 450～500 名[9]。通过临床药师培训基地和临床药师师资培训基地建设项目，培养了一批师资管理队伍，积累了丰富的临床药师培养经验。借鉴培训基地的临床药师培养经验，并将其应用在高等临床药学人才培养中，能够促进高等临床药学教育的快速发展。医院药师可以从以下三个方面参与高等临床药学人才的培养。第一，参与制定临床药学专业培养计划。医院药学部门是临床药学人才的需求方，对需要什么样的人才有着最直接的体会。因此，只有医院药学部门通过参与临床药学专业培养计划的制订才能保证高等药学院校培养的临床药学人才符合社会的需求。第二，参与临床药学专业课程教学。医院药学部门的临床药师处于临床药学工作的一线，具有丰富的临床药学实践经验；在临床药理学、药物经济学等专业课程，尤其是临床药物治疗学的教学上具有较大的优势。这部分课程应该由临床药师与高校教师共同承担，或者由临床药师独立承担教学内容。以笔者单位为例，目前已有多位资深临床药师参与到复旦大学药学院《临床药物治疗学》的理论授课中。第三，承担药学实践教学工作。药学实践是高等临床药学教育非常重要的部分，也是学生专业能力培养不可或缺的环节。

通过从事药学实践，可以使学生全面认识临床药学的内涵，了解临床药师的工作内容和模式，建立起临床药学专业思维方式。这个环节的教学必须在临床药师指导下完成。医院药学部门尤其是临床药师培训基地能参与到药学实践环节的教学中，是临床药学人才培养质量的重要保障。另外，医院药师平时忙于医院药学工作，因而在参与临床药学高等临床药学人才学院教育的时候，也会存在一些有欠缺的地方，比如对学生的管理、教学的方法等等。这需要医院药师加强与学校老师的交流与合作，共同提高教学能力，改进教学方法。真正地把学校教育和临床实践有机地结合起来，达到培养应用型临床药学人才的目标。

5　院校合作开展临床药学教学工作的一些进展

目前，国内一些教学医院的药学部门，特别是临床药师培训基地单位，已开始尝试与高等院校合作，参与到高等临床药学人才的培养工作中。以笔者单位为例，作为复旦大学的附属医院，与药学院已经开展了较长时间的合作，在复旦大学药学院设立临床药学专业伊始，即共同承担临床药学专业学生的教学和培养，包括参与理论授课、开展实习带教、指导本科生的毕业设计和研究生的毕业论文。2013年和药学院共同申报复旦大学全日制专业学位研究生专业实践基地建设项目，成为"复旦大学药学硕士（临床药学）研究生实践基地"。2015年笔者单位又与徐州医学院签订合作协议，作为徐州医学院临床药学专业本科生的实习基地，每年负责部分学生为期一年的实习带教及毕业论文指导工作。类似的临床药学专业学生在医院进行实习、实践已成为目前国内较为普遍的一种教学模式。

由教育部高等学校药学类专业教学指导委员会牵头、全国有关高校和医疗机构临床药学专家共同参与制定的《临床药学专业教学质量国家标准》（简称《标准》）（附：临床药学专业实践教学基地标准）已于2018年发布。《标准》的出台将有利于对临床药学专业本科实践教学进行指导和规范，为基地开展实践教学工作提供可供参考的依据，亦将有力地推动医疗机构药学部门与高等院校的进一步深入合作，共同培养临床药学后备人才。

总之，建立医院药学部门与高等药学院校合作的临床药学人才培养机制，加强医院药学部门与高等院校的合作，发挥医院药师在临床药学教育中的优势，有利于促进我国高等临床药学教育的发展，为医疗机构培养更多优秀的临床药师，促进临床药学健康快速发展。

参考文献

［1］American College of Clinical Pharmacy. The definition of clinical pharmacy. Pharmacotherapy,2008,28（6）：816-817.

［2］蒋君好，秧茂盛，刘新，等.高等临床药学教育现状调研及对策建议.中国高等医学教育,2010,11:20-21.

［3］教育部.关于印发《普通高等学校本科专业目录(2012年)》《普通高等学校本科专业设置管理规定》等文件的通知[EB/OL].教高〔2012〕9号.（2012-09-18）.http://www.moe.gov.cn/srcsite/A08/moe_1034/s3882/201209/t20120918_143152.html.

［4］《中国药学年鉴》编委会.中国药学年鉴(2017).北京:中国医药科技出版社,2018.

［5］杨男，胡志强，王凌，等.我国临床药学学校教育的现状调查与分析.中国新药杂志,2013,22（20）：2453-2460.

［6］彭司勋.中国药学年鉴(2011).上海:第二军医大学出版社,2012.

［7］卫生部,国家中医药管理局,总后勤部卫生部.医疗机构药事管理规定［Z］.卫医政发〔2011〕11 号.

［8］中华人民共和国国家卫生健康委员会.2017 年我国卫生健康事业发展统计公报.（2018-06-12）http://www.nhc.gov.cn/guihuaxxs/s10743/201806/44e3cdfe11fa4c7f928c879d435b6a18.shtml.

［9］《中国药学年鉴》编委会.中国药学年鉴（2016）.北京:中国医药科技出版社,2017.

第 2 节　绩 效 管 理

以绩效管理构建临床药师人才梯队与职业通道

（卜书红　上海交通大学医学院附属新华医院）

摘　要　目的：探索临床药师绩效管理体系的建立。方法：通过细化临床药师的岗位职责，分析临床药师的能力素质结构，建立临床药师的绩效考核标准，构建临床药师的职业发展通道。结果和结论：适宜的临床药师绩效管理体系，有利于临床药师的成长和发展，促进临床药师的人才队伍建设。

关键词　临床药师；绩效管理；绩效考核

临床药学是医院药学的重要组成部分，也是医院药学发展的方向。从全球医药卫生工作的开展状况看，药师从事的临床药学服务与医师的诊疗服务、护士的护理服务一起组成了医疗机构卫生服务的核心，是各国医药卫生事业发展的重要方向[1]。

我国医疗机构医务人员以及患者对医院药师开展的临床药学工作是否了解？医院药师有没有具备足够的能力开展临床药学工作？目前临床药师人才队伍发展的制约因素是什么？为了解这些情况，清华大学医院药事创新管理高级研修班（第八期）课题组在全国范围内就我国医院药学技术人员的核心能力及工作现状进行了调研。

1　调研对象和方法

调研对象、范围与方法参见第 1 章中的"医院药学技术人员核心能力调查与分析"基本内容。

2　结果与分析

2.1　对临床药师工作内容的认识

2.1.1　调研结果

调查结果显示[2]：医护人员认为临床药师需要为临床提供药学服务的内容，主要是积极参与临床查房、患者管理、疑难病例讨论、会诊等（77.32%），其次为介绍药物相关最新进展（74.83%），治疗药物监测（69.23%），医嘱审核（67.83%），临床科研课题开展（46.95%）等。药师认为临床药师最主要的工作职责依次为协助医师做好合理用药（85.88%），指导患者用药（84.11%），为医师提供药物相关信息（77.20%），进行药物不良反应监测（72.85%）等。

2.1.2　调研结果分析

以上调研结果显示，由于临床药师的实践工作在我国各医疗机构已经有了广泛的开展，所以目前在医院体系中，对于临床药学的概念、临床药师的工作内容，医护人员和药师都有了比较统一的认识，即都认为临床药师应该参与医疗活动的实践工作，参与患者的治疗过程并提供药学的专业意见，以确保药物治疗的安全有效。

2.2 对临床药师的工作能力的认识

2.2.1 调研结果

关于医院药师围绕临床药物治疗开展技术服务的自身能力问卷调查结果为：52.20%的药师认为能较好开展，34.73%的药师认为一般，6.46%的药师认为很强，5.59%的药师信心不足，0.70%的药师不能开展。

在问及医护人员对目前临床药师工作的评价如何时，有64.54%医护人员回答基本能参加临床工作，解决简单用药问题，有52.55%医护人员回答思维活跃，技能扎实，能解决临床用药问题，有27.17%医护人员回答有时无法回答或解决临床用药相关问题，有14.59%医护人员回答临床思维缺乏、没法与临床和护理人员沟通，有4.40%医护人员回答临床药师阻碍临床工作。

2.2.2 调研结果分析

以上调研结果显示，根据药师自我判断和医护人员的判断，目前已有一部分医院药师具备较好的开展临床药学服务的能力，但仍有较大一部分药师认为自己能力尚不具备，甚至缺乏信心。大部分医护人员认为药师能解决简单的用药问题，而对于需要运用更扎实的临床药学知识解决复杂临床用药问题的能力还不够。说明临床药学人才的培养与能力的提升在当今医药发展形势下已成为一个非常重要而紧迫的课题。

2.3 目前临床药师人才队伍发展的制约因素

2.3.1 调研结果

在问及临床药师参加临床药物治疗方案制定的时间占其整个工作时间的比例时，选择最多的是50%以上、其次为70%以上、30%以上、90%以上，其中有13.19%的药师基本不参与临床工作。

药师认为目前制约临床药学工作开展的主要因素依次为国内临床药师的地位与待遇；医院领导重视程度；临床药师队伍建设、人员素质的提高；科室及医护人员接受程度；现行的医疗服务定价原则和支付模式不体现合理用药的价值和对医院及医师的贡献；临床药学服务费用问题等。

2.3.2 调研结果分析

以上调研结果显示，目前我国各医疗机构临床药师的工作制度和工作模式尚不规范和统一，临床药师的队伍建设和人员素质提高尚缺乏有效的措施，在地位与待遇方面临床药师认为缺乏对自己应有的认可，从而可能导致缺乏职业的认同感和价值感。

3 解决措施探讨

根据问卷调查结果，反映了目前临床药学发展过程中不可忽视的一些现象：临床药师素质与能力不足，工作内容不清晰；员工工作主动性、能力有差异；工作未与薪酬挂钩，无有效激励机制；临床药师职业规划与发展前景迷茫。基于这些现状，我院于2007年起，通过开展绩效管理，梳理临床药师工作内容和职责，构建临床药师人才梯队，规划临床药师的职业发展通道，对解决上述问题进行了有效的探索，促进了临床药师队伍的发展。

绩效管理并不等同于绩效考核，不以考核为最终目的，而是通过细致的工作分析、精密的人员结构分析，制定合适的考核标准，从而起到促进团队绩效和人员发展的作用。具体有以下措施：

3.1　开展临床药师岗位分析，制定岗位说明书

作为开展绩效管理的第一步，正确地进行岗位分析是十分必要的。作为临床药师，能体现其核心竞争力的工作内容和能力是什么？调查结果已显示：应以参与临床查房、患者管理等临床服务作为其核心内容，因此，明确临床药师的岗位职责、细化其工作内容是非常重要的。上海交通大学医学院附属新华医院通过岗位分析，制定"临床药师岗位说明书"，规定临床药师岗位的主要工作内容（表1）。

表1　临床药师岗位工作内容与任务说明

工作内容	任务说明
临床查房工作	查房前进行病例预习，做好预习记录，开展临床查房工作，给临床医护人员提供药学专业服务，做好查房记录。
药学咨询	对来自医师、护士、患者的用药咨询，进行详细解答，做好《临床药师用药咨询记录》。
用药建议	参与临床病例治疗方案决策，提出用药建议，做好相关记录。在日常查房过程中，跟踪观察患者采纳/不采纳用药建议之后的病情变化情况，进而补充完善用药建议。
会诊	接受会诊申请，在规定时间内完成会诊，填写《会诊意见》。
医嘱审核	每个查房日完成相应的医嘱审核任务，记录规范，不合理医嘱及时登记并反馈给临床。
TDM/基因检测	及时完成检测报告，提出药物治疗方案建议并反馈给临床。
疑难病例讨论	对讨论的病例的药物治疗相关问题提出点评和改进建议。
用药教育	完成规定次数的患者日常或出院用药教育，将用药教育材料备案。

3.2　能级设定与规划，建立不同能级水平的临床药师队伍

开展绩效管理，同样重要的是进行人员的梳理。调查也显示，目前临床药师的服务能力有不同的水准，我院尝试按不同的能力水平把临床药师分为不同能级，包含：见习、初级、中级、高级四个级别。建立能级评定标准和各能级岗位职责要求。建立能级评定的标准时，需考虑临床药师业务能力、既往工作经验、胜任力、职业素质等综合素质能力。随着能级的提升，高能级临床药师将承担更多体现较高专业水平的药学服务工作，同时，也负有对初级药师辅导带教的职责。表2为初级和高级临床药师岗位能力要求的差异[3]。

表2　初级和高级临床药师的岗位能力要求

工作内容	初级临床药师岗位能力要求	高级临床药师岗位能力要求
查房	独立查房，具有和所在病区的专科医师对话的能力	独立查房，与临床医师能很好地沟通和交流，建议被采纳
用药咨询	能通过查阅文献，独立回答临床的用药咨询	能在第一时间回答临床的用药咨询，并能对相关资料进行归纳总结
治疗方案设计	参与临床住院医师以上医师的治疗方案讨论，并被接受建议至少3例/月	参与临床主任医师的治疗方案讨论，并被接受至少10例/月。
药历	在老师指导下撰写药历	能指导初级临床药师撰写药历
病例讨论	参与负责病区的病例讨论，并能发表个人观点	能带教低年资临床药师参与病例讨论，能够对复杂病情的专科用药进行系统、深入分析
培训交流	参加相关培训或会议，并能在相关培训或会议上提出问题	参加相关培训或会议，并能在相关培训或会议上讲课
临床讲课	可以在指导下承担临床科室业务学习讲课任务	能在临床专业的会议上讲课，能在药学市级以上的会议上作报告
会诊	了解药物治疗结果评价方法，与高年资临床药师一起，参与会诊任务，独立完成会诊后随访工作	能够针对复杂、疑难病例进行会诊，制定合理药物治疗方案，有良性治疗结果的案例

3.3　制订临床药师绩效考核方案

在明确岗位任务和临床药师人员结构的基础上，制定合适的考核标准是非常关键的。考核标准的设立应体现SMART原则：具体的（Specific）、可衡量的（Measurable）、有一定挑战性的（Ambitious）、可实现的（Reliable）、有时间截点的（Time-bound）。在明确不同能级的药师的岗位任务后，可以制定针对不同能级药师的考核要求，每个能级药师的考核要求是很具体、很明确的，同时体现由低到高的提升。不同等级的考核标准使不同能级的临床药师都感受到一定的挑战性，以激励他们不断努力以达到更高的水准。即使是初级的药师，也因为考核标准并不等同于高能级药师，使得他们有可能完成本能级的要求，而对于所从事的工作更有信心。高能级药师由于有相应较高要求的考核标准，能避免出现懈怠的情绪。同时管理者需要制定月度和年度考核标准，并帮助每个员工在完成各项考核要求的前提下，实现个人能力的提升，也促进团队能力的成长。

上海交通大学医学院附属新华医院根据上述要求，制定了不同能级临床药师的考核标准，分别从以下两方面进行设定[4]。①对于临床药师的日常工作规定基本的数量要求。如对药师查房、用药咨询、参与治疗方案设计、病例讨论、讲课、会诊等工作规定每月必须完成的基本数量，对于超出部分可给予一定的奖励。每个能级各个指标的数量要求是不同的，低能级药师的数量要求一般会较少，而更易于实现。②对于核心指标给予评价。如对于用药咨询、用药建议、会诊分别设置不同的评价纬度和相应的系数，以体现服务质量的差异，如将服务的复杂程度、临床的接受度、所服务医师的不同职称、患者的后续转归情况等纳入质量考核评价体系，难度大、效果好的药学服务项目会获得更高的系数。根据临床药师能级和考核要求的不同，初级临床药师重点考察用药咨询的质量，中级临床药师重点考察治疗方案调整的质量，高级临床药师重点考察会诊治疗。另外，还通过开展上下级药师的协同查房，加强查房实践管理，了解临床药师在临床查房时的真实表现，改变以往临床药师独立查房、独立工作、无人监管和辅导的模式，既便于进行查房实践工作能力的考核，也有利于上级药师对下级药师进行现场辅导，促进下级药师能力的提升。

3.4　临床药师职业发展通道设计

医院药学部门的药师目前的发展通道有学历职称通道、行政职务通道，而对于与传统药学工作不同、需要投入大量时间精力、并已经成为一份特殊的职业生涯的临床药师工作，却没有相应的评价体系。对于大多数临床药师，在其学历职称到达一个瓶颈期，行政职务也由于名额限制而未能获得提升时，往往会感到方向不明、前途迷茫。我院设定的临床药师能级体系，是针对临床药师这一特殊岗位建立的发展通道。不同能级的临床药师，由于其评定标准中既包含学历职称的基本要求，同时也包含临床药学实践工作年限、临床药学业务技能、考核成绩等要素，中级和高级临床药师分别被等同认定为专家和资深专家。越高能级的药师需承担更高难度的工作，也会获得更高系数的薪酬。临床药师通过自身的努力，通过能级的提升，会获得越来越多的薪酬回报和职业认可，临床药师也会有更多的激情投入到这个岗位中。因此，设置适合临床药师发展的职业通道，将有利于增强临床药师的职业发展信心。药学部门通过多元发展通道的设立与薪酬系数设置，将能更好地持续激发各类岗位人员的工作热情与主动性。

4　结语

由于我国现阶段从事临床药师岗位的药师，基本上都没有接受过类似美国 Pharm. D 学位的临床药学专业教育，只有普通药学教育背景的药师需要经过长期的职业培训和历练、付出巨大的努力才能达到一名资深临床药师所具有的能力和素质。在这个过程中，管理者如何建立一套适合临床药师成长的管理体系是至关重要的。我院通过以上临床药师绩效管理体系的建立，新的临床药师按从低到高的发展通道逐步升级，在每一阶段都有相应的培训计划、岗位要求和下一步发展目标，使临床药师的发展有计划地落实和进行，避免所有临床药师使用同一个工作任务标准和薪酬标准，有效地缓解临床药师成长过程中的盲目感，明确前进的方向。我院药学部通过对临床药师绩效管理制度和人才梯队建设方面的不断摸索和实践，有效促进了临床药学工作的开展，培养了一批能服务于临床、有利于提高医疗质量的临床药师队伍，并于 2011 年获评成为首批卫生部国家重点临床药学专科建设单位，作为对临床药师管理上的一种实践和探索，取得了一定的经验和成效。

参考文献

[1] 马丽颖.实施临床路径必须加强临床药学管理.中国医院管理2005,25,(12):50.

[2] 胡晋红.医院药学技术人员核心能力调查与分析.药学服务与研究,2015,15(5):321-328.

[3] 卜书红,李方,张健.我院临床药师人才梯队建设与绩效管理的探索与实践.药学服务与研究,2012,12(2):107-110.

[4] 卜书红,刘海涛,张健.我院临床药师药学服务质量评价体系的建立与实践.中国药房,2013,24(5):421-424.

应用绩效管理工具提升医院药师服务能力

（沈承武　山东省立医院）

摘　要　背景：随着"新医改"的进行，医院取消药品加成，医院药学的工作重点也必然要从供应型向服务型转变，寻找合适的激励措施，促进医院药学服务的发展至关重要。方法：通过查阅各种法律法规，资料文献，分析医院药学管理中应用绩效管理的政策、制度、方式、途径以及其中对医院药学服务的影响，寻求好的绩效管理办法。结果：应用绩效管理工具提升医院药师服务能力，重点在于根据医院药学服务的特点，确立多因素考核指标，并采取合适的评分方法进行考核。结论：绩效管理可以作为提升医院药师服务能力的有效工具，但也应充分考虑相关因素的影响，将各部门收入差距控制在一定水平之内。

关键词　药师；药学服务；绩效

1　前言

2011 年，原国家卫生部、国家中医药管理局、总后勤部卫生部联合印发《医疗机构药事管理规定》，规定指出"药学部门具体负责药品管理、药学专业技术服务和药事管理工作，开展以患者为中心，以合理用药为核心的临床药学工作，组织药师参与临床药物治疗，提供药学专业技术服务"，这也标志着我国的医院药学正式从供应型向服务型转变。目前药学服务的确切定义尚不明确，一般认为药师在医院从事的药学服务工作包括医嘱审核、门诊患者用药咨询、用药教育、药学监护、不良反应上报、血药浓度监测、治疗药物剂量调整、药物经济学评价等，然而，由于我国医院药学的历史原因、药学人员的配备不足以及药学人员的组成层次，我国的医院药物服务仍然存在着较大的提高空间。我们的问卷调查也证实了这一点，仍然有部分医护人员以及患者对药学服务存在不认可、不满意的认识，因此，运用有效的激励管理措施，促使医院药学人员自我提升，提高药学服务水平有着重大的意义。

绩效管理是指部门的各级管理者和员工为达到组织目标而共同参与的绩效计划制定、绩效辅导沟通、绩效考核评价、绩效结果应用、绩效目标提升等持续循环过程，绩效管理的目的是持续提升个人、部门和组织的效率。绩效管理是一个完整的系统，在这个系统中，管理人员和员工全部参与进来并通过沟通的方式，将部门的战略规划和经营目标、管理人员的职责、管理的方式和手段以及员工的绩效目标等管理的基本内容确定下来，从而提高员工的个体绩效和组织绩效，最终实现组织的整体战略目标。

本论文旨在研究以绩效管理为激励措施，以其对医院药师服务能力的影响为例探讨我国医院药学的管理工作及改进方法，为医院药学、药师的健康发展提供建议。

2　资料与方法

2.1　资料收集

收集国内外有关医院绩效管理以及药学服务方面的法规、政策性文件和其他工作资料，并查阅 pubmed、万方、维普、中国医院数据期刊等数据库，收集相关研究和文献报道。

2.2　文献资料数据分析

对收集资料进行详细阅读，分析医院药学管理中应用绩效管理的政策、制度、方式、途径以及其中对医院药学服务的影响等，比较不同方案之间的差别，结合医院的个体化情况，提出应用绩效管理工具对提高医院药学服务质量的方法。

3　结果

3.1　明确医院药学服务的概念

医院服务是一个包含显性服务与隐性服务的过程，具有易逝性、无形性、异质性、生产与消费同步等一般服务特性，也具有时间性、安全性、有效性、经济性社会性和保密性等自身特殊性[1]。同样，作为医院药学服务这一特殊产品的质量评价，很大程度上依赖人们的感觉和主观判断，对服务质量不像有形产品可以通过技术指标测评，难以实施对医院药学服务质量的量化考核。为此，我们需要仔细梳理医院药学服务的内容。

从服务层次来说，可以将医院药学服务分为一线服务行为、辅助服务行为以及支持保障服务行为[2]。一线服务行为指服务体系中直接向患者或者医护人员提供服务，并能被其所看见的一线服务行为。如：接待咨询、发药、用药交代、发放报告单及提供其他资讯服务等。辅助服务行为指发生在服务体系后台、患者看不见的员工行为，主要为一线提供技术、知识等保障服务，必要时也为患者提供直接服务。如：药品配送、药品调配、用药分析等后台活动。支持保障服务行为包括内部服务和保障服务人员履行职责的服务步骤和互动行为。涵盖所有保障服务体系正常运行的辅助工作，主要为一线和辅助服务员工提供后勤服务。

从服务对象来讲，药师的服务对象可以分为患者、医护人员以及药师内部。药师对患者的服务一般包括常规意义所理解的药师工作，包括保障药品供应、发药、退药、用药交代、用药宣教、特殊药品的发放，以及回答患者的用药咨询等。对医护人员的服务包括发药、退药、有问题药品的处理、问题处方的沟通、药品资讯的介绍、合理用药相关知识的宣教等。在药学部门内部的药学服务包括各部门之间药品的调配、药库向各药房药品的配送、临床药学为窗口部门提供的技术支持等。

从服务主体来讲，药学部门内部可以分为窗口部门、静脉用药调配中心、药品采购供应、药物制剂、临床药学、临床药理等部门，每个部门的服务对象和服务方式也存在着差别。窗口部门如门诊药房，其服务对象以门、急诊患者为主，同时也会为各临床科室、辅助科室提供咨询等服务；住院部药房和静脉药物配置中心与门诊药房的主要服务对象不同，它的直接服务对象以住院部各临床科室为主，兼顾到患者（出院带药）；药库、制剂的主要服务对象则为药学部各窗口单位；临床药师的服务对象较广，基本涵盖临床医护人员、患者，同时也为药学部其他员工提供技术支持。

3.2 针对药学服务的多因素考核指标框架的确立

建立绩效考核指标体系是绩效考核的基础与核心，也是考核中最困难的工作。采用不同的考核指标进行绩效考核，将会导致不同的考核结论，从而影响考核结果[3]。一般而言，绩效指标量化才能易于测量和评价，绩效评价能否做到评价标准一致，评价过程客观、公开、公正是关系到绩效管理实施的是否可行及能否顺利进行的关键[4]。

一个成功的绩效考核与分配方案，应该体现药学人员的劳动价值和责任付出，在员工收入中既有体现职务、职称、工龄、学历等方面的固定薪酬，又有体现药学服务数量和质量、技术难度、患者满意度等绩效考核结果的可变薪酬[5]，通过双管齐下的管理改革措施，激活了部门的运行效率、调动药学人员积极性、为患者和医护人员提供更多高质量的药学服务。而对药学服务质量的考核目前仍缺乏可量化的指标。

根据之前介绍的医院药学服务的内容可以看出，各个部室由于分工不同，所需的技能、承担的责任与承受的风险程度也不同，因此，在药事服务绩效考核中要充分考虑相关因素的影响，制定个体化的考核指标。总的原则为根据服务主体、服务对象的不同，制定相应的考核内容及要求，并根据其重要程度赋予不同的权重。

以门诊为例，门诊患者是门诊药房的首要服务对象，门诊药房的服务质量直接影响到患者乃至社会对医院的医疗服务的评价。门诊药房对患者影响最大的服务内容有调剂差错率、服务态度等。目前，调剂差错率基本是以患者的投诉率作为衡量标准，对于患者没有发现的差错或经当场纠正的差错就难以衡量，服务质量更是如此[6]。因此应该制定直接面向患者的考核项目，门诊患者的考核项目可以有差错率、态度、等待时间、有无缺岗、是否有用药交代等几个方面，每个方面都有明细和评分档次，作为药师服务的评判标准，并将其给予最高权重。此外，针对医护人员的问卷可涉及药品是否出现缺货，问题处方的沟通是否顺畅，服务态度等。

临床药师主要的药学服务对象较广，可根据其服务项目如医疗组查房、药学查房、用药咨询、用药建议、药学会诊等进行绩效考核，目前很多药学部门管理者采用一些可量化的考核指标，如查房次数、提供药学服务的次数来评价临床药师的工作业绩，但实际上，针对临床药师药学服务的要求，数量指标与质量指标应做到兼顾。因此，应对各个项目建立具体的质量评价体系，以加强对临床药师工作质量的评价和考核。以用药咨询为例，解答临床医师或患者的用药咨询工作是临床药师提供药学专业技术服务的一种方式。在查房过程中临床医师或患者询问药师的问题多种多样、难易不一，临床药师解答用药咨询的质量、所付出的工作时间也各不相同。正确评价临床药师的用药咨询能力以及药师在用药咨询工作中付出的努力是十分重要的。建议可以参考上海新华医院的方式[7]，根据难易程度、医院临床药学工作的开展状况、科室主导的工作方向和药师的实际工作能力进行设置，根据最终得分体现临床药师的专业能力和临床影响力的差别。

此外，针对药学部内部的药学服务也至关重要。其中，包括各个室组之间药品的调配、药品信息的提供、配送的及时等。以药品调配为例，在本课题组所做的问卷中，有专门的一道相关问题，针对药师的调查结果为 49.15% 的药师所在科室有明确的药品协调流程，各科室间能顺畅给予协调，13.29% 的药师能协调，但不够及时，35.56% 的药师一般情况下可以，1.80% 基本不能，0.20% 不能。这也说明，针对药学部门内部的药学服务也有着很大的提升空间，同样要作为重要的考核指标进行绩效管理。

3.3　针对药学服务考核评分方法

针对药学部门内考核的主体不同，设置了不同的考核指标，因此，也存在这不同的考核评分方法，具体可根据不同的指标采取相应的评分方法。

（1）目标参照法按照这个指标每个科室实际完成的工作结果，参照这个指标的目标值进行比较，利用比例系数乘以 100，转化为指标得分。此种方法可以超过满分。例如针对患者的服务，可采用定期问卷调查百分率，反映患者对药学服务（发药效率、用药宣教、用药咨询）的认可程度。

（2）扣分法按照这个指标每个科室实际完成的工作结果，参照这个指标的目标值进行比较，根据指标值的变化，按照设置的评分标准对指标进行扣分。此种方法不能超过满分。对于临床药学的查房、用药宣教可采取此类方法进行考核。

（3）区间法针对趋高指标（正向指标）、趋低指标（反向指标）设置对应指标基准值、目标值、最佳值，将指标值划分 4 个指标得分区间，针对趋中指标设置对应指标基准值下限、目标值下限、最佳值、目标值上限、基准值上限，将指标值划分 6 个指标得分区间，对每个区间设置相应的得分标准。对于各调剂部门、静脉配置中心、制剂以及药库可按照区间法考核科室工作量增长率。

（4）加分法按照这个指标每个科室实际完成的工作结果，参照这个指标的目标值进行比较，根据指标值的变化，按照设置的评分标准对指标进行评分。对于新项目、新技术开展的项目数、效益创收、进度完成情况及其项目完结可按此方法考核，反映科室创新水平，调动员工的主观能动性。

（5）比较法按照这个指标每个科室实际完成的工作结果，参照完成状况最好的部门进行比较，对指标进行评分。此种方法不能超过满分。

4　讨论

随着《医疗机构药事管理规定》的引发和"新医改"的进行，药学服务将是医院药学重要的工作内容，如何提高药学服务的水平，提升药学人员在医院中的地位是医院药学管理中的重要内容。绩效管理可以作为有效的激励措施促进药学服务的发展，但仍应注意在设置考核指标时，应结合各个部门药师现有的工作能力和现阶段的发展目标制订适宜的质量评价指标，使其既具有可实现性，也有一定的挑战性。此外，应选择较为客观的质量评价标准，准确评估不同岗位药师业务能力水平，对不同的工作质量对应相应的考核系数和绩效奖励，完善医院药师的绩效管理方式，才能够促进临床药师自身业务能力的提升，提高工作积极性，达到绩效管理的目的。

5　结论

　　应用绩效考核的方式提升药学服务水平对于医院的药学管理来说是一个较新的切入点。它注重服务的结果，又监控服务的过程，考核与奖励相挂钩，调动了工作人员的积极性，促进了工作人员业务素质的提升，为医院药学的管理拓展了新的思路。

参考文献

[1] 斯曼尔,比特纳.服务营销.白长虹,译.北京:机械工业出版社,2002.

[2] 关兵,马梦嫚.服务蓝图及过程能力指数在医院服务质量评价中的应用.解放军医院管理杂志,2013,20(9):834-837.

[3] 吴家锋,白莎琳,黄爱萍.以激励为导向的公立医院绩效分配体系构建与实施.中国医院管理,2012,32(12):35-36.

[4] 刘歆农,刘艳秋.医院绩效管理研究.江苏卫生事业管理,2010,21(2):16-18.

[5] 张霞,李彤娟,朱玉彦,等.新医改政策下医院绩效考核的设计及运行实证研究.中国医院管理,2011,31(5):42-44.

[6] 樊晓玲.建立基层医院药房人员 KPI 考核体系的探讨.产业与科技论坛,2008(7):111-112.

[7] 卜书红,刘海涛,李平,等.我院临床药师药学服务质量评价体系的建立与实践.中国药房,2013,24(5):421-424.